NOUVELLE BIBLIOTHÈQUE

DE

L'ÉTUDIANT EN MÉDECINE

PUBLIÉE SOUS LA DIRECTION

DE

L. TESTUT

Professeur à la Faculté de médecine de Lyon.

PAR MM. LES PROFESSEURS ET AGRÉGÉS

ARNOZAN (de Bordeaux), AUGAGNEUR (de Lyon),
BOURSIER (de Bordeaux), CASSAËT (de Bordeaux), COLLET (de Lyon),
COURMONT (de Lyon), CURTIS (de Lille), DUBREUIL (de Bordeaux),
FLORENCE (de Lyon), FORGUE (de Montpellier), HANRIOT (de Paris),
HÉDON (de Montpellier), HEIM (de Paris), HERRMANN (de Toulouse),
HUGOUNENQ (de Lyon), LAGRANGE (de Bordeaux), LANDE (de Bordeaux),
LANNOIS (de Lyon), LAYET (de Bordeaux), LE DANTEC (de Bordeaux),
PIÉCHAUD (de Bordeaux), A. POLLOSSON (de Lyon), M. POLLOSSON (de Lyon),
POUSSON (de Bordeaux), TESTUT (de Lyon), TOURNEUX (de Toulouse),
VIALLETON (de Montpellier), WEILL (de Lyon).

Cette bibliothèque, destinée avant tout, comme son nom l'indique, aux étudiants en médecine, renferme toutes les matières qui, au point de vue théorique et pratique, font l'objet de nos cinq examens du doctorat.

Les volumes sont publiés dans le format in-18 colombier (grand in-18), avec cartonnage toile et tranches de couleur. Ils comporteront de 450 à 500 pages et seront illustrés de nombreuses figures en noir. Pour quelques volumes, un certain nombre de figures seront tirées en couleur.

Le prix des volumes variera de 6 à 9 francs.

La nouvelle bibliothèque de l'étudiant en médecine comprend actuellement (le nombre pourra en être augmenté dans la suite) trente-six volumes, qui se répartissent comme suit :

PREMIER ET DEUXIÈME EXAMENS

Précis d'Anatomie descriptive, par L. TESTUT, professeur d'anatomie à la Faculté de médecine de Lyon. . . . . 1 vol.

Précis de Physiologie, par L. HÉDON, professeur de physiologie à la Faculté de médecine de Montpellier. . . . . 1 vol.

Précis d'Histologie, par F. TOURNEUX, professeur d'histologie à la Faculté de médecine de Toulouse . . . . 1 vol.

Précis d'Embryologie, par F. TOURNEUX, professeur d'histologie à la Faculté de médecine de Toulouse. . . . . 1 vol.

Précis de Chimie physiologique, par L. HUGOUNENQ, professeur de chimie à la Faculté de médecine de Lyon. . . . . 1 vol.

Précis de Technique histologique et embryologique (guide de l'étudiant aux travaux pratiques d'histologie), par L. VIALLETON, professeur d'histologie à la Faculté de médecine de Montpellier.   1 vol.

TROISIÈME ET CINQUIÈME EXAMENS

Précis de Pathologie générale, par J. COURMONT, professeur agrégé chef des travaux de pathologie expérimentale à la Faculté de médecine de Lyon . . . . 1 vol.

Précis de Pathologie externe, par E. FORGUE, professeur de clinique chirurgicale à la Faculté de médecine de Montpellier. . . 2 vol.

Précis d'Anatomie topographique, par L. TESTUT, professeur d'anatomie à la Faculté de médecine de Lyon. . . . . 1 vol.

Précis de Médecine opératoire (Manuel de l'Amphithéâtre), par M. POLLOSSON, professeur de médecine opératoire à la Faculté de médecine de Lyon. . . . . 1 vol.

Précis de Pathologie interne, par F. COLLET, professeur agrégé à la Faculté de médecine de Lyon . . . . 2 vol.

Précis de Pathologie exotique, par A. LE DANTEC, professeur agrégé à la Faculté de médecine de Bordeaux, répétiteur à l'École de Santé de la Marine . . . . 1 vol.

Précis d'Auscultation et de Percussion, par E. CASSAËT, professeur agrégé à la Faculté de médecine de Bordeaux, médecin des hôpitaux . . . . 1 vol.

Précis d'Anatomie pathologique, par G. HERRMANN, professeur à la Faculté de médecine de Toulouse, et F. CURTIS, professeur à la Faculté de médecine de Lille . . . . 1 vol.

Précis de Bactériologie, par J. COURMONT, professeur agrégé, chef des travaux de pathologie expérimentale à la Faculté de médecine de Lyon . . . . 1 vol.

Précis de Parasitologie humaine (parasites animaux et végétaux, bactéries exceptées), par F. HEIM, professeur agrégé à la Faculté de médecine de Paris . . . . 1 vol.

Précis des Maladies de la peau, par W. DUBREUIL, professeur agrégé à la Faculté de médecine de Bordeaux, médecin des hôpitaux. 1 vol.

Précis des Maladies vénériennes, par V. AUGAGNEUR, professeur à la Faculté de médecine de Lyon, chirurgien en chef de l'Antiquaille . . . . 1 vol.

Précis d'Ophtalmologie, par F. LAGRANGE, professeur agrégé à la Faculté de médecine de Bordeaux, chirurgien des hôpitaux. 1 vol.

Précis des Maladies du larynx, du nez et des oreilles, par R. LANNOIS, professeur agrégé à la Faculté de médecine de Lyon, médecin des hôpitaux . . . . 1 vol.

Précis des Maladies des voies urinaires, par A. POUSSON, professeur agrégé à la Faculté de médecine de Bordeaux, chirurgien des hôpitaux . . . . 1 vol.

Précis de Pathologie infantile (Partie médicale), par E. WEILL, professeur agrégé et chargé du cours complémentaire des maladies des enfants à la Faculté de médecine de Lyon, médecin des hôpitaux . . . . 1 vol.

Précis de Pathologie infantile (Partie chirurgicale), par T. PIÉCHAUD, professeur de clinique des maladies des enfants à la Faculté de médecine de Bordeaux . . . . 1 vol.

Précis d'Obstétrique, par A. POLLOSSON, professeur agrégé à la Faculté de médecine de Lyon, chirurgien des hôpitaux. . 1 vol.

Précis de Gynécologie, par A. BOURSIER, professeur de clinique des maladies des femmes à la Faculté de médecine de Bordeaux, chirurgien des hôpitaux. . . . . 1 vol.

Précis d'Hydrologie médicale, par A. FLORENCE, professeur à la Faculté de médecine de Lyon . . . . 1 vol.

QUATRIÈME EXAMEN

Précis de Thérapeutique, par X. ARNOZAN, professeur de thérapeutique à la Faculté de médecine de Bordeaux, médecin des hôpitaux . . . . 2 vol.

Précis d'Hygiène, par A. LAYET, professeur d'hygiène à la Faculté de médecine de Bordeaux. . . . . 1 vol.

Précis de Médecine légale, par L. LANDE, professeur agrégé et chef des travaux de médecine légale à la Faculté de médecine de Bordeaux, médecin expert des tribunaux. . . . . 1 vol.

Précis d'Histoire naturelle, appliquée à l'hygiène, à la médecine légale et à la toxicologie, par F. HEIM, professeur agrégé à la Faculté de médecine de Paris. . . . . 1 vol.

Précis de Matière médicale botanique, par F. HEIM, professeur agrégé à la Faculté de médecine de Paris . . . . 1 vol.

Précis de Physique médicale, par X*** . . . . 1 vol.

Précis de Technique chimique (Guide de l'Étudiant aux travaux de chimie médicale), par M. HANRIOT, professeur agrégé de la Faculté de médecine de Paris, membre de l'Académie de médecine. 1 vol.

ÉVREUX, IMPRIMERIE DE CHARLES HÉRISSEY

NOUVELLE BIBLIOTHÈQUE

DE

L'ÉTUDIANT EN MÉDECINE

PUBLIÉE SOUS LA DIRECTION DE

L. TESTUT

Professeur à la Faculté de Médecine de Lyon.

BACTÉRIOLOGIE
PRATIQUE

DU MÊME AUTEUR

Staphylococcie, in *Traité de Médecine et de Thérapeutique*, de BROUARDEL et GILBERT. Tome Ier, 1895.

Leçons sur la Tuberculose et certaines septicémies, par S. ARLOING, recueillies par J. COURMONT, 1892.

Inflammation, in *Traité de Pathologie générale*, de BOUCHARD et ROGER (sous presse).

Précis de Pathologie générale. — *Bibliothèque Testut* (en préparation).

PRÉCIS

DE

BACTÉRIOLOGIE

PRATIQUE

PAR

Jules COURMONT

Professeur agrégé à la Faculté de Médecine de Lyon,
Médecin des hôpitaux,
Membre correspondant de la Société de Biologie.

Avec 235 figures dans le texte.

PARIS

OCTAVE DOIN, ÉDITEUR

8, PLACE DE L'ODÉON, 8

1897

A MON MAITRE

LE PROFESSEUR ARLOING

CORRESPONDANT DE L'INSTITUT

PRÉFACE

Ce *Précis de Bactériologie pratique*, ainsi que son titre l'indique, n'a pas pour but de faire connaître à l'étudiant la science bactériologique sous toutes ses faces. Les expériences, les théories concernant l'étiologie et la pathogénie de l'infection, le mécanisme de la défense de l'organisme seront exposées en Pathologie générale[1]. J'ai voulu, avant tout, faire un ouvrage *pratique*, à la portée du débutant; la *technique* y occupera donc la meilleure place.

La *technique bactériologique* a grandement étendu son domaine pendant ces dernières années; je l'ai prise dans sa conception la plus large. L'examen microscopique d'un microbe, sa culture, son inoculation même ne sont que le prélude d'expériences plus compliquées. J'ai donc fait suivre la *technique générale* d'une série de chapitres sur les *produits solubles microbiens*, sur l'*analyse de l'eau, de l'air, de la terre*, sur les *moyens employés pour créer l'immunité artificielle*, sur la *sérothérapie*, etc.

Ce Précis n'est pas non plus un simple livre technique; j'ai cherché à *expliquer* chaque méthode, à donner la raison d'être de chaque procédé. Pour ce faire, j'ai dû allier, très intimement, la théorie à la pratique, citer continuellement des exemples empruntés aux principaux microbes pathogènes. L'étudiant trouvera donc dans notre *Précis*

[1] J. COURMONT. *Précis de Pathologie générale*, même bibliothèque.

de Bactériologie pratique, à côté d'une technique des plus complètes, tout ce qu'il doit savoir de théorie. C'est ainsi que le chapitre consacré aux *produits solubles* résume nos connaissances sur ces corps (origine, rôle, propriétés physiologiques, etc.), avant d'apprendre à les extraire. La *sérothérapie* est d'abord définie et expliquée ; les méthodes d'immunisation des animaux et d'emploi des sérums viennent ensuite. Le chapitre *analyse de l'eau* commence par des notions générales sur l'origine des microbes des eaux, les principales espèces microbiennes rencontrées dans celles-ci, la richesse microbienne des eaux compatible avec leur emploi pour l'alimentation, etc. ; les méthodes de recherche du bacille de la fièvre typhoïde dans l'eau sont précédées d'un résumé des discussions qui ont eu lieu à propos de la spécificité de ce microbe, etc.

Le moment n'est pas encore venu, selon moi, de faire, dans un ouvrage classique, l'histoire de chaque microbe pathogène pris en particulier ; ces descriptions vieilliraient trop rapidement. Par contre, j'ai condensé dans un chapitre spécial toutes les notions, définitivement acquises, qui pourront servir à établir le *diagnostic* ou le *pronostic des maladies infectieuses par les méthodes microbiennes*. Les principaux microbes pathogènes sont donc néanmoins étudiés ; leurs caractères les plus utiles à connaître sont ainsi mis en relief.

Les *champignons pathogènes* ont été systématiquement laissés de côté, puisqu'ils seront l'objet d'un chapitre spécial dans le *Précis de matière médicale botanique* de M. Heim (même bibliothèque).

Ce livre est le résumé d'une expérience de plus de dix ans, passés dans le Laboratoire de médecine expérimentale de Lyon ; il portera à chaque page l'empreinte de l'en-

seignement et des travaux de mes maîtres : le professeur
CHAUVEAU, chef de l'Ecole lyonnaise et fondateur du Laboratoire, et son successeur, le professeur ARLOING, dont je
suis plus directement l'élève reconnaissant.

Je remercie mon préparateur et ami, le docteur NICOLAS,
sous-directeur du bureau d'hygiène de la ville de Lyon
dont le concours m'a été très précieux.

Lyon, 20 juin 1897.

JULES COURMONT.

PRÉCIS DE BACTÉRIOLOGIE
PRATIQUE

CHAPITRE PREMIER

INTRODUCTION A L'ÉTUDE DE LA BACTÉRIOLOGIE

La bactériologie, la science qui traite des microbes, ne se présente plus aujourd'hui avec les caractères de simplicité qu'elle offrait au moment de sa fondation par PASTEUR. L'examen direct des microbes, leur isolement, leur culture et la reproduction de l'infection primitive par inoculation des cultures pures, constituent bien toujours les opérations basales de la bactériologie, mais celles-ci ne sont que le prélude de recherches plus complexes. La différenciation de l'espèce microbienne a été reconnue entourée de difficultés; elle exige la connaissance d'une foule de caractères d'ordres divers. La même lésion peut être produite par différents microbes; le même microbe peut engendrer, suivant les cas, des lésions bien différentes ; la spécificité microbienne n'existe que pour quelques espèces. Les microbes *pathogènes* (c'est-à-dire capables de produire une *infection* chez l'animal) agissent par l'intermédiaire de *substances solubles* qu'ils fabriquent; leur *virulence* est due à la sécrétion de *toxines; l'infection* a été reconnue être une *intoxication.* La *vaccination,* la *prédisposition* sont également le résultat de l'imprégnation de l'organisme par des produits solubles microbiens. Tout bactériologiste doit donc savoir produire, isoler, injecter ces substances solubles, dont la nature est encore mystérieuse. Réagissant contre ces intoxications, l'organisme fabrique, à son tour, d'autres substances toxiques ou immunisantes qu'il faut savoir extraire des humeurs; l'étude des sérums des animaux immunisés exige la création d'un nouveau chapitre de bactériologie. La préoccupation légitime de faire le diagnostic bactériologique, c'est-à-dire certain, des infections impose la recherche de méthodes spéciales pour découvrir le microbe lui-même ou pour mettre en évidence les réactions particulières à la maladie. L'hygiéniste réclame des analyses d'eau, d'air, de substances solides indiquant le nombre et la nature des germes qui y sont contenus.

On voit que, pour être capable de remplir sa tâche, le bactériologiste doit posséder des connaissances très variées en botanique, physiologie, chimie, anatomie pathologique, pathologie, etc. Nous le répétons, la bactériologie est une science très complexe, très difficile, exigeant, outre le savoir, de grandes qualités de jugement, de sang-froid, de patience. La valeur d'un travail de bactériologie est équivalente à celle de l'auteur.

Le temps n'est plus où on pouvait apprendre toute la bactériologie avec un microscope, des matières colorantes, une étuve et quelques tubes. Il faut établir une démarcation bien tranchée entre ceux qui désirent seulement savoir appliquer au lit du malade les quelques notions devenues classiques : coloration du bacille tuberculeux, séro-diagnostic de la fièvre typhoïde, etc., et ceux qui veulent être en mesure de faire des recherches originales, de profiter des cas qui se présenteront à leur examen. Pour ces derniers, un Laboratoire bien outillé est devenu absolument nécessaire.

Nous consacrerons un chapitre spécial à chacun des points que nous venons d'effleurer.

Nous allons auparavant nous appesantir sur les trois questions générales suivantes :

1° Que doit être un laboratoire de bactériologie?

2° Sur quels principes doit-on s'appuyer pour faire la différenciation d'une espèce microbienne?

3° Quelles sont les causes d'erreur à éviter dans l'attribution à un microbe des lésions où il a été découvert, même lorsque la culture pure du microbe reproduit une infection de même ordre ?

§ 1. — LE LABORATOIRE DE BACTÉRIOLOGIE

Un laboratoire modèle de bactériologie doit avoir une installation permettant d'entreprendre toutes les recherches énumérées plus haut; il doit, en réalité, être une réunion de laboratoires, un véritable *Institut*. On trouvera dans le cours de l'ouvrage la description des appareils divers, de la chambre étuve, des substances à posséder, des microscopes spéciaux, des appareils photographiques, etc. Nous voulons simplement jeter un coup d'œil d'ensemble sur les exigences générales du laboratoire.

Il y aura de grands avantages à avoir ce dernier au rez-de-chaussée, de plain-pied avec une rue. Les écuries des grands animaux (indispensables par exemple pour la fabrication des sérums), qui exigent une entrée directe sur la voie publique, pourront ainsi communiquer avec les salles de travail. La surveillance sera plus aisée, les injections pratiquées sans perte de temps, les saignées opérées sans avoir besoin de transporter au loin l'outillage. On pourra enfin prendre des tracés graphiques sur ces grands animaux, les introduire dans la salle de cours. Nous possédons tous ces avantages au Laboratoire de Lyon, créé puis perfectionné par nos maîtres Chauveau et Arloing.

Un grand laboratoire général sera destiné à permettre les travaux simultanés du plus grand nombre de personnes ; chaque place devra posséder outre le microscope, les matières colorantes, etc., plusieurs prises de gaz (éclairage, lampe à lentille pour le microscope, bec Bunsen), un robinet d'eau, des tiroirs. Nous conseillerons pour les tables qui serviront aux autopsies, au maniement des grandes quantités de cultures dangereuses, la *lave émaillée* qu'il est facile de nettoyer et de stériliser. Ce laboratoire général devra posséder un système d'aspiration permettant de faire le vide et de remplacer au besoin ce dernier par de l'hydrogène ou de l'acide carbonique (voy. p. 176), des balances, un serpentin pour avoir rapidement de l'eau chaude, des filtres pour stériliser l'eau, une lampe d'émailleur pour travailler le verre, etc.

Plusieurs petits laboratoires particuliers, complètement aménagés, permettront de travailler isolément.

Une salle spéciale sera réservée aux étuves et stérilisateurs. Une chambre étuve (voy. p. 99) est de toute utilité.

Les aides devront avoir un local pour nettoyer les objets de verrerie, les préparer et fabriquer les milieux de culture.

Un laboratoire de chimie est absolument indispensable pour les manipulations qui se présentent journellement, spécialement dans l'étude des produits solubles.

Une salle de physiologie n'a pas un rôle moindre. A Lyon, un pavillon entier est consacré aux expériences graphiques. Les grands appareils enregistreurs de CHAUVEAU permettent d'inscrire indéfiniment les troubles fonctionnels de l'animal en expérience ; un ventilateur d'ARLOING pour la respiration artificielle est actionné par le même moteur à gaz (situé dans le sous-sol) qui met en marche les appareils enregistreurs. Les grands animaux peuvent entrer facilement dans le pavillon. Signalons encore : une puissante batterie électrique, une machine pneumatique pour l'analyse des gaz du sang, des appareils calorimériques, etc.

La salle de cours devra être annexée au laboratoire et aménagée pour qu'on puisse y reproduire toutes les expériences utiles à montrer aux élèves. Il est très utile de pouvoir faire des projections de dessins ou même de photographies.

Une chambre noire est indispensable pour la photographie.

Les écuries seront disposées pour des animaux de tailles diverses depuis la souris jusqu'au cheval.

Un four crématoire sera de première nécessité pour détruire les cadavres infectieux.

§ 2. — L'ESPÈCE MICROBIENNE

La doctrine du *transformisme* s'est imposée en histoire naturelle. Les espèces ne sont pas séparées les unes des autres par

un fossé infranchissable ; des êtres, intermédiaires entre les
types qui représentent l'espèce, existent ou ont existé. Mais tandis que, dans le haut de l'échelle de la vie, l'espèce est devenue
assez fixe, par disparition des intermédiaires, par sélection, les
individus inférieurs se sont moins différenciés. Il est naturel
de penser que les êtres qui, à l'heure actuelle, représentent les
unités les plus primitives, les êtres unicellulaires, les êtres qui
naissent et finissent leur carrière en quelques heures ou
quelques jours, offrant ainsi au même observateur un grand
nombre de générations successives, sont ceux pour lesquels le
transformisme est une réalité visible ; ils sont facilement en
voie de transformation. L'espèce est donc beaucoup moins fixe
pour les microbes que pour les végétaux supérieurs ; elle existe
cependant, parfois bien déterminée, d'autres fois assez vague.

Non seulement l'espèce microbienne est relativement peu
fixe, mais la difficulté de trouver des caractères distinctifs est
considérable. Les êtres supérieurs ont une grande complexité
et surtout une vaste succession de formes ; les êtres unicellulaires n'ont pas d'organes, ils ont des formes monotones, faciles
à ramener à 2 ou 3 figures géométriques, ils ont tous un air de
ressemblance. La morphologie même assez fixe serait donc
déjà impuissante à distinguer les espèces ; nous allons voir
que le *polymorphisme* vient encore compliquer le problème. Il
faudra donc pour dénommer un microbe : examiner sa forme
dans différentes conditions (milieux, température, etc.), rechercher les propriétés chimiques, colorantes de son protoplasma,
étudier son pouvoir pathogène sur des espèces animales variées,
isoler ses produits solubles et observer leurs effets, etc. Or,
aucun de ces caractères biologiques n'est absolument fixe,
aucun ne suffit à déterminer l'espèce. Quelques microbes sont
plus hautement différenciés que d'autres. Citons : le bacille
tuberculeux qui se colore d'une façon qui lui est propre, les
microbes de la diphtérie, du tétanos, de la morve, du charbon
qui occasionnent des effets ou des lésions spéciales, le bacille
pyocyanique qui sécrète un pigment bien connu : la pyocyanine.
Il existe cependant des bacilles pseudo-diphtériques, pseudo-
tétaniques qui ne diffèrent des précédents que par l'absence de

toute virulence; il existe des bacilles charbonneux asporogènes, ayant perdu définitivement leur pouvoir pathogène, et qu'on ne rapprocherait pas du *bacillus anthracis* si on ne connaissait pas leur origine ; il existe des *bacilles pyocyaniques* ne sécrétant plus de pigment.

Concluons donc à la grande difficulté de différencier l'espèce en bactériologie, à la possibilité d'une transformation même assez étendue, mais ne nions pas la réalité de l'espèce et la possibilité de la reconnaître. Il faut s'adresser à toute la série des caractères connus, dont le faisceau a une grande valeur, bien qu'aucun d'eux ne soit pathognomonique, puisqu'il peut manquer.

Insistons un peu sur le *polymorphisme* des microbes. Ceux-ci sont des *Algues privées de Chlorophylle* (sauf peut-être quelques exceptions). Dès le début de la bactériologie, la lutte fut très vive entre les partisans de la fixité de l'espèce ou du monomorphisme et ceux du polymorphisme ou de la fusion des espèces. Cohn avait donné aux formes microbiennes les noms qui sont encore employés aujourd'hui, il croyait à un monomorphisme constant. Nœgeli, Zopf soutinrent au contraire que les formes décrites par Cohn dérivaient les unes des autres par variations successives et que leurs propriétés physiologiques variaient parallèlement. Pour Zopf, « la théorie de la constance des formes bactériennes n'avait plus qu'un intérêt historique ». Malheureusement pour sa théorie, il fut démontré qu'il avait observé des cultures impures. Winogradsky, par exemple, montra qu'on pouvait distinguer jusqu'à 20 espèces dans une culture ne contenant, d'après Zopf, que du *Beggiatoa*. Nœgeli et Zopf avaient donc tort ; cependant Cohn avait été trop exclusif.

Le polymorphisme existe bien, mais dans des limites moins étendues que ne le croyait Zopf ; il n'a pas, en tout cas, la signification de transformation d'une espèce en une autre. Le plus souvent, un microbe prend des formes variées lorsqu'il est placé dans des conditions dysgénésiques : vieillissement, chauffage, addition d'antiseptiques, etc., mais il reprend sa forme typique dès qu'il est replacé dans des conditions normales. Citons quelques exemples. Il suffit d'examiner successivement une culture de *bacille du tétanos* en bouillon aux âges de vingt-quatre heures, dix jours et vingt jours pour voir des bacilles droits, puis des bacilles en forme de clou, puis des formes indéterminées résultant de la fragmentation des éléments ; les spores isolées ressemblent à des cocci, les fragments de bacilles n'ont aucune forme descriptible. Le *coli-bacille*, le *bacille d'Eberth* varient

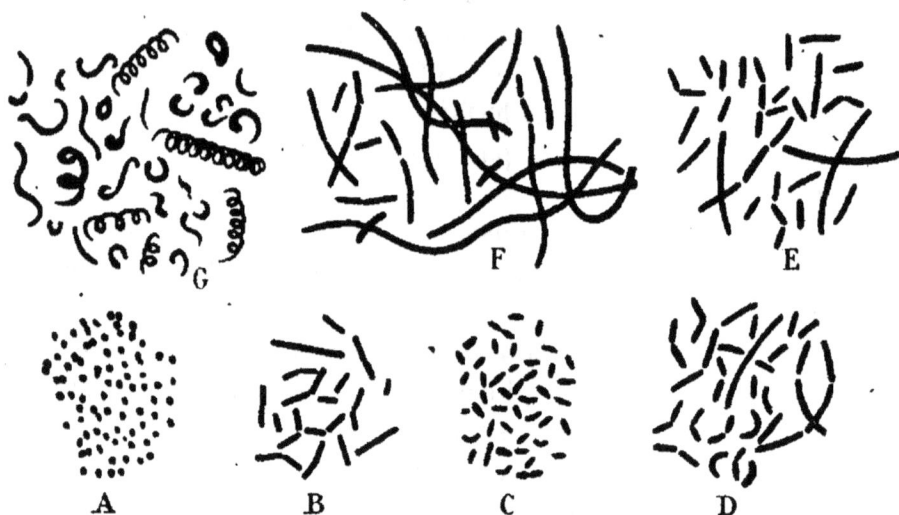

Fig. 1.

Modifications morphologiques du *Bacille pyocyanique*, obtenues par addition d'antiseptiques divers (d'après CHARRIN et GUIGNARD).

A, culture en bouillon normal. — B, culture de 48 heures en bouillon additionné de 5 p. 1000 d'acide borique. — C, culture de 4 jours en bouillon additionné de 8 p. 1000 d'acide borique. — D, culture de 24 heures en bouillon additionné de bichromate de potasse (0 gr.15 p. 1000). — E, culture de 24 heures en bouillon additionné d'acide thymique (0 gr. 50 p. 1000). — F, culture de 24 heures en bouillon additionné d'alcool (40 cc. p. 1000). — G, culture de 8 jours en bouillon additionné de 8 p. 1000 d'acide borique.

depuis l'état presque punctiforme, très voisin du coccus, jusqu'à celui de bacilles allongés traversant tout le champ du microscope ; il suffit, pour avoir ces grandes formes de les cultiver dans des conditions dysgénésiques. Une culture même normale du *bacille de Löffler* offre des bacilles et des individus en poire, en massue. Le streptocoque, trouvé par ARLOING et CHANTRE dans l'infection purulente, se montre dans une même culture en bouillon, sous forme de longs ou courts streptocoques, de grains isolés, ou même de bacilles dans la croûte desséchée le long des parois lorsque le liquide s'est évaporé. Charrin et Guignard ont pu donner au *bacille pyocyanique* toutes les formes représentées figure 1, en additionnant les milieux de différents antiseptiques. Mais, en somme, tous ces microbes ont une forme normale qu'ils reprennent dès qu'on les replace dans les conditions habituelles de végétation.

D'autre fois, les variations peuvent être plus profondes et persister en l'absence des conditions qui les ont déterminées ; on a pu créer des races de *bacillus anthracis* (Chauveau, Phisalix, Roux), on a pu transformer du *staphylocoque pyogène* doré en blanc (Courmont et Rodet), on a pu faire du *bacille pyocyanique* ne sécrétant plus de pigment. La création artifi-

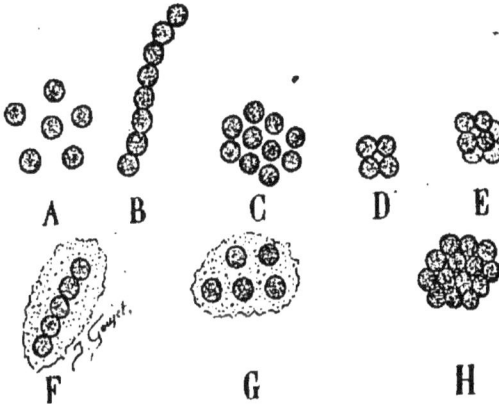

Fig. 2.

Cocci : schéma des principaux types de groupement.

cielle de ces races implique-t-elle la possibilité de transformer une espèce en une autre ? Nous ne saurions le dire [1].

Fixons la valeur des termes qui se rapportent à la morphologie des microbes. Ceux-ci se présentent sous trois formes principales :

[1] Pour toutes les questions se rattachant à la botanique des microbes, lire l'article de Guignard : *Traité de pathologie générale* de Bouchard, t. II, p. 7. In article *Infection* de Charrin. Pour le polymorphisme consulter : *De la variabilité dans les microbes au point de vue morphologique et physiologique;* par A. Rodet, 1894.

1° La *forme coccus* (fig. 2) est arrondie. Le *micrococcus* (A) a des éléments isolés ou réunis sans ordre. Le *streptococcus* (B) est une chaînette de cocci. Le *staphylococcus* (C) est une grappe de cocci. Le *micrococcus tetragenus* (D) est groupé en carré par quatre. La *sarcine* (E) est un amas de tétragènes. Le *leuconostoc* (F) est un chapelet plongé dans une gangue gélatineuse. L'*ascococcus* (G) est une réunion de cocci enfermés sans ordre dans une gangue. Les cocci adhérant entre eux pour former un amas constituent les *zooglées* (H).

2° La *forme bacillus* (fig. 3) ressemble à un bâtonnet. Le

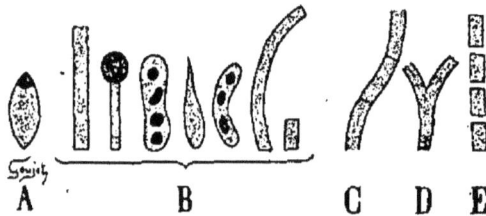

Fig. 3.
Bacilles : schéma des principales formes.

bactérium (A) est ovoïde très court; le *bacillus* (B) est cylindrique, plus long et présente beaucoup de variétés. Les *leptothrix, crenothrix, beggiatoa* (C) sont des filaments, longs, cloisonnés. Les *cladothrix* (D) sont d'apparence ramifiée. Les *streptobacilles* (E) sont des chaînettes de bacilles.

3° La *forme spirillum* (fig. 4) est spiralée. Le *vibrio* (A) est

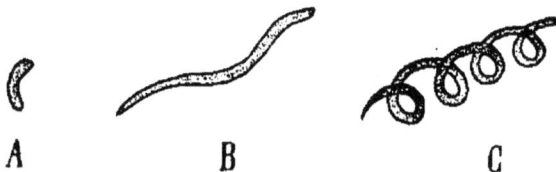

Fig. 4.
Spirilles : schéma des principales formes.

un bâtonnet court, courbé en virgule. Le *spirillum* (B) est long, en spirale peu serrée. Le *spirochæte* (C) a des tours de spire serrés, nombreux.

On peut trouver toutes les formes de transition. Aucune classification dichotomique basée sur la morphologie n'est possible. La dénomination d'une espèce devra comprendre plusieurs mots; le premier sera une indication morphologique : bacille, spirille, coccus; le second (et les suivants si besoin est de plusieurs) indiquera la propriété la plus saillante de l'espèce : *staphylocoque pyogène, bacille de la diphtérie, bacille du tétanos, bacille tuberculeux, bacille pyocyanique,* etc.

§ 3. — DES CAUSES D'ERREUR DANS L'ATTRIBUTION D'UN RÔLE PATHOGÈNE A UN MICROBE ISOLÉ D'UN ORGANISME INFECTÉ

Un microbe a été isolé d'une lésion infectieuse; son espèce a été déterminée; son pouvoir pathogène a été vérifié; inoculé à l'animal, il a reproduit la lésion originelle. Est-il l'auteur de l'infection primitive? Pas fatalement. Quelques causes d'erreur doivent être signalées.

Supposons d'abord une prise d'un produit pathologique sur *l'homme vivant.* Presque toujours le microbe isolé sera l'agent causal de l'infection. Il est cependant des cas où un microbe pathogène a envahi des lésions déjà formées. Nos cavités naturelles fourmillent de microbes pathogènes : *staphylocoque pyogène, streptocoque pyogène, pneumocoque, coli-bacille,* etc. Ces microbes seront-ils fatalement la cause des entérites, des amygdalites, des fausses membranes où on les rencontrera? On sait combien il est malaisé d'affirmer par exemple qu'une fausse membrane diphtérique contenant des streptocoques a bien une origine mixte. On trouve des staphylocoques dans les tumeurs adénoïdes, dans les bronches gangrénées, etc.; ces microbes sont simplement les hôtes de ces lésions. Ce ne sont pas seulement les affections des cavités naturelles, placées pour ainsi dire à ciel ouvert, qui peuvent être envahies secondairement par des microbes. On ne compte plus aujourd'hui les observations d'abcès du foie n'ayant donné lieu dans les milieux de culture à aucun développement microbien; lorsque ces abcès sont au contraire fertiles, quelle certitude a-t-on que le microbe isolé n'est pas venu habiter l'abcès déjà formé ? Il y a d'ailleurs des faits positifs à citer. NETTER ponctionne une première fois un abcès du foie et reconnaît la stérilité du pus ; un examen ultérieur met en relief la présence du *coli-bacille*. Sans le premier essai, on aurait conclu que le *coli-bacille*, microbe pyogène, était remonté de l'intestin dans le foie pour y engendrer l'abcès : la conclusion quoique erronée aurait paru rigoureusement logique.

A l'*autopsie* les causes d'erreur sont bien plus fréquentes, en raison des vingt-quatre heures d'attente réglementaires. Les microbes des cavités naturelles envahissent le cadavre de suite après la mort, quelquefois même pendant l'agonie. HERMAN et WURTZ ont étudié systématiquement le foie, la rate et les reins de trente-deux cadavres et ont trouvé ces organes souillés seize fois par le *coli-bacille*. D'autres auteurs (LESAGE et MACAIGNE, MARFAN) ont obtenu une proportion bien moindre, en opérant en hiver, mais ont confirmé la possibilité de cet envahissement. L'empoisonnement par l'alcool, l'arsenic (WURTZ), par certaines toxines microbiennes (MOSNY), le surmenage (BOUCHARD, CHARIN et ROGER) entraînent la pénétration dans le sang des microbes de l'intestin pendant l'agonie. Le foie paraît être l'organe le plus rapidement envahi. Pour ACHARD et PHULPIN, c'est le *staphylocoque blanc* qui se répand le plus rapidement dans les organes cadavériques. CHARRIN et VEILLON ensemencent du pus de péritonite immédiatement après la mort et trouvent du *pneumocoque* à l'état de pureté ; à l'autopsie, vingt-quatre heures plus tard, le pus ne contenait plus que du *coli-bacille*. On voit avec quelle prudence il faut tirer une conclusion des cultures obtenues avec des produits cadavériques.

Pour affirmer qu'un microbe est l'agent d'une infection, il faut donc ajouter à l'isolement, à la culture, à la reproduction de la lésion par inoculation de la culture pure, les conclusions d'une critique sévère.

CHAPITRE II

PRINCIPAUX APPAREILS DE VERRERIE

PRÉPARATION, BOUCHAGE

Plusieurs appareils spéciaux seront décrits et figurés, à propos de leurs usages, dans les chapitres suivants. Nous groupons ici les appareils de verrerie qui sont d'un emploi courant dans un laboratoire de bactériologie.

1° **Tubes de verre.** — Il est indispensable de posséder des tubes de verre, de diamètres différents, et prêts à être travaillés. On fera soi-même les pipettes, tubes de raccord, tubes effilés adaptés aux flacons, etc., etc. On peut même fabriquer des petits tubes à essai, des pipettes à boule, des régulateurs. Une *lampe à alcool*, un *bec Bunsen* et surtout une *lampe à émailleur* (*chalumeau*) permettront ce travail du verre, sur lequel nous n'insistons pas, puisqu'il n'a rien de spécial à la bactério- logie.

2° **Appareils divers.** — Les verres à pied, cristallisoirs, grands ballons, verres de montre, agitateurs, éprouvettes gra- duées, flacons à une ou plusieurs tubulures, flacons de MARIOTTE, entonnoirs, etc., etc., sont les mêmes modèles que ceux dont on se sert en chimie. Nous verrons dans les autres chapitres comment le bactériologiste les emploie.

3° **Pipettes Pasteur.** — On doit toujours avoir toute stéri- lisée une provision de pipettes Pasteur, qui sont indispensables

pour toutes les expériences où en emploie les cultures liquides. On les fabrique soi-même. On prend un tube de verre

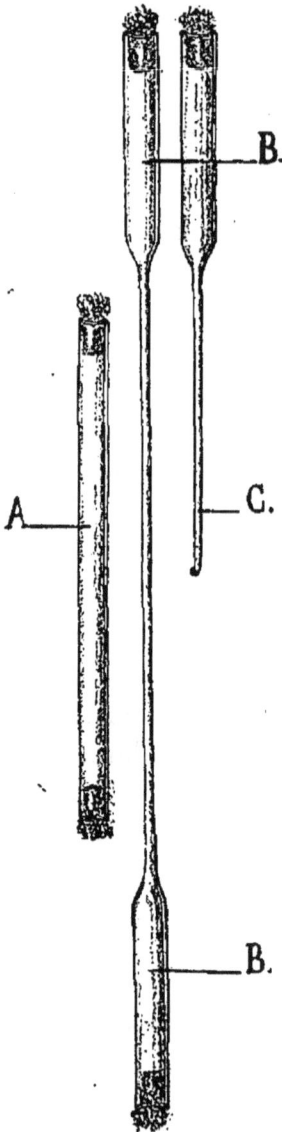

Fig. 5.
Fabrication d'une pipette Pasteur.

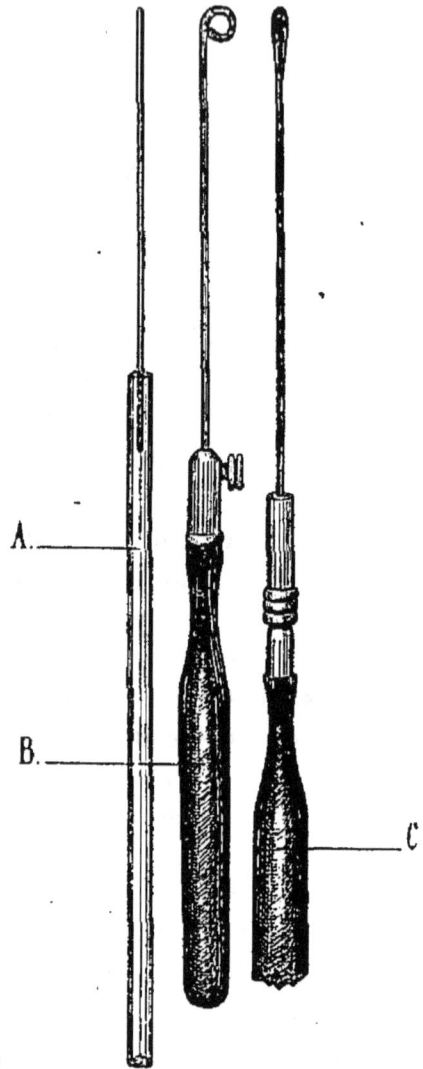

Fig. 6.
Aiguilles de platine.

d'un diamètre intérieur de 5 millimètres et on le débite en
petits morceaux de 25 centimètres coupés bien droit à la lime.

On bouche les deux extrémités avec un tampon de ouate (fig. 5, A). Prenant ce tronçon de tube par les deux bouts, on en chauffe la partie médiane, à la lampe d'émailleur, jusqu'à fusion du verre. Lorsque celui-ci est bien ramolli dans toute la circonférence, on retire le tube de la flamme et on éloigne lentement les deux extrémités de façon à étirer la partie chauffée en un mince tube capillaire de 25 centimètres environ (fig. 5, B). On chauffe alors la partie médiane de celui-ci jusqu'à fusion et séparation des deux moitiés. On a ainsi deux pipettes comme celle représentée figure 5, C.

Voir la manière de s'en servir page 127.

4° Aiguilles de platine. — Plusieurs aiguilles de platine sont nécessaires. Cet instrument est stérilisé, au moment de s'en servir, en le portant au rouge dans la flamme d'une lampe à alcool ou d'un bec Bunsen. On aura soin d'attendre le complet refroidissement de l'aiguille avant de la tremper dans les cultures ; une aiguille à tige de platine un peu épaisse garde, pendant plusieurs minutes, une température considérable qui stériliserait la goutte de culture puisée. On préférera le *platine iridié* plus rigide que le platine pur, la rigidité étant indispensable pour pouvoir gratter les cultures sur milieux solides.

Pour fabriquer l'appareil, le fil de platine sera chauffé au rouge et embroché par l'extrémité chaude dans un agitateur en verre en état de fusion ; on a ainsi l'aiguille de platine la plus simple (fig. 6, A). On peut aussi monter l'aiguille sur un manche en bois, avec garniture en cuivre, dont la vis permet de varier la longueur du fil de platine (fig. 6, B et C). Celle-ci sera toujours supérieure à la longueur du tube dans lequel on doit puiser une culture. L'extrémité libre du fil sera, suivant les besoins, droite (fig. 6, A), en anse (fig. 6, B) ou en spatule (fig. 6, C). L'aiguille de platine sert surtout au maniement des cultures solides ; on peut aussi l'employer pour puiser de très faibles quantités de cultures liquides.

5° Récipients à cultures. — Ils sont variables de formes et de dimensions suivant que les microbes doivent végéter à l'air ou dans le vide, sur milieu solide ou en milieu liquide, en grande ou en petite quantité, etc.

a. *Pour les milieux liquides.* — Pour les milieux liquides, on emploie généralement des ballons à fond plat.

L'ancien *tube Pasteur* (fig. 7, A, B, C) n'est plus usité que

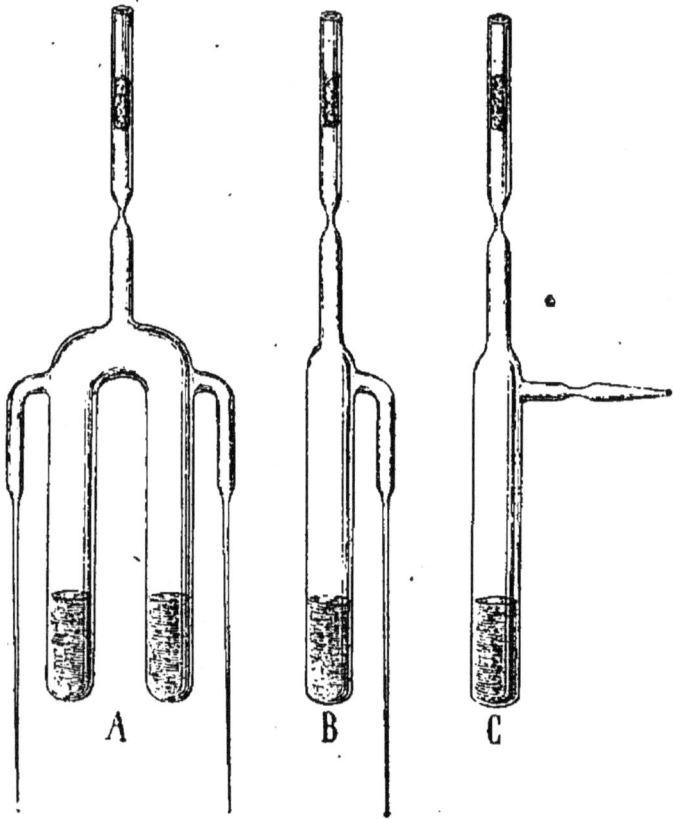

Fig. 7.
Tubes Pasteur.

pour certaines expériences spéciales; il n'est pas commode, coûte fort cher ou est difficile à construire.

Les *petits ballons* couramment employés sont destinés à contenir 5 à 15 centimètres cubes de liquide. Le modèle Pasteur (fig. 8, A et B) était coiffé d'un capuchon en verre surmonté d'un petit tube bouché avec du coton [1]. Les surfaces en contact

Voir page 42 les expériences qui ont fait choisir le coton.

pour la fermeture étaient rodées à l'émeri. Ce petit appareil était très coûteux. On le remplace aujourd'hui par un simple petit ballon à goulot droit ou évasé supérieurement, ou par un petit flacon de mêmes dimensions, bouchés directement par un tampon de ouate. Depuis longtemps, CHAUVEAU a remplacé le coton par le *papier filtre*. On peut alors employer des ballons

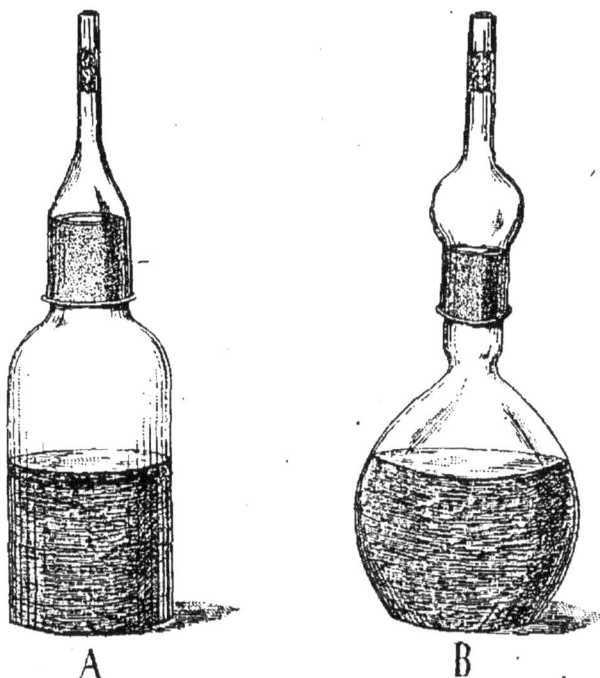

Fig. 8.
Ballons Pasteur, avec bouchon en verre.

très bon marché à goulot non évasé (fig. 9, A); le capuchon de papier filtre a en outre l'avantage, comme dans le modèle primitif de PASTEUR, de recouvrir le bord du goulot qui n'est ainsi jamais contaminé ; enfin, pendant un ensemencement, le capuchon est tenu en l'air par son extrémité supérieure, l'orifice en bas, et ne nécessite pas de flambage quand on rebouche le ballon, flambage qui risque toujours de mettre le feu au tampon de ouate, accident fort désagréable. Nous ne voyons donc que des avantages au capuchon en papier filtre de CHAUVEAU : économie, commodité et sûreté. Jamais, depuis plus de dix ans, nous n'avons vu se contaminer un ballon de bouillon ainsi pré-

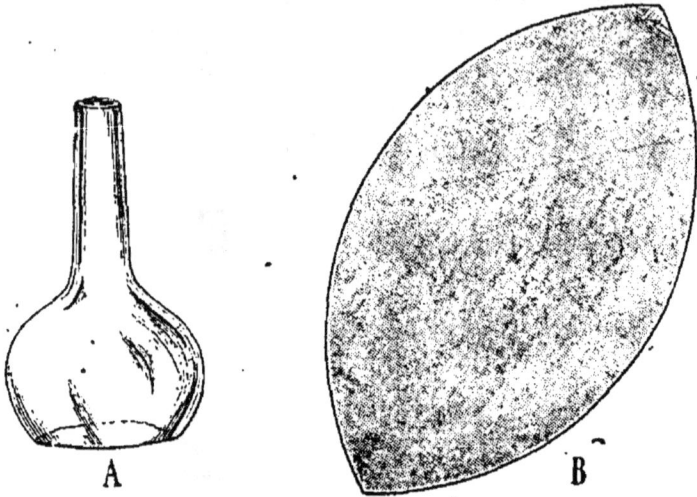

Fig. 9.

A, ballon à culture. — B, feuille de papier à filtrer préparée pou
faire un capuchon (grandeur proportionnelle).

paré; la filtration de l'air atmosphérique est parfaite. Pour boucher une série de ballons on plie à plusieurs
doubles du papier blanc à filtrer et on le
découpe suivant 2 fractions de circonférence ; on a ainsi une série de petits pa-
piers de 10 centimètres de longueur ayant
la forme représentée par la figure 9, B. On
adapte ce papier au col du ballon, on
tourne sans trop serrer et on froisse l'extrémité supérieure en une mince tige ; le
ballon a alors l'aspect de la figure 10.

Lorsqu'on désire faire en grand des cultures liquides, on peut employer de grands
ballons ordinaires bouchés à la ouate. On
se servira du *ballon de Fernbach* (fig. 11),
si on veut faire passer un courant d'air à
la surface d'une mince couche de bouillon
de culture. (Voir un meilleur dispositif, ch. xviii, p. 443.)

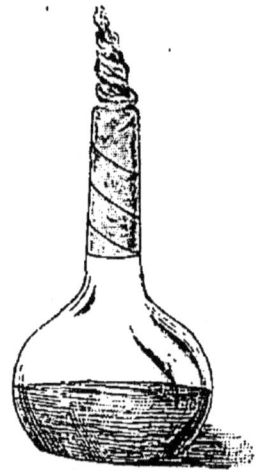

Fig. 10.
Ballon à culture avec
son capuchon de
papier à filtrer.

Notons encore le *ballon d'Erlenmeyer* (fig. 12) et le *ballon pipette de Chamberland* (fig. 13) destiné au transvasement des

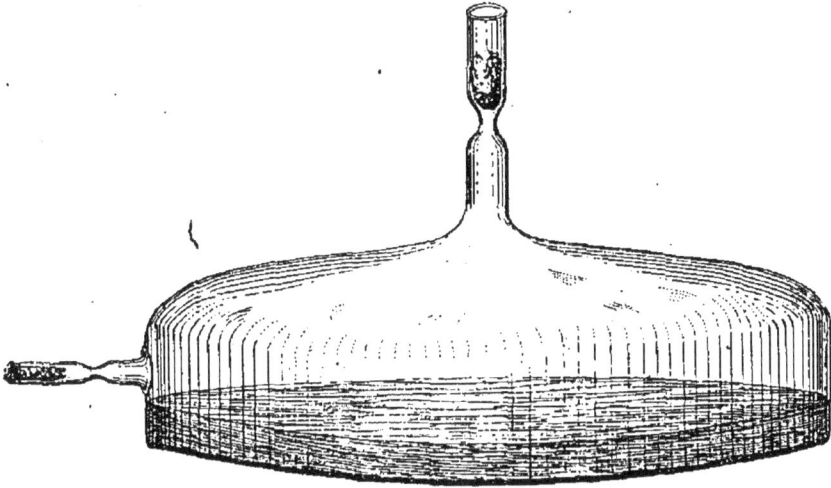

Fig. 11.
Ballon de Fernbach.

milieux liquides stérilisés ou aseptiques. La *pipette à boule* (fig. 14) est en verre assez résistant pour tenir le vide (cultures anaérobies). Le tube ouvert possède une série de rétrécissements successifs (A,A′), séparant plusieurs tampons de ouate (B,B′) qu'on doit placer en construisant l'appareil ; la pipette peut alors servir autant de fois qu'il y a de rétrécissements.

Des ballons ou flacons destinés à recevoir les toxines sont figurées pages 56 et 57. Voir aussi (fig. 39) la carafe à filtrer adaptée à l'appareil de Kitasato.

b. *Pour les milieux solides.* — Les récipients des *milieux solides* sont assez simples.

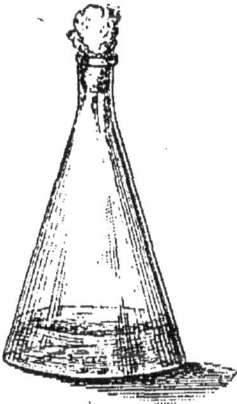

Fig. 12.
Ballon d'Erlenmeyer.

Un *tube à essai* ordinaire bouché à la ouate (fig. 15, A) servira à contenir la gélatine, la gelose. Un tube plus large (fig. 15, B), de la dimension des tubes à pommes de terre, servira à enrouler la gélatine par la méthode d'Esmarch (voir p. 153). La gélatine peut encore être distribuée dans des *boîtes de Pétri* (fig. 16, A,B). Une de ces boîtes se compose d'un petit cristallisoir (*b* et *c*) de 10 centimètres de diamètre, en verre de Bohème, à bords hauts seulement de 1 centimètre et demi, et d'un couvercle de verre (*b'* et *c'*) dont les bords de

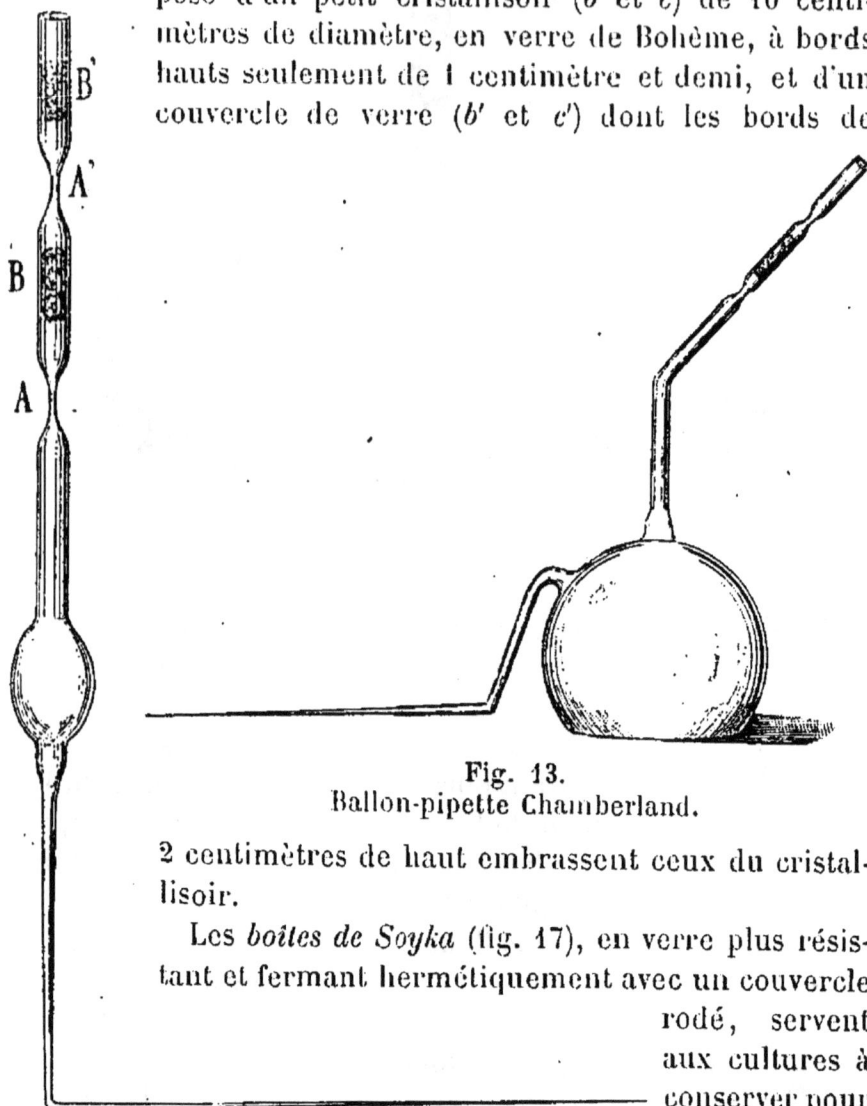

Fig. 13.
Ballon-pipette Chamberland.

2 centimètres de haut embrassent ceux du cristallisoir.

Les *boîtes de Soyka* (fig. 17), en verre plus résistant et fermant hermétiquement avec un couvercle rodé, servent aux cultures à conserver pour les collections.

Dans la *méthode de Koch*

Fig. 14.
Pipette à boule, pour culture dans le vide.

la gélatine est versée sur de simples plaques de verre (voir p. 22). Le ballon à fond plat et très évasé, représenté figure 18, sert aussi quelquefois à couler de la gélatine.

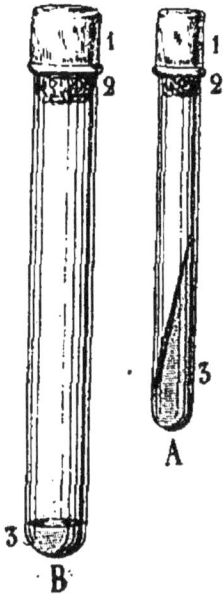

Fig. 15.

Tubes à essai pour
milieux solides :

A, tube ordinaire. —
B, tube d'Esmarch.
1, capuchon de caout-
chouc. — 2, tampon de
coton. — 3, gélatine.

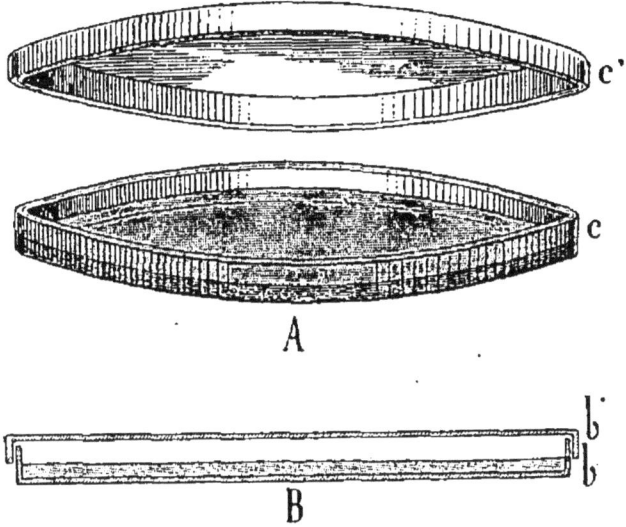

Fig. 16.
Boîte de Petri.

A, boîte chargée de gélatine, le couvercle étant soulevé. — B, loupe schématique de la boîte chargée de
gélatine et munie de son couvercle.

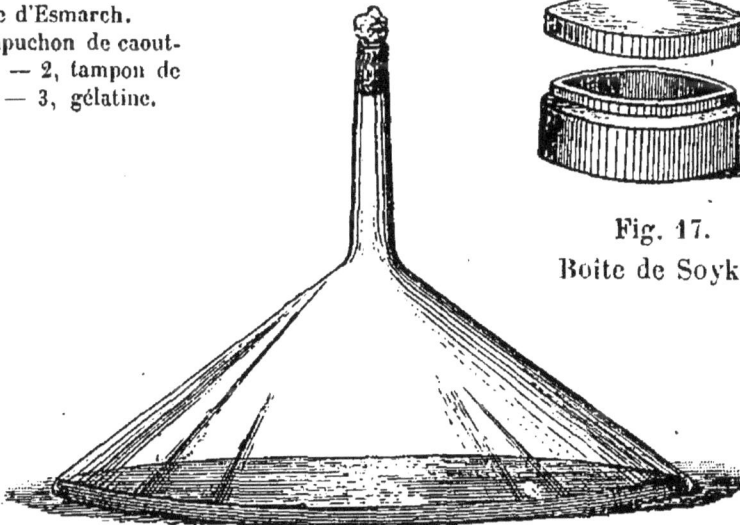

Fig. 17.
Boîte de Soyka.

Fig. 18.
Ballon à fond plat très évasé pour culture sur plaques
de gélatine.

Le *tube à pomme de terre* (fig. 19) est un large tube à essai de 2 centimètres et-demi de diamètre et de 22 centimètres de longueur environ. Il porte à son quart inférieur un étranglement (4) qui empêche le morceau de pomme de terre (3) d'aller au fond ; le liquide (5) qui sort de la pomme de terre se recueille dans la partie inférieure sans imbiber la culture.

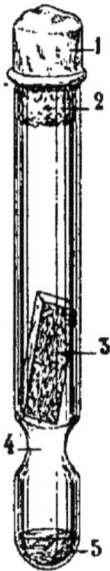

Fig. 19.
Tube à pomme de terre.

1, capuchon de caoutchouc. — 2, tampon de coton. — 3, cube de pomme de terre. — 4, rétrécissement. — 5, eau rendue par la pomme de terre.

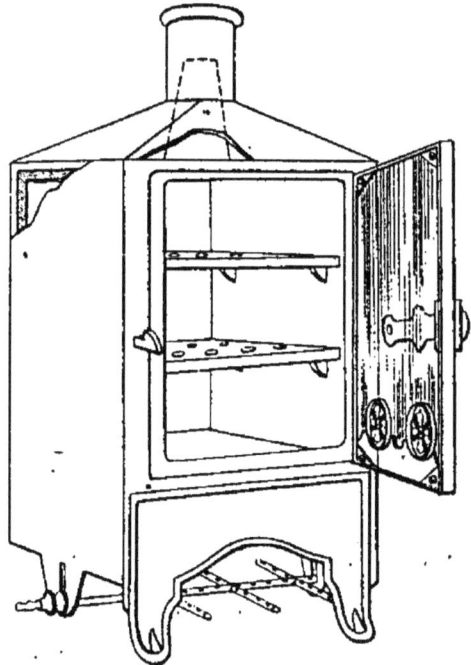

Fig. 20.
Étuve à sécher de Wiesnegg.

6° Lavage, bouchage, supports. — La préparation de tous ces appareils de verrerie nécessite d'abord un lavage qui se composera des temps suivants : 1° laver dans une solution de potasse ; 2° plonger dans un bain d'eau acidulée à 1 ou 2 p. 100 d'acide sulfurique ; 3° rincer à l'eau ; 4° faire égoutter ; 5° faire sécher dans l'étuve de Wiesnegg (fig. 20) ou dans la chambre étuve (voir p. 99) ; 6° boucher au coton ou au papier ; 7° faire stériliser au four Pasteur (voir p. 31).

Le tampon de ouate ne doit pas être trop serré, car il doit

s'enlever facilement ; il ne doit pas non plus être trop lâche,
car il doit bien fermer et conserver sa forme au dehors du
tube pendant la prise de la culture ou l'ensemencement du
milieu. Il doit déborder l'extrémité supérieure des tubes. Les
objets tout en verre, comme les boîtes de Pétri, seront envelop-

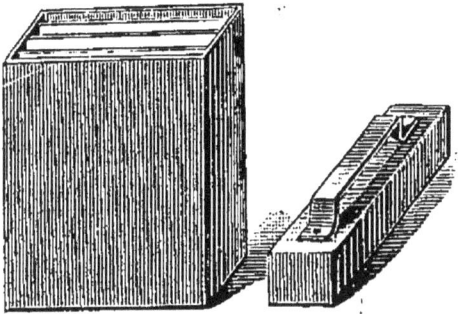

Fig. 21.

Plaques de Koch, dans leur boîte
en cuivre.

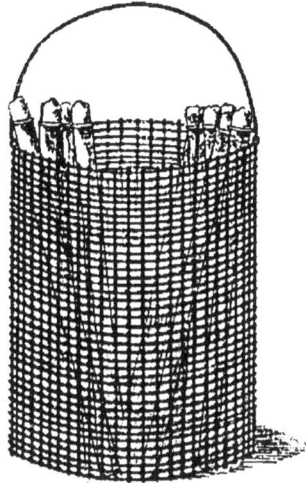

Fig. 22.

Panier métallique en treillis pour
les cultures en tubes.

pés dans du papier à filtrer, et seront ainsi conservés après
la stérilisation. Les plaques de Koch sont placées dans une
boîte spéciale en cuivre (fig. 21).

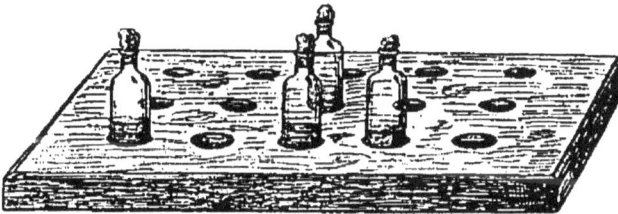

Fig. 23.

Planche support pour les cultures en petits flacons.

Des supports en bois, analogues à ceux qu'on emploie en
chimie, recevront les tubes à essai chargés de leur milieu nutri-

tif ensemencé ou non. Les paniers métalliques (fig. 22) sont très commodes pour maintenir verticaux un grand nombre de . tubes. Enfin les petits flacons quelquefois employés pourront être reçus dans de petites cupules creusées dans une planche épaisse (fig. 23).·

7° **Trompes à eau.** — Des trompes à eau sont indispensables pour faire de l'aspiration. Un modèle de trompe toute

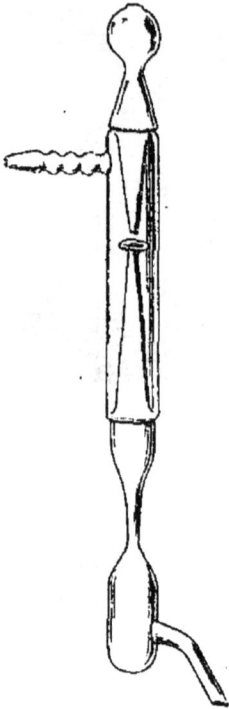

Fig. 24.

Trompe à eau en verre.

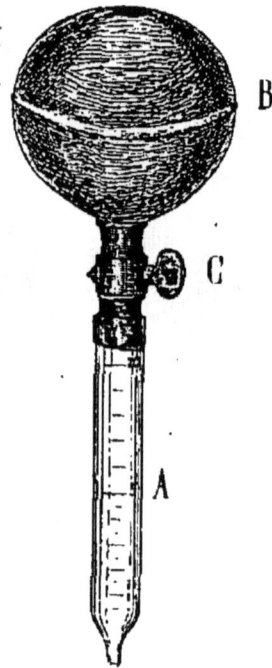

Fig. 25.

Seringue de Koch.

en verre est représenté figure 24. Nous parlerons plus loin de l'installation nécessaire pour faire le vide, pour le remplacer par différents gaz·(ch. vii) pour faire du refoulement (ch. iii, p. 52).

8° **Seringues.** — Les seringues jouent un grand rôle en expérimentation bactériologique. Elles servent à puiser les

humeurs suspectes de l'homme ou de l'animal ; elles servent
aussi à inoculer cultures ou toxines à l'animal ; elles servent
enfin à injecter à l'homme les sérums ou autres liquides thérapeutiques. Elles doivent être *stérilisables*, car toutes ces opérations exigent *l'asepsie la plus rigoureuse*. Nous ne parlerons donc
pas des seringues anciennes à piston en cuir ; elles doivent être
absolument proscrites, ne pouvant être stérilisées par la chaleur [1].

a. *Seringue de Koch.* — La seringue de Koch (fig. 25), la
première seringue stérilisable, est un cylindre de verre (A)
muni d'une aiguille trocart. Une poire en caoutchouc (B) adaptée à l'autre bout, après stérilisation, sert à pousser le liquide.
Un robinet en ébonite (C) sert à relier le cylindre en verre à la
poire en caoutchouc. Cette seringue n'est plus employée. La
poire en caoutchouc s'altère rapidement ; l'aspiration est
faible ; l'asepsie est imparfaite.

b. *Seringue de Straus-Colin.* — La seringue Straus-Colin
(fig. 26) est une seringue de Pravaz dont le piston est stérilisable. Il se compose d'un disque de moelle de sureau (a) serré
entre deux boutons métalliques (b et b') ; le disque bien souple
est tassé transversalement à l'axe avec les doigts, avant d'être
introduit dans le cylindre en verre. Une broche de section
carrée traverse ce disque suivant son axe et se termine par le
bouton (b) ; son autre extrémité traverse la tige creuse du
piston, en ressort et offre un pas de vis qui reçoit un bouton
écrou (d). Le bouton (b') fait corps avec la tige creuse du piston.
En vissant l'écrou (d) on rapproche les deux boutons (b et b'), on
aplatit la moelle de sureau jusqu'à ce qu'elle soit assez élargie
pour se mouler exactement sur les parois du cylindre. Les
divisions sont inscrites sur la face plane de la tige creuse qui

---

[1] Il y aurait, d'après HOFMEISTER, un moyen de stériliser par la
chaleur la seringue de Pravaz. Il suffirait pour cela de plonger le
piston en cuir, pendant vingt-quatre ou quarante-huit heures, dans
une solution de formol de 2 à 4 p. 100, après lavage à l'éther pour
le débarrasser de la graisse. Le cuir du piston pourrait alors résister à l'ébullition. Il ne faut pas que la seringue contienne de ciment.
Nous n'avons pas essayé ce procédé.

porte un anneau curseur (c). Des rondelles, également en moelle de sureau, remplacent les rondelles de cuir de la seringue de Pravaz aux deux extrémités du cylindre, pour que celui-ci ferme hermétiquement. La moelle de sureau supporte très bien l'action de l'eau bouillante ou de la vapeur d'eau qui la font gonfler au lieu de l'altérer; elle est souple, élastique, se moule bien sur le cylindre et glisse sans ressauts. On adaptera une aiguille en *platine iridié* (aiguille de Debove), c'est-à-dire une aiguille qu'on peut rougir à la flamme sans la détremper et ne s'oxydant pas au sortir de l'eau[1].

On ne stérilisera pas à la chaleur sèche qui altérerait la moelle de sureau. L'ébullition dans l'eau ou mieux l'autoclave seront employés. Il va sans dire qu'on peut refaire soi-même le piston de moelle de sureau lorsqu'il est altéré. La seringue de Straus est inférieure aux seringues à piston d'amiante.

c. *Seringues à piston d'amiante.* — J'ai fait construire, par LAFAY, à Lyon, la première *seringue à piston d'amiante*, en 1890. Des modèles semblables ont été décrits depuis lors. Le dispositif est le même que celui de la seringue Straus, mais la moelle de sureau est remplacée par du *coton d'amiante* qu'on presse contre le cylindre en verre par la même tige creuse. Les deux rondelles de la gaine sont également en amiante. L'amiante est presque inusable : un même piston durera pendant des années. Cette seringue peut être flambée pour une stérilisation extemporanée

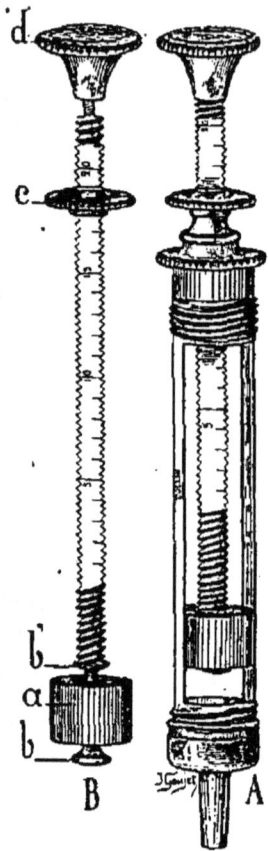

Fig. 26.
Seringue de Straus-Colin.
A, seringue complète.
B, piston.

_____

[1] On peut éviter l'oxydation des aiguilles en acier en les conservant dans de *l'alcool absolu* au sortir de l'eau bouillante.

rapide, le piston sorti du cylindre étant porté sur la flamme d'un bec Bunsen ; il vaut mieux la stériliser à l'auto-clave. On doit se servir, dans le laboratoire, uniquement de seringues à piston d'a-miante. On en possédera de trois dimensions : 1, 5, 20 cen-timètres cubes. (Il serait im-possible de construire de grandes seringues avec des pistons en moelle de sureau.) Une aiguille en platine iridié de Debove complétera l'ins-trument.

d. *Seringue de Lüer.* — Lüer a fabriqué des *seringues com-plètement en cristal* (fig. 27). Le piston est formé par un cylindre plein en cristal rodé à l'émeri et glissant dans un cylindre creux également en cristal. Une aiguille en pla-tine iridié complète la serin-gue. Ce cristal peut suppor-ter 125°. Mayor et Génisson ont remplacé le cylindre plein par un cylindre métallique. Cette seringue est très friable.

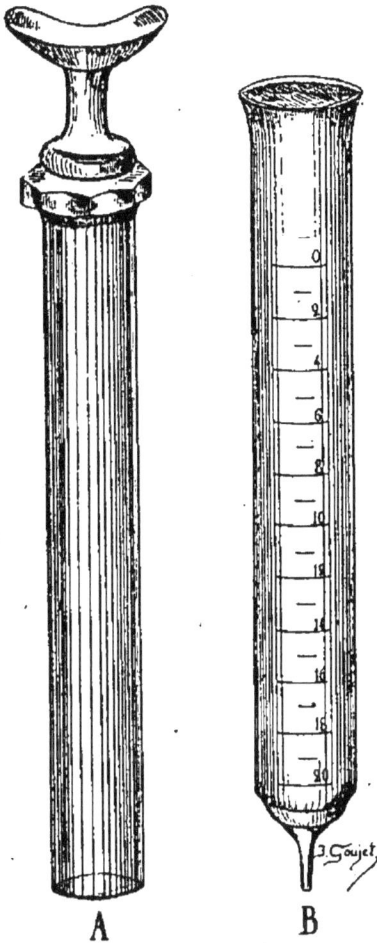

Fig. 27.
Seringue de Lüer.
A, piston en verre plein. — B, gaine en verre.

CHAPITRE III

STÉRILISATION

Le grand principe énoncé par PASTEUR, et qui domine toute la bactériologie, consiste dans l'*isolement* des microbes à étudier. Il faut obtenir des *cultures pures* de chaque microbe, pour pouvoir en définir les caractères botaniques et les effets pathogènes spéciaux. Or, l'air, l'eau contiennent des microbes divers, tous les objets, nos mains, même propres en apparence, sont recouverts de poussières microbiennes ; l'*asepsie* ne suffira donc pas pour obtenir des cultures pures ; il faudra faire une *antisepsie* rigoureuse. Les récipients, les milieux de culture qu'on ne peut recueillir aseptiquement (bouillons, gélatine, gélose, etc.), les instruments, etc., devront être *stérilisés* avec le plus grand soin. L'étude des méthodes de stérilisation et du maniement des appareils stérilisateurs est donc indispensable à tout bactériologiste.

La stérilisation peut s'obtenir par différents procédés.

§ 1. — STÉRILISATION PAR LA CHALEUR

La chaleur est le plus sûr des agents de stérilisation. Aucun être vivant ne peut résister à une température suffisamment élevée. La plupart des microbes sont tués en quelques minutes par un chauffage à une température inférieure à + 100° ; néanmoins certaines spores nécessitent pour être détruites une chaleur supérieure à + 100°. Aussi les appareils destinés à stériliser par le chauffage sont-ils nombreux; ils répondent aux différents buts recherchés. Enfin, certains milieux couramment employés ne peuvent supporter assez longtemps une température de + 100° sans s'altérer profondément; la gélatine ayant été soumise à une ébullition prolongée ne se reprend plus en masse. D'autres milieux, tels que le sérum, ne peuvent même être chauffés à + 70° sans se modifier. On a, dans ces cas, recours à un artifice (chauffage discontinu).

A) Chauffage continu a + 100° ou au-dessus

La stérilisation s'opère *en une seule séance* à + 100° ou au-dessus, les objets ou milieux à chauffer ne s'altérant pas à cette température maintenue pendant un temps suffisant.

La chaleur peut être employée *sèche* ou *humide*.

1° Stérilisation par la chaleur sèche. — La chaleur sèche est celle qui agit à l'abri de la vapeur d'eau.

a. *Flambage.* — Le procédé le plus courant est le flambage. On promène rapidement, trois ou quatre fois de suite, l'objet à stériliser dans l'extrémité supérieure de la flamme d'une lampe à alcool ou d'un bec Bunsen à *flamme chauffante, bleue*[1]. Cette méthode est applicable aux instruments métalliques même tranchants, aux doigts de l'expérimentateur, à la peau de l'animal à inoculer, aux pipettes en verre, au coton ou au papier

---

[1] Le bec Bunsen date de 1855. BUNSEN a tiré parti des propriétés que possède le mélange d'air et de gaz comme agent de chauffage. L'appareil se compose d'un tube vertical de laiton fixé sur un pied de fonte ; le gaz arrive par une tubulure horizontale et entre dans le tube de laiton ; il brûle à l'orifice supérieur. Une ouverture est pratiquée en bas du tube. Une virole qu'on peut mouvoir à l'aide d'une molette enveloppe la base du tube : elle porte une ouverture superposable à celle du tube. Si on la place de façon à obturer l'orifice la flamme est normalement *éclairante*, molle, fuligineuse ; si on superpose les orifices, le courant de gaz entraîne de l'air, le mélange se fait et la flamme devient *bleue* et rapide : *chauffante*. Dans le brûleur Wiesnegg les mouvements de la virole sont solidaires de ceux du robinet à gaz. Il existe des becs à veilleuse (fig. 28) qui se rallument d'eux-mêmes.

qui bouche les tubes ou ballons, aux orifices des récipients qu'on est obligé de déboucher. Il a été démontré qu'on peut porter à + 300° les couches superficielles de l'épiderme sans occasionner de sensation de brûlure ; de même les instruments sont stérilisés avant que la chaleur les détrempe, les bistouris peuvent donc conserver leur tranchant après un flambage rapide mais suffisant. On peut de même flamber les tampons de coton un peu serrés, les capuchons de papier sans les enflammer. On aura toujours soin de laisser les objets se refroidir avant de les employer, sous peine, par exemple, de stériliser la culture puisée dans une pipette encore chaude.

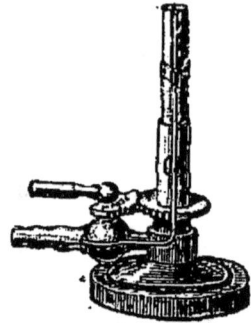

Fig. 28.
Bec Bunsen à veilleuse.

Le bec Bunsen muni d'un long tube de caoutchouc servira à stériliser de haut en bas les goulots des flacons remplis de culture, qu'on ne voudra ou qu'on ne pourra pas pencher. En un mot, une lampe à alcool ou un bec Bunsen devront toujours être allumés à côté de l'expérimentateur qui examine, transplante ou inocule des cultures, qui fait une autopsie, etc.

b. *Chauffage au rouge.* — On peut porter au rouge les aiguilles de platine (voir p. 14). On attendra le refroidissement avant de s'en servir, surtout si le fil de platine est un peu gros. On chauffera également au rouge sur un bec Bunsen les bougies de porcelaine (voir p. 47), qu'on désire « régénérer » après une filtration.

c. *Stérilisation à l'air chaud.* — On peut facilement porter à + 150° l'air d'un récipient métallique. Les appareils à air chaud servent à stériliser les objets en verre, la ouate, le papier, certaines seringues stérilisables, les instruments métalliques. Un *séjour de vingt minutes à une heure* suffit pour tuer tous les germes. Les récipients en verre seront bouchés avec un tampon de coton ou du papier à filtrer blanc (voir p. 16). Les objets de verrerie tels que verres de montre, boîtes de

Pétri, etc., seront enveloppés dans du papier à filtrer blanc pour pouvoir être retirés·de l'appareil sans se contaminer au contact de l'air. Les plaques de verre de Koch seront contenues dans une boîte en cuivre spécialement construite (voir p. 22, fig. 21). La ouate à conserver stérile sera déposée dans un flacon à large ouverture, celle-ci bouchée par un tampon de ouate. Les instruments métalliques pourront être enveloppés de papier à filtrer. Tous les objets de verrerie seront soigneusement séchés pour éviter la possibilité du bris (voir l'*Étuve à sécher* de Wiesnegg, p. 21).

La ouate non hydrophile et le papier à filtrer blanc changent de coloration de + 140° à + 150° ; ils deviennent *jaune clair*; cette teinte sera donc l'indice d'une bonne stérilisation. Un tampon resté blanc n'a pas été porté à + 140° ; un tampon trop roussi indique une température supérieure à + 150°. Il y a inconvénient à trop roussir les tampons de ouate qui perdent leur homogénéité et laissent échapper des produits huileux dans les flacons. Ces huiles sont antiseptiques et font aux récipients des taches très difficiles à enlever. Un objet ainsi souillé est devenu inservable. On pourra donc se servir d'un morceau de ouate pour apprécier la stérilisation d'objets ne comportant pas de tampons ; on éteindra le gaz lorsque le morceau de ouate sera devenu jaune clair. La température de tous les appareils stérilisateurs à air chaud n'est pas la même dans toute la chambre à air, elle est beaucoup plus élevée vers le bas et le long des bords ; on mettra donc la verrerie au fond et la ouate par-dessus ; les tubes de verre bouchés au coton ou au papier seront en somme *placés verticalement*, l'orifice en haut. La source de chaleur éteinte, *on laissera refroidir* l'appareil avant de retirer les objets stérilisés qui seront placés dans une armoire fermée à l'abri de la poussière.

Le stérilisateur à air chaud le plus usité est le *Four Pasteur*. Il est bien entendu que son emploi ne peut s'appliquer qu'aux objets secs ; aucun liquide, aucune substance évaporable ne doit y être introduite.

Le Four Pasteur (fig. 29) consiste essentiellement en un cylindre·de tôle, à parois doubles, aussi bien latéralement

qu'inférieurement. Une cheminée latérale sert au dégagement
des gaz de la combustion. Un couvercle en tôle, muni d'un
bouton, ferme l'ouverture supérieure. Ce couvercle est percé
d'un orifice pour le passage du thermomètre qui sera fixé par
un bouchon en liège dans lequel il glissera à frottements. La
chaleur est fournie par une couronne à gaz placée sous le fond

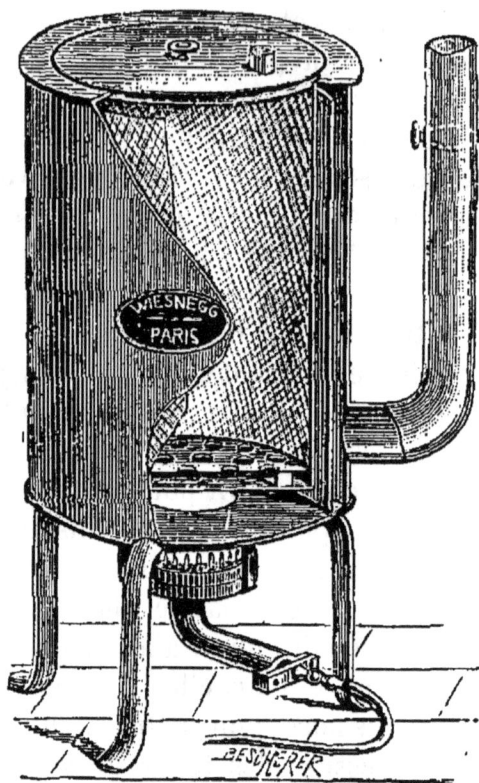

Fig. 29.
Four Pasteur.

Un panier en toile métallique, exactement de la dimension du
four, muni d'une anse, contiendra les objets à stériliser. Le
tout en place (comme il a été dit plus haut), on allume le gaz
(en ayant soin de présenter l'allumette enflammée avant d'ouvrir le robinet à gaz, pour éviter la formation d'un mélange
détonant et une explosion pouvant être très dangereuse) et
on laisse monter la température à + 150° ou + 160°. On règle

alors par tâtonnement en ouvrant et fermant le robinet à gaz, pour obtenir une flamme qui chauffe à + 150° environ. *Une demi-heure* de chauffage à + 150° suffit en général à stériliser les objets contenus dans le four Pasteur. En pratique, on se sert rarement du thermomètre ; on ouvre le gaz à plein canal et on soulève de temps à autre le couvercle pour juger de la couleur de la ouate. On éteint dès que celle-ci commence à prendre la teinte jaune café au lait, en se rappelant que la chaleur est toujours plus intense au fond et le long des bords qu'au milieu du panier. Il faudra laisser refroidir la verrerie dans le four même : 1° pour éviter un brusque changement de température capable de briser les objets en verre ; 2° pour que le rayonnement des parois, continuant pendant un certain temps, complète la stérilisation et roussisse la ouate du centre du panier.

SALOMONSEN fait remarquer qu'on peut construire soi-même une étuve à air chaud sans grands frais. L'*étuve de Salomonsen* (fig. 30) se compose d'une boîte à biscuits métallique (24 centimètres de hauteur, 22 centimètres de largeur, 24 centimètres de profondeur). Le couvercle est percé d'un orifice pour laisser passer un thermomètre gradué jusqu'à + 200°. Plusieurs petits trous pratiqués dans les parois latérales près du fond et près du couvercle assurent la ventilation. Dans la boîte, on dispose une feuille de grillage en fer galvanisé, carrée et dont les côtés sont repliés en dessous, de façon à former une sorte de banc, distant du fond de 2 centimètres, pour que les objets à stériliser ne puissent toucher le fond. La boîte est recouverte de feutre, substance mauvaise conductrice de la chaleur, fixée par des tours de fil de fer. Le quart inférieur des parois latérales et la paroi inférieure sont libres de feutre pour éviter tout danger d'incendie. Les orifices à ventilation sont ménagés à la partie supérieure des parois latérales. On place la boîte sur un trépied en fer et on chauffe au gaz. Une lame de fer-blanc interposée empêche que le fond de la boîte soit détérioré par la flamme. Un petit fourneau à pétrole pourrait remplacer le gaz. On manie cette étuve comme le four Pasteur.

Le four Pasteur sera toujours préféré à l'étuve de Salomonsen, dont le seul avantage est de pouvoir être construite partout et à peu de frais.

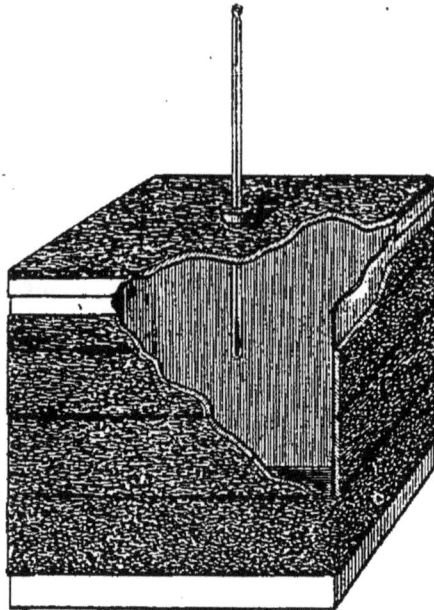

Fig. 30.
Stérilisateur à air chaud de Salomonsen.

d. *Crémation.* — Tout laboratoire de bactériologie devrait posséder un *four crématoire* pour la destruction des animaux morts à la suite d'une inoculation virulente.

2° Stérilisation par la chaleur humide. — Le chauffage se fait dans un liquide ou dans la vapeur d'eau.

a. *Stérilisation dans l'eau ou l'huile bouillantes.* — On peut stériliser des instruments métalliques, des seringues, des objets de verrerie en les maintenant dans un bain d'*eau bouillante.* On préférera un bain d'*huile* pour les instruments métalliques. Ce mode de stérilisation, quoique très parfait, a l'inconvénient de fournir des objets mouillés et se souillant au contact de l'air, au moment où on les retire du bain. La stérilisation par l'eau ou l'huile bouillante sera continuellement employée par le bactériologiste pour un autre but : la stérilisation des cultures qu'on abandonne, des pipettes ayant servi à ensemencer, des

instruments après l'autopsie, en un mot de tous les objets contaminés par des microbes pathogènes, qu'on ne doit pas abandonner au hasard dans un laboratoire. Une grande marmite en
fonte émaillée sera donc toujours prête à les recevoir, et sera
tous les soirs remplie d'eau et portée à l'ébullition pendant
une heure. On pourrait également stériliser ainsi de petits
-animaux morts d'affections contagieuses, en l'absence d'un
four crématoire. Nous nous servons au laboratoire de Lyon
d'un grand récipient de 45 centimètres de hauteur sur 35 centimètres de diamètre transversal, en fer-blanc, muni d'un couvercle à manette et de deux fortes manettes latérales. Ces
dimensions permettent de stériliser des objets volumineux.

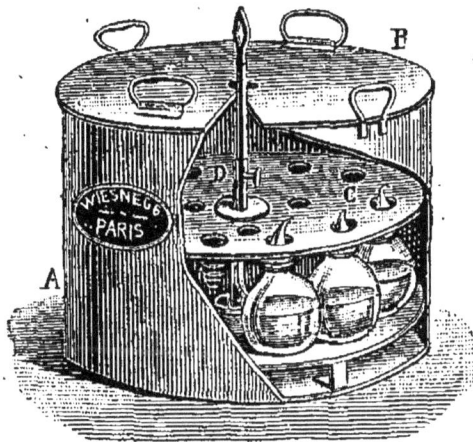

Fig. 31.
Bain-marie, à chlorure de calcium, de Pasteur.

On peut obtenir des températures supérieures à + 100° avec
des bains d'huile ou avec des *solutions salines*. PASTEUR avait
fait construire un appareil à bain-marie à chlorure de calcium,
qui n'est plus employé. Il s'agit d'une chaudière en cuivre
rouge brasé, munie d'un support intérieur qui sert à fixer les
ballons remplis de bouillon à stériliser et les empêche de se
heurter pendant l'ébullition (fig. 31).

b. *Stérilisation par la vapeur sans pression*. — C'est le
procédé de KOCH. Les objets sont ainsi maintenus à + 99° ou
+ 100° (suivant l'altitude) dans la vapeur d'eau. Or, à tempé-

rature égale, la vapeur stérilise plus rapidement que l'air atmosphérique, et la chaleur humide pénètre plus complètement les objets que la chaleur sèche. Ce mode de stérilisation est surtout applicable aux substances liquides ou évaporables.

Le *stérilisateur à vapeur de Koch* (fig. 32) est peu coûteux. Il consiste en un cylindre métallique dont les dimensions habituelles sont : hauteur, 50 centimètres ; diamètre, 17 centimètres. Le fond devant être rempli d'eau, le niveau de celle-ci est indiqué par un petit tube de verre extérieur (*a*) communiquant avec le réservoir intérieur. La lame inférieure, en fer-blanc, devant être en contact avec la flamme, est plus épaisse que les lames latérales. Un couvercle conique (*b*) ferme l'orifice supérieur ; il est percé d'un trou (*c*) destiné au bouchon de liège qui entoure le thermomètre. Du feutre recouvre tout l'appareil jusqu'à 10 centimètres du fond. A l'intérieur du cylindre, à 14 et 30 centimètres du fond, sont des rebords saillants pour soutenir deux plateaux en fer-blanc percés de trous (*d*, *d'*). Des paniers métalliques mobiles (*e*, *e'*), de 12 centimètres de haut et de 14 centimètres de diamètre, dont le fond est constitué par un grillage à larges mailles en fer

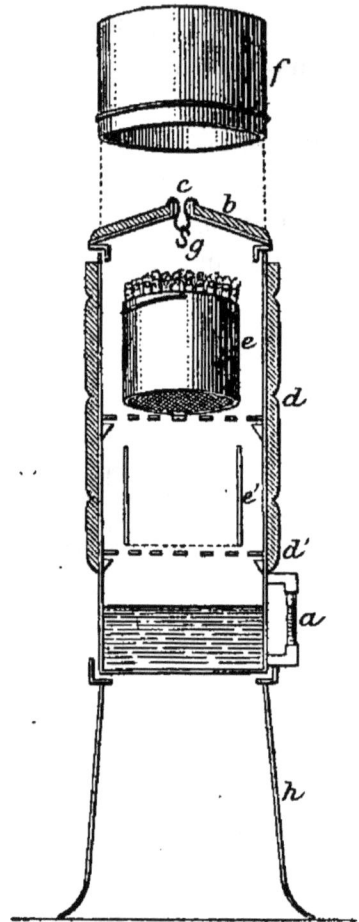

Fig. 32.
Stérilisateur à vapeur
de Koch (schématique).

galvanisé, reposent sur ces plateaux. Les objets à stériliser sont placés dans ces paniers. Un cylindre métallique (*f*) peut s'interposer entre le cylindre et le couvercle, et augmenter la hauteur de l'appareil, pour stériliser des objets très longs. On peut encore suspendre ces derniers à un crochet surajouté (*g*) et supprimer les paniers et plateaux. Un robinet, qui n'est pas représenté dans la figure, sert à faire écouler l'eau ; il n'est pas indispensable. L'ensemble de l'appareil sera placé sur un trépied solide (h).

Pour faire marcher l'appareil, on le remplit d'eau à une hauteur de 10 centimètres ; on met en place paniers, couvercle, thermomètre ; on allume le gaz jusqu'à ébullition de l'eau. Bientôt la vapeur s'échappe autour du couvercle et le thermomètre marque + 100°. A partir de ce moment, on laisse brûler le gaz pendant une ou trois heures, pour que la stérilisation soit complète, puis on éteint. On voit que l'opération demande du temps et du gaz.

Il est facile, comme l'indique SALOMONSEN, d'organiser un stérilisateur à vapeur avec un simple pot de cuisine. On adapte au-dessus de celui-ci un cylindre métallique avec couvercle et garniture en feutre. Un rebord à 2 centimètres du bord inférieur sert à maintenir le cylindre sur le pot ; deux anneaux peuvent se fixer aux oreilles du pot.

Les autoclaves que nous allons décrire peuvent fonctionner sans pression et remplacer l'appareil de KOCH, lorsqu'on veut seulement une température de + 100°. Le poêle de KOCH n'est donc pas indispensable à un laboratoire.

c. *Stérilisation par la vapeur sous pression.* — Les spores de certains microbes ne sont tuées que par un chauffage à + 120°. Seuls les appareils stérilisant par la vapeur sous pression sont capables de les détruire ; seuls ils sont absolument sûrs ; ils sont donc indispensables au bactériologiste. La chaleur sèche ne pouvant être employée pour stériliser les milieux liquides ou susceptibles d'évaporation, on soumettra ceux-ci au chauffage à + 120° dans les appareils à vapeur sous pression, à condition qu'ils ne s'altèrent pas à cette température (bouillon, pommes de terre, gélose, etc.). La gélatine, le sérum ne pourraient être ainsi stérilisés.

L'appareil type est la *marmite de Papin* classique. On laissera les objets de vingt à trente minutes à + 120°. Cette température sera obtenue par un régulateur ou en tâtonnant. Nous nous servons depuis longtemps, au laboratoire de M. ARLOING, d'une marmite de forme allongée, à couvercle latéral, construite sur les indications de CHAUVEAU, avant la création des auto-claves (longueur, 65 centimètres; largeur, 32 centimètres; hau-teur, 55 centimètres).

L'*autoclave de Chamberland* est l'appareil le plus commode et le plus répandu pour stériliser à la vapeur sous pression (fig. 33). C'est une marmite de Papin perfectionnée. Il se compose d'une marmite cylindrique en cuivre (A) qu'un couvercle en bronze (B) peut fermer hermétiquement grâce à l'inter-position d'une rondelle en caoutchouc. Le couvercle est muni d'un mano-mètre (C) qui indique la pression et par suite la température[1], d'un ro-binet (D) et d'une soupape de sûreté (E). Il est fixé par des bouchons mobiles (F, F'); deux index gravés, l'un sur le couvercle, l'autre sur la marmite de-vant toujours être en regard l'un de l'autre. La marmite est supportée par une boîte en tôle (G) sous laquelle sont deux rampes à gaz circulaires (H et H') de diamètres différents, indépendantes l'une de l'autre. Un panier à fil de fer (I) recevra les objets à stériliser.

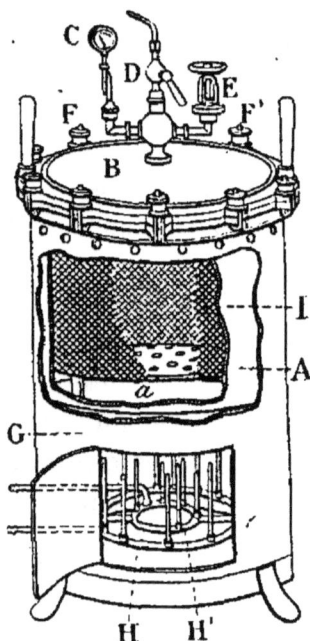

Fig. 33.

Autoclave
de Chamberland.

Pour faire fonctionner l'autoclave de Chamberland, on verse un ou deux litres d'eau dans la mar-mite, en *a* (il faut toujours une couche d'eau suffisante : 10 centimètres au moins); on place le panier; on visse le cou-vercle. On allume la petite rampe à gaz (H') (approcher l'allu-mette enflammée avant d'ouvrir le robinet à gaz[2], voir page 31)

---

[1] 0 atmosphères = 100°.
   1   —   = 120°.
   2   —   = 134°.

[2] Si un des becs brûle *en dedans*, il faut éteindre et rallumer.

et on ouvre le robinet (D) jusqu'au moment où il s'en échappe
un jet de vapeur. Ce robinet sert à purger l'autoclave d'air;
sans cette précaution l'air se dilatant actionnerait l'aiguille du
manomètre, concurremment à la vapeur d'eau, et la température donnée [indiquée plus haut (p. 37) d'après les tables de
REGNAULT], calculée pour la vapeur seule, serait bien supérieure à la température réelle du mélange d'air et de vapeur
de l'autoclave. Au moment où la vapeur s'échappe en jet du
robinet, la température de l'autoclave atteint + 100°; on
ferme alors le robinet (D). L'appareil entre en pression, et l'aiguille du manomètre monte. On pratique alors deux ou trois
détentes de vapeur, c'est-à-dire qu'on ouvre le robinet (D) pendant quelques instants. Lorsque l'aiguille marque la pression
qui correspond à la température cherchée (habituellement
1 atmosphère, c'est-à-dire + 120°), on règle l'arrivée du gaz par
tâtonnement (flamme de un ou deux travers de doigt). On ne
compte le temps de la stérilisation qu'à partir du moment où
l'aiguille du manomètre est immobile, indiquant que la température cherchée est fixe. Le temps voulu écoulé, on éteint le
gaz, et on attend que la pression soit retombée à 0; on ouvre
seulement alors le robinet (R)[1] : l'air rentre avec un léger siffle-
ment. On dévisse le couvercle immédiatement; si on attendait
le refroidissement, il y aurait adhérence assez difficile à vaincre
entre le caoutchouc et le couvercle. Un changement toujours
possible dans la pression du gaz (voir page l'*Emploi du régulateur Moitessier*) peut faire monter brusquement la pression
de la vapeur d'eau et entraînerait une explosion si la soupape fonctionnait mal; il faut donc toujours surveiller son
autoclave tant que la température n'est pas définitivement
réglée.

L'autoclave de Chamberland, employé sous pression, stérilise
en vingt ou trente minutes les milieux ou objets quelconques.

On peut l'employer *sans pression*, en ne fermant pas le robinet (D), et en ne vissant pas les boulons du couvercle. L'auto-

---

[1] En ouvrant trop hâtivement on risquerait de faire sauter les
bouchons de ouate des récipients trop pleins.

clave peut donc fonctionner comme le poêle de Koch, stérilisant à la vapeur à + 100°.

On peut même stériliser la verrerie dans l'autoclave et se passer du four Pasteur. Le seul inconvénient est que les récipients et le coton contiennent un peu d'eau condensée après le refroidissement. Il faudrait alors sécher le coton. On voit en somme que l'autoclave peut suffire à lui seul à toutes les stérilisations nécessaires au bactériologiste.

B) CHAUFFAGE DISCONTINU A + 100° OU AU-DESSOUS

Nous avons déjà dit que certaines spores microbiennes nécessitaient une température de +.120° pour être détruites[1]. Or, il est des milieux employés couramment dans les laboratoires qui ne peuvent supporter de pareilles températures. La gélatine par exemple ne peut être stérilisée à + 120°; elle ne peut même être soumise trop longtemps à + 100°; trop chauffée, elle ne se reprend plus en masse au refroidissement. Le sérum ne peut être porté à des températures dépassant + 70°, sans modifications qui rendent son emploi impossible. Il faut donc user d'artifices.

1° Chauffage discontinu de Tyndall. — TYNDALL a imaginé, en 1877, le *chauffage discontinu* pour stériliser l'infusion de foin sans appareils spéciaux. Celle-ci, contenant des spores de *B. subtilis*, ne pouvait être stérilisée par l'ébullition. TYNDALL eut l'idée de la chauffer plusieurs fois de suite à + 100°. Le premier chauffage tuait les bacilles et respectait les spores; celles-ci germaient ensuite et le second chauffage tuait les jeunes bacilles; au bout de deux ou trois chauffages toutes les spores avaient germé et tous les bacilles en provenant avaient été tués; l'infusion était stérile.

On se sert de ce procédé pour stériliser la *gélatine*. On lui

[1] Les spores du *bacillus mesentericus vulgaris* peuvent même résister à + 130°.

impose deux séances de stérilisation, de vingt minutes chaque, dans la vapeur à + 100°· (poêle de Koch, ou autoclave sans pression). La stérilisation est assurée, et la gélatine conserve ses propriétés.

2° **Stérilisation du sérum.** — Koch a appliqué le principe de Tyndall à la stérilisation du sérum. On emploie aujourd'hui autant que possible du sérum recueilli aseptiquement, et n'ayant donc pas besoin d'être stérilisé. Lorsqu'on veut se servir comme milieu de culture du sérum provenant d'un sang puisé sans précautions, à l'abattoir par exemple, il faut tuer les germes qu'il contient. Or, le sérum se coagule à + 70°; on ne pourra donc atteindre cette température si on veut l'employer liquide. Est-il destiné à être utilisé coagulé, le sérum ne peut cependant être exposé à des températures supérieures à + 75° sous peine de devenir absolument opaque. Il faut donc stériliser le sérum liquide à + 58°-60° et le sérum solide à + 70°-75°. Koch chauffe chaque jour son sérum, pendant une demi-heure, à ces températures, et cela cinq ou six jours de suite. Nous nous étendrons, au chapitre IV, sur la technique du mode de préparation du sérum. Ajoutons de suite cependant que cette stérilisation à + 60° ne serait pas applicable à d'autres milieux que le sérum ; ce dernier n'est pas un bon milieu de culture pour la majorité des bactéries et sa stérilisation est plus aisée que celle du bouillon par exemple.

3° **Utilisation pour la verrerie.** — On pourrait également, en cas de besoin, se servir des *chauffages successifs* à + 100° pour stériliser la verrerie ou autres objets.

C) Pasteurisation

On désigne actuellement sous le nom de *Pasteurisation* un mode de chauffage à une température inférieure à + 100°, capable d'arrêter pendant un certain temps la germination des microbes, sans toutefois aller jusqu'à la stérilisation absolue Cette opération a l'avantage de ne pas altérer les propriétés des

liquides chauffés. PASTEUR l'a appliquée à la guérison des
maladies des *vins*. On l'emploie journellement pour le *lait*, qui
peut ainsi être transporté au loin, la fermentation lactique
étant retardée de quelques jours. La pasteurisation, n'étant
qu'une stérilisation incomplète, intéresse l'hygiéniste plus que
le bactériologiste. Cette méthode ne peut stériliser que des
substances difficilement contaminables, telles que le sérum
(voir plus haut).

Nous répéterons au chapitre IV, à propos de chaque milieu
nutritif, la méthode de stérilisation qui lui convient le mieux.

§ 2. — STÉRILISATION PAR LES SUBSTANCES ANTISEPTIQUES

Les antiseptiques sont trop infidèles pour être couramment
employés par le bactériologiste.

On aura cependant constamment sous la main une solution
de sublimé à 1 ou 2 p. 1 000 [1] qui servira au nettoyage des mains,
des téguments des animaux à inoculer ou à opérer. On pulvé-
risera du sublimé dans les cages à désinfecter. On verra, au chapitre IV, que le sublimé sert à la préparation des pommes de
terre comme milieu de culture. Il est également utilisé pour
stériliser les capuchons de caoutchouc des tubes à essai contenant les milieux solides.

Les solutions phéniquées faibles et fortes auront également
leur usage.

Différentes solutions (créoline, lysol, etc.) servaient jadis
à stériliser les seringues à injections ; aujourd'hui les pistons
de cuir ayant disparu, toute seringue doit être stérilisable par
la chaleur.

Les acides minéraux forts seront utilisés pour détruire les
microbes des grands récipients, pour nettoyer les dalles en
pierre, etc.

Enfin l'avenir dira si les vapeurs antiseptiques (formol, etc.)

---

[1] Rappelons qu'il faut ajouter 100 parties d'alcool à un litre d'eau
pour assurer la solubilité de 1 gramme de sublimé. Un peu de
chlorure de sodium aura les mêmes effets. Enfin 0 gr, 50 d'acide
acétique par litre éviteront les précipités.

auront leur emploi marqué dans la désinfection des laboratoires, étuves, cages, etc.

On se rappellera la loi formulée pour la première fois par
CHAUVEAU et ARLOING : la puissance antiseptique d'un liquide
augmente s'il est employé *chaud*.

§ 3. — STÉRILISATION PAR LA FILTRATION

La chaleur ne peut être employée dans tous les cas. On a
alors recours à la filtration. Lorsqu'un corps liquide ou gazeux
traverse une couche d'une substance solide, il lui abandonne
successivement les particules solides qu'il renferme ; si les
pores sont suffisamment fins, si la couche filtrante est assez
épaisse, le gaz, le liquide, ainsi filtrés, ressortent privés de tous
germes, ils sont stérilisés. La filtration joue un grand rôle
dans l'hygiène naturelle. Si l'eau de source est le plus souvent
bactériologiquement pure, c'est qu'elle a filtré à travers une
épaisseur convenable de terrain ; l'eau de pluie, souillée de tous
les germes atmosphériques et de tous ceux qu'elle a rencontrés
à la surface de la terre, a fini par s'en débarrasser complètement, sauf cassure trop large faisant communiquer la source
avec la surface. C'est sur le principe de la filtration que sont
basés le système de l'épandage, la purification des eaux potables
des villes, etc. ; il suffit de quelques mètres de terrain,
surtout s'il n'a pas été remanié depuis longtemps, pour retenir
tous les germes de l'eau. En souvenir de tous ces faits, on a
construit des appareils à filtration, destinés à stériliser les corps
gazeux et liquides, dans les laboratoires de bactériologie.

1° Filtration des gaz. — La filtration de l'air s'opère à travers le *coton*. On bouche, avec un tampon de ouate moyenne-
ment serré, un tube de verre, un flacon de Mariotte, et on fait
l'aspiration ; le courant d'air, en traversant la ouate, abandon-
nera tous les germes qu'il contient. La filtration de l'air à travers le coton avait été instituée depuis longtemps par SCHWANN,
DE SCHULTZE, DE SCHROEDER, von DUSCH, etc., lorsque PASTEUR
reprit ces expériences, et démontra péremptoirement l'arrêt des

microbes dans le coton. Le coton est entré depuis lors dans la pratique journalière du laboratoire, et nous avons déjà vu, au chapitre précédent, qu'un tampon de coton est l'intermédiaire le plus fréquent entre l'air atmosphérique et l'air stérile des récipients à cultures, avec ou sans aspiration. Le papier à filtrer, avons-nous dit également, suffit à intercepter les germes de l'air s'il n'y a pas d'aspiration (CHAUVEAU).

2° **Filtration des liquides.** — La filtration consiste en une séparation physique des liquides et des particules solides qu'ils contiennent.

a. *Substances filtrantes.* — On filtre à travers des substances poreuses diverses.

On pourrait instituer un filtre avec une simple couche de *sable* stérilisé. Le premier filtre, fabriqué sur les indications de PASTEUR, était en *plâtre*. Une importante modification fut apportée par A. GAUTIER qui construisit un filtre en *porcelaine de Sèvres dégourdie, filtrant de dehors en dedans*, grâce à l'aspiration. Le nettoyage du filtre était ainsi facilité, puisque seule la surface extérieure était encrassée. Après le plâtre et la porcelaine, on a employé l'*alumine*, l'*amiante*, etc.

b. *Rétention et modifications des substances solubles par les filtres.* — Il semble, au premier abord, que la filtration devrait être un procédé de choix pour la stérilisation à froid de tous les milieux liquides, et devrait supplanter le chauffage. Il n'en est rien. Tout d'abord, la filtration de tous les liquides visqueux (sérums, bouillons, glycérines, etc.) est impossible. De plus, on sait aujourd'hui que les *filtres retiennent*, non seulement les particules solides, mais encore nombre de substances solubles, de telle sorte qu'un milieu, ayant traversé un filtre, peut se trouver profondément modifié dans sa composition. Outre cette rétention de nombre de substances, qui appauvrit le liquide filtré, on peut observer des altérations chimiques ou physiques de certains corps. HUGOUNENQ a publié à ce sujet, en 1893, un travail [1] dont voici les conclusions :

---

[1] HUGOUNENQ. *Recherches sur le passage des solutions de caséine à travers la porcelaine*, Annales de chimie et de physique, avril 1893.

« 1° Les filtres en porcelaine laissent passer très inégalement les substances albuminoïdes ; la porcelaine d'amiante paraît traversée plus facilement que le biscuit des bougies Chamberland ;

« 2° Quelques substances albuminoïdes abandonnent à la surface extérieure de certains filtres un résidu qui ne traverse jamais, sans être pour cela fixé dans les pores de la porcelaine ;

« 3° Cependant, une petite quantité d'albumine reste fixée dans la pâte du septum et résiste aux eaux de lavage ; le dosage des solutions, aussi bien que la pesée exacte des appareils filtrants, montre que la proportion, très variable d'ailleurs, peut atteindre 12 à 15 p. 100.

« 4° La filtration à travers la porcelaine de certaines substances albumineuses s'accompagne de modifications chimiques. Des gaz se dégagent, la proportion de caséine précipitable par l'acide acétique subit une diminution considérable et qui, dans certains cas, peut atteindre le tiers du poids total.

« Les filtres d'amiante ou de porcelaine ordinaire ne laissent passer la caséine précipitable que si l'alcalinité mesurée en acide sulfurique atteint 1^{gr},50 par litre. Encore, à ce degré, la quantité de caséine précipitable reste faible, et pour obtenir un rendement meilleur, il est nécessaire d'alcaliniser plus fortement les liqueurs.

« 5° On ne peut pas conclure de la composition chimique d'un milieu de culture contenant des matières albuminoïdes à la composition chimique de ce même milieu après stérilisation sur bougie. »

ARLOING[1] a montré que les bougies en porcelaine ou en amiante retiennent une très notable proportion des substances azotées ou hydrocarbonées contenues dans le suc, si toxique, des pulpes de betterave ensilée. Chaque bougie retient inégalement ces substances ; une bougie qui a déjà servi retient moins qu'une neuve. On voit combien la comparaison entre plusieurs expériences est difficile.

[1] ARLOING. Influence des filtres minéraux sur les liquides contenant des substances d'origine microbienne, Ac. des Sciences, 1892, p. 1455.

RODET et COURMONT ont fait les mêmes constatations, en filtrant des cultures de *staphylocoque pyogène*.

Dernièrement (1896) PHISALIX a vu qu'en filtrant sur porcelaine le venin de vipère on peut séparer les substances solubles toxiques, qui restent sur le filtre, des substances vaccinantes, qui le traversent.

En un mot, les filtres ne laissent pas passer la totalité des substances solubles dissoutes, ils peuvent même en changer les propriétés. On sera cependant obligé de filtrer les bouillons qu'on ne peut chauffer sans les modifier (bouillons lactosés, etc.). Mais, en somme, l'emploi de la filtration pour stériliser les milieux de culture est assez restreint. Elle est surtout utile au bactériologiste pour isoler les produits solubles contenus dans les cultures microbiennes. (Voir chapitre XII, page 287.)

c. *Filtration de l'eau des robinets.* — On se souviendra que les filtres s'encrassent très rapidement et finissent par laisser passer des microbes au bout d'un certain temps. Aussi l'emploi des filtres pour la stérilisation de l'*eau potable* n'a pas donné tous les résultats espérés. L'hygiéniste doit être prévenu : 1° que tous les échantillons de filtres livrés dans le commerce ne retiennent pas les germes avec certitude ; 2° qu'un bon filtre, servant continuellement, se laisse très rapidement traverser par certains microbes, et peut ainsi devenir plus nuisible qu'utile. L'établissement de filtres, adaptés aux robinets d'eau potable, n'offre donc toutes les garanties qu'à la condition expresse d'être étroitement surveillé. On devra d'abord s'assurer de la bonté de chaque bougie en particulier; puis la nettoyer au moins tous les quinze jours. Nous verrons bientôt comment on doit prendre ces deux précautions.

d. *Filtres en plâtre.* — Le *plâtre* peut être employé avec un dispositif très simple (fig. 34). On coule du plâtre (C) dans un entonnoir en verre (A), lequel est fixé sur un flacon à deux tubulures ou une carafe à filtrer (B). On verse le liquide à filtrer (E) sur le plâtre et on fait le vide dans le flacon par aspiration ou par simple chauffage suivi de l'obturation hermétique de la seconde tubulure. L'ajutage (D) de l'entonnoir au flacon sera recouvert de gutta[1]. Pour empêcher l'air de filtrer entre le plâtre et l'entonnoir on enduit le pourtour du plâtre avec du vernis copal. Cet appareil n'est plus employé, mais pourrait être construit partout sans frais.

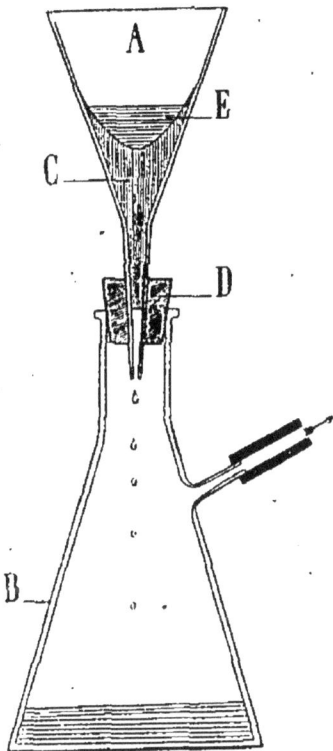

Fig. 34.

Filtre en plâtre

(schématique.)

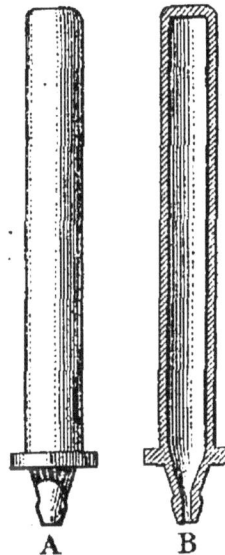

Fig. 35.

Bougie Chamberland.

A, aspect extérieur.
B, coupe.

e. *Filtres en porcelaine.* — On se sert généralement de la *Bougie Chamberland*, qui peut s'adapter à différents disposi- tifs. Elle est constituée par un cylindre creux, en porcelaine dégourdie à + 1200°, de 10 centimètres de hauteur, fermé en cul-de-sac d'un côté et muni d'une tétine en faïence à l'extré- mité ouverte (fig. 35).

La pâte de tous les filtres n'est pas également serrée,

[1] Gutta-percha dissoute dans le chloroforme.

comme l'indique une lettre imprimée sur le rebord de la tétine. On vend couramment des bougies B et F. La bougie F est plus poreuse ; c'est celle que nous conseillons.

La filtration doit s'opérer autant que possible de dehors en dedans, soit par aspiration, soit par refoulement, suivant les dispositifs.

La première chose à faire est de *s'assurer que le filtre est bon*, ne laissera passer aucun germe. On relie la bougie à une pompe à air foulante et on la fait tremper dans une éprouvette remplie d'eau ; on obtient une pression d'une atmosphère. Aucune bulle d'air ne doit se former dans l'éprouvette ; sinon la bougie ne peut filtrer avec certitude.

La même bougie peut servir plusieurs fois, à condition d'être chaque fois *nettoyée* et stérilisée. Après la filtration d'une culture, la surface extérieure est recouverte d'un enduit souvent très épais ; il faut mettre la bougie dégorger pendant quelques heures dans l'eau chaude, puis la brosser avec une brosse très dure ; il est même bon de faire passer par filtration une certaine quantité d'eau qui entraine les substances solubles, surtout albuminoïdes, restées dans les pores. Il suffit pour cela d'adapter un long tube de caoutchouc à la tétine, de remplir d'eau l'intérieur du tube et de la bougie, et d'établir ainsi un siphon en plongeant la bougie dans un vaste récipient plein d'eau placé sur une étagère, le tube de caoutchouc se terminant sur un évier.

Si ce lavage ne suffit pas, on séchera la bougie avec soin à l'étuve à + 37° et on la portera au rouge dans la flamme d'un bec Bunsen ; de jaunâtre la bougie redevient blanche après le refroidissement. On appelle cela « régénérer » un filtre.

Dans tous les cas, la bougie devra être stérilisée à l'*autoclave* avant de servir. On bouchera l'orifice de la tétine avec un petit tampon de ouate. En général, on ajuste d'avance un tube de caoutchouc à la tétine, et c'est l'extrémité libre de celui-ci qui est fermé par un bouchon de ouate. On peut aussi stériliser tout d'une pièce la bougie munie de son armature, avec le flacon récepteur, reliés ensemble par un tube de caoutchouc. Au sortir de l'autoclave la bougie est prête à servir.

f. *Méthodes de filtration*. — La filtration peut s'obtenir par aspiration ou par refoulement. On recommande, en général, l'aspiration. Après l'avoir longtemps employée, nous sommes revenus au refoulement que nous préférons. Avec l'aspiration, le bris du flacon récepteur est assez fréquent, si on ne le choisit pas avec soin. Il est vrai que l'aspiration ne nécessite pas d'appareil spécial.

Le dispositif le plus simple pour filtrer par *aspiration* est le suivant (fig. 36). Le liquide à filtrer est déposé dans une éprou-

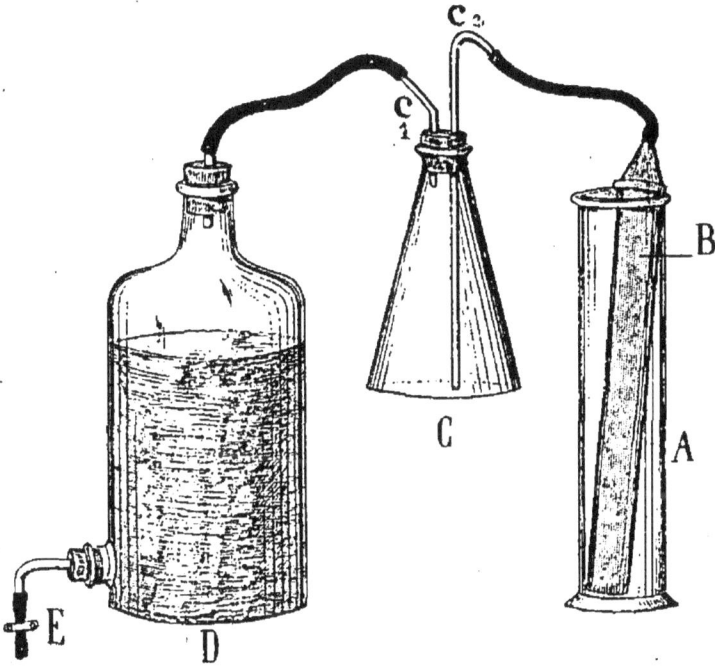

Fig. 36.

Appareil simple pour la filtration par aspiration à travers la bougie Chamberland.

vette (A) de la hauteur de la bougie ; celle-ci (B) trempe dans le liquide jusqu'à la monture en faïence. De la tétine part un tube de caoutchouc qui relie la bougie à un tube de verre (c_2), lequel plonge au fond d'un flacon conique (flacon laveur ordinaire) destiné à recevoir le liquide filtré. Ce flacon (C) est bouché hermétiquement par un bouchon en caoutchouc à deux ouvertures, l'une pour le tube de verre déjà décrit, l'autre pour un autre tube très court (c_1) ne plongeant pas et relié par un tube de caoutchouc à un flacon de Mariotte (D) rempli d'eau dont l'écoulement fera aspiration. La bougie (B) et le flacon (C) pourront être stérilisés ensemble de préférence ou séparément. Il sera bon de vernir ensuite le bouchon en caoutchouc avec de la gutta dissoute dans le chloroforme. La filtration terminée, le tube plongeur en verre sera effilé et fermé à la lampe (c) ; le tube court sera bouché avec du coton flambé (a) (fig. 37). On pourra ainsi souffler par le tube court et recueillir par le tube plongeur la quantité voulue de toxine sans contaminer le reste, comme pour le remplissage des ballons de bouillon (voir p. 73).

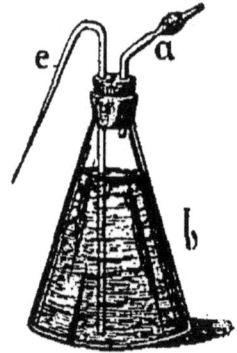

Fig. 37.

Flacon C de la figure 36, après la filtration.

Le flacon conique peut naturellement être remplacé par un flacon ordinaire à deux tubulures ou par un récipient quelconque.

Il est bon de régler l'écoulement du flacon de Mariotte avec

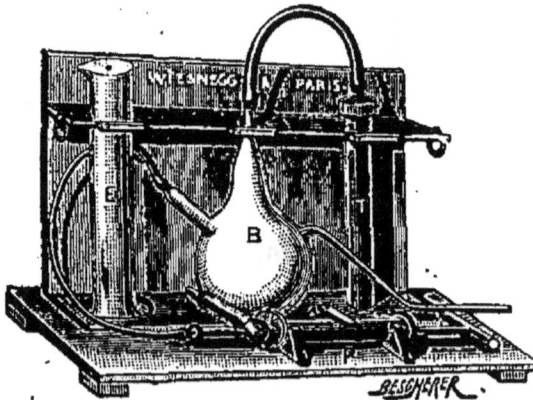

Fig. 38.

Dispositif de Chamberland pour la filtration par aspiration.

un tube de caoutchouc et une pince de Bohême (fig. 36,E) pour éviter la remontée de l'air dans le flacon.

PRÉCIS DE BACTÉRIOLOGIE.   4

Cet appareil est volumineux, difficile à stériliser, et l'aspiration est trop faible pour faire filtrer les cultures très denses. On peut, il est vrai, remplacer le flacon de Mariotte par une petite pompe semblable à celle de l'appareil Potain.

Le dispositif de CHAMBERLAND se comprend facilement à l'inspection de la figure 38.

On peut encore faire de l'aspiration avec une *trompe à eau* ou une *pompe à mercure*, mais il faut alors que le flacon (*b*) soit

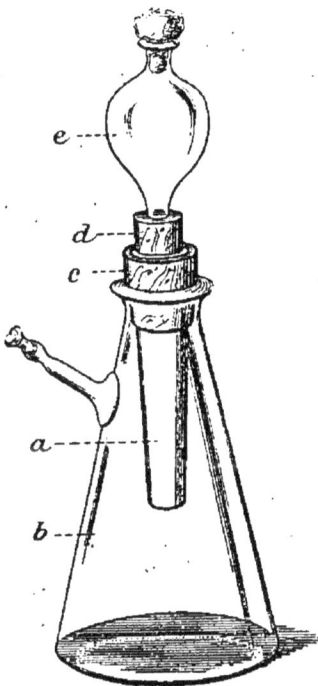

Fig. 39.

Filtre de Kitasato.

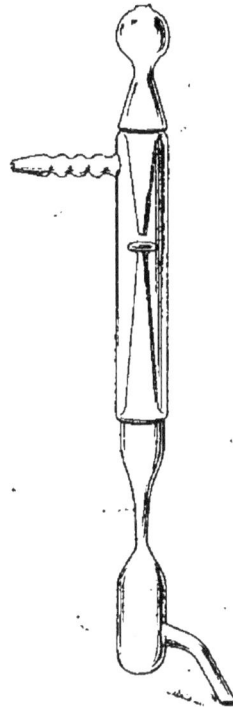

Fig. 40.

Trompe à eau en verre.

très résistant, et que les tubes de caoutchouc aient des parois suffisamment épaisses pour pouvoir tenir le vide sans s'aplatir.

Lorsque la quantité de liquide à filtrer est trop faible, on emploie des bougies plus petites (hauteur = 15 centimètres ; diamètre de la cavité = 2 millimètres), sans tétine. Le tuyau de caoutchouc est emboîté sur la bougie et fixé par plusieurs tours de fils de cuivre. Ces petits filtres exigent une forte aspiration.

L'*appareil de Kitasato* est le plus simple des dispositifs pour l'aspiration et peut servir à filtrer de petites quantités de liquides. Il se compose (fig. 39) d'une bougie (*a*) de dimensions variables, sans tétine (on peut scier une bougie à tétine à quelques centimètres du fond), renversée dans une carafe à filtrer (*b*) à laquelle elle est fixée par un large bouchon de caoutchouc (*c*). Un second bouchon de caoutchouc (*d*) s'emboîte dans la bougie et donne passage à un tube à brome (*e*) ou à un simple entonnoir.

L'orifice du tube à brome et la tubulure latérale de la carafe sont bouchés avec deux tampons de ouate, et le tout est stérilisé à l'autoclave pendant vingt minutes. On peut vernir les bouchons avec la solution de gutta. Le liquide à filtrer est versé dans le tube à brome, et la tubulure est mise en relation avec une trompe à eau. Le grand défaut de l'appareil de Kitasato est de filtrer de dedans en dehors et, par suite, d'être difficilement nettoyé ; on l'emploie presque uniquement avec une petite bougie pour filtrer les faibles quantités de liquide qui se perdraient dans les autres appareils.

L'*appareil de d'Arsonval* est une modification de celui de Kitasato. La carafe à filtrer est remplacée par un flacon conique, en verre de Bohème, sans tubulure latérale. Ce flacon est stérilisé séparément à l'autoclave, bouché avec du coton et contient quelques gouttes d'eau. Au moment de faire fonctionner l'appareil, on enlève la ouate et on fait bouillir l'eau contenue dans le flacon. Lorsque celui-ci est plein de vapeur d'eau, on met en place le bouchon de caoutchouc qui supporte bougie et entonnoir (un simple entonnoir peut remplacer le tube à brome). La vapeur d'eau se condense par le refroidissement, un vide relatif se fait et le liquide filtre.

Tout appareil entraînant l'emploi de la trompe à eau nécessite certaines précautions. Si l'on emploie la trompe représentée figure 40, ou toute trompe sans robinets, il faut avoir soin de placer une pince de Bohème sur le caoutchouc qui relie le vase récepteur à la trompe ; on serrera cette pince à fond avant de fermer le robinet d'eau lorsqu'on voudra arrêter l'aspiration. On évitera ainsi que l'eau de la trompe reflue dans le vase et

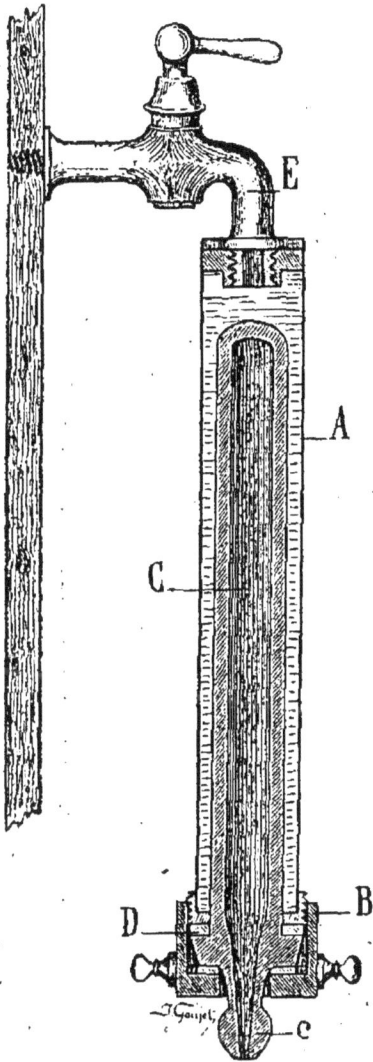

Fig. 41.
Bougie Chamberland, avec son armature métallique vissée à un robinet d'eau.

vienne contaminer le liquide filtré. Il ne faut pas non plus laisser une filtration se continuer pendant la nuit, surtout en été. Une diminution brusque de la pression dans les conduites d'eau ferait également refluer l'eau dans l'appareil.

Je préfère filtrer *par refoulement*. Il faut pour cela posséder une armature métallique adaptée à la bougie Chamberland. Cette armature est celle qui se vend couramment pour être vissée aux robinets d'eau potable, ainsi que le représente la figure 41.

Elle se compose de deux pièces : un cylindre (A), ouvert inférieurement à plein canal, avec un pas de vis extérieur, et muni à la partie supérieure d'un orifice plus petit muni d'un pas de vis intérieur. La seconde pièce (B) est un anneau pouvant se visser sur l'extrémité inférieure du cylindre et percé inférieurement d'un trou pouvant donner passage à la tétine (c) d'une bougie (C). La bougie est introduite dans l'anneau, la tétine dépassant l'orifice inférieur ; une rondelle de caoutchouc glissant à frottement sur la bougie est descendue jusque sur la tétine, et les 2 pièces sont vissées ensemble. Il faut opérer ce vissage doucement sous peine de briser la bougie ; il doit cependant être fait à

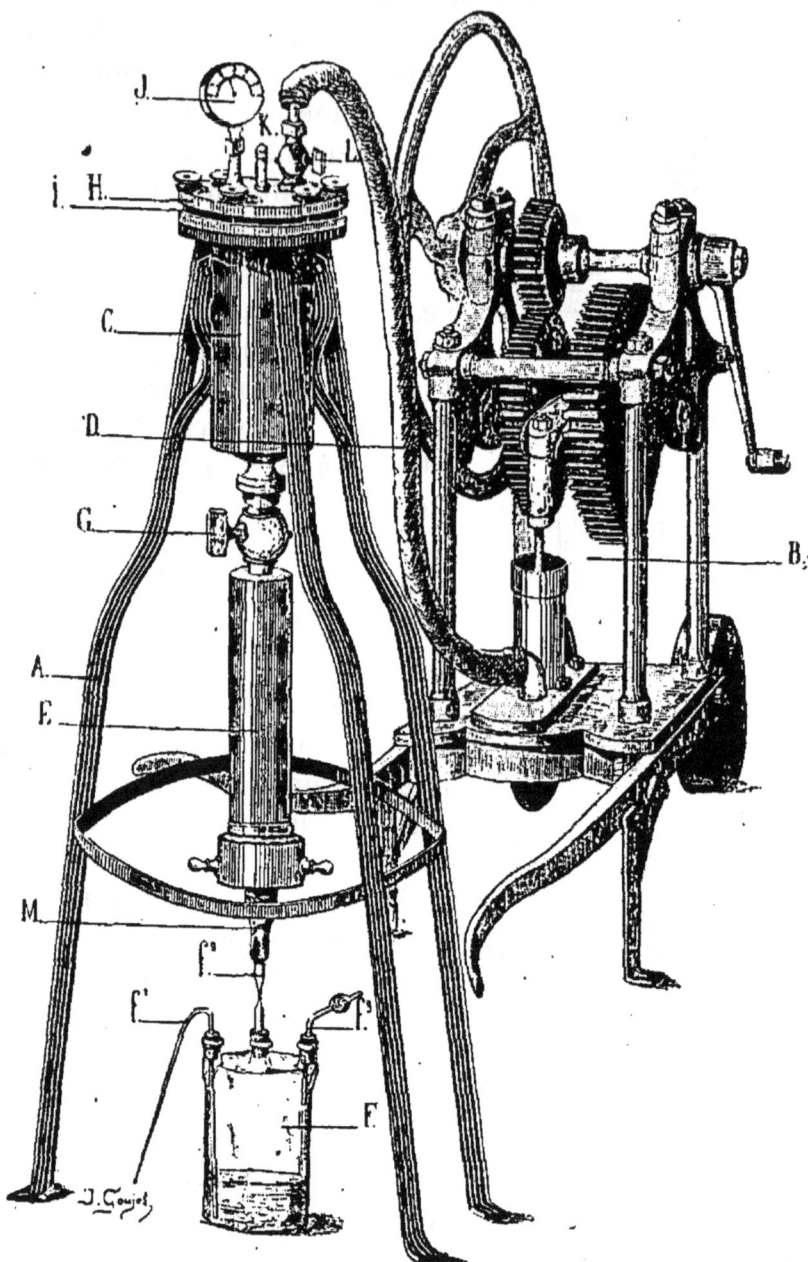

Fig. 42.
Appareil à filtration par refoulement.

fond pour que le liquide ne puisse suinter à travers le pas de vis.

La bougie ainsi montée peut servir à avoir de l'*eau stérilisée*
dont on a toujours besoin dans un laboratoire. On installe alors
l'armature métallique comme dans les maisons ; c'est-à-dire
qu'on la visse à un robinet d'eau sous pression (E). Nous
rappelons qu'il faut stériliser les bougies adaptées aux robinets d'eau tous les dix ou quinze jours.

Pour filtrer les milieux nutritifs liquides, les cultures en
bouillon, etc., on adapte l'armature métallique à un appareil
à refoulement. Nous allons décrire le *dispositif Chamberland*
dont nous nous servons toujours au laboratoire de Lyon, en
remplaçant toutefois la petite pompe à main par une pompe
plus puissante (pouvant servir à d'autres expériences, par
exemple à fabriquer des vaccins sous pression) (p. 37).

La figure 42 représente l'appareil tout monté. Il se compose :
1° d'un trépied (A); 2° d'une pompe à refoulement quelconque (B); 3° d'un réservoir métallique (C); 4° d'un tube de
caoutchouc à parois très épaisses et entoilées (D) reliant la
pompe au réservoir; 5° de l'armature métallique de la bougie
décrite plus haut (E); 6° du flacon récepteur (F) que nous décrirons plus loin.

Etudions le réservoir (fig. 43). C'est un cylindre en cuivre, à
parois épaisses, terminé inférieurement par un canal (c) muni
d'un robinet (G), et se terminant par un pas de vis qui s'adapte à
l'armature métallique (E) de la bougie (E'). L'orifice supérieur est
fermé par un couvercle en cuivre (H), à boulons, avec interpo-
sition d'une rondelle épaisse de caoutchouc (I) pour assurer la
fermeture hermétique.

Deux lettres gravées sur le cylindre et sur le couvercle
doivent toujours être en regard. Le couvercle est percé de
trois orifices : l'un (1) fait communiquer la cavité de l'appareil
avec un manomètre (J) ; le second (2) donne insertion à un
tube métallique creux en rapport avec le tube de caoutchouc
de la pompe et muni d'un robinet (L); le troisième (3) destiné
au passage du liquide à filtrer est fermé par un bouchon métallique à pas de vis (K). Le flacon récepteur (F) est relié à la
tétine de la bougie par un tube de caoutchouc (M).

Les deux formes les plus commodes sont celles représentée

dans les figures 42 et 43. La forme ballon s'adapte par sa tubu-

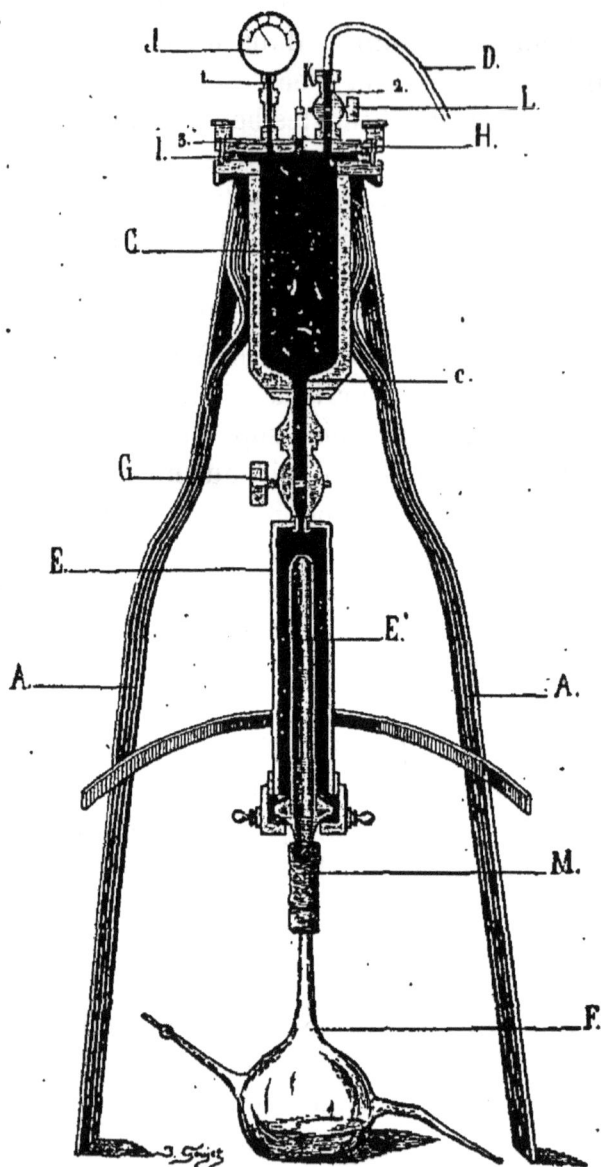

Fig. 43.

Appareil à filtration par refoulement.

Coupe schématique d'une partie de la figure 42, avec une autre forme de flacon récepteur.

lure médiane au tube de caoutchouc; la tubulure latérale ou-

verte est bouchée avec de la ouate. La stérilisation finie, on
enlève le caoutchouc avec précaution et on bouche la tubulure
supérieure avec un tampon de ouate flambée. On évite ce
temps toujours délicat en écrasant le tube de caoutchouc avec
une pince de Bohême (B), on sectionne au-dessus et on bouche
avec de la ouate (C) (fig. 44). La tubulure latérale effilée (D)
sera cassée au moment de prélever du liquide filtré et ce dernier coulera par la simple inclinaison du ballon l'air
pénétrant à travers le tam-
pon de coton de la tubu-
lure (E). On le relève ensuite *en maintenant la
pointe ouverte dans la
flamme* pour stériliser l'air
qui rentre et on ferme au
bec Bunsen. Les ballons
sont commodes mais rela-
tivement chers en raison de
l'usure rapide de la tubulure effilée qui les met hors
d'usage. Ils sont aussi assez

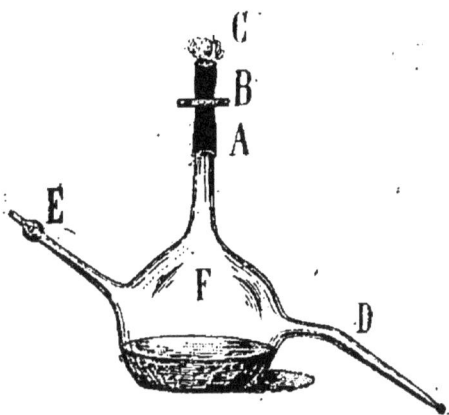

Fig. 44.

Ballon F de la figure 43, après la
filtration.

fragiles et assez encombrants dans les armoires.

Nous préférons employer un flacon ordinaire à trois tubulures
(fig. 42). Chacune est munie d'un bouchon en liège percé d'un
trou livrant passage à un tube de verre. L'un (f^1), celui qui plonge
jusqu'au fond, se recourbe en U et sa seconde branche aussi
longue que la première se termine par une pointe effilée.
Les deux autres ne plongent pas dans le flacon : l'un (f^3) est
recourbé à angle obtus et est bouché à la ouate; celui (f^2) de
la tubulure médiane est adapté au caoutchouc de la bougie, il
est étranglé à sa partie moyenne. Au sortir de l'autoclave les
bouchons sont recouverts d'une couche de paraffine ou de gutta.
La filtration finie on fond l'étranglement du tube (f^2) à la flamme
d'un bec Bunsen et le flacon est ainsi fermé sans manœuvre
pouvant le contaminer (fig. 45). On prélèvera du liquide filtré
en soufflant par le tube (f^3), au moyen d'un petit tube de caout-

chouc. Telle est la disposition que nous recommandons comme sûre et économique. On pourrait également adopter celle qui sera décrite pour le transvasement du bouillon en petits ballons (p. 71).

Il vaut mieux stériliser la bougie toute armée de son armature métallique, de son caoutchouc et du flacon récepteur ; si cet ensemble est trop volumineux pour l'autoclave, on stérilise séparément flacon et bougie avec des tampons de ouate à leurs orifices, et on les rajoute aseptiquement.

Pour mettre l'appareil en marche, on visse avec soin les deux pièces de l'armature métallique, et celle-ci au cylindre ; il importe beaucoup qu'aucune goutte de liquide (qui proviendrait de la culture au-dessus de la bougie, c'est-à-dire fourmillerait de microbes) ne suinte par ces pas de

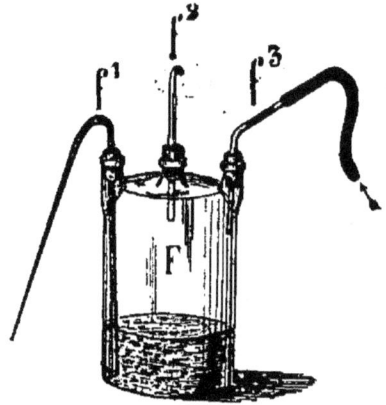

Fig. 45.

Flacon F de la figure 42, après la filtration.

vis. Une rondelle de caoutchouc interposée entre le cylindre et l'armature de la bougie assure la parfaite obturation. On ouvre le robinet (G), on verse le liquide à filtrer dans le cylindre, et on boulonne le couvercle. Si on veut ajouter du liquide sans enlever le couvercle, on dévisse simplement le bouchon (K), et on verse avec un entonnoir. Le tube de caoutchouc de la trompe est adapté. On ouvre le robinet (I). On actionne la pompe jusqu'à ce que le manomètre indique une pression de 2 à 4 atmosphères. On ferme alors le robinet (I) et on attend la fin de la filtration. On redonnera quelques coups de pompe lorsque le manomètre redescendra au-dessous de 2 atmosphères.

L'appareil sera naturellement nettoyé et stérilisé entre chaque expérience.

g. *Filtres en amiante.* — *La porcelaine d'amiante* a été imaginée

par GARROS[1]. Ayant remarqué que les fibres d'amiante sont les
plus ténues qu'on connaisse, il pensa à les réduire en poudre à
particules très fines, et à les agglomérer pour avoir une pâte à
pores très petits. L'amiante
en poudre forme avec l'eau
une pâte plastique qui, cuite
à +1200°, devient la *porcelaine d'amiante.* D'après
GARROS, les microbes ne
pourraient, même à la lon-

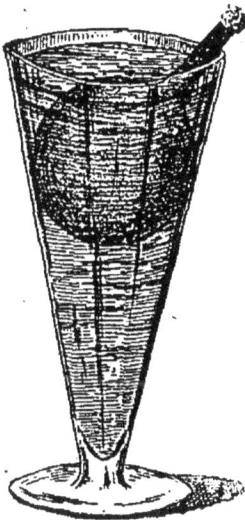

Fig. 46.
Filtration dans une
carafe d'amiante.

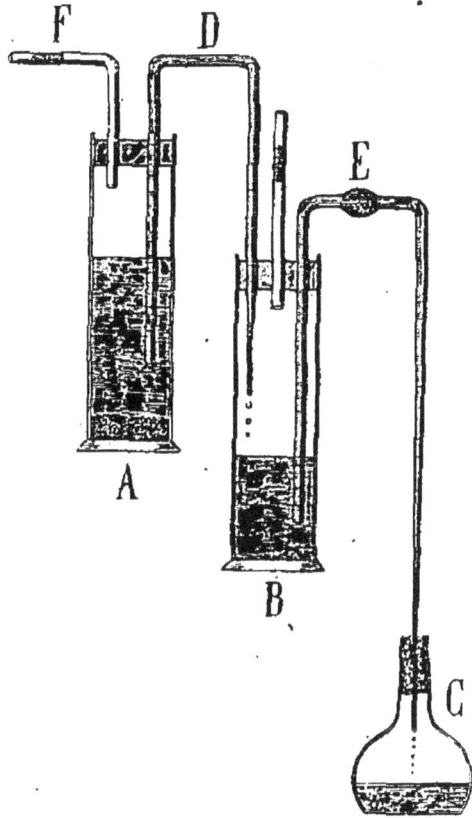

Fig. 47.
Appareil d'Arloing pour la décantation
et la filtration à travers le coton
d'une culture liquide.

gue, traverser cette porcelaine; elle constituerait un filtre à usage
indéfini, filtrant plus rapidement que la porcelaine ordinaire,
et ne modifiant pas la composition chimique des liquides.
ARLOING[2] a contredit cette dernière assertion. En opérant sur le

[1] GARROS. *Sur une nouvelle porcelaine : porcelaine d'amiante,* Ac.
des Sciences, 1891, p. 864.

[2] ARLOING. *Loc. citato,* p. 44.

liquide de la pulpe de betteraves ensilées, il a vu que le filtre Garros retient moins que le filtre Chamberland du résidu total après évaporation (6, 17 p. 100 au lieu de 19, 89 p. 100), et des acides libres (2,85 p. 100 au lieu de 33,80 p. 100) ; mais qu'il retient beaucoup plus de substances précipitables par l'alcool, diastasiformes (41, 16 p. 100 au lieu de 20, 48 p. 100), ce qui est un grave défaut pour l'emploi du filtre d'amiante en Bactériologie.

On a d'abord construit de *petites carafes* en amiante qu'on stérilisait après les avoir bouchées au coton. On les plongeait simplement dans le liquide à filtrer (fig. 46). Celui-ci pénétrait par osmose dans la carafe et était versé ensuite dans un récipient stérilisé pour être conservé.

Les bougies en porcelaine d'amiante du commerce (filtres Maillé) s'utilisent exactement comme les bougies Chamberland. On ne sait pas encore si elles doivent leur être préférées pour la filtration courante des liquides.

h. *Décantation et filtration sur coton.* — Enfin, ARLOING a utilisé la décantation combinée à la filtration sur coton pour démontrer l'existence dans les cultures du *B. anthracis* de substances vaccinantes, qui ne traversaient pas les filtres.

La figure 47 se passe d'explications. On amorce en soufflant par (F). Les pointes de (D) et de (E) sont très fines et rendent la filtration très lente. Le dépôt microbien est très visible dans l'éprouvette (A).

La boule du tube (E) contient un tampon de ouate. La pointe du tube (E) pénètre dans le récipient (C) à travers un tampon de coton. Le tube (F) est fermé à la ouate.

CHAPITRE IV

MILIEUX DE CULTURE

RÉCOLTE, FABRICATION, STÉRILISATION,
RÉPARTITION, CONSERVATION

Toute la science bactériologique repose sur l'emploi des *cultures microbiennes*. Constater indéfiniment la présence de microorganismes dans l'air, l'eau, les liquides organiques, etc., n'aurait pas entraîné de grandes découvertes. Le microbe est une algue; il végète, il pullule dans un milieu nutritif approprié [1], si celui-ci est *ensemencé*, c'est-à-dire reçoit un échantillon du microbe à cultiver. Les termes de *terrain, semence, culture, végétation* sont donc parfaitement justes. Si la culture est *pure*, ne contient qu'une seule espèce microbienne, qui a donc été *isolée*, l'étude des propriétés pathogènes du microbe (*inocu-*

---

[1] Le microbe a besoin, comme toute cellule vivante, d'*aliments* pour végéter. Il lui faut du *carbone*, de l'*oxygène* et de l'*hydrogène* pour fabriquer les produits ternaires qui composent une grande partie de la masse cellulaire : cellulose, sucres, amylacés ; il lui faut de l'eau. Le corps microbien contient des matières albuminoïdes ; il a donc besoin d'*azote*, sans parler du soufre et du phosphore. C'est ce besoin d'azote qui nécessite la présence de matières *albuminoïdes* dans les milieux de culture et rend par là leur composition si complexe. L'azote des sels ammoniacaux tels que le lactate ou le tartrate d'ammoniaque est difficilement assimilable par les microbes ; il en est de même de l'azote de l'urée ou des nitrates qui exigent la présence de matières albuminoïdes. Trouver un aliment simple capable de fournir l'azote aux microbes est le problème actuel.

Le carbone sera emprunté aux aliments ternaires, c'est-à-dire à des substances organiques précédemment élaborées, car le microbe *privé lation*) devient possible. Seulement alors on peut rechercher quelle a été l'influence du microbe sur le terrain où il a végété (*modification des substances nutritives, fabrication des toxines, des ferments solubles*, etc.), et aussi l'influence du milieu sur les propriétés biologiques du microbe. Il n'y a pas d'expérimentation possible, avec les microbes, sans cultures pures.

C'est PASTEUR qui a fondé la bactériologie en créant la méthode des cultures, dans ses belles recherches sur la fermentation lactique (1857) et les organismes en suspension dans l'atmosphère (1861). Les premiers milieux employés par PASTEUR et ses élèves étaient *liquides* : solutions minérales, infusions végétales, infusions animales (bouillons), liquides organiques naturels (urine, humeur aqueuse, etc.). Les cultures en milieux liquides forment encore la base de l'expérimentation microbienne, surtout depuis la part prépondérante prise pendant ces dix dernières années par l'étude des *produits solubles* sécrétés par les microbes.

En 1881, KOCH introduisit en bactériologie la méthode des cultures sur *milieux solides*, méthode précieuse qui a ses indications spéciales à côté de la méthode pastorienne. Les travaux de KOCH eurent pour point de départ les observations antérieures d'HOFFMANN (1869) et de SCHRŒTER (1872). Lorsqu'on laisse exposée à l'air la surface d'une pomme de terre cuite, cette surface se recouvre de taches dues au développement de moisissures ou de microbes. Chaque tache est formée par la réunion d'éléments d'une espèce unique ; les champignons, les microbes, tombés de l'atmosphère, ont pullulé sur place, ayant trouvé un milieu nutritif favorable. On comprend de suite

de chlorophylle ne peut l'emprunter à l'air. Peut-être les microbes qui sécrètent des pigments peuvent-ils assimiler directement le carbone de l'acide carbonique de l'air, sous l'influence de la lumière.

Enfin le microbe a besoin d'*éléments minéraux* qu'on retrouve dans ses cendres : soufre, phosphore, potassium, calcium, fer, etc.

Voir, pour l'emploi des aliments par les microbes en culture, les travaux d'ARNAUD et CHARRIN. *Transformation et élaboration de la matière organique par le bacille pyocyanique dans un milieu de culture déterminé.* Ac. des Sciences, 6 avril et 19 mai 1891.

l'énorme avantage de pareilles cultures pour l'isolement des espèces bactériennes et l'examen microscopique des *colonies*. Le mot « *colonie* » a été conservé, et désigne un amas microbien isolé, ayant végété sur un milieu solide. Koch songea de suite à solidifier les milieux nutritifs liquides les plus utilisés ; il *gélatinisa* le bouillon. C'était créer un milieu solide très nutritif, de composition variable à volonté, très transparent, permettant l'étude des colonies. La gélatine fondant à + 22° environ, Koch solidifia aussi le bouillon avec une autre substance gélatinisante, l'*agar-agar*, qui résiste aux températures employées dans les laboratoires ; il *gélifia* aussi le *sérum sanguin*. On voit de quelle importance fut l'œuvre de Koch, puisque la gélatine, la gélose (agar-agar), le sérum, la pomme de terre sont des milieux couramment employés dans tous les laboratoires, à côté des bouillons Pasteur.

Parmi les milieux nutritifs liquides ou solides, les uns sont *naturels* (sérum, urine, humeur aqueuse, pomme de terre, œufs, etc.), les autres sont *artificiels* (bouillon, gélatine, gélose, etc.). La fabrication des milieux artificiels a une importance capitale. Les meilleurs milieux sont constitués par des bouillons, c'est-à-dire par des infusions animales, mais ils ont le grave défaut d'avoir une composition très complexe et très variable. On comprend dès lors la difficulté qu'on éprouve à faire des cultures toujours identiques à elles-mêmes, à savoir quelles modifications a subi le milieu de culture, quels sont les éléments utilisées par le microbe pour végéter, quels sont les produits solubles rejetés par celui-ci dans le liquide. Or, ces problèmes sont ceux qui se placent aujourd'hui au premier rang dans les préoccupations du bactériologiste. L'idéal, auquel on doit tendre aujourd'hui, est la possession d'un milieu de culture suffisamment nutritif et de composition simple et connue, d'un milieu fournissant l'azote aux microbes sans contenir de substances albuminoïdes. Le jour de sa découverte verra faire un grand pas à l'étude des substances solubles, et par conséquent à la vaccination, à l'immunisation, etc., pour le plus grand profit de la thérapeutique des maladies infectieuses.

Jusqu'à présent les solutions minérales employées sont trop peu nutritives, leur azote est mal assimilé ; la végétation se fait mal ou ne se fait pas.

FERMI (1891), GUINOCHET (1892), ARNAUD et CHARRIN (1892), OUCHINSKY (1893), ont essayé de cultiver des microbes pathogènes dans des liquides ne contenant pas de substances albuminoïdes. Nous parlerons de leurs recherches au chapitre consacré aux *Produits solubles microbiens*. Contentons-nous de dire que HUGOUNENQ et DOYON (1896) n'ont pas confirmé les conclusions d'OUCHINSKY : la diphtérie, le choléra n'ont pu végéter dans le liquide préconisé par cet auteur.

§ 1. — MILIEUX LIQUIDES

Les milieux liquides employés en bactériologie peuvent être naturels ou artificiels.

A) LIQUIDES NATURELS

Un liquide existant dans la nature est employé sans modifications notables.

1° Sérum sanguin. — Le sang de l'animal sain est habituellement privé de microbes. Il suffira donc de le recueillir aseptiquement pour posséder, après rétraction du caillot, un sérum liquide n'ayant pas besoin d'être stérilisé. Tout sérum qu'on sera obligé de stériliser sera presque toujours employé à l'état solide, bien que la stérilisation à + 58° soit possible par la méthode de TYNDALL. (Voir p. 40.)

Pour recueillir le sérum d'un petit animal (lapin, chien), on dénude la carotide (avec toute l'asepsie désirable) ; on la lie aussi près que possible de la tête, et on la pince à la base du cou. On coupe en sifflet, avec de fins ciseaux flambés, le segment isolé, aussi près que possible de la ligature, et on introduit par cette ouverture une petite canule en verre ou un petit trocart stérilisés. On enlève la pince et le sang est recueilli dans un flacon d'Erlenmeyer stérilisé. Ce flacon est maintenu

incliné (fig. 48) pendant toute la durée de la coagulation. On
redresse ensuite le flacon et le sérum s'accumule à côté du
caillot ; on peut le puiser facilement au bout de quarante-
huit heures avec une pipette à
boule sans blesser le caillot (fig. 49).
Le sérum est immédiatement réparti
dans des ballons ou tubes stérilisés.

Pour avoir du sérum aseptique
des grands animaux (cheval, âne,
bœuf), on suivra la méthode que
nous décrirons avec grands détails à
propos de la *Sérothérapie* (ch. xviii,
p. 448).

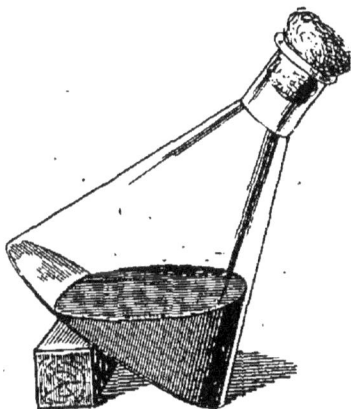

Fig. 48.

Flacon d'Erlenmeyer con-
tenant du sang, main-
tenu incliné, pendant la
coagulation,   à   l'aide
d'un simple billot.

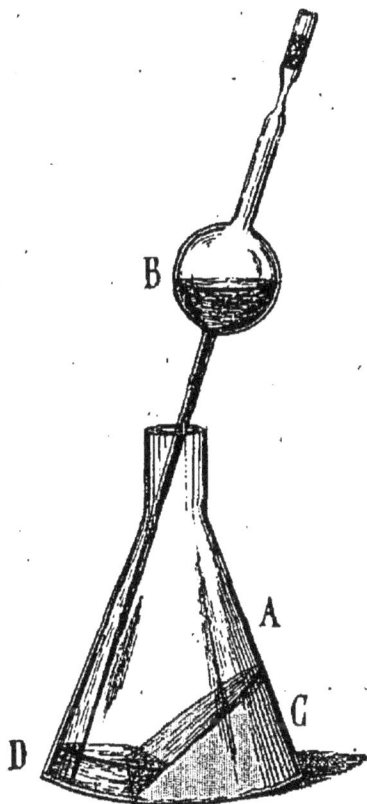

Fig. 49.

Le flacon (A) de la figure 48, re-
dressé après la formation du
caillot (C) pour le puisage du
sérum (D) à l'aide d'une pipette
à boule (B).

Le sérum liquide est employé pour conserver intacte la
virulence de certains microbes (*streptocoque pyogène*) ; il sert à
toutes les expériences où on veut rechercher ses effets bactéricides, microbiophiles, agglutinants, etc.

Bumm, en 1885, a cultivé le *gonocoque* sur sérum humain.

2° Sang. — Pfeiffer et Beck (1892) ont cultivé le *bacille de l'influenza* sur gélose, à la surface de laquelle ils avaient laissé couler une goutte de sang.

3° Lait. — On peut le porter à + 115° pendant un quart d'heure, et le répartir de suite. Il est ainsi privé des parties grasses qui restent à la surface. On doit le choisir *alcalin.*

La méthode de Tyndall (exposition d'une heure à + 65° ou + 70° pendant six jours de suite) est applicable.

On peut aussi recueillir le lait aseptiquement au pis de l'animal et le distribuer dans des ballons stérilisés. Un grand nombre de ceux-ci, éprouvés à l'étuve, resteront stériles (Duclaux, 1882). Il faut en ensemencer une goutte en bouillon pour s'en assurer.

4° Urine. — Pasteur s'est beaucoup servi de l'urine pour cultiver certains ferments (1876) et, plus tard, la bactéridie charbonneuse. Ce milieu est bien abandonné aujourd'hui. On peut recueillir l'urine aseptiquement, et se contenter de l'éprouver à l'étuve ; sinon elle sera filtrée, neutralisée et stérilisée comme du bouillon. A + 110° l'urine acide devient franchement alcaline. Pour Miquel, l'urine normale est peu putrescible ; elle l'est davantage après une neutralisation par la soude.

Les *solutions* d'*urée* sont quelquefois employées. Il faut savoir que si l'urée sèche supporte bien + 105° pendant une heure, une solution d'urée se décompose vers + 90°.

On a cultivé le *gonocoque* dans de l'urine additionnée de 1/2 p. 100 de peptone.

5° Sérosités naturelles, humeur-aqueuse. — L'*humeur aqueuse* a été employée par Koch pour cultiver « *en cellule* » la bactéridie charbonneuse et étudier son évolution. On sacrifie un animal. On stérilise, avec un agitateur chauffé, la surface de la cornée qu'on ponctionne avec une pipette en verre ou une seringue stérilisées.

On peut imaginer toute une série de *liquides naturels* (liquide céphalo-rachidien, extraits d'organes, etc). Il va sans dire qu'on ajoutera fréquemment, suivant les besoins, aux liquides naturels, des peptones, de la glycérine, du glycose, etc. Ils seront neutralisés si besoin est.

HUEPPE a cultivé le *vibrion cholérique dans des œufs*. On secoue violemment un œuf frais pour mélanger le jaune avec le blanc ; on lave la coquille au sublimé, et on flambe le bout où se trouve la chambre à air ; on ponctionne en ce point avec l'aiguille d'une seringue qui contient la semence, et on en pousse quelques gouttes. L'œuf est alors recouvert d'une couche de collodion et mis à l'étuve.

6° Sérosités pathologiques. — On s'est servi assez souvent des liquides d'hydrocèle, de pleurésie, d'ascite, (cultures de *streptocoque pyogène*, voir p. 75). On peut les recueillir aseptiquement dans un appareil de Potain stérilisé. Comme ces liquides contiendront souvent le microbe pathogène de la maladie, il faut les éprouver avec soin. On pourra les stériliser comme le sérum (méthode de TYNDALL).

B) LIQUIDES ARTIFICIELS

Ce sont des liquides inventés pour les besoins de la bactériologie.

1° Liqueurs chimiquement définies. — Elles ne contiennent pas de substances organiques.

- a. *Liquide Pasteur*. — Il date de 1859 ; c'est la première solution minérale employée comme milieu de culture [1]. En voici la formule :

Eau distillée. . . . .   100 grammes.
Sucre candi   10   —
Cendres de levure de bière . . . . . .   0 gr. 075

---

[1] PASTEUR, *Mémoire sur la fermentation lactique*, Annales de physique et chimie, 1859.

PASTEUR modifia plus tard cette formule de la façon suivante, pour cultiver la levure de bière :

Eau distillée. . . . . 100 grammes.
Sucre candi. . . . . 10 —
Tartrate d'ammoniaque. . . . . . . 0 g. 1.
Cendres de 1 gramme de levure . . .

b. *Liquide Cohn.* — Le liquide de COHN est ainsi composé :

Eau distillée. . . . . : . . . 200 grammes.
Tartrate d'ammoniaque . . . . 2 —
Phosphate de potasse . . . . 2 —
Sulfate de magnésie. . . . . 1 —
Phosphate tribasique de chaux. . . . 0 gr. 1

C'est le *liquide de Mayer* avec addition d'une substance azotée, le tartrate d'ammoniaque.

c. *Liquide Raulin.* — RAULIN a fait son remarquable travail [1] sur les conditions de développement de l'*Aspergillus niger* (champignon) avec le liquide suivant :

Eau. . . . . 1500 grammes.
Sucre candi . . . . 70 —
Acide tartrique . . . . , 4 —
Nitrate d'ammoniaque . . . . 4 —
Phosphate d'ammoniaque . . . . . 0 gr. 60
Carbonate de potasse . . . . 0 gr. 60
Carbonate de magnésie. . . . . . . 0 gr. 40
Sulfate d'ammoniaque. . . . . . . 0 gr. 25
Sulfate de zinc . . . . 0 gr. 07
Sulfate de fer . . . . 0 gr. 07
Silicate de potasse . . . . . . : . . . 0 gr. 07

Avec ce milieu, la récolte d'*Aspergillus* était tellement abondante qu'elle équivalait à 10000 kilogrammes à l'hectare pour un végétal ordinaire.

Malheureusement toutes ces solutions minérales, excellentes pour la végétation des champignons, ne conviennent que très mal à celle des microbes.

[1] RAULIN, *Etudes chimiques sur la végétation. Recherches sur le développement d'une mucédinée dans un milieu artificiel,* Ann. des sciences naturelles, 1870.

d. *Liquide Arnaud et Charrin.* — Le liquide d'ARNAUD et
CHARRIN, permettant la végétation du *bacille pyocyanique*, est
le suivant :

$PO^4K H^2$	0 gr. 100
$PO^4Na^2H + 12 Aq$	0 gr. 100
$CO^3 KH$	0 gr. 134
$Ca Cl^2$	0 gr. 050
$Mg SO^4 + 7 Aq$	0 gr. 050
Asparagine cristallisée	5 grammes.
Eau : Q. S. pour faire	1 litre.

Il a permis d'étudier le sort de l'azote, du carbone et de
l'oxygène, pendant la végétation du microbe. L'azote est fourni
par l'asparagine.

e. *Liquide Ouchinsky* [1]. — Il est une modification du liquide
de NŒGELI.

Eau	1 000 gr.
Glycérine	50, 0
Chlorure de sodium	7, 0
Lactate d'ammoniaque	10, 0
Chlorure de calcium	0, 1
Sulfate de magnésie	0, 2
Bi-phosphate de potasse	1, 0

L'azote est fourni par le lactate d'ammoniaque. OUCHINSKY
ajoute quelquefois 0,5 p. 100 d'urée ; 0, 02 à 0,03 p. 100 d'acide
urique ; 0,8 à 1,5 p. 100 de sucre. On ne s'inquiète pas du
précipité formé pendant la neutralisation. La plupart des
microbes, sauf le *B. d'Eberth* et le *bacille tuberculeux*, pous-
seraient dans ce milieu. HUGOUNENQ et DOYON n'ont pas réussi à
y cultiver le *B. de Löffler* et le *B. du Choléra* qui avaient si
bien végété entre les mains d'OUCHINSKY.

2° Infusions végétales. — On a préconisé des décoctions de
plantes. L'*eau de foin* a joui d'une grande faveur. Les qualités
nutritives de ces infusions sont en général faibles. Elles sont

[1] OUCHINSKY, *Recherches sur la nature des poisons de la diphtérie et du choléra*, Arch. méd. exp., 1er mai 1893.

excellentes pour cultiver les champignons, très inférieures pour cultiver des microbes. La préparation se compose des temps suivants : macération, neutralisation, filtration, stérilisation.

L'*eau de levure* se prépare ainsi. Mettez 100 grammes de levure dans 1000 grammes d'eau, et délayez lentement. Faites bouillir. Neutralisez ou alcalinisez légèrement avec une solution de soude. Filtrez. Stérilisez à l'autoclave à + 115° pendant un quart d'heure.

L'*eau de malt* est une solution à 10 p. 100 de malt (orge germée) dans de l'eau. Chauffez à + 55°-58° pendant une heure, sans dépasser cette température, sous peine de détruire la diastase. Portez ensuite à l'ébullition, filtrez, stérilisez à + 115°, etc.

G. Roux [1] a préconisé l'*eau de touraillon* comme un liquide souvent supérieur aux meilleurs bouillons, pour la culture des microbes et particulièrement de certains streptocoques. Le touraillon est le résidu desséché du malt qui a servi aux brasseurs. L'infusion est à 10 p. 100 comme l'eau de malt. Les milieux au touraillon ne permettent pas le développement du vibrion cholérique ; ils sont antiseptiques vis-à-vis de ce microbe (G. Roux).

Pour la *décoction de fruits* (prunes, etc.), on laisse macérer pendant un jour dans de l'eau, on fait cuire dans cette eau sans écraser. On filtre, on neutralise, on stérilise.

On a aussi employé des *décoctions de crottin de cheval* ou de tout autre herbivore. On met macérer une partie de crottin frais dans trois parties d'eau pendant vingt-quatre heures; on fait bouillir, on filtre, etc.

Le *vin* neutralisé et stérilisé avait été employé par Pasteur pour cultiver en grand le *bacillus anthracis*.

3° Infusions animales (bouillons).

— Le bouillon est le milieu universellement employé pour cultiver la grande majorité des bactéries. C'est le liquide nutritif courant dans les laboratoires.

[1] G. Roux, *Emploi du touraillon pour la culture des bactéries et particulièrement des streptocoques*, Soc. Biologie, 13 juillet 1889.

a. *Bouillon de Liébig* (5 p. 100). — Ce liquide ne doit pas être employé, car il est peu nutritif, précipite à + 105° et nécessite une stérilisation à + 120°. Il en est de même du *bouillon de Cibil* (20 grammes pour 1 litre).

b. *Bouillons de viande.* — Ce sont les liquides de choix. Pasteur s'était d'abord servi de bouillon de poulet. La viande de bœuf ou de veau est préférable. Le *bouillon simple* est peu usité ; on y ajoute en général différentes substances, destinées à augmenter sa puissance nutritive, spécialement de la peptone.

On prend 500 grammes de viande choisie, débarrassée des os, de la graisse, des tendons, etc., et hachée finement. On les place dans un récipient contenant 1000 grammes d'eau distillée[1]. On mélange soigneusement. On peut alors laisser macérer *à froid* pendant vingt-quatre heures, ou *à chaud* pendant une demi-heure (à + 50° environ, c'est-à-dire à une température qui ne coagule pas l'albumine) ; la macération à froid est préférable. On exprime sur un linge mouillé, et on ramène la quantité à 1000 grammes. On ajoute 10 grammes de chlorure de sodium, 20 grammes de peptone Chapoteaut, et quelquefois 1 gramme de phosphate de soude. On fait bouillir pendant vingt ou trente minutes. On écume, on dégraisse, on filtre sur papier épais et on neutralise. Le bouillon est normalement acide ; il rougit le papier de tournesol bleu ; or, la grande majorité des microbes réclament un milieu neutre ou légèrement alcalin. On verse goutte à goutte dans le bouillon une *solution de carbonate de soude*, jusqu'à ce que le papier de tournesol donne une réaction neutre ou légèrement alcaline. On filtre de nouveau si c'est nécessaire.

Il faut alors mettre le bouillon dans le récipient où il sera stérilisé et conservé. Au laboratoire de Lyon nous employons des flacons à deux tubulures d'une contenance d'un litre

---

[1] Il va sans dire qu'on peut modifier la proportion de viande et d'eau pour avoir, s'il en est besoin, des bouillons moins riches. Chauveau a cultivé son vaccin charbonneux dans du bouillon de veau très pauvre à 1/5 au lieu de 1/2.

(fig. 50); les deux tubulures sont bouchées par un tampon
d'ouate. A travers le tampon de la tubulure latérale (A) passe
un tube de verre (B) qui plonge jusqu'au fond du flacon et est
recourbé en U renversé au dehors du flacon. La branche
externe de l'U est reliée par un petit tube
de caoutchouc (C), long de 5 centimètres,
a un tube de verre (D) dont l'extrémité
inférieure est effilée et fermée à la lampe
comme une pipette. Le flacon est rempli
de bouillon aux deux tiers et stérilisé à
l'autoclave par une exposition de 20 à
30 minutes à + 110° à 120°. Pendant le
chauffage les tubes B, C, D se sont purgés
d'air et remplis de vapeur d'eau qui se
condense au refroidissement ; le bouillon
les envahit alors, le siphon s'*amorce* donc
de lui-même et le flacon à l'aspect représenté dans la figure 50.

Il se produit en général un dépôt assez
abondant (surtout si le chauffage a été

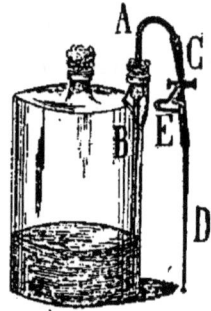

Fig. 50.

Flacon pour la con-
serve et la distri-
bution du bouil-
lon (système du
siphon).

trop intense ou trop prolongé), qui se condense rapidement
au fond du récipient, et ne trouble que les dernières gouttes
lors de la décantation.

Pour s'assurer que la stérilisation a été parfaite, on place
pendant vingt-quatre heures le flacon chargé de bouillon dans
une étuve à + 38° ; il doit rester limpide. Un flacon de bouillon
ainsi préparé peut être indéfiniment conservé dans une armoire
à l'abri de la poussière ; le liquide perd cependant à la longue
ses propriétés nutritives.

Lorsqu'on veut transvaser le bouillon du flacon dans des
ballons, on opère de la façon suivante (fig 51). On place une
pince de Mohr (E) sur le tube en caoutchouc (C) ; on flambe
l'extrémité effilée du tube de verre (D) et on la casse avec des
pinces flambées ; on reflambe l'extrémité ouverte et on l'introduit dans le goulot d'un ballon stérilisé. Le ballon doit être
penché presque horizontalement, et le capuchon de papier tenu
verticalement l'ouverture en bas, afin d'éviter la chute des

germes de l'atmosphère dans le ballon ou dans son capuchon. Ces ballons ont été décrits page 17 et figure 10. Une seule main suffit à tenir le ballon et son capuchon, ce dernier par les deux derniers doigts (fig. 51). On presse alors de l'autre main sur la pince et le liquide coule par siphonnement dans le ballon. On lâche la pince lorsque le tiers inférieur du ballon est

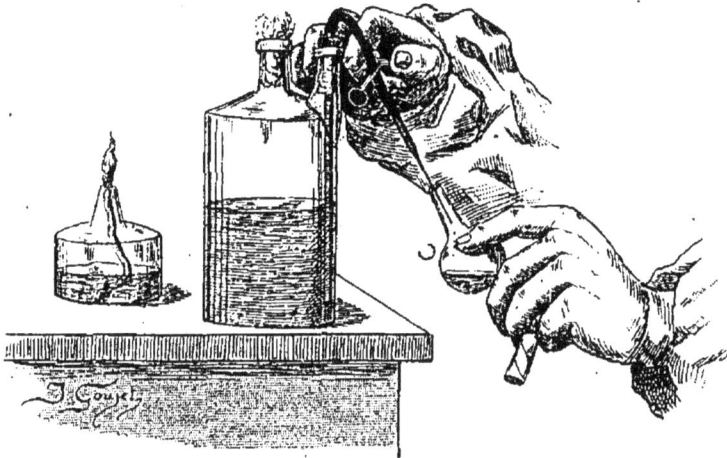

Fig. 51.

Distribution du bouillon en petits ballons à l'aide du flacon-conserve représenté figure 50 (système du siphon).

chargé de bouillon, on retire le ballon *dans une position aussi horizontale que possible*, on *flambe* le goulot et on remet le capuchon avec la main devenue libre. On remplit ainsi un grand nombre de ballons, et on les éprouve pendant vingt-quatre heures à l'étuve à + 38°; ceux qui sont restés clairs sont prêts à être ensemencés.

La manœuvre sera identique pour le transvasement du bouillon dans des récipients quelconques. Si les ballons sont bouchés à la ouate, on tiendra le tampon en l'air avec une pince et on le flambera avant de reboucher. Lorsque le flacon ne contient plus que quelques centimètres de liquide, on le penche latéralement, dans un tiroir par exemple, pour que le siphon ne se désamorce pas. On s'arrêtera dès que le dépôt du fond troublera le bouillon.

Nous employons aussi un autre dispositif dans lequel le bouillon est chassé dans le siphon par refoulement (fig. 52). Le flacon à deux tubulures est alors bouché avec deux bouchons en liège, laissant passer deux tubes de verre. Celui du milieu (A) ne dépasse pas la surface inférieure du bouchon ; il est coudé à angle très obtus au sortir du flacon, et bouché à la ouate. Celui de la tubulure latérale (B) est un U renversé dont une des branches, de calibre uniforme, plonge jusqu'au fond du flacon, et dont la branche extérieure est effilée en pipette et est presque de même longueur. Après stérilisation à l'autoclave, les deux bouchons sont vernis à l'extérieur avec de la gutta-percha dissoute dans le chloroforme, ou mieux sont enduits de paraffine qu'on verse chaude avec une plume ou un petit pinceau.

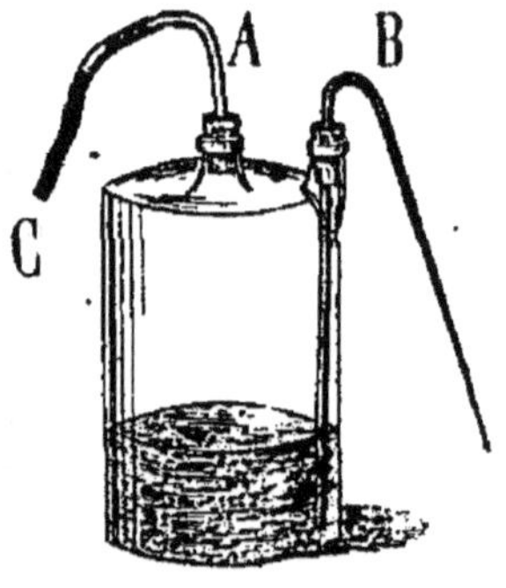

Fig. 52.

Flacon pour la conserve et la distribution du bouillon (système du refoulement).

Lorsqu'on veut transvaser le bouillon, on adapte au tube (A) un petit tube de caoutchouc (C) qui permet de souffler dans le flacon ; l'air sera filtré à mesure dans le tampon de ouate. On flambe, on casse, on reflambe la pointe effilée et on opère comme précédemment. On suspend l'écoulement du bouillon en serrant le tube de caoutchouc entre les dents, ou en appliquant la langue contre son orifice.

Cette disposition ne vaut pas la précédente ; on s'expose à perdre du bouillon ou à laisser rentrer de l'air entre chaque remplissage de ballon. Elle a le seul avantage de rendre libre les deux mains de l'expérimentateur, et de permettre un écoulement plus rapide lorsqu'on veut transvaser le bouillon dans de grands récipients.

Dans la plupart des laboratoires on stérilise le bouillon dans un grand ballon bouché à la ouate. Pour le transvaser on y plonge une pipette Chamberland (fig. 13, p. 19) bien stérilisée et on aspire. On écoule ensuite dans les petits ballons le bouillon de la pipette Chamberland, en l'inclinant suffisamment. Nous rejetons cette façon de procéder comme longue et exposant trop aux contaminations par l'air pendant les différents temps de l'opération.

On fera naturellement varier la composition du bouillon depuis la simple *infusion de viande salée;* (le bouillon salé est bien supérieur au bouillon simple comme valeur nutritive (MIQUEL), et permet de conserver plus longtemps la virulence de certains microbes tels que le streptocoque pyogène (ARLOING), en passant par le *bouillon peptoné,* précédemment décrit et le plus usité, jusqu'aux bouillons glycosés, lactosés, glycérinés, etc. Pour le *bouillon glycosé* on ajoute 1 à 2 p. 100 de glycose pure en même temps que le sel marin ; pour le *bouillon lactosé :* 2 p. 100 de lactose[1]. Pour le *bouillon glycériné* on ajoute 5 à 10 p. 100 de glycérine pure, après toutes les filtrations, au moment de verser le bouillon dans le flacon où il sera stérilisé. On s'assurera que le bouillon est resté neutre, et on le neutralisera si besoin est. Ce bouillon sert spécialement à la culture du *bacille tuberculeux* (NOCARD et ROUX, 1887).

c. *Bouillons colorés.* — On additionne le bouillon de diverses matières colorantes, pouvant renseigner sur certaines réactions qui accompagnent le développement microbien, et servir à la diagnose de l'espèce. DUCLAUX est le premier qui ait ajouté de la teinture de tournesol aux milieux liquides, pour savoir, à la simple inspection de la couleur, si le liquide était devenu acide ou était resté neutre. Nous verrons (p. 343) qu'on différencie le *bacille d'Eberth* du *coli-bacille* en cultivant ces deux microbes dans du bouillon lactosé (à 2 p. 100) et tournesolé, stérilisé par filtration ; seule la culture du *coli-bacille* tourne au rose.

d. *Solutions de peptone.* — Une simple solution de peptone à 1 p. 100, salée à 0,5 p. 100, avec 2 p. 100 de gélatine, est le milieu de culture type pour le *vibrion cholérique* (DURHAM, 1887). KOCH recommande la peptone de WITTE, une dose de 1 p. 100 de sel, et d'alcaliniser fortement.

---

[1] P. COURMONT a remarqué que la lactose subissait au chauffage une certaine altération la rendant plus fermentescible. Il vaut mieux stériliser le bouillon lactosé par la filtration sur porcelaine.

e. *Solution de somatose.* — GEREST[1] préconise une solution de *somatose* (succédané de la peptone) à 10 p. 100 comme un milieu de préparation facile et rapide.

f. *Bouillon de Massart et Bordet.* — MASSART et BORDET[2] ont cultivé nombre de microbes dans le liquide suivant :

```
Eau. . . . . . . . . . . . . . . . . . . . . . .   1 000
Glycose . . . . . . . . . . . . . . . . . . . .      10
Peptone. . . . . . . . . . . . . . . . . . . .       20
Phosphate de potasse . . . . . . . . . . . .          1
Sulfate de magnésium. . . . . . . . . . . .         0,5
Chlorure de sodium . . . . . . . . . . . . .          5
Potasse, jusqu'à faible réaction alcaline . . . .
```

g. *Bouillons de Marmorek.* — Le bouillon de MARMOREK (1895) conserve la virulence de son *streptocoque* en le cultivant dans un *mélange de bouillon et de sérum.* Il donne les formules suivantes qui sont par ordre de valeur :

```
1°  ( Sérum humain. . . . . . . . . . . . . . . 2 parties.
    ( Bouillon de bœuf peptoné à 1 p. 100. . .  1   —
2°  ( Liquide d'ascite ou pleurésie. . . . . . .  1   —
    ( Bouillon de bœuf peptoné à 1 p. 100 . . .  2   —
3°  ( Sérum d'âne ou de mulet . . . . . . . .     2   —
    ( Bouillon de bœuf peptoné à 1 p. 100 . . .  1   —
4°  ( Sérum de cheval. . . . . . . . . . . . .    2   —
    ( Bouillon de bœuf peptoné à 1 p. 100. . .   1   —
```

On se souviendra que des quantités, même très faibles de substances antiseptiques peuvent empêcher le développement des microbes dans le bouillon, ou en modifier profondément la morphologie, comme l'ont vu GUIGNARD et CHARRIN (page 7, fig. 1).

§ 2. — MILIEUX SOLIDES

Les milieux solides se divisent, comme les milieux liquides, en naturels et artificiels.

[1] GEREST, Soc. des Sciences médicales de Lyon, 12 février 1896.

[2] MASSART et BORDET, *Chimiotaxisme des leucocytes et immunité,* Ann. Pasteur, 1892, p. 321.

Nous avons déjà parlé (p. 61) de leur découverte par KOCH, en 1881. On se reportera au chapitre VIII (p. 193) pour trouver l'explication des avantages de leur emploi.

A) MILIEUX NATURELS

On peut solidifier des liquides naturels ou artificiels, ou employer des substances naturellement solides.

1° Sérum sanguin. — Le sérum sanguin est le plus souvent employé à l'état solide, d'après la méthode de KOCH.

Supposons que le sang ait été recueilli sans précautions aseptiques, à l'abattoir par exemple, au sortir de la veine d'un bœuf, d'un cheval, ou de tout autre animal. On le reçoit dans de grands cristallisoirs en verre de Bohème à couvercle (fig. 53), d'une contenance de deux litres environ, et préalablement stérilisés à l'autoclave[1]. (La stérilisation par la chaleur sèche a l'inconvénient de faire adhérer le caillot aux parois, ce qui diminue la récolte de sérum.) Il ne faut pas se servir d'éprouvettes pour recueillir le sang, car le caillot peut occuper tout le diamètre de l'éprouvette et empêcher la prise d'un sérum clair. On préparera plusieurs cristallisoirs de deux litres, pour profiter de la saignée totale d'un bœuf ou d'un cheval.

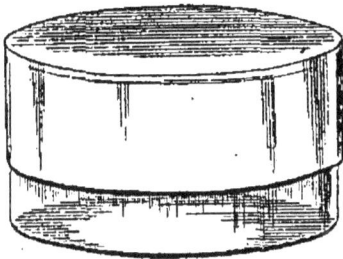

Fig. 53.

Cristallisoir en verre de Bohème pour recueillir le sang du bœuf à l'abattoir.

Ces cristallisoirs remplis de sang aux trois quarts de leur hauteur sont laissés sur place dans un endroit frais. Il ne faut pas

[1] Bien que l'opération ne se fasse pas aseptiquement, il faut néanmoins stériliser les récipients, et manipuler avec le plus de propreté possible, la stérilisation ultérieure ne devant s'effectuer qu'à + 60° et deux jours plus tard. Il faut introduire le moins de germes possible.

les transporter sous peine d'avoir un sérum rouge ; il faut les mettre dans un endroit aussi frais que possible pour éviter le développement des germes avant la stérilisation. Le sérum est un milieu relativement inférieur pour la pullulation des microbes ; aussi cette précaution suffit-elle. Au bout de vingt-

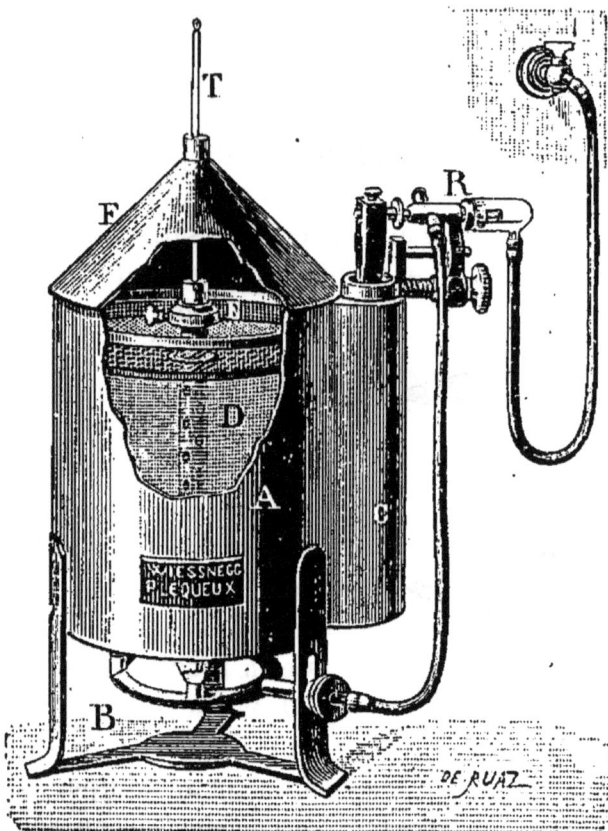

Fig. 54.

Bain-marie avec régulateur métallique de Roux pour la stérilisation du sérum liquide par la méthode de Tyndall.

quatre ou quarante-huit heures de repos, le caillot s'est rétracté et occupe le centre du cristallisoir. On répartit le sérum avec une pipette (en ayant soin de ne pas toucher le caillot) dans des tubes à essai bouchés à la ouate, stérilisés d'avance. On met environ 10 centimètres cubes de sérum dans un tube.

à essai. Le sérum ainsi obtenu varie d'aspect suivant l'espèce animale dont il provient ; celui du bœuf est jaune ambré, celui du cheval est presque blanc, celui de l'âne est lactescent, celui du lapin est limpide.

Les tubes sont alors apportés au laboratoire et stérilisés par la méthode de TYNDALL ou du chauffage discontinu (p. 40). Ils sont placés, trois heures par jour, pendant plusieurs jours de suite, dans un bain-marie réglé de + 58° à + 60 [1]. Entre ces séances, ils doivent être maintenus à + 25° ou + 30° pour

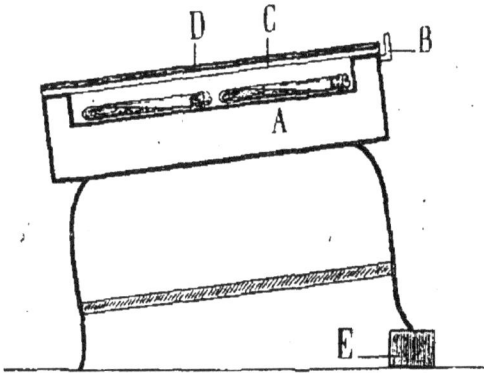

Fig. 55.

Étuve de Koch pour la gélification du sérum (coupe schématique).

permettre la germination des spores non détruites, et dont le mycélium naissant sera tué aisément par le chauffage suivant. Ainsi préparé, le sérum peut être employé liquide.

Le sérum se solidifie à + 65° ou + 70° ; s'il est porté à une température trop élevée, il perd sa transparence ; il faut donc le chauffer au degré minimum nécessaire à sa coagulation, c'est ce qu'on appelle la *gélification* ou *gélatinisation* du sérum. Les tubes doivent être chauffés dans une position inclinée, pour que le sérum solidifié offre une longue surface ; il ne doit pas toutefois venir toucher le tampon de ouate. KOCH a fait cons-

----

[1] On a construit un bain-marie spécial muni d'un régulateur à membrane d'Arsonval représenté figure 54. Il est inutile d'avoir cet appareil qu'on peut aisément remplacer en réglant un bain-marie quelconque. Voir, page 290, le bain-marie de WIESNEGG.

truire un appareil spécial pour cette opération. C'est une étuve quadrangulaire peu profonde dont la coupe est représentée figure 55. L'espace (A) est rempli d'eau par le tube (B). Un cou-

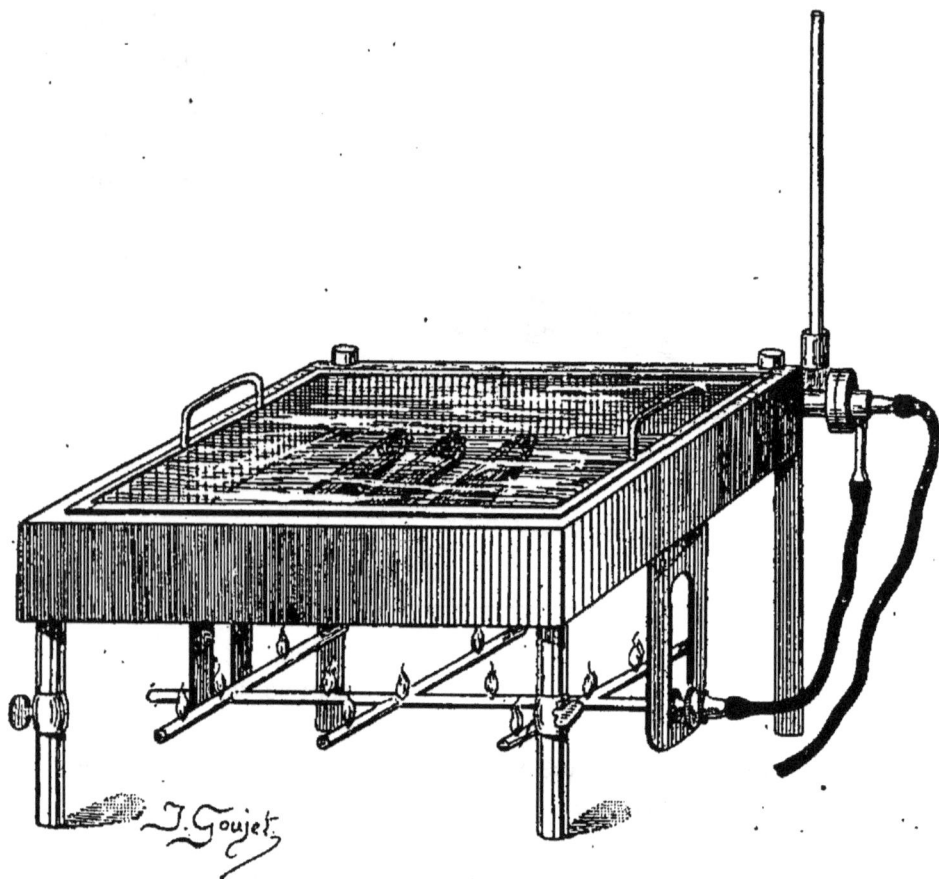

Fig. 56.

Étuve de Koch pour gélification du sérum, avec régulateur d'Arsonval.

vercle en verre (C) est recouvert d'une lame de feutre (D). Une cale (E) permet l'inclinaison convenable de l'appareil.

Dans les appareils français l'étuve de Koch est munie d'un régulateur d'Arsonval (fig. 56). Elle est réglée à + 65° ou + 68°.

Le temps nécessaire varie entre une demi-heure à une heure. Il faut surveiller étroitement l'opération à travers le

couvercle vitré. Dès qu'un tube prend une demi-transparence
ambrée, il doit être examiné, et immédiatement retiré s'il est
de consistance solide ; les tubes restés trop longtemps à la chaleur de l'étuve deviennent opaques. Le sérum ainsi obtenu
est plus ou moins transparent suivant l'espèce animale dont
il provient et la perfection de la gélatinisation. Il va sans dire
qu'on peut solidifier du sérum sans possé-
der une étuve de Koch.

Après avoir été éprouvés à l'étuve à + 38°,
les tubes de sérum seront placés verticalement (à cause de l'eau de condensation qui
s'accumule à la partie inférieure) dans une
armoire avec un capuchon de caoutchouc
pour éviter une trop rapide dessiccation
(fig. 57) ; un tube dont la surface est desséchée
ne pourra plus servir ; la végétation ne s'opérerait pas.

Les capuchons de caoutchouc seront stérilisés dans le sublimé ; sans cette précaution
ils propagent des moisissures qui, descen-
dant le long du coton contre le tube de verre,
atteignent le sérum et le contaminent.

Si le sérum a été recueilli aseptiquement,
la gélatinisation se fait par le même procédé.

Le sérum solide sert à cultiver le bacille
de la tuberculose (Koch), à faire le diagnostic
bactériologique de la diphtérie, etc. Le sérum humain serait le
milieu sur lequel pousserait de préférence le *gonocoque*.

La glycérine a été ajoutée par Nocard et Roux (1887) aux
milieux de culture qui conviennent au *bacille de la tuberculose*.
Pour avoir du *sérum glycériné*, on ajoute 6 à 8 p. 100 de glycérine stérilisée au sérum avant la distribution dans les tubes à
essai. Il faut une température de + 75° à + 78° pour gélifier
le sérum glycériné. Il se dessèche moins que le sérum simple.

Pour le diagnostic bactériologique de la diphtérie on se sert
de sérum de bœuf simple. On a cultivé le *gonocoque* (Wertheim)
sur un mélange de une partie de sérum tyndallisé avec deux

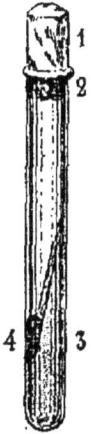

Fig. 57.
Tube de sérum
gélifié.

1, capuchon de
caoutchouc. — 2,
tampon de coton. —
3, sérum. — 4, eau
de condensation.

parties de gélose. Ce milieu.est le seul qui donne avec certitude des cultures de ce microbe.

2° Liquides pathologiques. — On pourrait traiter par les mêmes procédés des liquides pathologiques tels que : liquide d'hydrocèle, d'ascite, de pleurésie, etc.

3° Blanc d'œuf. — On a cultivé sur des blocs de blanc d'œuf *cuit* les bactéries colorées qui tranchent bien sur ce fond blanc. On découpera aseptiquement des petits cubes de blanc d'œuf dur, et on les mettra dans des tubes à essai, comme s'il s'agissait d'un morceau de pomme de terre. (Voir plus loin.) SCHENK a recommandé, en 1887, l'usage des œufs de vanneau !

4° Pomme de terre. — La pomme de terre est très riche en hydrocarbures ; elle constitue un bon milieu, très fréquemment employé. Elle peut être utilisée crue, mais la végétation des microbes se fait mieux sur la pomme de terre cuite.

Le *procédé primitif de Koch* consistait à faire cuire à l'eau une pomme de terre entière, à la couper par le milieu avec un couteau flambé, et à déposer les deux moitiés dans un cristallisoir lavé au sublimé et muni d'un couvercle. Il a été modifié de la façon suivante, pour les cas, d'ailleurs rares, où on a besoin d'une grande surface de pomme de terre.

On choisit des pommes de terre de bonne qualité, de *variété blanche*, ayant la peau fine. On les lave en les frottant avec une brosse dure pour entraîner toutes les impuretés de la surface ; on enlève à la pointe du couteau tous les yeux, tous les points malades, et on les plonge pendant une heure dans une solution de sublimé à 1 p. 1000. Toutes ces précautions sont indispensables, car la pomme de terre est fréquemment souillée par le *B. mesentericus vulgatus*, communément appelé *bacille de la pomme de terre* (*Kartoffelbacillus*), microbe extrèmement répandu dans le sol, et dont les spores peuvent résister quelque temps à + 130°. La pomme de terre peut aussi contenir le *bacillus mesentericus fuscus* (bacille brun) et le *B. mesentericus ruber* (bacille rouge de GLOBIG) dont les spores sont également très résistantes. On voit fréquemment ces bacilles se développer, malgré la stérilisation, sur la pomme de terre mal préparée.

On lave au sublimé de grands cristallisoirs (10 centimètres de diamètre sur 5 de haut) à couvercle rodé, en verre de Bohême (pour supporter de hautes températures), et on place dans le fond de ceux-ci plusieurs disques de papier filtre, humecté de sublimé. Les pommes de terre sont alors coupées en deux moitiés égales et chacune de celle-ci est placée, la face plane en l'air, dans un cristallisoir (fig. 58).

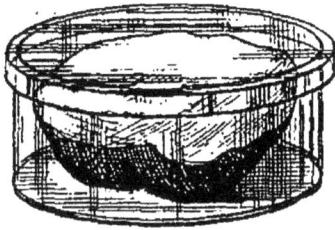

Fig. 58.

Cristallisoir contenant une moitié de pomme de terre, prête à être ensemencée.

On a construit des couteaux en verre pour sectionner les pommes de terre sans laisser à leur surface des sels de fer qui la rendraient noirâtre. On peut couper la pomme de terre avec un couteau quelconque à large surface, et laver la surface avec de l'eau stérilisée.

Les cristallisoirs, fermés hermétiquement par leurs couvercles rodés, sont soumis pendant une heure à + 100°, et à + 125° pendant vingt minutes, dans l'autoclave. On éteint, on laisse refroidir, on retire l'appareil qui est prêt à l'ensemencement.

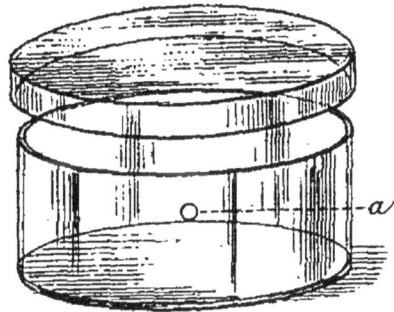

Fig. 59.

Cristallisoir à pomme de terre présentant un orifice (a) pour l'ensemencement.

Certains cristallisoirs (fig. 59) présentent, vers le tiers supérieur, une petite ouverture circulaire qu'on obture avec un tampon de ouate, et qui peut servir à ensemencer la pomme de terre sans soulever le couvercle.

Le *procédé de Roux* est bien préférable au précédent; il est presque uniquement employé. Le récipient est composé d'un tube à essai de 2^{cm},15 de diamètre environ sur 25 centi-

mètres de long, qui porte vers son quart inférieur un étranglement qui empêche la tranche de pomme de terre de tomber
au fond ; dans la chambre inférieure se condensera l'eau
qui sortira de la pomme de terre pendant la cuisson (fig. 60).

On pourra toujours étrangler soi-même un
gros tube à essai (tube d'Esmarch). Un tam-
pon-ouate placé au fond du tube rempla-
cerait l'étranglement à la rigueur.

On coupe les pommes de terre crues, avec
un couteau ou un emporte-pièces, en cubes
rectangulaires pouvant entrer dans le tube ;
on les lave à l'eau pour enlever les sels de fer,
on les essuie au papier buvard. Un tampon
de ouate recouvert d'un capuchon de papier
filtre ferme le tube qui est placé dans l'autoclave. On chauffe une demi-heure à + 100°,
et un quart d'heure à + 115° ou + 120°. Les
tubes sont prêts à être ensemencés. On peut,
avec eux, faire des cultures anaérobies, impossibles dans les cristallisoirs (voir page 175).

Rodet a imaginé un petit appareil tout en
verre pour faciliter l'observation simultanée
de plusieurs cultures végétant sur des cubes
de pomme de terre, lesquels peuvent prove-
nir de la même pomme de terre. La figure 61
nous dispense d'une description. On coupe,
dans une grosse pomme de terre, de tous
petits cubes d'égale grosseur qu'on pique sur
chaque pointe ; on place le tout dans un cristallisoir (comme il a été dit plus haut), et on
fait stériliser. On a ainsi sous les yeux 18 ou 24 colonies ayant
poussé dans les mêmes conditions sur la même pomme de terre.

La pomme de terre a aussi été employée en *purée* (bouillie)
qu'on distribue dans des boîtes de Pétri (fig. 16) ou dans de
petits cristallisoirs.

La pomme de terre entre dans la composition de la *gélatine
d'Elsner* (voir p. 89.)

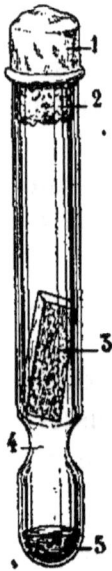

Fig. 60.
Tube à pomme
de terre.

1, capuchon de
caoutchouc. — 2,
tampon de coton. —
3, cube de pomme
de terre. — 4, rétré-
cissement. — 5, eau
rendue par la pomme
de terre.

Les cultures sur pomme de terre sont surtout commodes pour étudier les caractères macroscopiques des colonies; c'est ainsi que la distinction du *B. coli* et du *B. d'Eberth* se faisait, il y a quelques années, par l'ensemencement sur pomme de terre. Aujourd'hui, les caractères macroscopiques des cultures ont

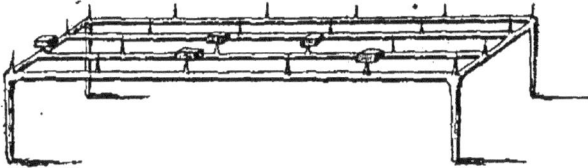

Fig. 61.

Support de Rodet pour l'observation simultanée de plusieurs cultures sur des cubes provenant de la même pomme de terre.

beaucoup perdu de leur importance dans la diagnose des espèces; les cultures solides en général, et sur pomme de terre en particulier, ont subi un sort parallèle.

On obtient de belles cultures du *bacille tuberculeux* en humectant la pomme de terre avec de *l'eau glycérinée*, dont l'excès occupe la partie inférieure du tube.

5° **Fruits, racines.** — Différents *fruits*, des *racines* ont été directement employés comme milieux de culture. C'est ainsi que la *carotte* convient très bien à la végétation des streptocoques, du champignon du muguet (G. Roux). Les *figues*, les *fraises*, les *abricots*, les *amandes* ont été utilisés. On traitera les racines ou tubercules comme la pomme de terre ; on partagera aseptiquement les fruits avant de les placer dans un tube ou un petit cristallisoir.

6° **Milieu de Soyka**. — Soyka a recommandé, pour ses cultures en vases clos, le mélange suivant, qui est un milieu mixte, en partie artificiel et en partie naturel (animal et végétal).

Riz en poudre . . . . 10 grammes.
Lait. 15   —
Bouillon neutre . . . . 5 c. c.

Bien mélanger, et distribuer dans des cristallisoirs en verre. Stériliser en plusieurs temps, dans la vapeur, deux jours de suite. On obtient un milieu solide, blanc opaque.

B) Milieux artificiels

Pour les obtenir on solidifie un des milieux liquides artificiels déjà étudiés.

1° Gélatine. — La gélatine est, depuis les travaux de Koch, un des milieux les plus usités dans les laboratoires. On peut la définir en deux mots : du bouillon rendu solide par l'addition d'une certaine quantité de gélatine. C'est un milieu très *transparent*. Son seul inconvénient est de fondre à une température relativement basse ($+ 21°$ à $+ 22°$) ; seuls peuvent donc pousser sur la gélatine solide les microbes qui végètent à cette température. C'est ainsi que le *pneumocoque*, le *streptocoque pyogène* ne végètent pas ou végètent mal sur la gélatine. Il faut des étuves spéciales pour les cultures sur gélatine en hiver et en été (voir p. 111). Un des grands avantages de la gélatine, à ajouter à sa transparence et sa malléabilité, est sa liquéfaction sous l'influence des diastases sécrétées par quelques microbes, lesquelles opèrent une véritable digestion de la gélatine (voir p. 208).

Il faut employer de la gélatine repartie assez récemment en tubes ; si elle a eu le temps de se dessécher, la surface est absolument impropre à la végétation microbienne. On peut alors, pour régénérer la gélatine, ajouter au tube quelques gouttes de bouillon, fondre au bain-marie et laisser refroidir à nouveau. Comme tous les milieux solides, la gélatine est moins nutritive que le bouillon qui a servi à la fabriquer.

a. *Gélatine-peptone.* — La gélatine ordinaire est la *gélatine-peptone*. Nous supposons le bouillon *peptoné*, fabriqué comme il a été dit plus haut, neutre ou légèrement alcalin.

La gélatine est livrée dans le commerce sous forme de plaques minces (gélatine extra-fine). On les coupe avec des ciseaux en petits morceaux qu'on lave dans l'eau distillée. On ajoute au bouillon 10 p. 100 de gélatine, soit 100 grammes pour un litre. Le mélange est fait dans un vase émaillé, une capsule de porcelaine ou tout autre récipient qu'on met chauffer dans un bain-marie à + 100°, pendant dix minutes environ,

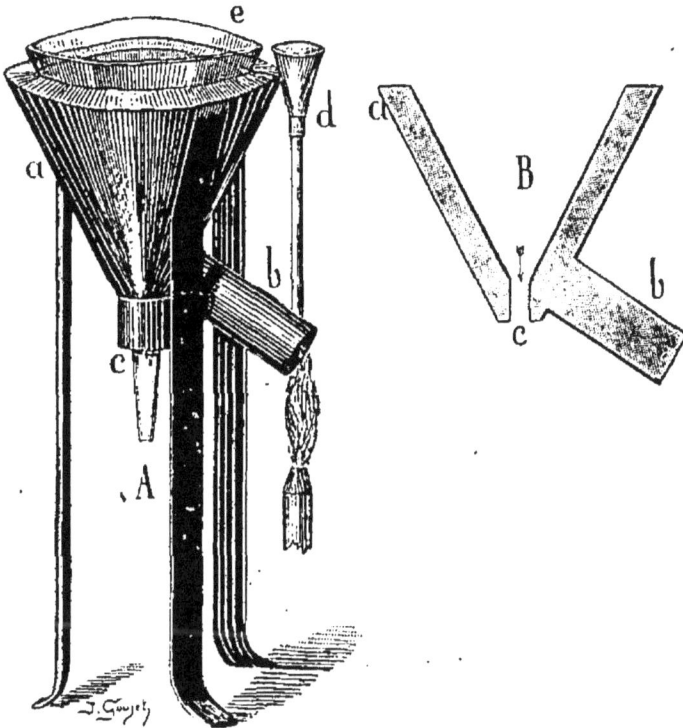

Fig. 62.

Entonnoir bain-marie pour filtrer la gélatine.

A, vue d'ensemble de l'appareil. — B, schéma de l'entonnoir.

jusqu'à ce que la gélatine soit fondue en totalité. On remuera constamment.

Il faut ensuite neutraliser avec une solution de carbonate de soude, car la gélatine acidifie souvent le bouillon. On prolonge l'ébullition quelques minutes après la neutralisation.

On ne dépassera jamais la température de + 105° sous peine d'avoir une gélatine qui ne se solidifierait pas par le refroidissement.

Pendant que la gélatine est encore très chaude, on la filtre sur papier Chardin, en ayant soin d'amorcer le filtre au préalable ; elle passe très claire et assez rapidement. Si la gélatine n'était pas suffisamment transparente, on lui ajouterait, à + 50° environ, deux blancs d'œufs bien battus dans 50 centimètres cubes d'eau, et on reporterait à l'ébullition ; l'albumine du blanc d'œuf en se coagulant clarifiera la gélatine. La filtration s'opère en général très bien dans un entonnoir de verre ordinaire ; si la gélatine se solidifiait avant la fin de l'opération, on placerait l'appareil quelques instants à l'autoclave *sans* pression. On peut même laisser la filtration se faire complètement dans l'autoclave ou dans un poêle de Koch.

On a imaginé un *entonnoir bain-marie* pour filtrer la gélatine. Il est représenté et schématisé dans la figure 62. C'est un entonnoir, à doubles parois métalliques, (*a*) contenant de l'eau qu'on verse en (*d*). Un bec de gaz chauffe continuellement le prolongement (*b*) pour maintenir l'eau chaude pendant toute la filtration. Un simple entonnoir en verre (*e*) avec papier Chardin est contenu dans l'entonnoir métallique et le dépasse inférieurement (*c*).

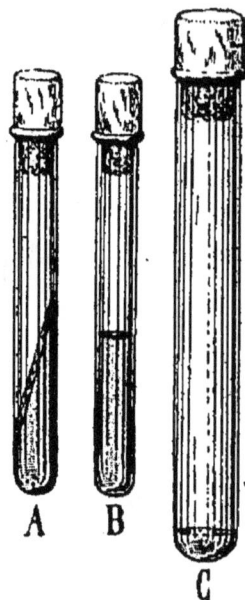

Fig. 63.
Tubes de gélatine.

A, tube pour culture par stries. — B, tube pour culture par piqûre. — C, tube pour culture par la méthode d'Esmarch.

Quel que soit le dispositif dont on se serve, on reçoit la gélatine dans un flacon stérilisé (pour contaminer le moins possible la gélatine qu'on ne peut stériliser à de hautes températures) et on la répartit de suite dans des tubes à essai bouchés à la ouate (fig. 63). On chauffera au bain-marie ou à l'autoclave si la gélatine s'était solidifiée. On aura soin, en versant la gélatine dans les tubes, de ne pas en souiller la partie supérieure du tube sous peine d'avoir une adhérence du bouchon de ouate aux parois ; l'emploi du tube serait impossible.

On a imaginé un appareil compliqué et inutile (fig. 64) pour pouvoir distribuer la gélatine dans les tubes, au fur et à mesure de sa filtration, à l'aide de la pince (f).

Les tubes à essai remplis au 1/4 de leur hauteur avec la

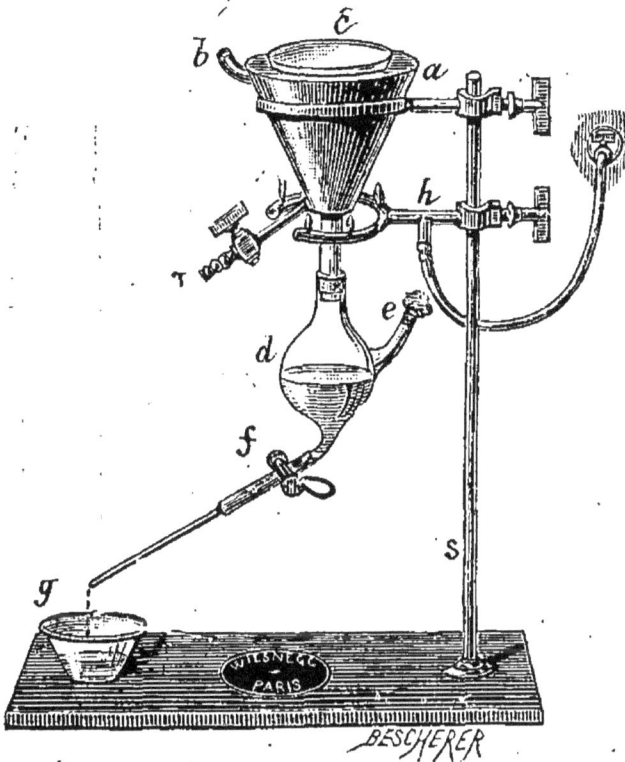

Fig. 64.
Appareil pour la filtration de la gélatine et sa distribution immédiate dans des tubes.

gélatine, et rebouchés à la ouate, doivent être aussitôt stérilisés. Ils seront exposés, deux jours de suite, pendant quinze à vingt minutes, à la chaleur humide de + 100° dans le poêle de Koch, ou l'autoclave fonctionnant sans pression (chauffage discontinu; voir page 39). Au sortir de la seconde stérilisation une partie des tubes, destinée aux cultures en stries, sera inclinée pour que la gélatine se solidifie étalée comme dans le dessin de la figure 63 (A), avec une grande surface libre; une autre

partie sera conservée verticale pour les cultures par piqûre
(figure 63, B). Il sera bon, pour éviter la dessiccation et la contamination du coton, d'envelopper la partie supérieure du tube
d'un capuchon de caoutchouc stérilisé au sublimé, ou à son
défaut d'un simple capuchon en papier filtre.

Pour avoir des tubes prêts à être roulés par la *méthode
d'Esmarch* (voir page 153), on distribuera de très faibles quantités de gelatine (1 ou 2 centimètres cubes) dans de larges tubes
à essai de la dimension des tubes à pomme de terre (fig.63, C).

b. *Gélatines glycosées, lactosées,* etc. — Pour avoir de la gélatine
pepto-glycérinée ou *glycosée, lactosée, pepto-glyco-glycérinée* etc.,
on emploiera des bouillons glycérinés, etc., comme il a été dit
plus haut, et on opérera comme ci-dessus.

Pour cultiver le *vibrion cholérique,* KARLINSKI se sert de
bouillon de pancréas additionné de 50 p. 1000 de peptone et
de 5 p. 1000 de sel marin, avec 100 p. 1000 de gélatine.

c. *Gélatine phéniquée.* — Elle a été imaginée par CHANTEMESSE
et WIDAL pour isoler les colonies de *B. coli* et de *B. d'Éberth*
de la plupart des microbes vulgaires des eaux, qui sont très
souvent liquéfiants; ces derniers ne poussent pas sur gélatine
phéniquée. Il suffit d'ajouter avant la filtration 4 ou 5 gouttes
d'une solution phéniquée à 1/20 pour 10 centimètres cubes de
gélatine.

d. *Gélatine d'Elsner.* — La gélatine d'ELSNER [1] est un mélange
de gélatine, de décoction de pomme de terre et d'iodure de
potassium. Elle sert à déceler le *B. d'Éberth* dans les selles
typhiques (voir *Diagnostic de la fièvre typhoïde*, p. 400), et à le
distinguer du *B. coli*.

On prend 500 grammes de pommes de terre, qu'on pèle
soigneusement, et qu'on râpe. On les fait macérer pendant
trois ou quatre heures dans un litre d'eau. On tamise, et on
laisse déposer pendant toute une nuit. On décante le liquide

---

[1] ELSNER. *Untersuchungen über electives Wachsthum der Bacterium
Coli-Arten und der Typhusbacillen und dessen diagnostische Ver-
wendbarkeit,* Zeitschr. f. Hygiéne und Infectionskrankh, 6 décembre
1895.

et on lui ajoute 150 à 250 grammes de gélatine. On fait dissoudre à feu doux. Ce milieu est très acide. On ajoute 20 à 30 centimètres cubes d'une solution de soude jusqu'à ce que la réaction devienne faiblement mais encore nettement acide. On filtre, on stérilise et on répartit en ballons de 100 grammes environ. Quand on veut se servir de cette gélatine, on ajoute à chaque ballon de 100 grammes 1 gramme d'iodure de potassium, et on le répartit en larges tubes à essai destinés à être roulés, d'après la méthode d'ESMARCH. Pour GRIMBERT, le milieu d'ELSNER devrait ses qualités à l'acidité de la gélatine.

GRIMBERT a modifié la technique de fabrication de la gélatine d'Elsner. Après macération, le liquide est filtré pour le débarrasser de l'amidon, puis porté à l'autoclave pendant 10 minutes pour coaguler les matières albuminoïdes. On filtre de nouveau, on ajoute 15 p. 100 de gélatine. L'acidité est alors titrée de façon que 10 centimètres cubes soient neutralisés par 4 à 5 centimètres cubes d'eau de chaux.

e. *Raisin gélatine*. — Le raisin gélatine est une décoction de 250 grammes de raisin sec dans un litre d'eau, avec 10 p. 100 de gélatine. Ce milieu a été utilisé pour cultiver les levures.

f. *Gélatines colorées*. — Les gélatines colorées sont constituées par de la gélatine peptone ordinaire additionnée de différents mélanges de substances colorantes. Les microbes, en se développant, produisent, sur ces milieux, des changements de coloration qui peuvent servir à la différenciation de l'espèce. Les gélatines colorées n'ont pas donné tous les résultats qu'on espérait à ce point de vue. Elles se décolorent spontanément à l'air si on tarde à les employer.

DUCLAUX avait déjà coloré du lait avec de la teinture de tournesol, pour savoir si ce liquide devenait acide ou restait alcalin sous l'influence de la végétation microbienne. SPINA, dès 1887, avait montré qu'en colorant de la gélatine avec quelques gouttes d'une solution concentrée de sulfo-indigotate de soude ou de bleu de méthylène, on avait un milieu qui changeait de teinte suivant le microbe cultivé. C'est NŒGGERATH [1] qui fit la

---

[1] NŒGGERATH. Fortschrifte der Medicin, 1888, p. 1.

première application de ces faits pour le diagnostic des microbes en général et du *B. typhique* en particulier.

La *gélatine de Nœggerath* est assez difficile à fabriquer. On mélange dans l'ordre suivant des solutions aqueuses saturées de couleurs d'aniline :

Bleu de méthylène.	2 centimètres cubes.
Violet de gentiane	4 —
Vert de méthyle	1 —
Chrysoïdine.	4 —
Fuchsine.	3 —

et on ajoute de l'eau distillée jusqu'à 200 centimètres cubes. Le liquide ainsi obtenu est brun, tirant sur le bleu, et colore le papier à filtrer en gris foncé. On attend une quinzaine de jours ; il se produit des changements de coloration qu'on corrige en ajoutant un peu de l'une ou de l'autre des couleurs ci-dessus de façon à revenir au bleu noirâtre. Il faut 6 à 8 gouttes de cette solution pour colorer à point un tube ordinaire de gélatine. On ensemence par stries et on met à l'étuve. Chaque microbe fixe telle ou telle couleur qui imprègne la colonie ; autour de celle-ci est une zone décolorée qui peut s'étendre à tout le tube de gélatine. La culture de *B. typhique* est d'une belle teinte violet-évêque.

Gasser[1] n'ayant pas réussi en employant la gélatine de Nœggerath colora simplement la gélatine avec quelques gouttes d'une solution de fuchsine. Il vit que le *coli bacille* et le *bacille d'Éberth* sont les seuls microbes qui poussent en colonies rouges avec décoloration du milieu. On peut les distinguer. Le *coli-bacille* décolore en trois jours et forme des colonies restant sur la strie d'ensemencement ; le *bacille d'Éberth* met huit jours à décolorer, et ses colonies diffusent largement sur la gélatine.

Legrain[2] a cultivé plusieurs microbes sur les milieux teints à la fuchsine.

[1] Gasser. *Culture du bacille typhique sur les milieux nutritifs colorés*, Arch. de méd. exp. 1890.

[2] Legrain. *Contribution à l'étude des bactéries sur les milieux colorés*, Ann. Pasteur, 1891.

Wurtz[1], mettant à profit la remarque de Chantemesse et Widal sur la mise en liberté d'acide succinique par le *B. coli* cultivé en bouillon lactosé, a préconisé les milieux *tournesolés* qui ne changent pas de teinte sous l'influence du *B. d'Éberth* et deviennent rouges avec le *B. coli.*

Ramond[2] fait remarquer qu'il faut une dose assez forte d'acide pour faire virer le teinture de tournesol; il propose de la remplacer par la rubine acide, réactif très sensible de l'acidité. La gélatine, ou mieux la gélose, lactosée à 4 p. 100, est additionnée de quelques grains de rubine acide jusqu'à coloration rouge cerise. On porte le tube à + 70 ou + 80°, et on ajoute deux gouttes de solution aqueuse saturée de carbonate de soude; le milieu se décolore. On filtre et on stérilise. Ce milieu se colore en rouge, en quelques heures, sous l'influence du *B. coli*, et reste incolore avec le *B. d'Éberth.*

2° **Gélose.** — La gélose ou *agar-agar* a sur la gélatine le grand avantage de rester solide aux températures inférieures à + 70°. Elle peut donc être mise à l'étuve aux mêmes températures que le bouillon. En outre, très peu de microbes liquéfient la gélose; son inconvénient est d'être toujours plus ou moins louche. Son emploi en bactériologie date des travaux de Koch, en 1881.

L'*agar-agar* ou *varech corné* provient d'une algue des mers des Indes nommée *Gelidium spiriforme* (ordre des Floridées). La matière gélatineuse qu'on en retire a été étudiée, en 1859, par Payen qui lui donna le nom de *Gélose.* C'est une substance amorphe, isomère de la cellulose, dure et cornée à l'état sec, se gonflant et se dissolvant dans l'eau bouillante. Elle se solidifie en gelée par le refroidissement. Elle solidifie cinq cents fois son poids d'eau, c'est-à-dire forme, à poids égal, dix fois plus de gelée que la meilleure gélatine. A elle seule la gélose serait très peu nutritive; il faut lui incorporer du bouillon. On

---

[1] Wurtz. Arch. de méd. exp., 1892.

[2] Ramond. Presse médicale, 1896, p. 392, et Soc. biol., 7 novembre 1896. Voir aussi Robin, Soc. Biol., 1897, p. 49.

la trouve dans le commerce sous forme de longs filaments roulés en paquets.

MIQUEL a conseillé, en 1885, l'emploi de la *mousse d'Irlande*, gelée provenant du *Chondrus crispus*, algue également de l'ordre des Floridées, qu'on rencontre sur les côtes de l'Atlantique. Ce milieu a été peu employé.

a. *Gélose-peptone*. — Pour préparer la gélose-peptone, on se sert, comme pour la gélatine, de bouillon peptoné et alcalinisé, qu'on solidifie avec la gelée d'agar-agar.

Deux procédés sont préconisés. Le premier est une modification de celui de MACÉ, recommandé par THOINOT et MASSELIN; le second est dû à ROUX.

Premier procédé. — On fait digérer pendant vingt-quatre heures 10 à 15 grammes de gélose coupée en petits morceaux, dans un demi-litre d'eau acidulée à l'acide chlorhydrique à 6 p. 100; on remue à plusieurs reprises. On filtre sur un linge, on lave largement à l'eau distillée la gélose qui reste sur le filtre; on lave enfin à la solution de carbonate de soude jusqu'à ce que l'eau de lavage *ne présente plus traces d'acidité*. L'algue gonflée qui est restée sur le filtre est alors[1] jetée dans 500 grammes de bouillon peptoné, neutre ou alcalin, sans dépôt, chauffé préalablement au bain-marie à l'ébullition. On s'assure que le mélange est neutre (la gélose bouillant en milieu acide se transformerait en *sucre*); on agite constamment, avec un agitateur en verre. Dix minutes d'ébullition suffisent en général à incorporer la gélose au bouillon. Quelques auteurs ajoutent alors 10 grammes d'une solution aqueuse concentrée de gomme arabique, pour faire adhérer plus intimement la gélose aux tubes à essai; mais la gomme rend la gélose assez louche; nous ne l'employons pas en général. La solution de gomme arabique doit être conservée *neutre* et stérile.

On filtre alors sur papier Chardin. Cette filtration doit se faire à chaud, plus nécessairement encore que pour la gélatine, car la gélose se solidifie vers + 50°. On opérera avec un des dispo-

[1] MACÉ recommandait de maintenir pendant vingt-quatre heures l'algue gonflée dans 500 grammes d'eau additionnée de 25 grammes d'ammoniaque, avant de la jeter dans le bouillon. Ce temps est inutile.

sitifs décrits pour la gélatine, pages 86 et 88. Nous conseillons de faire cette filtration avec un simple entonnoir en verre, garni de papier filtre, introduit dans un flacon ; le tout sera placé dans le poêle de Koch, ou dans l'autoclave sans pression. On répartit alors en tubes à essai, en ayant soin de ne pas souiller de gélose la partie supérieure du tube qui touchera le tampon de ouate.

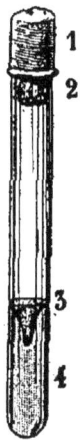

Fig. 65.
Tube de gélose.
. 1. capuchon de caoutchouc. — 2, tampon de coton. — 3, gélose. — 4, eau de condensation.

La stérilisation se fera en portant, pendant quinze à vingt minutes, les tubes de gélose dans l'autoclave à + 115°, ou par la méthode du chauffage discontinu comme pour la gélatine. Le chauffage à de hautes températures présente moins d'inconvénients pour la gélose que pour la gélatine ; nous conseillons l'autoclave.

Les tubes, une fois stérilisés, seront refroidis dans la position inclinée pour que la gélose présente la surface nécessaire aux cultures par stries ; son peu de transparence rend la gélose impropre aux cultures par piqûre ; en raison de sa température élevée de fusion, elle ne peut être enroulée en tubes d'Esmarch (les microbes de la semence seraient tués ou atténués).

Le tampon de ouate sera entouré de papier filtre ou d'un capuchon de caoutchouc lavé au sublimé, et le tube sera conservé dans une armoire après avoir été éprouvé vingt-quatre heures à l'étuve à + 38°. On aura soin de conserver les tubes *verticalement*, car la gélose rend souvent une notable quantité d'eau (fig. 65)qui viendrait souiller le coton ; après l'ensemencement la même position verticale est de rigueur pour ne pas diluer les colonies. Cette précaution n'avait pas de raison d'être avec la gélatine.

Le *procédé de Roux* diffère du précédent pour les premiers temps de l'opération. A 1000 grammes de bouillon peptoné alcalinisé, on ajoute 15 grammes de gélose en morceaux ; on chauffe à + 100° pendant une heure, en agitant ; on tamise sur de la mousseline, on laisse refroidir à + 50°, et on ajoute un

blanc d'œuf. On mélange intimement, on rechauffe à + 110°
pendant trois quarts d'heure, on filtre à chaud, etc.

Nous préférons le premier procédé de digestion à *froid* au
procédé à *chaud* de Roux.

b. *Géloses glycérinées, lactosées*, etc. — La *gélose glycérinée* est,
depuis les travaux de Nocard et Roux, en 1887, le milieu le
plus employé pour la culture du *bacille de la tuberculose*
aviaire ou humaine. On se servira pour cela de bouillon glycériné à 5 p. 100 et on opérera comme ci-dessus. Il en sera de
même pour les géloses *glycosée*, *lactosée*, *glyco-glycérinée*,
etc. On prépare le milieu nutritif qu'on désire et on le solidifie avec la gélose.

La gélose glycérinée se dessèche moins que la gélose-peptone
ordinaire.

c. *Gélatine-gélose.* — La gélatine-gélose (Jensen) est un
milieu où la solidification du bouillon est obtenue par
un mélange de gélose et de gélatine. Les avantages de ce
mélange sont les suivants : transparence, liquéfaction à basse
température, mais au-dessus de + 30°. C'est donc un milieu clair
malléable et moins liquéfiable que la gélatine ; il sera très utile
en été.

On prépare la gélatine comme il a été dit plus haut et on
ajoute 1/2 p. 100 de gélose. Il faut veiller à ce que cette addition
n'acidifie pas la gélatine.

d. *Géloses colorées.* — Les géloses colorées se prépareront
exactement comme les gélatines colorées (voir p. 90). L'usage
en est le même.

e. *Gélose de Wertheim.* — Le milieu de Wertheim pour cultiver le *gonocoque*, est un mélange d'une partie de sérum et de
deux parties de gélose (voir page 80).

f. *Mousse d'Irlande.* — La mousse d'Irlande se prépare comme
il suit, d'après Miquel. Trois cents grammes d'algue sont mis à digérer dans dix litres d'eau bouillante ; on maintient l'ébullition
pendant plusieurs heures, et on passe au tamis. Le liquide est de
nouveau porté à l'ébullition, et filtré à chaud. La liqueur est
évaporée au bain-marie, et on la laisse sécher dans des cuvettes
de porcelaine. Ce résidu dur est ajouté au bouillon dans la

proportion de 1 p. 100, pour faire une gelée nutritive, qu'on stérilise à + 110°. Le milieu ainsi obtenu ne fond qu'à + 55° à + 60°.

En 1890, Puccinelli a conseillé de mettre simplement 6 grammes de *Fucus crispus* dans 200 grammes de bouillie de viande neutralisée, et de placer le tout pendant une heure dans le stérilisateur à vapeur. Le liquide, filtré à chaud, se solidifie par le refroidissement.

g. *Moût de bière agar.* — Le moût de bière agar (parties égales de moût et d'eau avec 1,5 p. 100 d'agar) sert surtout à cultiver les levures.

3° Mie de pain. — La mie de pain a été utilisée, il y a quelques années, comme milieu de culture des champignons.

On peut se servir simplement de tranches de pain blanc, stérilisées à la chaleur sèche, et imbibées d'eau, de bouillon, de jus de prunes, de décoction d'engrais, etc. (Brefeld).

Il est préférable de préparer de la poudre de pain. On émiette de la mie de pain blanc et on la laisse sécher à l'air. Lorsqu'elle est bien sèche, on la moud très finement dans un moulin à café. On met quelques grammes de cette poudre au fond d'un ballon, on ajoute deux fois et demie le poids d'eau, et on stérilise à la vapeur pendant une demi-heure, deux fois, avec un jour d'intervalle.

4° Substances inertes imbibées de liquides nutritifs. — On a imbibé de liquides nutritifs des substances solides inertes, telles que le sable ou le plâtre.

Soyka[1] a cultivé le *bacillus anthracis* dans un « sol artificiel » composé de 25 grammes de *sable* stérilisé, imbibé de 2 à 4 centimètres cubes de bouillon peptoné. La formation des spores serait ainsi considérablement activée.

Engel, Hansen ont cultivé des levures sur du *plâtre humide.* On fabrique des blocs de plâtre, en forme de tronc de cône de 3 centimètres de hauteur, et on les place dans des cristalli-

[1] Soyka, Fortschrift der Médicin, 1886.

soirs de verre contenant 1^{cm},5 de hauteur d'eau stérilisée, pour faire tremper la moitié du cône. Le cristallisoir est recouvert et le tout stérilisé. La sporulation des levures s'opérerait très rapidement dans ces conditions.

SALOMONSEN a utilisé des cylindres de plâtre, moulés dans des tubes de verre, et stérilisés à l'étuve sèche à + 115° dans une éprouvette bouchée à la ouate.

CHAPITRE V

ÉTUVES ET RÉGULATEURS

La plupart des microbes végètent à la température de la chambre, soit + 15° à + 20°. Mais, outre qu'en hiver la température d'un laboratoire s'abaisse bien au-dessous de + 15° pendant la nuit, certains microbes exigent des températures allant jusqu'à + 38°, ou davantage, tout au moins pour se développer abondamment et régulièrement. Enfin, les cultures ont besoin de pousser à des *températures constantes* pour pouvoir être étudiées avec fruit ; il est évident que l'âge d'une culture a une signification à la seule condition de connaître la température à laquelle s'est faite constamment la végétation. On a d'ailleurs encore besoin de températures basses constantes, par exemple pour empêcher la fonte des tubes de gélatine en été ; on emploie aussi des températures fixes supérieures à + 38° pour connaître la température maxima à laquelle pousse un microbe (détermination de l'espèce : *B. coli, B. d'Eberth*, etc.), ou pour l'atténuer (fabrication des vaccins) ou pour le tuer (isolement des produits solubles). Il faut donc avoir dans un laboratoire des *étuves* chauffées à des températures constantes pour recevoir les milieux ensemencés. Cette fixité de la température est obtenue aux moyen *régulateurs automatiques*. Il est nécessaire de posséder une grande étuve générale à température *eugénésique* moyenne (+ 38°), une étuve à + 22° pour les cultures sur gélatine, et une ou plusieurs étuves qu'on réglera différemment, suivant les besoins du moment.

§ 1. — ÉTUVES

Une étuve composée d'un simple compartiment chauffé en un point ne saurait être convenablement réglée ; un corps solide, liquide ou gazeux, doit être interposé entre ses parois et la source de chaleur pour répartir celle-ci uniformément, empêcher le refroidissement trop rapide lorsqu'on ouvre l'étuve, et servir d'enveloppe aux régulateurs : ce corps constitue le *volant de chaleur*. La valeur du volant est en raison directe de sa capacité calorifique. Citons les principaux volants de chaleur employés.

L'*huile* est utilisée depuis un siècle par les chimistes dans les étuves de Gay-Lussac. Elle conduit très mal la chaleur ; aussi nécessite-t-elle beaucoup de temps pour obtenir un bon réglage.

L'*eau* lui a été substituée dans la plupart des étuves. Elle a de son côté l'inconvénient de s'évaporer et d'oxyder le fer.

L'*air chaud* serpentant autour de l'étuve dans des conduits métalliques serait préférable, s'il n'exigeait la combustion d'une grande quantité de gaz.

La *vapeur d'eau* a été employée dans l'étuve Pasteur ; il faut des réparations fréquentes à la chaudière.

La *fonte* recouverte de sable constitue le volant de chaleur de l'étuve Chauveau.

Toute étuve devra, autant que possible, être recouverte d'un corps mauvais conducteur de la chaleur (feutre, etc.), c'est-à-dire être à l'abri des variations de la température ambiante. Une bonne régulation et une économie de combustible en seront les conséquences. Pour la même raison, une étuve doit être placée loin des portes, dans une pièce sans courants d'air.

Les cultures doivent végéter à l'abri de la lumière ; les portes vitrées des étuves seront donc recouvertes de papier noir ou de lustrine de même couleur.

A) Chambre étuve

Il est presque indispensable, à l'heure actuelle, de posséder dans un laboratoire de bactériologie une chambre étuve, c'est-à-dire une étuve très spacieuse (grandes cultures), et aménagée pour certaines opérations, telles que l'aération continue de cultures. (Voir la *Préparation de la toxine diphtérique pour la fabrication du sérum antitoxique*, p. 443.) Certaines expériences ne peuvent se faire dans les étuves de dimensions ordinaires (action des toxines tétanique et diphtérique sur la grenouille chauffée, COURMONT et DOYON).

Il s'agit alors d'une véritable chambre, bien close, obscure, à doubles parois et munie d'un appareil de chauffage convenablement réglée.

Notre chambre étuve cube 18 mètres cubes environ (hauteur : 2m,20 ; largeur, 3m,20 profondeur 2m,60). La porte est doublée d'une draperie intérieure ; une petite fenêtre sert à donner du jour ; on la masque, en sortant de l'étuve, à l'aide d'un épais rideau noir glissant sur une tringle. De larges rayons destinés aux cultures sont fixés aux murs; le long de l'un d'eux court une rampe à air communiquant avec une trompe aspirante ou foulante située à l'extérieur; des tétines, embranchées de distance en distance sur cette rampe, permettent de faire passer jour et nuit un courant d'air dans des ballons de cultures. Le volant de chaleur est constitué par de l'eau qui circule continuellement dans de gros conduits, cachés sous les rayons, constituant le serpentin d'une petite chaudière qui occupe un des coins de la chambre étuve. L'eau est chauffée par le gaz, et la régulation obtenue par un régulateur métallique de Roux (voir p. 122). La température est maintenue toute l'année à + 38°. La soupente qui existe au-dessus du plafond de l'étuve se trouve réglée en hiver à + 21° environ et nous sert quelquefois pour les cultures sur gélatine.

B) GRANDES ÉTUVES

Tous les laboratoires ne peuvent pas posséder une chambre étuve ; ils doivent au moins avoir une étuve spacieuse.

1° Etuve Pasteur. — L'étuve Pasteur consistait en une grande armoire en bois (hauteur : 1m,15, largeur : 0m,70, profondeur : 0m,40) à doubles parois et à double porte vitrée. La vapeur d'eau circulait dans un serpentin situé à la partie inférieure et provenant d'une chaudière distincte de l'étuve. Un réfrigérant condensait la vapeur et la ramenait à la chaudière.

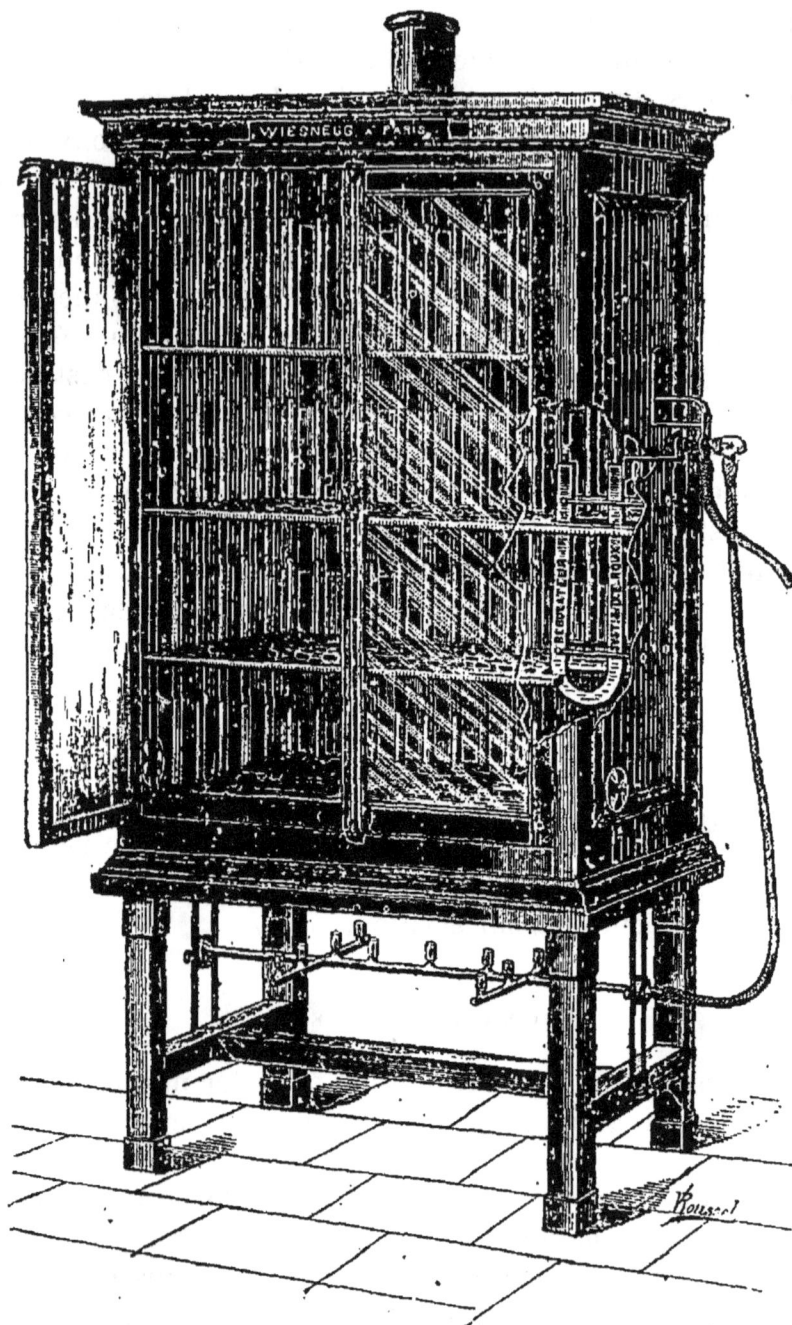

Fig. 66.

Étuve Pasteur-Schribaux avec régulateur métallique de Roux.

On ajoutait un peu d'eau tous les 15 jours. Le régulateur était celui de d'Arsonval (à membrane de caoutchouc). Le chauffage était au gaz. Ce dispositif compliqué, encombrant, exigeant de fréquentes réparations a été rapidement abandonné ; l'étuve Pasteur primitive n'a plus qu'un intérêt historique.

Elle a été diversement et successivement modifiée. Elle a d'abord été chauffée au gaz d'après le système préconisé par M. Schribaux. E. Roux lui a ensuite adapté son régulateur métallique.

2° **Etuve Schribaux-Roux**. — L'étuve de Roux, très employée aujourd'hui, est en somme une étuve Pasteur, avec système Schribaux et munie d'un régulateur Roux (fig. 66). En

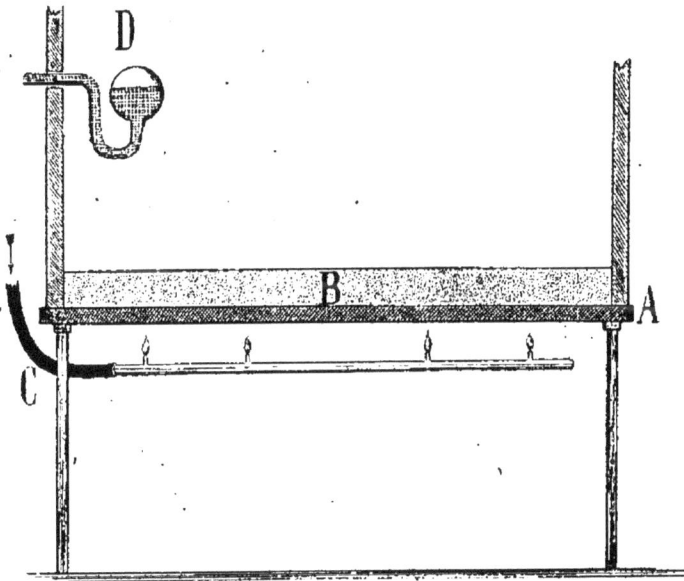

Fig. 67.
Coupe schématique de la partie inférieure de l'étuve de Chauveau,
avec régulateur Chauveau.

outre, une série de tubes de cuivre sont disposés verticalement le long de la paroi interne destinés à recevoir les produits de combustion dégagés par les brûleurs et à les conduire au dehors par une cheminée disposée à la partie supérieure.

3° Etuve Chauveau: — L'étuve Chauveau diffère profondément des étuves Pasteur, tout en ayant le même aspect extérieur. Elle est beaucoup plus simple. Elle consiste en un placard de mêmes dimensions que celles de l'étuve Pasteur, à
doubles parois, muni d'une double porte vitrée avec papier
noir, rayons intérieurs, etc.

Le volant de chaleur (fig. 67) est constitué par une plaque de
fonte (A) formant le fond de l'étuve, et recouvert supérieurement
par une couche de sable fin (B). Cette plaque est supportée par

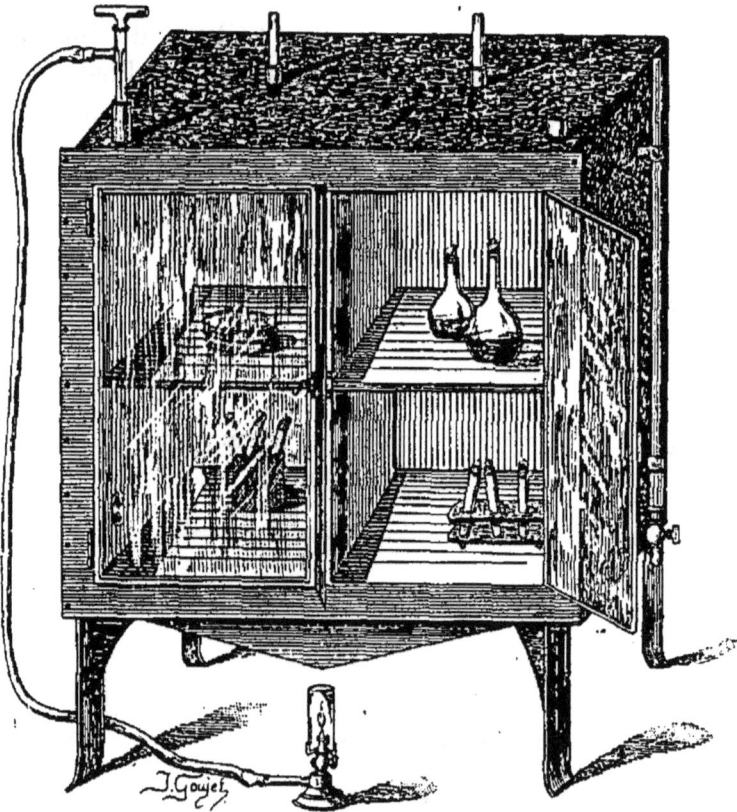

Fig. 68.
Étuve de Babès avec régulateur de Reichert.

quatre pieds également en fonte. Une rampe à huit becs de gaz (C)
court sous la fonte. Le régulateur à éther Chauveau (D) (voir
p. 120) règle la température qui varie à peu près d'un degré

par rayon (espacés de 30 centimètres); on a ainsi quatre ou cinq températures différentes (augmentant de haut en bas), mais constantes pour le même rayon, et qu'une petite étiquette peut indiquer. Nous nous sommes servis pendant des années de cette étuve sans lui trouver d'inconvénients ; elle est, en outre, peu coûteuse à construire, et n'exige pas de réparations.

4° Etuve Babès. — Signalons l'*étuve de Babès* à deux compartiments représentée figure 68. Le volant de chaleur est l'eau.
Le régulateur est à mercure (R. de Reichert).

5° Etuve Arloing. — ARLOING se sert couramment d'une *étuve*, modèle Chauveau, mais pour ainsi dire couchée sur le côté, *à trois compartiments* juxtaposés, reposant sur la plaque

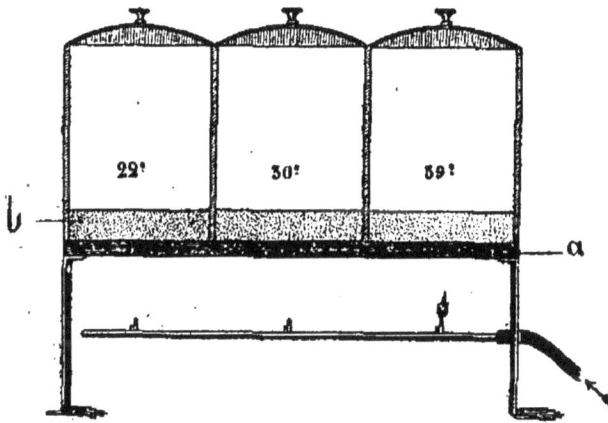

Fig. 69.

Étuve Arloing sans régulateur (coupe schématique).

a, plaque de fonte. — *b*, couche de sable.

de fonte (fig. 69). En n'allumant la rampe à gaz que sous un compartiment extrême, on a trois températures différentes régulièrement décroissantes. Le compartiment chauffé sera, par exemple, à + 39°, celui du milieu à + 30° et le dernier à + 22°, pouvant servir pour la gélatine.

On peut adapter à l'étuve Arloing un régulateur quelconque.
Elle pourrait à la rigueur s'en passer, en maintenant le bec
allumé en veilleuse.

C) PETITES ÉTUVES

On a construit un grand nombre d'étuves portatives.

1° Etuve Salomonsen. — On pourrait à la rigueur, si on se
contente d'une étuve variant de quelques degrés, en faire con-
truire une très simple, sans régulateur, comme l'indique la
figure 70 empruntée à SA-
LOMONSEN.

Le gaz est remplacé par
une veilleuse à huile. Une
écuelle est remplie d'eau
jusqu'à 2 centimères du
bord (A); on verse par-
dessus une couche d'huile
(B) de 2 centimètres sur
laquelle on met plusieurs
flotteurs (C) avec des mè-
ches à veilleuses qu'on
changera matin et soir. La
distance ente les flammes
et le fond de l'étuve ser-
virait à la régulation.

**2° Etuve Gay-Lus-
sac.** — L'étuve Gay-Lus-
sac est une caisse à doubles
parois, portée par quatre
pieds en fer, et munie
d'une porte vitrée. L'inter-

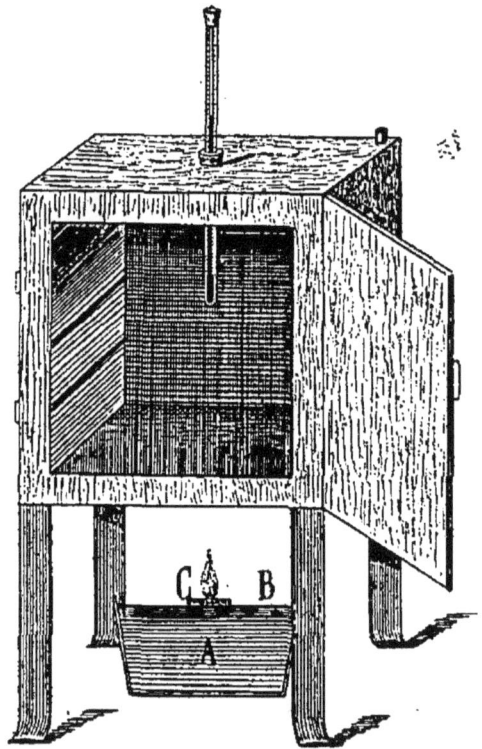

Fig. 70.
Étuve de Salomonsen sans régulateur.

valle des deux parois est rempli d'eau ou d'huile. Un thermomètre traverse la paroi supérieure. Le chauffage s'obtient
par un bec Bunsen, recevant le gaz d'un régulateur qui plonge

dans l'eau. L'étuve dessinée figure 71 est munie d'un régulateur Rohrbeck.

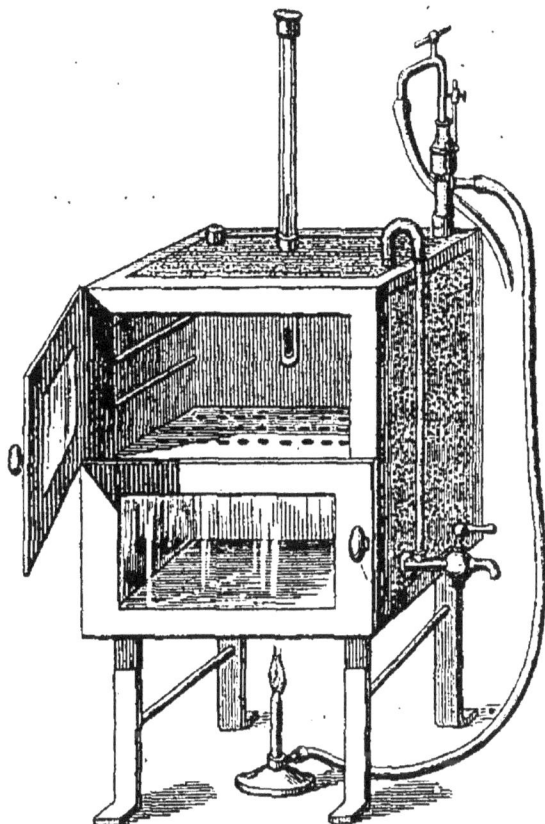

Fig. 71.
Étuve de Gay-Lussac avec régulateur Rohrbeck.

3° Etuve d'Arsonval. — L'étuve d'Arsonval se compose de
deux vases cylindro-coniques concentriques limitant deux
cavités : l'une centrale destinée à constituer la chambre, l'autre
annulaire remplie d'eau (volant de chaleur). Le couvercle est
également à doubles parois et rempli d'eau. Une rampe à gaz
circulaire chauffe l'eau à la partie inférieure. La régulation
s'obtient par une tubulure latérale (2) fermée à l'extérieur par
une membrane de caoutchouc si on se sert du régulateur à
membrane de d'Arsonval (fig. 72) ou par un régulateur quelconque plongeant dans l'eau par l'orifice supérieur.

Nous avons adapté à nos étuves d'Arsonval (fig. 73) une plaque
métallique vissée sur la tubulure latérale et surmontée d'une

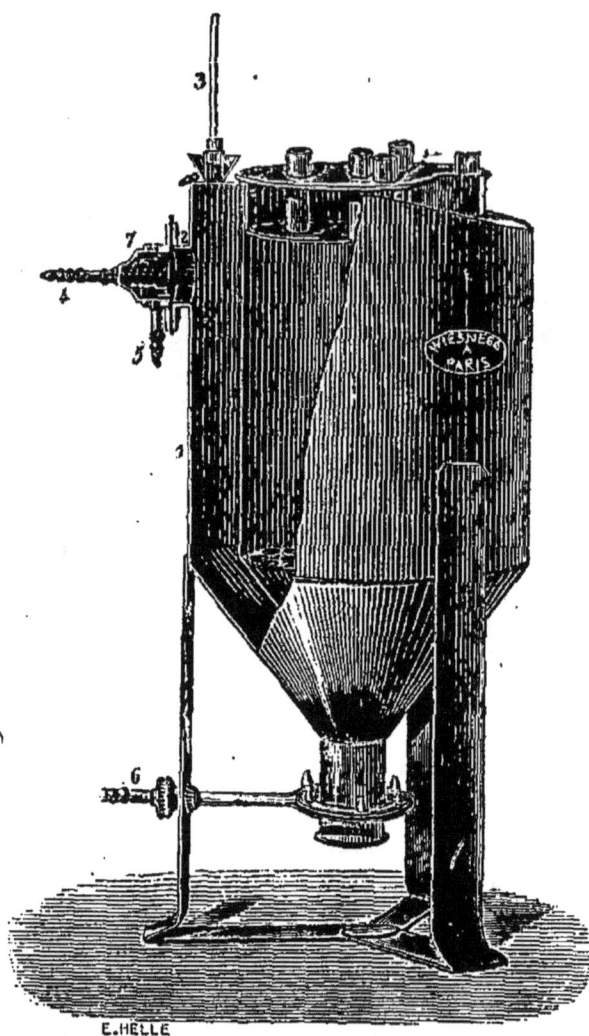

Fig. 72.

Étuve d'Arsonval avec régulateur à membrane d'Arsonval.

longue tige en fer pour supporter le régulateur Chauveau à éther
dont nous nous servons presque exclusivement. On fait alors
plonger le thermomètre dans la cavité intérieure de l'étuve
par la tubulure centrale du couvercle.

Cette étuve a le grand inconvénient d'avoir une cavité très

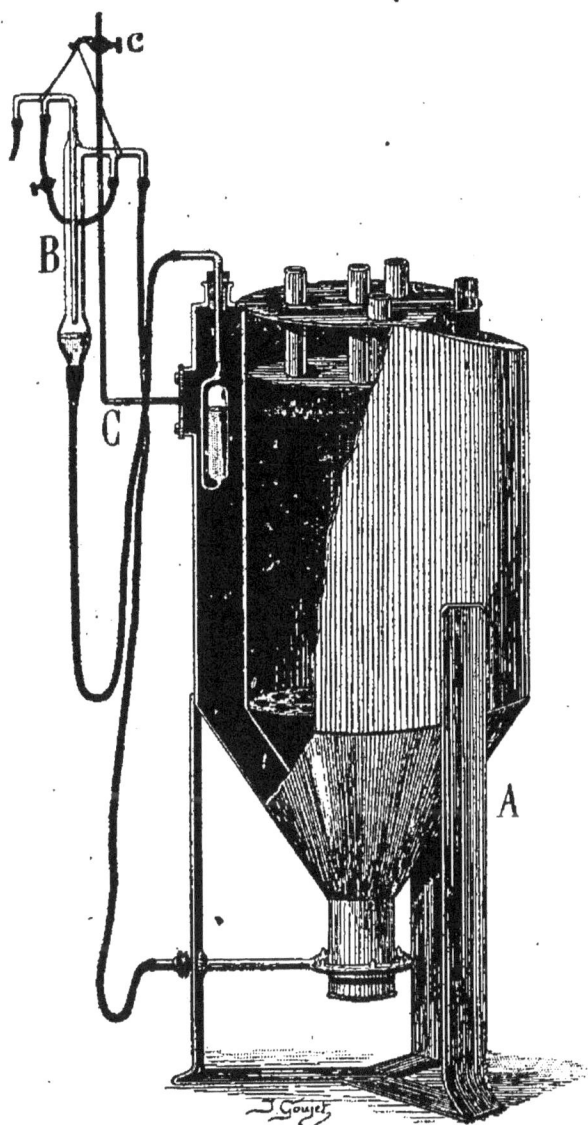

Fig. 73.

Étuve d'Arsonval avec régulateur Chauveau.

A, étuve d'Arsonval. — B, régulateur Chauveau. — C, tige supportant le régulateur
adaptée à la tubulure latérale de l'étuve. — c, curseur servant au réglage.

étroite, nécessitant la superposition des cultures. Il faut la vider
pour prendre un ballon placé à la partie inférieure.

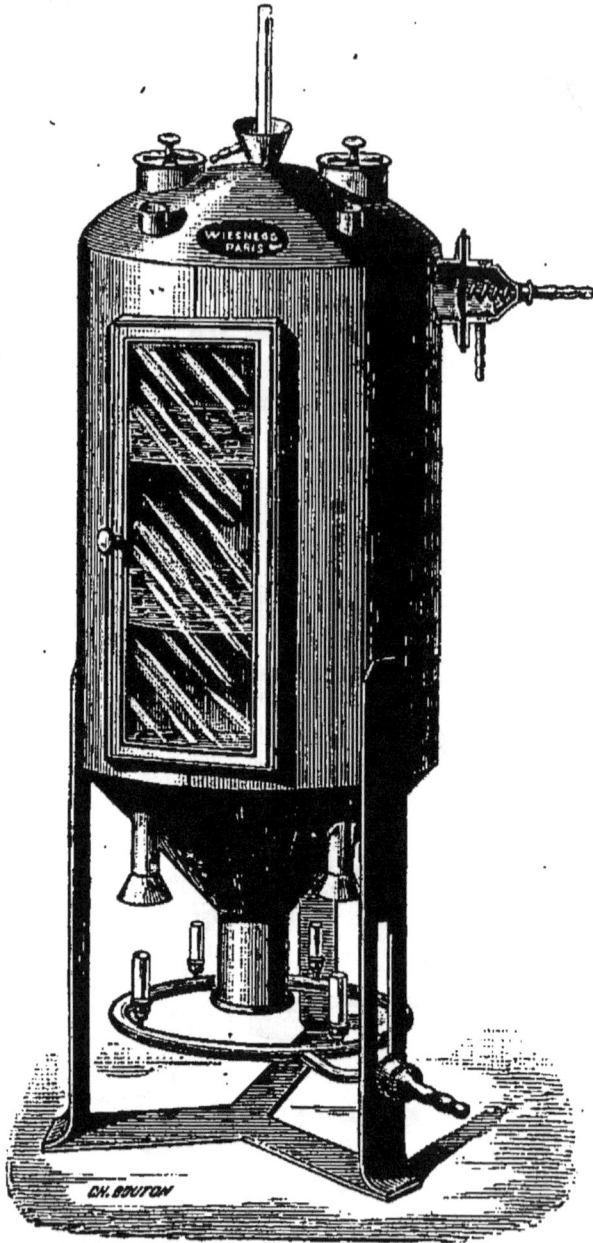

Fig. 74.

Nouvelle étuve d'Arsonval avec porte latérale (régulateur d'Arsonval
à membrane).

La *nouvelle étuve de d'Arsonval* (fig. 74) s'ouvre latéralement par une porte transparente à double verre. Le chauffage du

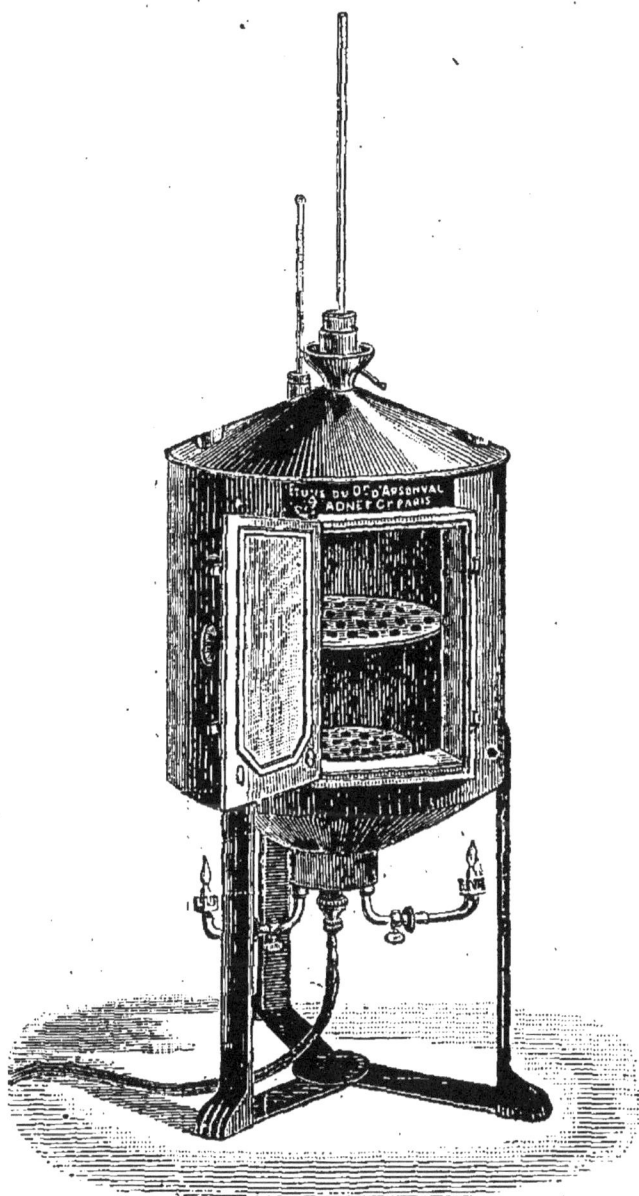

Fig. 75.

Étuve d'Arsonval avec régulateur métállique d'Arsonval placé à la
partie inférieure.

matelas d'eau se fait par deux cheminées métalliques qui traversent le liquide dans toute sa hauteur. Le réglage se fait comme précédemment (fig. 72) ou par un régulateur métallique placé à la partie inférieure (fig. 75 et 76), permettant de régler l'étuve à des températures très élevées.

Les étuves d'Arsonval seront remplies d'*eau récemment bouillie*, c'est-à-dire *privée d'air*.

4° Chambres chaudes. — Notons encore : les *chambres chaudes* pour cultures sous le microscope que nous décrirons au chapitre VI.

En résumé, nous considérons comme indispensables à posséder trois modèles d'étuves : 1° une chambre étuve réglée par un régulateur métallique Roux ou une étuve armoire modèle Chauveau ou Roux pour l'ensemble des cultures à + 38° ; 2° une étuve Gay-Lussac ou Babès avec régulateur Arloing pour

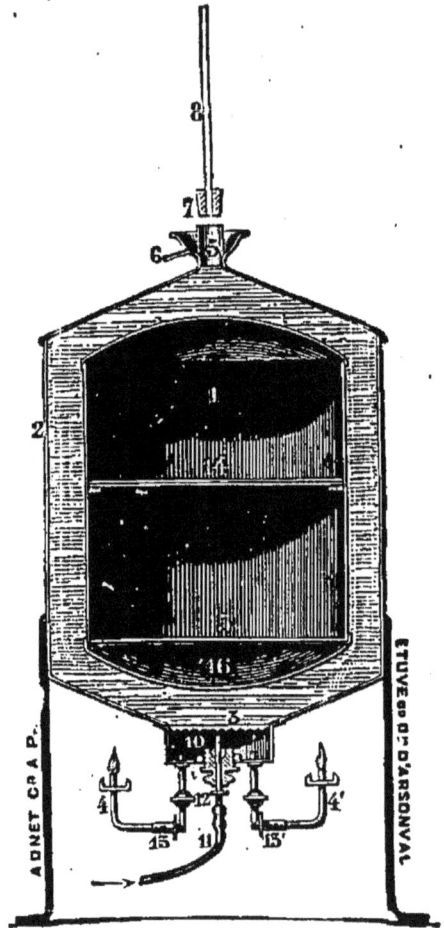

Fig. 76.

Coupe schématique de l'étuve d'Arsonval représentée figure 75.

les cultures sur gélatine à + 22° [1] ; 3° une ou plusieurs étuves

[1] Il faut, bien entendu, pour qu'une étuve puisse se régler à + 22°, que la température ambiante ne dépasse pas cette température. En été, on placera les étuves à + 22° dans un sous-sol ; sinon il faudrait installer un appareil réfrigérant à entretien coûteux. On a construit des étuves Schribaux-Roux entourées d'un serpentin de tubes métalliques servant à faire circuler un courant d'eau froide autour

d'Arsonval avec régulateur Chauveau pour les températures spéciales supérieures à + 38°.

§ 2. — RÉGULATEURS

Ces appareils sont indispensables à la régulation *automatique* des étuves.

A) RÉGULATEUR DE PRESSION

Des variations de pression se produisent journellement dans les conduites de gaz.

Elles peuvent être suffisantes pour troubler le fonctionnement des régulateurs et entraîner l'extinction des brûleurs, ou tout au moins un réglage imparfait. On remédie quelquefois à cet inconvénient en interposant un *régulateur de la pression* entre l'arrivée du gaz et l'appareil de réglage. La figure 77 représente le régulateur Moitessier construit par Wiesnegg. On remplit le réservoir d'eau glycérinée jusqu'à l'affleurement de la petite tubulure latérale (gauche). Deux manomètres enregistrent la pression du gaz avant et après la régulation. On règle le second manomètre d'après la pression minima des conduites de la ville.

B) THERMO-RÉGULATEURS

Les modèles en sont extrêmement nombreux. Tous sont basés sur le principe de la dilatation des corps par la chaleur ; le corps dilaté rétrécit l'orifice d'arrivée du gaz lorsque l'étuve s'échauffe trop, il l'agrandit, en se rétractant, lorsqu'elle se refroidit ; ainsi s'établit automatiquement le réglage à une température constante.

1° Régulateurs à liquides. — Le corps dont la dilatation opérera le réglage est un liquide.

des parois, pour abaisser la température ambiante et permettre le réglage à + 22°. On trouvera au chapitre XIII (p. 314) une figure (fig. 179) représentant l'étuve glacière de Miquel destinée à l'analyse des eaux.

a. *Régulateurs directs*. — Dans les *régulateurs directs* ce corps liquide *est le volant de chaleur lui-même.*

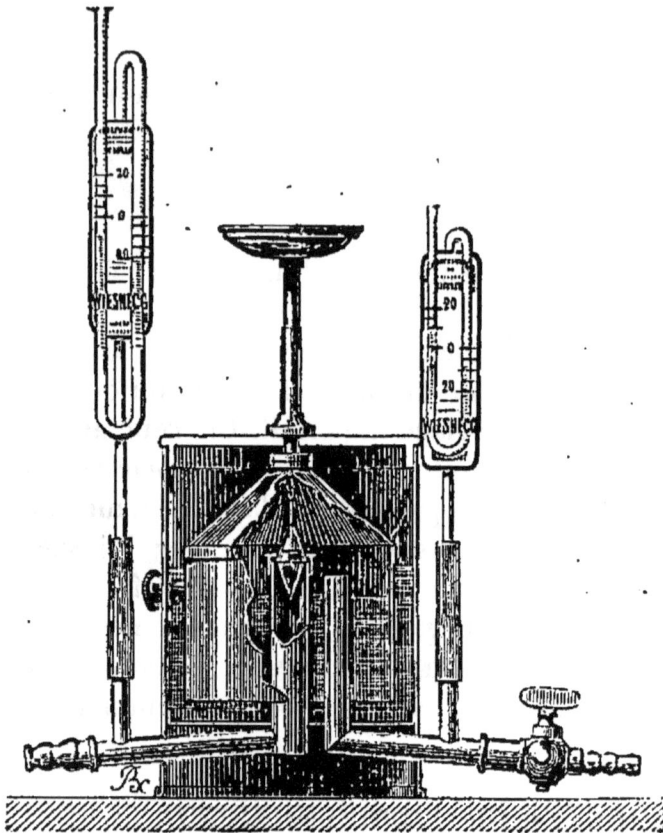

Fig. 77.
Régulateur de pression Moitessier.

Le *régulateur à membrane d'Arsonval* adapté à l'étuve d'Arsonval premier modèle en est un exemple. Si on se reporte à la figure 72, on voit que la paroi externe de l'étuve porte une tubulure latérale (2) qui communique intérieurement avec l'espace annulaire rempli d'eau, et est fermée extérieurement par une membrane verticale de caoutchouc. Lorsque l'appareil est clos, cette membrane est donc la seule portion de la paroi qui puisse traduire à l'extérieur, en les totalisant, les variations de volume du matelas d'eau. Le gaz qui doit aller au brûleur est amené par un

tube (4) qui débouche dans une boîte métallique (7) tout près du
centre de la membrane. L'orifice (5) conduit le gaz au brûleur (6).
Un petit ressort à boudin fixé au tube (4) appuie sur la membrane et tend à l'éloigner de l'orifice d'arrivée du gaz. On
remplit l'espace annulaire (1) d'eau *bouillie* par la douille (3).
On fait tremper un thermomètre, *sans boucher* l'orifice de la
douille pour permettre l'écoulement libre de l'eau qui va se
dilater. On allume le brûleur en dévissant suffisamment le
tube (4). Quand le ther-
momètre marque la tem-
pérature cherchée, on
bouche la douille avec un
bouchon percé d'un trou
muni d'un tube de verre
(3), après avoir ajouté
une goutte d'eau pour
remplacer le volume du
thermomètre. Tant que
la douille est ouverte,
l'eau s'écoule au dehors
et ne tend pas la mem-
brane. Aussitôt la douille
bouchée, l'eau, se dila-
tant à mesure qu'elle s'échauffe, monte dans le tube de verre
et cette colonne d'eau exerce sur la membrane une pression
de plus en plus forte qui, surmontant graduellement l'élasticité
du ressort à boudin, diminue l'orifice d'arrivée du gaz. Il faut
naturellement que le tube (4) ne soit pas trop éloigné de la membrane ; on s'en assure en tâtonnant. On peut boucher hermétiquement la douille pour avoir plus de sensibilité; il faudra
enlever le bouchon lorsqu'on éteindra le gaz.

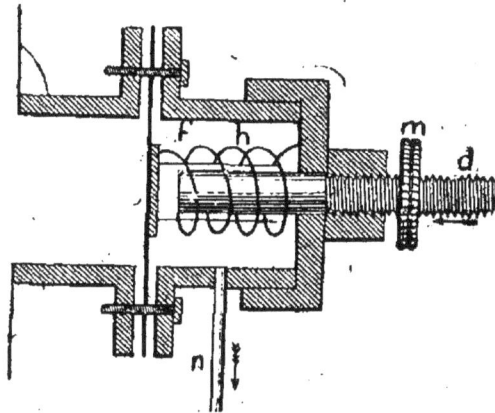

Fig. 78.

Schéma du régulateur à membrane
d'Arsonval.

La figure 78 est un schéma du régulateur d'Arsonval à membrane.

Ce régulateur peut naturellement s'appliquer à toutes les
étuves à volant d'eau. Il a deux défauts : la membrane de
caoutchouc s'altère rapidement, et la régulation se fait à la
partie supérieure de l'étuve. On ne l'emploie plus.

Le *régulateur métallique d'Arsonval* est le même que le précédent, mais tend à supprimer les deux défauts. Dans le modèle *fixe* (à eau) la membrane de caoutchouc est remplacée par une lame métallique très mince et le régulateur est situé à la partie inférieure de l'étuve. Ce régulateur est figuré dans les figures 75 et 76. On a construit un modèle *mobile* pouvant se fixer à toutes les étuves (fig. 79) ; nous le décrirons ici, bien qu'il dût rentrer dans le groupe *b*. On remplit par la cuvette (2) le tube (1) de pétrole ou d'huile d'olive. En se dilatant le liquide verse dans la cuvette. A la température voulue on ferme le réservoir par le robinet à pointe (3). La membrane métallique est notée (4). On peut régler jusqu'à + 100° ou même au-dessus avec ces régulateurs métalliques.

b. *Régulateurs indirects.* — *Le liquide dilatable, enfermé dans un récipient, plonge dans le liquide du volant de chaleur.*

Ce liquide peut agir indirectement sur l'arrivée du gaz.

Le *régulateur Schlœsing* (fig. 80) se charge avec du mercure qui refoule une membrane de caoutchouc (*a*) en se dilatant. Une languette de laiton (*b*) qui pend suspendue au bouchon (*c*), dans la cavité à gaz (*d*), bouche ainsi plus ou moins l'orifice d'arrivée du gaz. A la température cherchée (le thermomètre plonge dans l'étuve), on ferme le robinet (*e*). La partie large du tube (*f*) plonge dans le liquide qui sert de volant de chaleur à l'étuve.

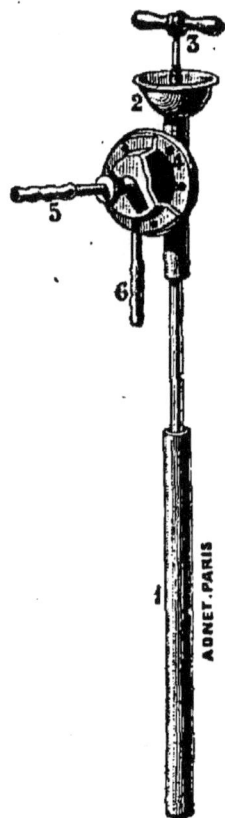

Fig. 79.
Régulateur d'Arsonval, à membrane métallique, mobile.

Le *régulateur mobile de d'Arsonval* (voir au-dessus) appartient à ce groupe.

Le liquide peut agir directement sur l'arrivée du gaz.

Le *régulateur Raulin* est représenté figure 81. Le tube en verre ou en fer (a) contient une certaine hauteur de mercure ; le

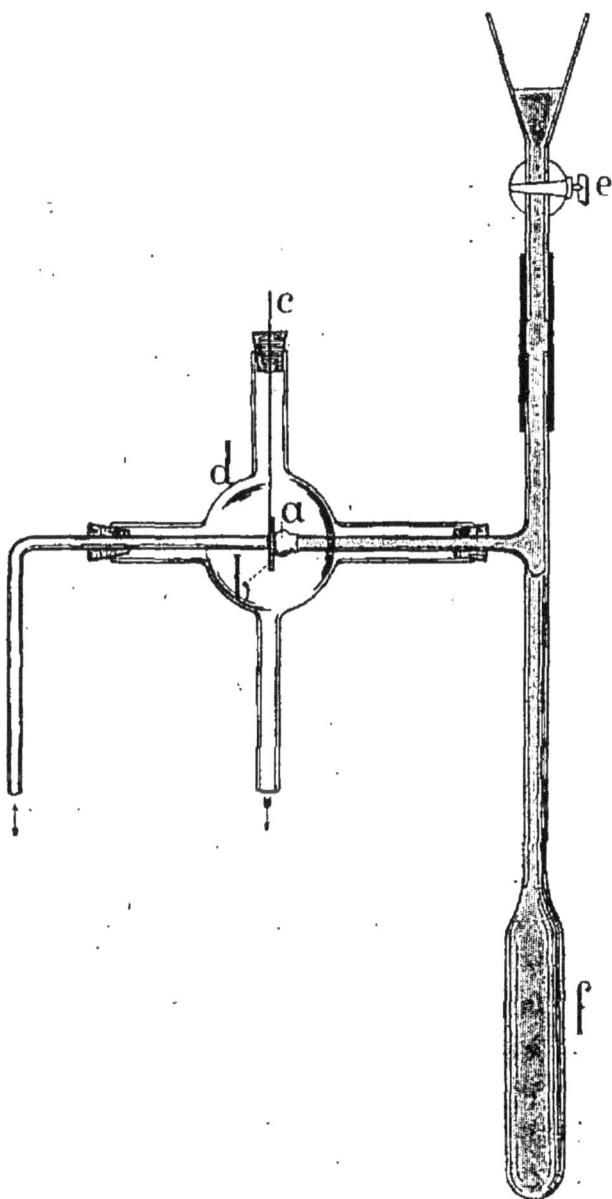

Fig. 80.

Régulateur de Schlœsing (coupe schématique)..

tube en fer (b), taillé en bec de flûte, se visse jusqu'à affleurement de la pointe sur le mercure. Le gaz vient par (c) et res-

sort par (*d*). On allume, et, lorsque l'étuve est à une température inférieure de 0°5 ou 1° à la température cherchée, on visse le tube jusqu'à ce que la flamme baisse à un travers de doigt. On tâtonne jusqu'au réglage définitif. Le tube en H (*e*) fait office de

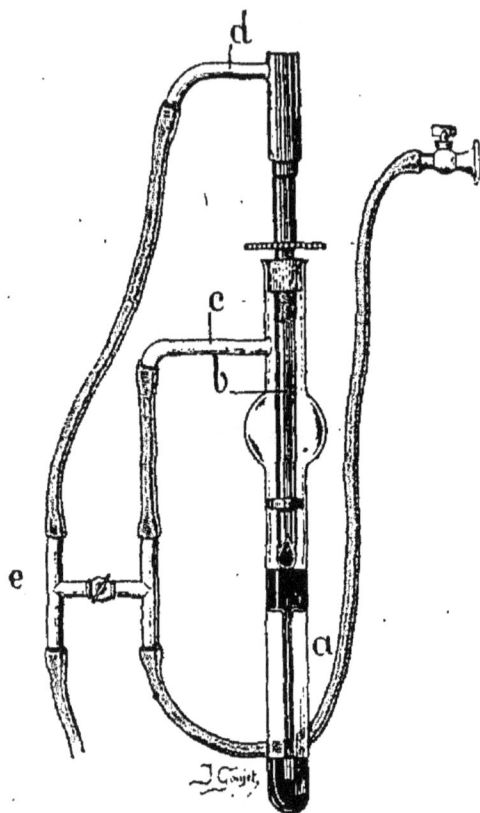

Fig. 81.
Régulateur de Raulin.

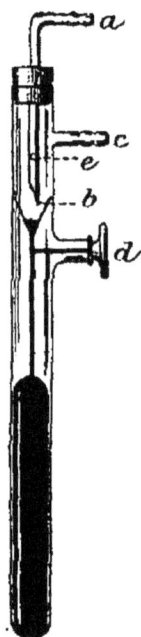

Fig. 82.
Régulateur
de Reichert.

veilleuse ; il doit permettre une petite flamme, le tube (*b*) plongeant complètement dans le mercure.

Le *régulateur Reichert* ou *Chancel* (fig. 82) est une heureuse modification du précédent. Il est peu coûteux. Le gaz suit le trajet (*a*, *b*, *c*). La colonne de mercure est mobile et se règle par la vis (*d*). Un petit orifice (*e*) permet le passage d'une quantité de gaz suffisante pour empêcher l'extinction du brûleur. Malheureusement la vis cède à la longue et le réglage est à recommencer.

Le *régulateur Arloing* (fig. 83) est le plus sûr des régulateurs de cette catégorie; aucune pièce n'est mobile. On verse du mercure dans le tube (A), en laissant un assez grand intervalle entre la surface du mercure et le tube (B). On bouche en (C) avec un bouchon de caoutchouc. La sauterelle (D) empêche l'extinction. On chauffe l'étuve jusqu'à la température cherchée. A ce moment, on enlève le bouchon (C) et on verse du mercure jusqu'à affleurement du tube (B). On rebouche et on met le tout en place. On tâtonnera en enlevant un peu de mercure avec une pipette si la température est trop basse. Une fois réglé l'appareil d'Arloing ne peut se déranger.

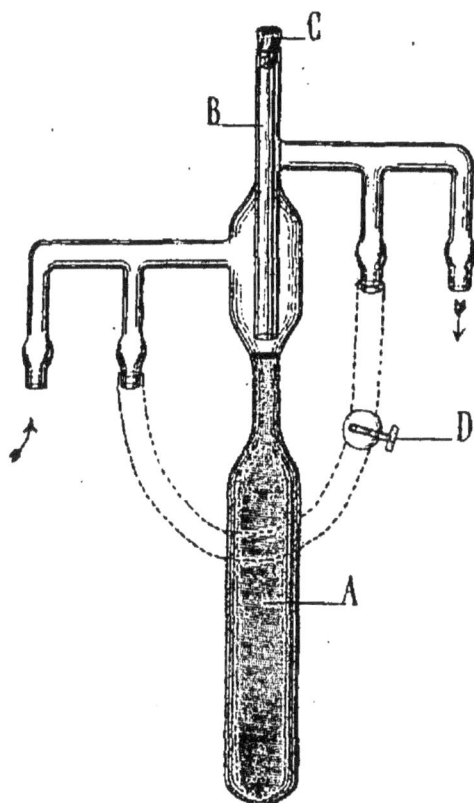

Fig. 83.
Régulateur Arloing.

Le réservoir A doit être proportionnellement beaucoup plus long que dans la figure ci-dessus.

2° Régulateurs à gaz. — Le corps dilatable est gazeux.

a. *Régulateurs à air.* — On a employé l'*air*. Le *régulateur de Bohr* (fig. 84) se compose d'un réservoir (*a*) rempli d'air, avec son robinet (*b*), et d'un tube en U (*c*) dont la seconde branche contient un tube taillé en bec de flûte (*d*), et muni d'un orifice de sûreté (*e*). Du mercure occupe le fond de l'U. On ferme le robinet (*b*) lorsque la température cherchée est obtenue. Le tube (*a*) doit être très sec. On peut régler à toutes les températures pourvu qu'elles soient au-dessous du point de fusion du verre.

b. *Régulateurs à vapeurs sous tension.* — Les modifications considérables de la *tension des vapeurs* aux différentes températures ont servi de base à la construction d'un certain nombre d'excellents régulateurs. Leur sensibilité est incomparablement supérieure à celle des appareils précédents. Ils sont chargés d'un *liquide se vaporisant* à quelques degrés au-dessous de la température cherchée : on réglera de + 30° à + 60° avec de l'éther, de + 60° à + 100° avec de l'alcool, de + 100° à + 110° avec de l'eau distillée, de + 110° à + 120° avec une solution de chlorure de calcium. L'*éther* sera donc le liquide le plus fréquemment employé pour les étuves à culture ; les autres liquides sont applicables aux étuves à stérilisation ou à préparation de vaccins.

Le *régulateur Rohrbeck* est représenté figure 85. Le gaz suit la voie (*a*, *b*, *c*) à travers le tube (*d*) taillé en bec de

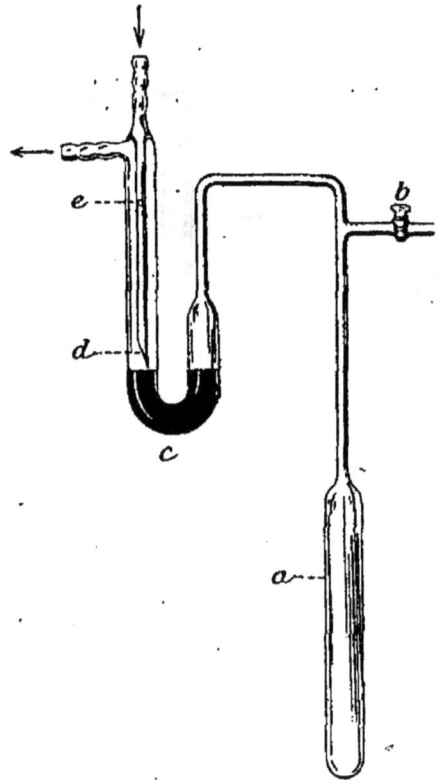

Fig. 84.
Régulateur de Bohr.

flûte à angle très aigu, sauf la petite quantité nécessaire à la veilleuse qui traverse directement l'orifice (*e*). Un diagramme de verre (*h*) en forme d'entonnoir, à extrémité allongée inférieure, plonge dans le mercure. L'éther remplit la chambre (*g*). Lorsque l'éther se vaporise, le mercure est refoulé jusqu'à la ligne pointillée (*i*) et ferme en partie l'orifice triangulaire, laissant au gaz un passage de plus en plus étroit. On soulève plus ou moins le tube (*d*) pour le réglage. Ce tube (*d*) peut être en acier et se régler au moyen d'une crémaillère comme dans la figure 71 (étuve Gay-Lussac).

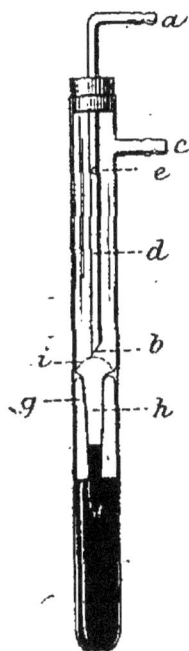

Le *régulateur Chauveau*, dont nous nous servons presque exclusivement au Laboratoire de Lyon, est le meilleur des régulateurs à tension de vapeurs. Il a été imaginé par CHAUVEAU, il y a longtemps, avant tout autre appareil analogue. Le *réservoir à mercure est mobile, flexible*, et permet donc, sans changer la quantité de mercure introduite, d'exercer sur le liquide vaporisable une pression plus ou moins forte en modifiant le niveau du mercure. Le tube d'arrivée du gaz est ainsi fixe. Le réglage se fait par le niveau plus ou moins élevé de la surface du mercure, et peut se calculer mathématiquement, dès qu'on connaît la température d'ébullition du liquide et la pression exercée sur lui. Il faut pour le régulateur un support extérieur à l'étuve ; ce sont de simples clous superposés en série verticale plantés sur la paroi externe des étuves armoires ; c'est un support métallique vissé aux étuves métalliques (voir l'*Étuve d'Arsonval*, fig. 73). Il va sans dire qu'on peut employer les divers liquides vaporisables cités plus haut. L'éther à lui seul est capable de régler à toutes les températures, c'est ainsi qu'on arriverait à régler des étuves à des températures inférieures à + 30° avec de l'éther, en faisant de la dépression, mais des rentrées d'air seraient alors difficiles à empêcher. Pour régler au-dessus de + 50° l'emploi de l'éther exigerait une trop haute colonne de mercure.

Fig. 85.
Régulateur de
Rohrbeck.

Le régulateur Chauveau, schématisé dans la figure 86, se compose essentiellement de deux pièces en verre reliées par un tube de caoutchouc. La première pièce (A) contient du mercure et le liquide vaporisable (l'éther pour la pratique courante) ; c'est un tube en U qui aura différentes formes suivant l'étuve à régler. Il aura la forme dessinée figure 73; pour pénétrer dans l'eau ou l'huile des étuves Gay-Lussac, d'Arsonval, etc., à travers un étroit orifice. Il aura la forme de la figure 86 (A) pour pénétrer dans la cavité d'une étuve en bois (armoires Pasteur, Roux, Chauveau). Cette première pièce est donc fixée à l'étuve, plongeant dans le volant de chaleur ou dans la cavité intérieure. Elle est reliée par un tube de caoutchouc (C) assez fort et rempli de mercure, à la seconde pièce, la plus compliquée (B). Le gaz suit le sujet (E, *b*, H.). Un mince tube de caoutchouc muni d'un petit robinet (G) met en rapport les tubulures médianes ; c'est la *sauterelle*, dont le robinet à moitié ouvert laissera toujours passer assez de gaz pour empêcher l'extinction des brûleurs. On commence par remplir (A) de mercure sans y laisser une seule goutte d'air, et on y introduit 1 ou 2 centimètres cubes d'éther ; on adapte alors le tube (C) et on le remplit de mercure jusqu'à affleurement. On enfonce alors à frottement le tube (B) dans le tube de caoutchouc, et on met de bonnes ligatures. Si on veut faire monter un peu plus le mercure dans le tube (B), il suffit de l'enfoncer da-

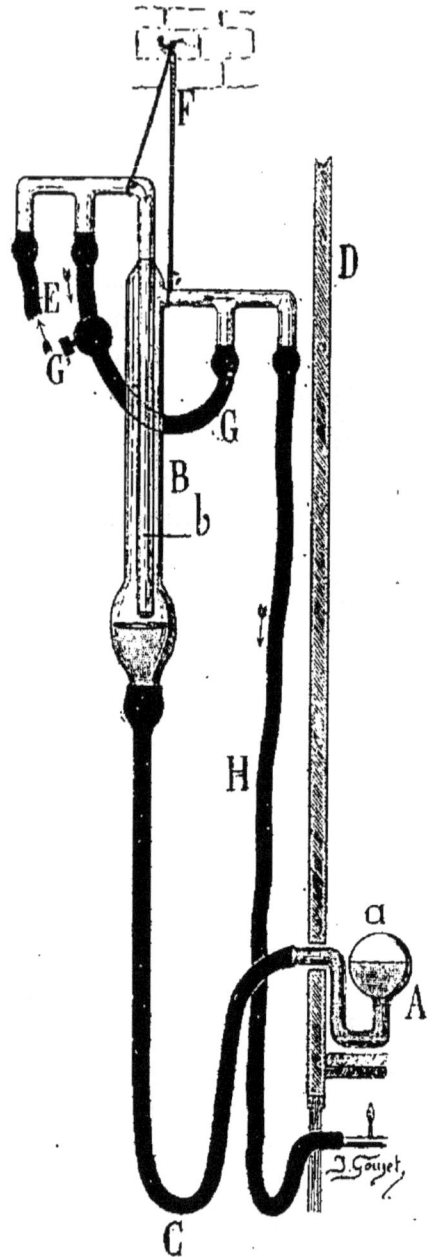

Fig. 86.

Régulateur Chauveau adapté à une étuve Chauveau. Se reporter à la figure 67 qui complète celle-ci.

vantage dans le tube (C). L'appareil est alors mis en place, la pièce mobile (B), fixée à un support métallique à glissière, ou simplement suspendue à un clou par une forte ficelle (F). Cette hauteur pourrait se calculer ; en pratique on tâtonne jusqu'à ce que la différence de niveau entre les deux surfaces de mercure convienne à la température cherchée.

Une sauterelle comme celle qui est employée dans le régulateur Chauveau est préférable aux petits orifices pratiqués dans le verre des autres régulateurs, car elle peut être réglée.

Le *régulateur Pittion* est un régulateur Rohrbeck avec adjonction d'une sauterelle entre (*a*) et (*c*) remplaçant l'orifice (*e*).

3° Régulateurs métalliques. — Le corps dilatable est métallique. Les métaux sont inégalement dilatables par la chaleur.

L'excellent *régulateur de Roux* repose sur ce principe. La figure 66 le représente en place dans l'étuve armoire de Pasteur-Schribaux. Schématiquement (fig. 87), ce régulateur « est formé de deux barres métalliques, l'une en acier (1), l'autre en zinc (2), soudées ensemble sur toute leur longueur et recourbées ensuite en forme d'U (B). Le métal le plus dilatable, le zinc, étant en dehors, toute élévation dans la température tendra à rapprocher les branches, et tout abaissement les écartera l'une de l'autre ».

Une des branches (la plus éloignée) est fixée à la paroi de

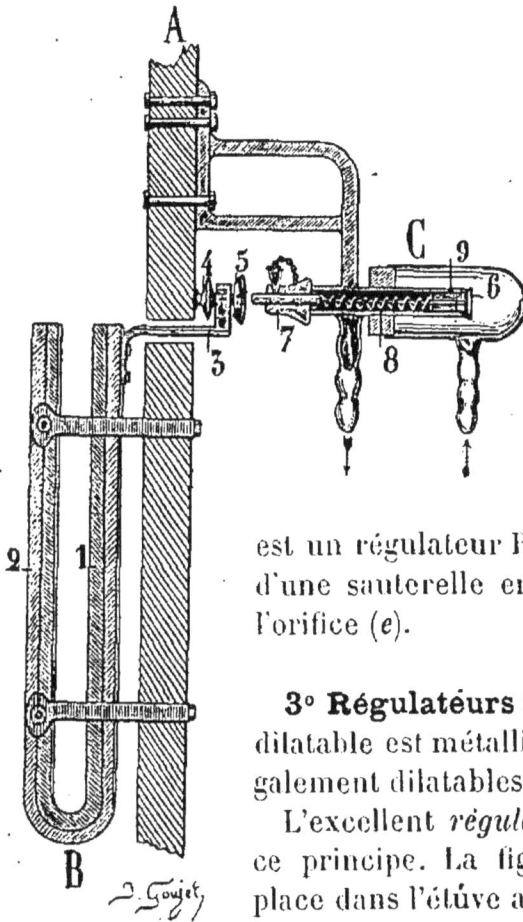

Fig. 87.
Régulateur métallique de Roux.

l'étuve (A). Une tige (3) ajustée à angle droit sur l'autre branche en suivra tous les mouvements et ira au dehors ouvrir ou obstruer l'arrivée du gaz allant au brûleur; elle sortira de l'étuve par une petite ouverture où elle puisse se mouvoir librement. Cette tige est courbée à angle droit après sa sortie de l'étuve et est traversée par une vis (5) qui peut être fixée à un point quelconque de sa course au moyen d'un écrou (4). L'extrémité de cette vis peut être amenée au contact d'une petite soupape qui règle l'écoulement du gaz. Cette soupape est un obturateur conique en laiton (6) qui termine une tige (7) située dans le prolongement de la vis, et ayant traversé le tube de sortie du gaz. Un petit ressort (8) placé dans ce tube maintient l'orifice de sortie fermé tant qu'on n'appuie pas sur l'extrémité de la tige de l'obturateur (c'est la position de la figure 87). Si celle-ci est légèrement repoussée, le tube est ouvert, le gaz sort de la petite chambre en verre (C) et se rend au brûleur par le tube qui contient le ressort à boudin. Une petite ouverture (9) pratiquée dans l'obturateur suffit à maintenir le brûleur en veilleuse. Tout l'appareil extérieur à l'étuve est fixé à celle-ci en face de l'ouverture qui livre passage à la tige (3).

Pour régler l'étuve on tourne la vis jusqu'à ce que, pressant sur l'extrémité de la tige, elle ouvre largement la soupape, et on allume le brûleur. Lorsque le thermomètre de l'étuve atteint une température inférieure de 0°,5 à celle qu'on veut obtenir, on tourne la vis jusqu'à ce qu'elle effleure l'extrémité de la tige. L'étuve est réglée. Si elle se refroidit, les branches du régulateur s'écartent, et la vis appuyant à nouveau sur la tige ouvre l'arrivée du gaz.

4° Brûleurs à fermeture automatique. — Tout régulateur, employant le gaz comme combustible, doit posséder une sauterelle ou un petit orifice pour empêcher l'extinction des brûleurs. Cet accident est malgré tout possible; le gaz sort alors en abondance et forme un mélange détonant.

Koch a imaginé des *brûleurs à fermeture automatique*. Deux lames métalliques, disposées en spirale, touchent la base de la flamme du bec. En s'échauffant, ces lames subissent une torsion ; elles se plient en sens inverse en se refroidissant. Ce dernier mouvement ferme, au moyen d'un levier, un robinet dont est muni le brûleur. Ces brûleurs donnent une sécurité trompeuse, car les ressorts se détrempent rapidement.

MUNCKE, de Berlin, a imaginé un système de fermeture automatique basé sur les oscillations d'un petit volume de mercure déterminées par la dilatation d'une masse d'air. Un tube thermométrique à grand réservoir, courbé en V en son milieu, est suspendu de manière à pouvoir osciller dans un parcours limité par des buttoirs. Le tube est rempli de façon à basculer du côté du réservoir, à la température ordinaire. Un petit bec à veilleuse chauffe l'air du réservoir ; celui-ci se dilate et chasse le mercure du côté opposé ; le tube bascule. Si le bec vient à s'éteindre, l'air retombe à la température ordinaire, le mercure revient dans la branche du réservoir, et le tube, rebasculant dans la position première, ferme un robinet qui se trouve sur la conduite du gaz.

5° **Régulateurs électriques.** — On pourrait aussi employer, en bactériologie, des régulateurs électriques. Le mercure, en se dilatant, prend contact avec un fil qui ferme le circuit. Le courant agit sur un électro-aimant qui ferme l'arrivée du gaz : une veilleuse empêche l'extinction. La distance entre le mercure et la pointe du fil sert au réglage.

CHAPITRE VI

CULTURE ET ISOLEMENT DES AÉROBIES

Les microbes sont *aérobies* ou *anaérobies*. Nous définirons ces termes au chapitre vii (p. 157). L'immense majorité des microbes est aérobie; ce chapitre, exclusivement consacré à la culture et à l'isolement de ceux-ci, constitue donc une étude de la technique la plus courante.

§ 1. — CULTURE DES AÉROBIES

Nous supposons d'abord qu'on possède une culture pure, et qu'on veut la propager. Lorsqu'on tient à conserver une culture bien *végétante* et *virulente*, il faut assez fréquemment la reporter en milieu nutritif neuf. C'est ce qu'on appelle le *réensemencement* ou encore le *repiquage*, s'il s'agit de cultures solides.

Le microbe, en effet, arrive rapidement à user le milieu nutritif dans lequel il végète par un double mécanisme : il utilise des substances nutritives qui finissent par manquer, et il déverse autour de lui des produits solubles qui modifient la composition du milieu au point de le rendre inhabitable. A ce moment, le microbe souffre, devient moins vivace, perd sa virulence, et finit par mourir. Il faut donc, sans attendre cette période de vieillesse, *régénérer* la culture en en transportant une parcelle dans un milieu nutritif neuf. Le temps au bout duquel une culture doit être régénérée est excessivement variable suivant le microbe, le milieu employé, la température ambiante, etc. D'une façon générale une culture en milieu liquide doit être réensemencée tous les six ou huit jours environ ; une culture en milieu solide, tous les quinze jours ou tous les mois ; mais, nous le répétons, il n'y a pas de règle. Il vaut toujours mieux pécher par excès de zèle, et régénérer ses cultures le plus souvent possible. Certains microbes sont très difficiles à conserver vivants et virulents, tels le *pneumocoque*, le *gonocoque*, etc., d'autres sont très vivaces : *bacillus anthracis, bacille de la tuberculose* [1], etc. Les microbes qui se reproduisent par sporulation sont naturellement plus résistants que les autres.

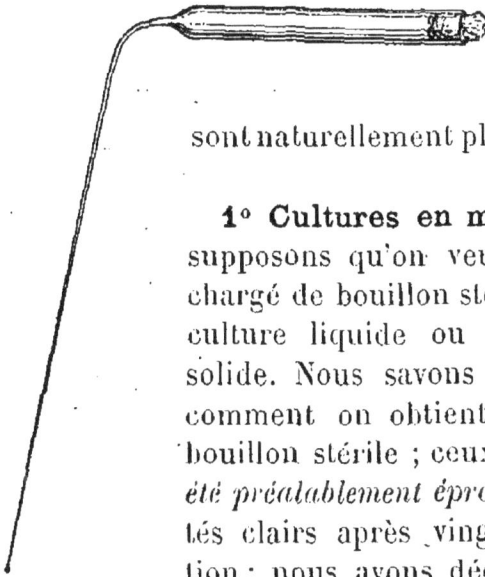

1° Cultures en milieux liquides. — Nous supposons qu'on veut ensemencer un ballon chargé de bouillon stérilisé avec une goutte de culture liquide ou une parcelle de culture solide. Nous savons déjà (voir ch. IV, p. 72) comment on obtient des ballons chargés de bouillon stérile ; ceux-ci *devront toujours avoir été préalablement éprouvés à* + 38°, et être restés clairs après vingt-quatre heures d'exposition ; nous avons décrit la pipette Pasteur et l'aiguille de platine (p. 13, fig. 5 et 6) ; avec une lampe à alcool ou un bec Bunsen l'outillage sera complet.

Fig. 88. Pipette courbée au moment d'être utilisée.

Il faut d'abord stériliser la pipette ou l'aiguille de platine. La pipette déjà stérilisée au four Pasteur (son coton doit être couleur café au lait clair) est flambée, d'abord du côté du coton qui doit être mis à la bouche, puis tout le long de la partie effilée ; on casse alors la pointe avec une pince flambée, et on stérilise à nouveau la

---

[1] J. COURMONT et NICOLAS (Congrès de Lyon, 1894) ont montré que des cultures de *bacille tuberculeux* humain sont encore vivaces et virulentes pour le cobaye au huitième mois.

surface de section. On chauffe ensuite fortement jusqu'à ramollissement du verre l'origine de la partie effilée qui se courbe d'elle-même à angle presque droit comme le représente la figure 88. Il faut conserver une longueur de tube effilé au moins égale à la profondeur du récipient dans lequel on doit puiser la semence. Cette courbure a pour but d'empêcher la bouche et la barbe de l'expérimentateur d'être situées, pendant les opérations, dans l'axe de l'orifice ouvert des récipients ; elle n'est pas indispensable. Il faudra tenir la pipette en l'air jusqu'à complet *refroidissement avant de s'en servir*, sous peine de stériliser au passage la semence puisée.

L'aiguille de platine sera portée au rouge d'un bout à l'autre ; on attendra également qu'elle soit *refroidie* pour l'employer ; les aiguilles faites avec un fil un peu épais restent chaudes assez longtemps.

L'aiguille de platine ou la pipette, stérilisées et refroidies, seront conservées entre deux doigts de la main droite ou saisies avec les lèvres par l'extrémité qui ne plongera pas dans les liquides, ou encore déposées sur deux porte-couteaux en verre flambés.

Il faut alors déboucher le récipient contenant la semence. On le saisit avec la main gauche et on l'incline aussi horizontalement que possible ; la main droite le débouche. S'il faut enlever un tampon de ouate avec une pince, il est préférable de porter la pipette ou l'aiguille aux lèvres et d'avoir toute la main droite libre ; si le ballon est bouché avec un capuchon de papier, on saisit simplement l'extrémité supérieure de celui-ci avec deux doigts libres de la main droite qui a conservé la pipette (encore un avantage des capuchons en papier sur le tampon de ouate). On fait alors passer ouate ou capuchon entre deux doigts de la main gauche qui les tiendront pendant toute l'opération, en même temps que le récipient (fig. 89). Les capuchons de papier devront être maintenus verticaux, l'ouverture en bas, comme le montre la figure 89.

On flambe alors le goulot du récipient, en le passant deux ou trois fois dans la flamme de la lampe à alcool, et on le maintient aussi immobile que possible, dans la position hori-

zontale, pour empêcher l'introduction des germes de l'atmosphère.

La main droite fait passer *rapidement* une dernière fois
l'extrémité effilée de la pipette ou l'aiguille dans la flamme et
la plonge dans la culture.

S'il s'agit de culture solide, on gratte légèrement la surface

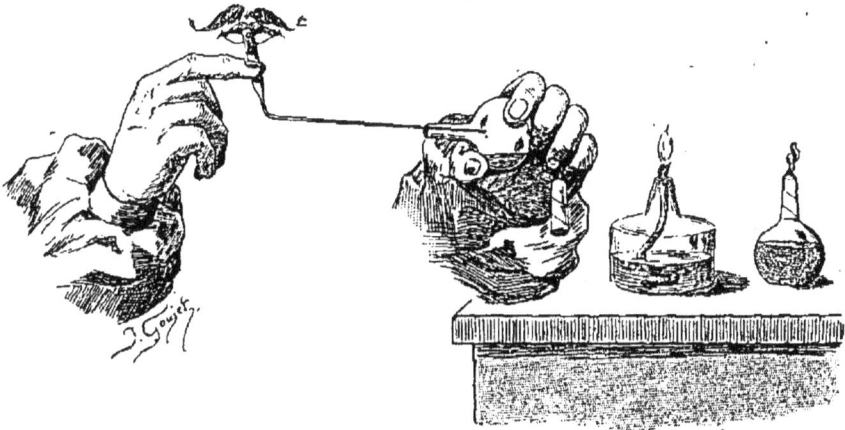

Fig. 89.
Ensemencement de ballon à ballon.

avec l'aiguille de platine ; s'il s'agit de culture liquide, la simple
capillarité de la pipette suffit à faire monter quelques gouttes
dans celle-ci. L'aspiration par la bouche est utilisée lorsqu'on
veut prélever une quantité plus notable de culture (examen
microscopique, plusieurs ensemencements successifs, etc.).

On retire alors aiguille ou pipette, en ayant soin de ne pas
heurter les parois du goulot, et on renferme le récipient après
avoir flambé le goulot ; on flambera aussi mais légèrement le tampon de ouate. Le capuchon en papier, maintenu bien vertical
depuis l'ouverture, n'a pas besoin d'être flambé. Lorsqu'on a
prélevé une quantité assez notable de bouillon de culture avec
la pipette, il faut éviter que des gouttes de semence ne s'échappent en coulant avant le réensemencement ; il suffit pour cela
de boucher l'orifice supérieur de la pipette soit avec l'extrémité de l'index droit, soit avec celle de langue, si la pipette est
maintenue avec les lèvres.

La main gauche redresse alors le récipient qui contenait la culture, le repose sur la table et prend de même le ballon de bouillon qui doit être ensemencé. La série des opérations est la même jusqu'au moment où la pipette ou l'aiguille plongent dans le ballon. Il suffit alors de laisser tomber une goutte de la pipette dans le bouillon ou d'agiter l'aiguille chargée de semence ; il est quelquefois nécessaire de souffler avec la bouche dans la pipette. On retire la pipette ou l'aiguille, on flambe le goulot et on rebouche. L'aiguille ou la pipette sont aussitôt grillées à la flamme, pour détruire les germes non employés de la semence.

On collera immédiatement une *étiquette* sur le ballon ensemencé ; celle-ci devra indiquer d'une façon précise le nom du microbe ensemencé, la date de l'ensemencement, le nombre des générations précédentes et toutes les indications particulières nécessaires. Il faut savoir que les étiquettes se décollent facilement sous l'influence de la chaleur de l'étuve ; on peut écrire directement sur le verre. Le capuchon de papier filtre (voir p. 17) permet d'écrire sur lui-même au crayon ; les indications ne peuvent ainsi être ni décollées ni effacées comme dans les deux cas précédents.

Le ballon ensemencé est alors porté à l'étuve à + 38° ou à toute autre température indiquée spécialement (voir ch. viii). Lorsqu'on désire simplement propager des cultures, il est préférable de ne pas les laisser trop longtemps à l'étuve où la végétation marche trop vite ; dès que le trouble est manifeste, on transporte le ballon dans une armoire bien fermée du laboratoire [1]. Si l'on veut, au contraire, expérimenter la virulence

[1] Il faut savoir que la *lumière* est très nuisible aux microbes. ARLOING a démontré (1885) que les rayons solaires, indépendamment de leur température, sont désastreux pour la végétabilité et la virulence des microbes. En trois quarts d'heure à six heures d'exposition (suivant la pureté de l'atmosphère), une culture mycélienne de *bacillus anthracis* est stérilisée. Les spores elles-mêmes peuvent être tuées. Voir la thèse de GAILLARD (Lyon, 1887. *Action de la lumière sur différents microorganismes*). Si la lumière n'a pas tué une culture, elle peut, en tout cas, l'avoir considérablement atténuée. Il faut donc toujours conserver les cultures à l'abri de la lumière.

ou la toxicité d'une culture, il faut la laisser constamment à la même température pour que son âge réponde à une donnée réelle.

Toutes les notions précédentes se rapportent à l'ensemencement dans un milieu liquide quelconque (bouillon ou autre) d'une culture dont la prise vient d'être faite *immédiatement*. Si l'ensemencement est *tardif*, c'est-à-dire si la semence, puisée dans une culture ou dans un produit pathologique quelconque (pus, sérosité, sang, etc.) recueilli aseptiquement, a été enfermée dans une pipette, et celle-ci scellée ensuite à la lampe, il faut un tour de main spécial pour ensemencer un ballon avec succès bien qu'avec asepsie. La surface extérieure de la pipette a été contaminée par les germes de l'atmosphère, des doigts, des objets, etc. Si on stérilise cette surface à la chaleur, on risque de détruire la semence incluse ; si on stérilise avec un antiseptique, on ajoute forcément des traces de ce dernier au bouillon qui peut alors devenir impropre à la culture ; d'autre part, la stérilisation n'est rien moins que sûre. Il faut laver d'abord l'extrémité de la pipette au sublimé à $\frac{1}{1\,000}$, rincer ensuite avec soin à l'eau stérilisée, casser le bout de la pointe effilée avec une pince flambée, et griller seulement l'extrémité de celle-ci au bec Bunsen. On entrera le moins possible la pipette dans le ballon. Il faudra habituellement souffler pour faire sortir les produits pathologiques plus ou moins visqueux et coagulés.

Une autre manœuvre est plus sûre, mais plus compliquée et ne s'applique qu'aux cas où le liquide de semence assez abondant remplit une partie de la portion large de la pipette.

On ouvre et on flambe une seconde pipette vide (B) qu'on tient à la bouche ; on enlève le tampon de ouate de la pipette chargée de semence (A), et on le jette. On flambe alors avec grand soin l'orifice de la pipette chargée, tenue presque horizontalement avec la main gauche ; puis saisissant la pipette vide avec la main droite, on la flambe rapidement une dernière fois, et on la plonge dans le liquide de semence (fig. 90). On aspire avec la bouche, on pose dans un verre à pied la pipette primitive (pour ne pas souiller la table), et on saisit de la main gauche le

ballon de bouillon à ensemencer. On opère alors comme il a
été dit plus haut.

L'aiguille de platine pourrait remplacer la seconde pipette si on ne désirait pas puiser une
notable quantité de semence.

2° Cultures sur milieux solides. — Nous supposons qu'on veuille cultiver sur un milieu solide
une parcelle de culture solide ou une goutte de
culture liquide. L'aiguille de platine sera seule
employée. On se servira des tubes chargés de
gélatine, de gélose, de sérum gélifié, de pomme
de terre, etc., préparés et *éprouvés à l'étuve* comme
il a été dit plus haut (ch. IV). On s'assurera
que la surface des milieux n'est pas trop desséchée, qu'elle ne se fend pas sous l'action de la
piqûre. Nous avons dit comment on régénérait
un tube trop sec (p. 85).

On commence par enlever le capuchon de caoutchouc, et le déposer dans un cristallisoir ou un
verre à pied rempli d'une solution de sublimé
à 1/1000 ; on s'assure ensuite, en les retirant à
moitié, que les tampons de ouate n'adhèrent pas
aux parois du tube. Les tubes de gélatine peuvent
être couchés horizontalement sur une table, les
tubes de gélose, sérum, pomme de terre, contenant souvent de l'eau à leur partie déclive,
devront être maintenus presque verticalement.

Pour puiser la semence avec une aiguille de
platine dans une culture liquide, on opère exactement comme il a été dit plus haut. Il suffit de
tremper une fois l'aiguille dans le liquide. La prise
d'une parcelle de culture solide n'en diffère pas
essentiellement. On se servira de l'aiguille droite
ou à boucle, suivant les cas. L'aiguille chargée est
prise par son manche entre les deux premiers
doigts de la main droite (ou portée aux lèvres) pendant que

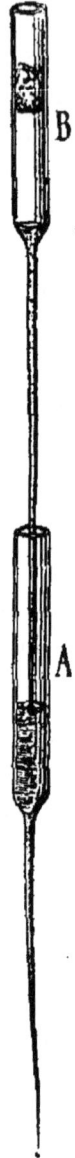

Fig. 90.
Puisage dans
une pipette.

les deux derniers débouchent le tube à ensemencer maintenu
par la main gauche. La pince tenant le tampon de ouate passe
dans deux doigts de la main gauche, et la main droite devient
libre pour manier l'aiguille de platine. Le tube est incliné
aussi horizontalement que possible, flambé à son orifice et
l'aiguille introduite va déposer la semence.

On appelle culture *par stries* le procédé qui consiste à tracer
longitudinalement sur la surface du milieu solide un sillon ou
une série de sillons parallèles ; le microbe se développera en
colonies superficielles le long des sillons. La culture par stries
est la seule employée sur les mi-
lieux opaques ou peu transparents :
pomme de terre, sérums, œufs,
gélose. Elle se fait sur les *tubes
obliques* (voir p. 80, 87, 94).

Sur la gélatine, on pratique concurremment l'ensemencement *par
piqûre*, pour observer, par transparence, les caractères des colonies
développées dans le sillon profond
au sein de la gélatine. On emploie
alors des tubes solidifiés dans la
position verticale (*tubes droits*) ; le
tube de gélatine peut être complètement renversé pendant l'ensemencement (fig. 91), pour éviter
les germes de l'air. Cette position
n'est pas possible pour les autres
milieux solides dont l'eau de condensation balayerait la surface.

Fig. 91.
Ensemencement de la gé-
latine par piqûre.

Lorsqu'on ensemence un tube de
pomme de terre, il est prudent de
remarquer la face utilisée : certains
microbes, tels que le *B. typhique*, donnent des cultures tellement minces qu'on hésite souvent à les découvrir.

Les tubes sont ensuite flambés à l'orifice, rebouchés avec
leur tampon et leur capuchon de caoutchouc.

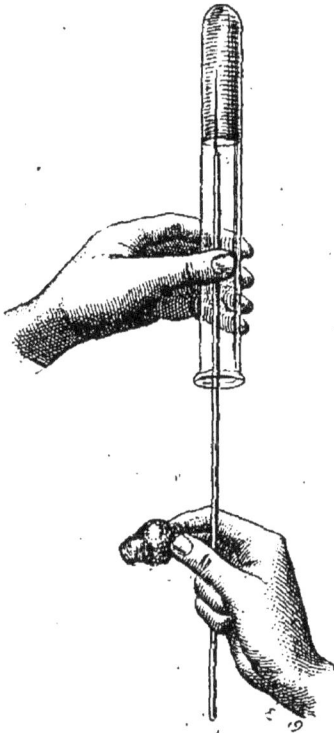

On colle une étiquette à la partie supérieure à chacun d'eux avec toutes les indications nécessaires (voir p. 129) et on les place à la température convenable. La gélose, le sérum, la pomme de terre seront mis à l'étuve à + 38°; la gélatine sera laissée dans un placard du laboratoire ou mise dans une étuve à + 22° indispensable en hiver, souvent utile en été (étuve à refroidissement; voir ch. v, p. 111).

Si l'on porte directement une parcelle de culture solide sur un milieu solide avec l'aiguille de platine, il arrive souvent qu'on fait une *traînée apparente* qui gêne l'observation du développement. Cela est très net par exemple avec les cultures de bacille de la tuberculose. Il vaut mieux, dans ces cas, faire une dilution dans un ballon de bouillon, et ensemencer une goutte de ce mélange.

Lorsqu'on voudra ensemencer sur milieux solides des liquides recueillis aseptiquement sur un animal vivant ou autopsié, on fera exactement comme il a été dit pour les cultures liquides (p. 130). On promènera la pipette (à extrémité très effilée) ou l'aiguille de platine ayant plongé dans la pipette primitive à la surface du milieu solide.

L'ensemencement de la *pomme de terre* stérilisée et déposée *dans un cristallisoir* (p. 82) demande quelques détails complémentaires, bien que ce procédé ne soit presque plus employé.

Si *le cristallisoir n'a pas d'ouverture latérale :* on soulève obliquement le couvercle, *aussi peu que possible*, et on introduit l'extrémité de l'aiguille ou de la pipette qui ira strier la surface de la pomme de terre.

Si *le cristallisoir a une ouverture latérale* (fig. 59), on enlève le tampon de ouate, on ensemence en faisant passer l'aiguille à travers l'orifice, on flambe le tampon et on rebouche.

L'étiquette collée, le cristallisoir est mis à l'étuve à + 38°.

Tous ces principes techniques seront naturellement modifiés dans les détails suivant les cas particuliers; mais les grandes indications subsisteront : transporter *aseptiquement* la semence d'une culture ou d'un produit pathologique dans un milieu neuf.

3° Cultures sous le microscope. — Le procédé des cultures sous le microscope a permis à Koch d'observer le cycle complet de la *bactéridie charbonneuse* et de découvrir sa sporulation. Il est indispensable pour étudier le développement d'un microorganisme. Le problème est le suivant : faire végéter un microbe sous le microscope, en couche liquide assez mince pour qu'on puisse observer d'une façon continue les modifications qui se produisent. Koch employait primitivement le procédé de la *goutte suspendue;* on se sert aujourd'hui d'une *chambre humide* (*cultures en cellules*).

Nous disons une fois pour toutes que les petits appareils que nous allons décrire devront être soigneusement stérilisés, puisqu'ils constitueront en somme des récipients à culture. Nous ne traitons ici que des aérobies, il faudra donc toujours conserver dans la cellule une *quantité d'air suffisante* pour la végétation microbienne; il conviendra enfin de chauffer la cellule à la température eugénésique exigée par certains microbes.

Les *lamelles couvre-objets* seront lavées dans l'acide chlorhydrique, dans l'alcool puis dans l'eau distillée, séchées, et déposées dans de petits cristallisoirs en verre de Bohême qu'on enveloppe de papier et qu'on stérilise à + 150° comme des boîtes de Petri (voir p. 30). Les lamelles ne seront extraites qu'au moment d'être utilisées; on les passera rapidement dans la flamme pour plus de sûreté.

Les *lames* et autres pièces seront traitées de même, et directement stérilisées à la chaleur sèche à + 150° dans du papier filtre ou dans un cristallisoir bouché. On préparera toujours plusieurs lames en cas de contamination accidentelle.

Le milieu nutritif ne sera pas trop ancien.

Il ne faut pas ensemencer trop abondamment; trois ou quatre microbes seulement doivent, au début, occuper le champ du microscope. Pour cela on aura soin d'ensemencer la cellule avec une dilution de la culture mère. On en met une goutte dans un ballon de bouillon qu'on agite pour bien mélanger; une goutte de ce ballon est portée dans un second et une goutte du second dans un troisième; c'est avec cette troisième dilution qu'on ensemence la cellule.

a. *Goutte suspendue.* — Le procédé de la goutte suspendue (Koch) exige une *lame creuse*. C'est une lame semblable aux lames ordinaires pour préparations microscopiques, mais présentant à son centre une dépression circulaire de 15 millimè-

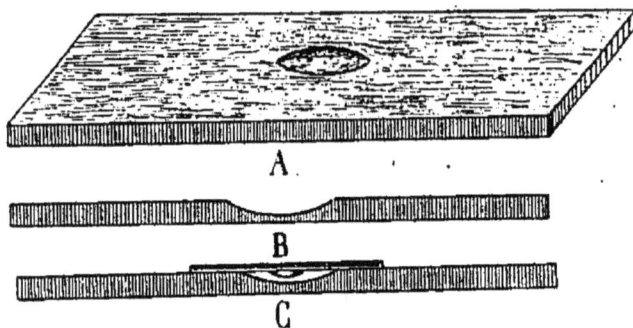

Fig. 92.

Culture en goutte suspendue.

A, B, lame creuse. — C, lame, lamelle et goutte suspendue.

tres de diamètre environ (fig. 92, A, B). On dépose une goutte, de la culture à observer ou une goutte de bouillon récemment ensemencé sur une lamelle qu'on renverse sur la partie excavée préalablement entourée de vaseline; la goutte reste *suspendue* dans l'atmosphère de la cavité de la lame (fig. 92, C). Les bords de la lamelle sont lutés extérieurement avec de la vaseline pour empêcher l'air de pénétrer dans la cellule. La goutte ne doit pas naturellement s'étendre jusqu'aux bords de la cellule, car elle disparaîtrait par capillarité entre la lame et la lamelle.

La lame ainsi préparée est fixée sur la platine du microscope qui est mis au point pour l'examen à un fort grossissement.

b. *Chambre humide de Bœttcher.* — La chambre humide de Bœttcher (fig. 93, A et B) est une lame à laquelle est fixée un anneau de verre de 25 millimètres de diamètre, au moyen d'une substance adhésive résistant à + 150° (solution de gélatine dans l'acide acétique avec bichromate de potasse finement pulvérisé au moment de s'en servir. Hansen). Une lamelle est

superposée, adhérant au moyen de la vaseline. HANSEN a employé
ce dispositif pour étudier le développement de colonies de levures
végétant sur une *plaque de
gélatine* étendue sur la lamelle.
On met un peu d'eau distillée
au fond de la cellule.

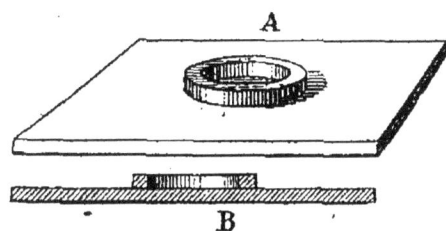

La goutte suspendue a le
grand défaut d'avoir une épaisseur trop considérable et iné-
gale ; les microbes peuvent se
déplacer pendant l'examen. La
petite plaque de gélatine ne

Fig. 93.

Chambre humide de Böttcher.

peut remplacer les milieux liquides ; il faut donc employer
des dispositifs plus perfectionnés. On pourrait à la rigueur
écraser simplement la goutte de culture entre une lame ordinaire et une lamelle, ou ajouter un fragment de lamelle qui
adhérerait à la face inférieure de la goutte suspendue ; mais ce
sont là des procédés bien imparfaits.

c. *Chambre humide de 'Ranvier.* — La chambre humide de
Ranvier est une lame de verre creusée à son centre d'une

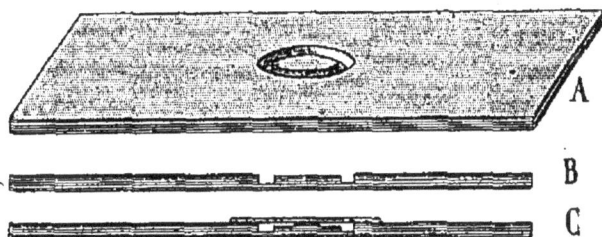

Fig. 94.

Chambre humide de Ranvier.

A, B, lame. — C, lame, lamelle et goutte écrasée, entourée de la chambre à air.

rainure profonde circulaire, circonscrivant un disque rond
dont la surface plane est inférieure d'un dixième de millimètre
à celle de la lame (fig. 94, A, B). La goutte de culture est placée
sur cette petite plate-forme ; les bords sont enduits de vaseline.
On applique une lamelle en appuyant un peu, et la goutte est

écrasée entre les surfaces planes parallèles, allant par ses bords
jusqu'à la chambre à air constituée par la rainure (fig. 94, C).

d. *Chambre humide de de Bary et Geissler.* — La chambre
humide de de Bary et Geissler a permis à BREFELD de suivre le
cycle entier du développement du *bacillus subtilis.* Cet appareil
est cher et fragile. Il consiste en un tube de verre de 20 centimètres de longueur, dilaté dans sa partie médiane en une
cellule ronde, aplatie, de 2 millimètres de hauteur, dont les
parois ont l'épaisseur d'une lamelle (fig. 95). Les deux

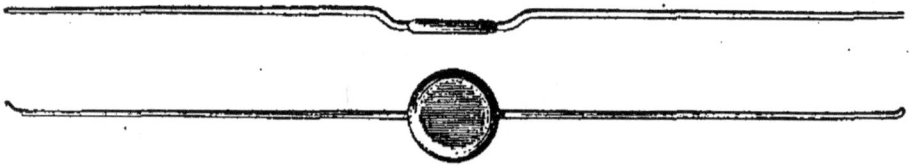

Fig. 95.
Chambre humide de de Bary et Geissler.

extrémités sont bouchées à la ouate et le tout est stérilisé
à + 150°. On ensemence un ballon de bouillon avec la
dilution voulue de semence et on aspire en plongeant
dans le liquide un des bouts du tube privé de son tampon.
Quand la cellule est pleine, on laisse tomber au dehors le
liquide aspiré, on remet le tampon de ouate, et on obture les
deux bouts avec de la cire à cacheter. La paroi interne de la
cellule est ainsi tapissée d'une pellicule de bouillon ensemencé,
suffisamment mince pour que les microbes restent immobiles.
Les deux extrémités du tube sont ensuite fixées sur une lame
qui est portée sur la platine du microscope.

e. *Chambres humides improvisées* — Il faut pouvoir *impro-
viser* des chambres humides.

BUCHNER cultivait le *bacillus anthracis* entre une lame et une
lamelle maintenues à une distance suffisante l'une de l'autre par
des morceaux de lamelles brisées; il luttait avec de la vaseline.

SALOMONSEN découpe un orifice carré dans un morceau de
carton épais, le fait stériliser dans l'autoclave et l'interpose
entre la lame et la lamelle. Imbibé ensuite d'eau stérilisée, ce
carton sert encore à maintenir l'humidité.

f. *Platines chauffantes, chambres chaudes.* — Il importe de hâter le développement des microbes en plaçant la chambre humide à une température eugénésique. On peut porter la chambre dans l'étuve à + 38° entre les examens microscopiques. Mais il est difficile de remettre ensuite la préparation exactement au même point qu'auparavant sous le microscope. On peut cependant y arriver au moyen de l'artifice suivant dû à HOFMANN. On trace de chaque côté de l'orifice de la platine du microscope une croix, droite d'un côté +, oblique de l'autre ✕ ; lorsque le point intéressant est bien au centre du champ du microscope, on fait à l'encre, sur la lame, deux croix exactement superposées aux deux premières ; elles serviront de points de repère très exacts.

Il vaut mieux employer la *platine chauffante* qui permet d'examiner sans la transporter une culture végétant à température fixe, et de dessiner à la chambre claire les différentes phases de développement d'un même point.

La *platine chauffante de Ranvier* reliée à une étuve suffit ; nous préférons cependant la *platine chauffante de Reichert*, modifiée comme il va être dit. La pièce (A) à fixer sur le microscope (B) est une chambre chaude très mince, munie d'un thermomètre (C) incrusté dans la paroi et d'un orifice central avec condensateur Abbé (D) (voir p. 213). Aux deux extrémités latérales sont deux tubulures sur lesquelles s'adaptent deux tubes de caoutchouc. L'un d'eux (E) se termine par un simple embout métallique, l'autre (F) par une pièce métallique en deux morceaux vissés l'un à l'autre. L'eau circule dans la chambre prise dans un réservoir par la pièce en deux morceaux et s'écoule par l'autre tube dans un réservoir situé plus bas, après aspiration. Une pince (G) règle le débit. Dans l'appareil de Reichert, l'eau est chauffée par un bec de gaz dans un tube métallique en spire. Le réglage est bien difficile. Nous avons fait construire une toute petite étuve d'Arsonval (H), munie d'un régulateur ; nous remplissons d'eau la cavité centrale ; nous faisons pénétrer le tube aspirateur de Reichert par un des orifices du couvercle ; il entraîne ainsi de l'eau à une température fixe (fig. 96). Cette petite étuve peut aussi servir à chauffer la platine de Ranvier par deux tubulures latérales (I et I') communiquant avec la cavité centrale.

La préparation est déposée sur les platines chauffantes.

La *chambre chaude de Vignal* (fig. 97) est elle-même une

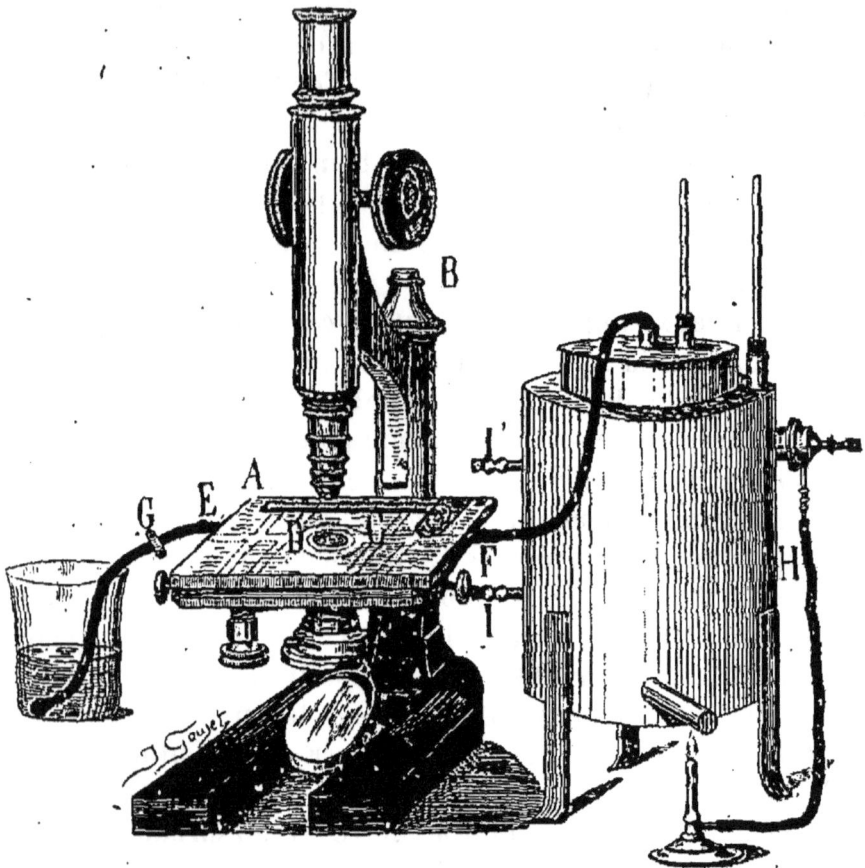

Fig. 96.

Platine chauffante de Reichert modifiée par l'adjonction d'une petite étuve d'Arsonval.

petite étuve d'Arsonval dont la forme seule est modifiée. La préparation est introduite dans la cavité de l'étuve par la porte (B). On peut se servir du condensateur Abbé, ce qui est impossible avec la platine de Ranvier.

PFEIFFER, NUTTALL ont imaginé des étuves qui enveloppent

presque tout le microscope, sauf l'oculaire et la vis micrométrique.

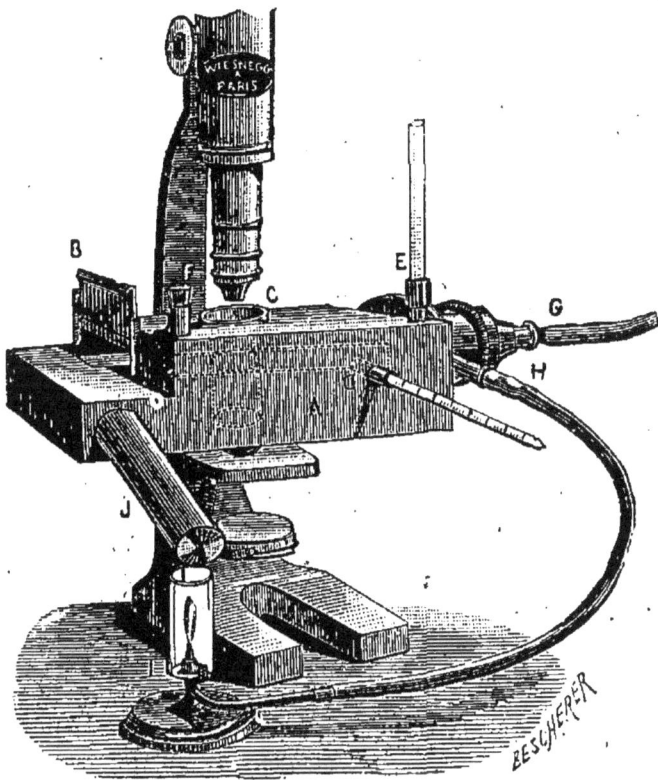

Fig. 97.
Chambre chaude de Vignal.

On verra, page 179, quels sont les dispositifs employés pour
cultiver les anaérobies sous le microscope.

§ 2. — ISOLEMENT DES AÉROBIES

Nous étudierons plus tard les méthodes spéciales à l'isolement des aérobies de l'eau, de l'air, de la terre, etc. (ch. XIII,
XIV et XV). Nous ne voulons traiter ici que des grands principes
généraux qui doivent guider l'expérimentateur dans l'isolement des aérobies, c'est-à-dire dans la façon d'obtenir une
culture pure d'un microbe aérobie qui est mélangé avec

d'autres espèces bactériennes. Cet isolement s'obtient à l'aide
de deux méthodes principales : par *cultures directes* ou par
*culture des produits pathologiques d'un animal inoculé avec le
mélange microbien.* Dans le premier cas la séparation est toute
mécanique, dans le second la séparation se fait par sélection;
l'organisme animal ne se laisse envahir que par l'espèce qui
lui est pathogène, et la livre à l'état de pureté. La méthode par
culture directe a naturellement besoin d'artifices pour arriver
à l'isolement des aérobies : dilution, étalement de la gélatine
en plaques, addition d'antiseptiques, chauffage, exposition à
des températures dysgénésiques, emploi de milieux spécialement favorables à telle espèce, prise de la semence après un
court espace de temps, etc. Nous allons étudier successivement
ces différents, procédés.

1° Isolement par la température ambiante. — La température peut être employée soit très élevée, soit très basse.

A. ISOLEMENT PAR DES TEMPÉRATURES ÉLEVÉES. — Ces températures seront mortelles ou simplement dysgénésiques pour les
autres germes.

a. *Températures tuant les autres germes.* — On chauffe la
semence à une température suffisante pour *tuer tous les germes
autres* que celui qu'on désire cultiver. Cette méthode ne
s'adresse naturellement qu'aux microbes très résistants, se
reproduisant par sporulation ; on sait que la plupart des spores
résistent à des températures supérieures à + 100°. Une des
spores les plus résistantes est celle du *bacille de la pomme de
terre (bacillus mesentericus)* qui n'est pas toujours tuée par un
chauffage à + 130° ; aussi voit-on fréquemment les fragments
de pommes de terre quoique stérilisés se recouvrir d'une pellicule plissée qui n'est autre qu'une culture de *bacillus mesentericus.* La stérilisation avait tué tous les autres germes, avait
isolé ce microbe à l'état de pureté.

On savait depuis longtemps que plusieurs liquides organiques
bien que soumis à l'ébullition et maintenus à l'abri des germes
de l'air arrivent à être souillés par des végétations micro-

biennes. C'est Cohn qui montra le premier, en 1876, par une expérience faite sur l'infusion de foin, que ces cultures sont composées de microbes à spores très résistantes et spécialement de *bacillus subtilis*. Brefeld a d'ailleurs vu directement sous le microscope les spores germer après ébullition. C'est en échouant dans la stérilisation des infusions de foin par la simple ébullition que Tyndall a dû imaginer la stérilisation par *chauffage discontinu* pour se débarrasser des germes provenant des spores du *B. subtilis* (voir p. 39.)

Pasteur a directement appliqué le principe du chauffage à l'isolement des anaérobies et particulièrement du *vibrion septique* (voir ch. vii, p. 180). En 1879, Miquel a isolé le *bacillus ureæ* en chauffant, à + 80° et + 90° pendant deux heures, de l'urine putréfiée ou de l'eau d'égout.

Citons un exemple avec détails. On veut obtenir une culture pure de *bacillus subtilis* (espèce d'ailleurs mal définie et comprenant nombre de variétés). On met une poignée de foin dans de l'eau maintenue pendant plusieurs heures entre + 30° et + 40°. On obtient une infusion rouge; on la dilue jusqu'à coloration jaune d'or, on la filtre sur mousseline, on la neutralise avec du carbonate de soude. On répartit le liquide dans plusieurs ballons qu'on fait bouillir pendant dix minutes et qu'on reporte à l'étuve à + 38°. Au bout de quarante-huit heures plusieurs ballons seront recouverts d'une pellicule résistante composée de *bacillus subtilis* à l'état de pureté.

Il va sans dire que ce procédé d'isolement ne peut être utilisé lorsqu'il existe un mélange de plusieurs microbes à spores résistantes. Il est peu employé pour l'isolement des aérobies; il est très recommandé au contraire pour isoler les anaérobies.

b. *Températures dysgénésiques pour les autres germes*. — On se sert bien plus souvent de la chaleur pour isoler les aérobies en cultivant le mélange microbien à une température dysgénésique pour la plupart des espèces. Tous les microbes en effet ne poussent pas dans les mêmes limites de température. La végétation cesse en général vers + 40°, mais certains d'entre eux se cultivent encore très bien au-dessus de cette température : *B. de la tuberculose aviaire, B. coli, B. d'Eberth*, etc. Il suffira alors d'ensemencer un ballon de bouillon avec le mélange contenant un de ces microbes, et de le placer dans une étuve à + 42°, 43°, 44°; le bouillon se troublera et fournira seulement les espèces poussant à cette température.

Rodet[1] s'est servi de cette méthode pour isoler des eaux le *B. coli* ou le *B. d'Eberth*. Ces deux microbes poussent à + 44° 5. On ensemence du bouillon, et on le dépose dans une étuve réglée spécialement à cette température. S'il ne se produit aucun trouble au bout de quarante-huit heures, on peut affirmer que l'eau ne contenait ni *B. coli* ni *B. d'Eberth;* si les ballons se sont troublés, on a presque sûrement affaire à l'un de ces deux microbes. L'analyse, terminée dans le premier cas en quarante-huit heures, est bien simplifiée dans le second.

B. Isolement par des températures basses. — Lorsqu'un microbe pousse à de basses températures, on peut l'isoler en faisant plusieurs passages de culture à une température où il végète seul. Arloing isole ainsi le *pneumo-bacillus liquefaciens bovis* qui pousse à + 5°.

2° Isolement par inoculation. — Lorsqu'on veut isoler une espèce pathogène d'un produit souillé par d'autres microbes, et qu'on connaît une espèce animale sensible à ce microbe, il suffit d'inoculer le tout à l'animal et de recueillir les produits pathologiques loin du point d'introduction. Il faut, bien entendu, pour que ce procédé réussisse, rechercher un microbe qui ne reste pas cantonné dans la plaie d'inoculation. C'est ainsi que nous verrons au chapitre des *Anaérobies* que l'inoculation au cobaye permet de recueillir du *vibrion septique* pur dans la sérosité péritonéale, tandis que le *B. de Nicolaïer* (tétanos) reste localisé au point inoculé.

Le procédé d'isolement par inoculation est le meilleur de

---

[1] Rodet. *Importance de la température pour la détermination du bacille typhique*, Soc. Biologie, 29 juin 1889.

tous, lorsqu'il peut être employé. DAVAINE, PASTEUR s'en sont servis pour obtenir le microbe d'une septicémie du lapin, KOCH a de même découvert une septicémie de la souris. Mais l'exemple le plus fameux est celui de la culture du *bacille tuberculeux*. On sait, depuis KOCH (1882), qu'il suffit d'inoculer un cobaye avec des produits tuberculeux quelconques pour avoir dans les glanglions et la rate de cet animal une semence absolument pure de bacille tuberculeux. L'inoculation au cobaye est toujours le premier temps de la préparation d'une culture pure du *bacille de Koch*. On peut ainsi isoler le *staphylocoque pyogène*, le *streptocoque pyogène*, le *bacillus anthracis*, etc., en inoculant le lapin et en cultivant son sang. On injecte des crachats de pneumonique à une souris ou à un lapin ; le *pneumocoque* se retrouve dans la moelle osseuse à l'état de pureté, etc. COURMONT a isolé *un bacille de la tuberculose bovine* [1] en inoculant au cobaye et au lapin les produits tuberculeux du bœuf ; le bacille était à l'état de pureté dans le sang des animaux. Il en a été de même pour un autre *strepto-bacille tuberculeux* également d'origine bovine découvert par COURMONT et NICOLAS (1897). On pourrait multiplier ces exemples.

3° Isolement par cultures liquides. — L'isolement des microbes par les cultures liquides est incontestablement entouré de difficultés. Il ne doit pas cependant être abandonné. Il faut se souvenir que nombre de microbes poussent bien mieux en bouillon que sur milieux solides, et que la gélatine, qui est le milieu solide le plus maniable, doit être maintenue à + 22° seulement. L'isolement de beaucoup d'espèces et la numération exacte des microbes contenus dans un produit pathologique, une eau, etc., n'est donc pas possible avec la gélatine, or la gélose est peu maniable. Les cultures liquides conservent en somme leur importance.

Nous venons de voir que les cultures liquides chauffées (cultures du *B. subtilis*) ou mises à des températures dysgéné-

---

[1] J. COURMONT. *Sur une nouvelle tuberculose bacillaire du bœuf*, Etudes sur la tuberculose, 1890.

siques pour la plupart des microbes (cultures de *B. coli* ou de *B. d'Eberth*), pouvaient être pures en raison de l'action de la chaleur. Nous ne voulons parler maintenant que de l'isolement des aérobies par le simple *fractionnement* de la semence en cultures liquides. Ce fractionnement peut se faire par dilution ou par division du liquide en gouttes extrêmement petites.

Nous citerons en outre pour mémoire la méthode des plus primitives employée par KLEBS, en 1876. Les espèces qui végètent côte à côte dans un bouillon ensemencé avec un mélange microbien ne sont pas fatalement disséminées en proportions égales dans tous les points du liquide. Les bactéries immobiles tombent au fond du ballon, les mobiles se retrouvent dans toutes les couches, les aérobies francs poussent en pellicule à la surface, les autres préfèrent les couches inférieures moins riches en oxygène ; enfin certains microbes végéteront avec une telle rapidité qu'ils étoufferont pour ainsi dire toutes les autres espèces. Parti de ces données classiques, KLEBS était arrivé à avoir des cultures pures en prélevant de très petites quantités de semence impure pour la reporter dans un nouveau ballon, et ainsi de suite. On n'est jamais sûr d'arriver au but par cette méthode, en tout cas très longue.

A. MÉTHODE DE DILUTION. — Elle consiste à diluer une goutte de semence dans une telle quantité de liquide stérilisé qu'une goutte du mélange ne puisse contenir qu'un seul microbe. Cette goutte ensemencée en bouillon donne une culture pure.

Cette méthode, déjà employée, en 1873, par Van TIEGHEM et LE MONNIER pour l'isolement des champignons (Mucorinées), a été introduite en bactériologie par NOEGELI [1], en 1878, et perfectionnée depuis par BREFELD [2], MIQUEL [3], etc.

Nous n'insisterons pas actuellement sur la technique de

[1] NOEGELI. *Untersuchungen über niederen Pilze*, 1878.

[2] BREFELD. *Untersuchungen über die Spaltpilze (Bacillus subtilis)*, 1878.

[3] MIQUEL. *Organismes vivants de l'atmosphère*. Paris, 1882; et Annales de l'Observ. de Montsouris, *passim*.

l'isolement par les cultures liquides ; elle sera développée tout au long au chapitre de l'*Analyse de l'eau* (ch. XIII).

La méthode de la dilution est encore employée pour l'ensemencement des cultures solides (voir *Cultures sur plaques*, p. 150).

B. MÉTHODE DU FRACTIONNEMENT EN GOUTTELETTES. — Elle est due à CHAUVEAU et ARLOING et sera décrite avec détails au chapitre de l'*Analyse de l'eau* (p. 320). Le principe de la méthode réside dans l'emploi d'une pipette suffisamment fine pour fractionner un centimètre cube en 130 à 180 gouttes. Chaque goutte ensemence un ballon. Une dilution préalable peut être le premier temps de l'opération.

4° Isolement sur les milieux solides. — C'est la méthode de KOCH [1] ; c'est la plus couramment employée. Le principe est simple. Si on ensemence de la gélatine ou de la gélatine-gélose à l'état liquide, de façon que les microbes soient uniformément répartis dans le milieu, et qu'on fasse solidifier celui-ci en couche mince, chaque microbe donnera une colonie pure, végétant à la surface, complètement isolée des autres. On peut alors en prendre une parcelle et avoir une culture pure en tube de gélatine ou en ballon de bouillon. Les temps de l'opération seront donc toujours les suivants : 1° liquéfaction au bain-marie de la gélatine ou de la gélatine-gélose ; 2° ensemencement avec une très petite quantité du produit à analyser bactériologiquement ; 3° agitation pour répartir uniformément les germes ; 4° étalage du milieu en couche mince et refroidissement ; 5° prise aussi hâtive que possible de chaque colonie qui sera réensemencée.

Il est cependant des cas où on procède autrement ; on ensemence, par de nombreuses stries, un milieu déjà solidifié, sans recharger l'aiguille de platine ou la pipette. L'aiguille fait des stries de moins en moins contaminées et les dernières donnent

---

[1] KOCH. *Zur Untersuchung von Pathogenen Organismen*, Mittheil. aus dem Kaiserl. Gesundheitrante, 1881.

des cultures pures; nous dirons deux mots de ce procédé.

Enfin nous renvoyons aux chapitres de l'*Analyse de l'eau de l'air, de la terre* pour la description des appareils spéciaux.

A. CULTURES SUR PLAQUES DE KOCH. — La méthode primitive de Koch étalant la gélatine sur des *plaques* n'est presque plus employée, en raison de l'outillage compliqué et embarrassant qu'elle nécessite et de son peu de sécurité comme asepsie. Nous devons cependant la décrire; elle a servi à isoler le *vibrion cholérique.*

Nous supposerons d'abord qu'on emploie la *gélatine.* Il va sans dire que ce milieu n'isolera que les microbes végétant à $+ 22°$; c'est ainsi qu'on ne saurait espérer obtenir des colonies

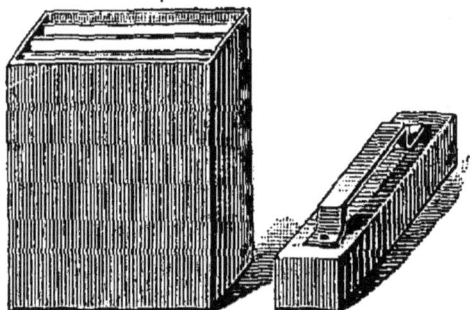

Fig. 98.
Plaques de Koch dans leur boîte en cuivre.

de *B. diphtérique,* de *B. de la morve,* de *pneumocoque,* etc., sur gélatine. C'est son grand défaut.

L'outillage nécessaire est le suivant :

1° Des plaques de verre de vitre rectangulaires de 10 centimètres de largeur sur 14 de longueur; lavées comme il a été dit au chapitre III (p. 21) et stérilisées par la chaleur sèche dans la boîte de cuivre représentée figure 98;

2° Trois tubes de gélatine stérilisée;

3° Un triangle de bois à vis calantes (fig. 99);

4° Une plaque de verre dépoli, large et épaisse;

5° Un cristallisoir recouvert d'une plaque de verre très large ;

6° Un niveau à bulle d'air ;

7° Une cloche en verre ;

8° Un second cristallisoir coiffé d'un couvercle en verre ;

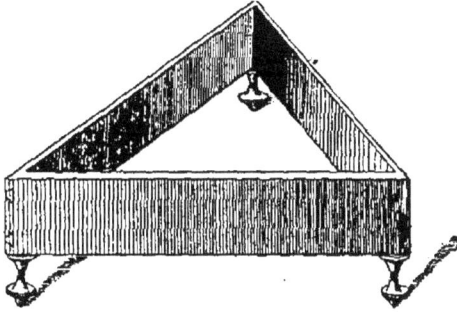

Fig. 99.

Triangle de bois à vis calantes pour les cultures sur plaques de gélatine.

9° De petits bancs en verre (fig. 100) ;

10° Du papier filtre et une solution de sublimé ;

11° Une aiguille de platine ou plusieurs pipettes.

On dispose (fig. 101) le triangle de bois (A) sur une table et on le recouvre de la plaque de verre dépoli (B) qui reçoit elle-même le premier cristallisoir (C). Ce dernier est rempli d'eau froide

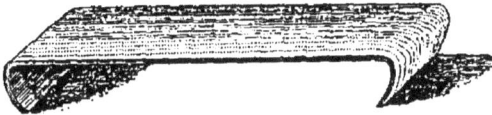

Fig. 100.

Petits bancs en verre pour les cultures sur plaques de gélatine.

ou de glace jusqu'au bord et recouvert par la plaque de verre large (D). Celle-ci est rendue horizontale dans toutes ses directions au moyen des vis calantes et du niveau à bulle d'air. L'horizontalité est indispensable pour l'étalement de la gélatine sur les plaques (F) ; l'eau froide est destinée à hâter la solidification de la gélatine. La cloche (E) est placée sur la lame de verre. Toutes ces opérations préliminaires sont bien plus commodes avec l'appareil perfectionné de Roux (fig. 102). C'est un tambour métallique supporté par des vis calantes, avec deux

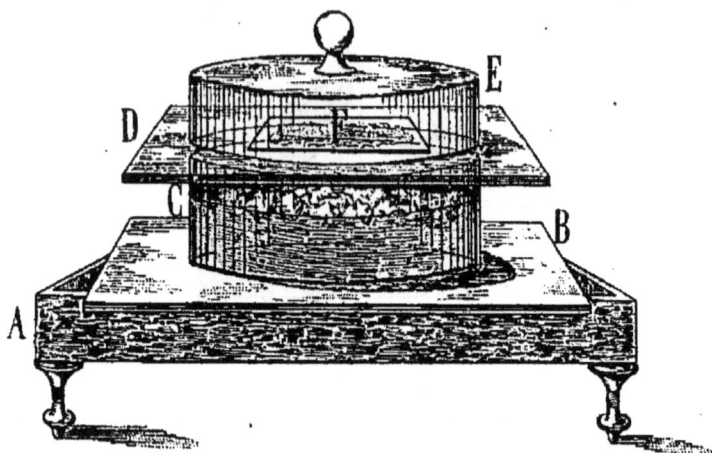

Fig. 101.

Dispositif pour le refroidissement des plaques de gélatine dans une situation horizontale.

ajutages latéraux disposés de façon qu'une circulation d'eau puisse se faire à l'intérieur du tambour.

Il faut ensuite préparer le second cristallisoir (à couvercle)

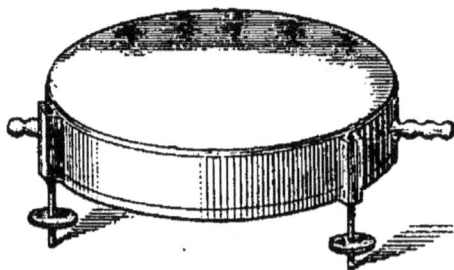

Fig. 102.

Tambour métallique réfrigérant de Roux pour les cultures sur plaques de gélatine.

qui recevra les plaques solidifiées et constituera une *chambre humide aseptique et antiseptique*. Les deux parties ayant été soigneusement lavées, on place dans le fond du cristallisoir une feuille de papier filtré taillée en rond. On verse dans le cristallisoir quelques centimètres cubes d'une solution de sublimé à $\frac{1}{1000}$ qu'on promène contre les parois et qui restera en imbibant le papier; on fait de même pour la cloche qu'on vide complètement et qu'on place sur le cristallisoir.

Trois bancs de verre trempent dans une solution de sublimé, ainsi que trois bandes de papier filtre, plus étroites que les bancs et numérotées 1, 2, 3.

Il vaudrait mieux stériliser toute cette verrerie à la chaleur sèche.

Tout étant ainsi préparé, on retire avec une pince flambée une des lames de verre de la boîte en cuivre (fig. 98) et on la dépose (F) sur la lame nivelée (D) sous la cloche (E) (fig. 101). On liquéfie ensuite trois tubes de gélatine, qu'on maintient dans un bain-marie à + 30° pendant tout le temps de l'opération. On ensemence le premier avec une très fine goutte de semence et on l'agite avec soin. On porte une goutte du premier dans le second, qu'on agite aussi. Une goutte du second ensemence le troisième également agité pour bien répartir les microbes. Ces tubes sont numérotés 1, 2, 3. On prend alors le premier, on le débouche, on flambe l'orifice, et on le verse sur la plaque (F) en soulevant légèrement la cloche (E). La gélatine ne doit pas atteindre les bords de la plaque. Dès que la solidification de celle-ci est complète on la dépose perpendiculairement sur un des petits bancs recouvert de la feuille de papier filtre 1, qu'on a placé dans le cristallisoir à cloche (chambre humide). On opère de même successivement pour les trois tubes de gélatine qui forment trois plaques superposées et numérotées dans la chambre humide (fig. 103) qu'on porte à + 21°.

L'opération est terminée. On n'a plus qu'à attendre le développement des colonies, qu'on ira puiser avec une aiguille de platine ou une pipette (quelquefois avec l'aide de la loupe si les colonies sont très rapprochées), pour les ensemencer en tubes. A ce moment, on s'aperçoit d'un nouvel inconvénient des cultures sur gélatine; plusieurs colonies la liquéfient et peuvent envahir la plaque en une nuit; celle-ci est alors perdue, l'isolement des colonies n'existant plus. Nous verrons à propos des analyses d'eau (p. 328) comment on peut se préserver de l'envahissement des colonies liquéfiantes. Habituellement les plaques 1 et 2 sont trop riches, les colonies sont trop rapprochées pour qu'on puisse les saisir isolément ; la plaque 3

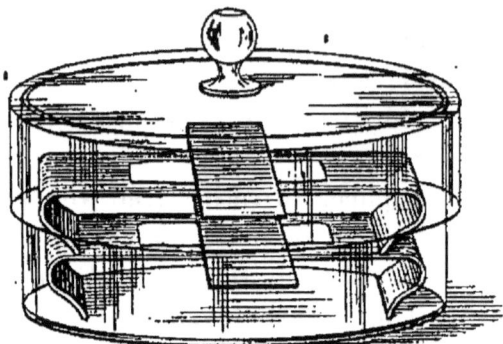

Fig. 103.

Cristallisoir contenant les plaques de gélatine ensemencée.

Il devrait contenir 3 plaques superposées au lieu de 2. Les bandes de papier devraient être numérotées.

contenant naturellement beaucoup moins de germes (dilutions successives) sera habituellement la meilleure.

On aura avantage, en été, à se servir de *gélatine-gélose* au lieu de gélatine (voir p. 95). La *gélose* ne peut être employée, n'étant liquide qu'à des températures qui tueraient ou tout au moins atténueraient les microbes ensemencés.

On peut conserver longtemps les plaques de gélatine *fixées* à la période de développement qu'on désire observer plus tard. On trempe la plaque dans une solution concentrée d'alun pendant dix minutes. On lave plusieurs fois de suite pour enlever les traces d'alun et on laisse sécher. Tout développement microbien est arrêté.

B. Cultures sur plaques en boites de Pétri. — Nous avons décrit les boîtes de Pétri (p. 20, fig 16). Ce sont des cristallisoirs minuscules, à couvercles, stérilisés et recevant directement la gélatine liquide ensemencée. Les bords du petit cristallisoir retenant la gélatine rendent inutiles les appareils compliqués destinés à maintenir l'horizontalité. Le procédé par boîtes de Pétri a définitivement détrôné le procédé de Koch. La préparation des tubes de gélatine est la même que dans le procédé de Koch, mais chacun d'eux est versé dans une boîte de Pétri légèrement entr'ouverte. Une étiquette est collée sur chaque boîte.

Les boîtes de Pétri peuvent être mises dans une chambre humide pour éviter la dessiccation de la gélatine. Il suffit de placer dans l'étuve un cristallisoir rempli d'eau. L'examen des colonies, leur prise se font d'après les principes généraux.

C. CULTURES SUR PLAQUES EN TUBES DE ROUX. — Le tube de Roux est encore plus parfait que la boîte de Pétri, car il supprime toutes les chances de contamination du transvasement et permet donc la conservation à l'état de pureté des microbes à évolution lente. C'est un tube de verre long de 25 à 30 cm. et large de 2 à 3 centimètres sauf à la partie supérieure plus étroite (fig. 104). Il est chargé d'une petite quantité de gélatine ou de gélatine-gélose, fermé à la ouate et stérilisé à l'autoclave (plusieurs séances sans pression). Au moment de l'utiliser, on fond la gélatine, on ensemence, on agite vivement, et on couche le tube sur le côté. La gélatine s'étend en plaque sans pouvoir pénétrer dans la partie étroite. Il est bon de coiffer le tube d'un capuchon de caoutchouc. On pourra naturellement faire des dilutions dans plusieurs tubes successifs.

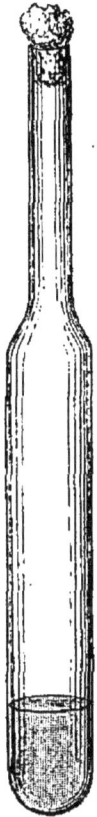

Fig. 104.

Tube de Roux pour cultures sur plaques de gélatine.

Le procédé de Roux réduit l'opération à un seul temps, puisque c'est le tube même qui était versé sur plaque ou en boîte de Pétri qui est couché et contient la plaque de gélatine.

Si on veut examiner à la loupe une colonie par sa surface libre, on coupe longitudinalement le tube de verre parallèlement à la plaque de gélatine ; un des demi-cylindres contient la culture étalée.

La prise des colonies se fait comme dans un tube ordinaire.

L'inconvénient du tube de Roux réside dans la trop grande épaisseur de la gélatine au milieu de la plaque ; nombre de microbes sont inclus profondément.

D. CULTURES SUR PLAQUES ENROULÉES (MÉTHODE D'ESMARCH[1]). — C'est *le procédé de choix* qui a détrôné tous les précédents. La gélatine est *enroulée* le long des parois du tube. La couche de gélatine a ainsi une minceur très grande et uniforme.

Nous avons déjà parlé (p. 19) des tubes nécessaires à ce procédé et (p. 89, fig. 63) de la façon de les charger de gélatine. Il faut avoir de larges tubes à essai de la dimension des tubes à pomme de terre, mais sans étranglement. Ils sont stérilisés avec une très petite quantité de gélatine formant au fond un culot de 1 centimètre de hauteur au plus. On les liquéfie, on les ensemence, on fait une série de dilutions absolument comme dans les procédés précédents. La gélatine, une fois ensemencée et agitée, est *enroulée*. C'est là le point spécial de la technique. On bouche à la ouate, et on coiffe d'un large capuchon de caoutchouc. On couche alors le tube horizontalement en tenant chaque extrémité avec une main, et lorsque la gélatine n'est plus qu'à un centimètre ou deux du tampon, on imprime au tube un rapide mouvement de rotation sur son axe, de façon à *enrouler* la gélatine sur tout le pourtour des parois. Lorsqu'on voit que tous les points sont bien mouillés par la gélatine [2], on continue le mouvement de rotation sous un filet d'eau froide tombant d'un robinet sur le tube et s'étalant sur lui. Il faut porter alternativement toute la longueur du tube sous l'eau froide et spécialement le fond du tube qui, au contact des

[1] ESMARCH. *Uber eine Modification des Koch' sen Plattenverfahren*, Zeitschrift fur Hygiene, 1886.

[2] On peut s'aider de l'aiguille de platine pour bien mouiller de gélatine toute la superficie du tube.

doigts, se refroidit plus difficilement. Le capuchon de caoutchouc est indispensable pour empêcher le tampon de ouate d'être mouillé. Jamais la gélatine ne doit toucher le tampon.

En quelques minutes la gélatine est solidifiée. Si l'enroulement est bien fait, la gélatine doit être répandue en couche si mince et si uniforme qu'elle est invisible. Le tube est étiqueté et porté à l'étuve.

On pourrait rouler par la méthode d'Esmarch les tubes de Roux précédemment décrits; on serait plus sûr que la gélatine ne viendrait pas souiller la ouate.

L'examen des colonies (fig. 105), leur prise avec l'aiguille de platine ne présentent aucune difficulté avec la méthode d'Esmarch. On peut marquer d'un point à l'encre, sur la surface externe du tube, les colonies qu'on veut continuer à examiner; il n'en existe jamais deux superposées en épaisseur. L'inconvénient des cultures liquéfiantes subsiste naturellement comme dans toutes les cultures sur gélatine.

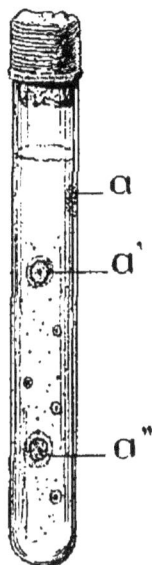

Fig. 105.

Tube d'Esmarch avec 3 colonies de *coli-bacille* (a, a', a'') et plusieurs petites colonies de microbes divers.

E. Cultures d'isolement par stries sur gélose. — On ne peut faire servir l'isolement par cultures sur gélatine à tous les besoins de la bactériologie. Le *B. de Löffler*, le *B. de la morve*, le *pneumocoque*, et bien d'autres microbes, ne végètent pas aux températures inférieures à + 23° où la gélatine reste solide. D'autre part, on ne peut ensemencer de la gélose à l'état liquide sous peine de tuer ou d'atténuer les germes de la semence, en raison de la haute température (+ 70°) à laquelle se liquéfie ce milieu. On ne peut donc enrouler ou étaler de la gélose ensemencée. On se sert alors de la méthode suivante. On coule de la gélose dans une boîte de Petri et on laisse refroidir. On fait alors sur la surface de la gélose, avec l'anse de platine chargée de la semence, et promenée très légèrement, une série de stries disposées par exemple en quadrillage. L'anse de platine se dépouille des germes au fur et à mesure qu'on l'essuie ainsi sur la gélose, et les dernières stries donneront des colonies suffisamment isolées.

On peut faire la même opération en faisant des stries successives sur plusieurs tubes ordinaires de gélose à surface oblique. Les derniers tubes offriront des colonies séparées.

On peut faire de même avec des tubes de sérum, ainsi que nous allons le voir.

5º Isolement par l'emploi de milieux spéciaux. — L'idéal, en bactériologie, serait de posséder un milieu spécial à chaque espèce microbienne, permettant la végétation de ce microbe à l'exclusion des autres. L'isolement serait alors facile. Si nous ne possédons pas de méthode générale aussi commode, nous savons cependant isoler certains microbes en nous servant de leur prédilection pour tel ou tel milieu; pour certains même, la composition d'un milieu spécial est chose indispensable.

L'exemple le plus frappant de cette méthode est l'isolement du *bacille de Löffler* qui sert à faire le diagnostic bactériologique de la diphtérie (voir p. 392), et à obtenir, si on le désire, des cultures pures de ce bacille (voir chap. XVII, p. 395). Roux et YERSIN recommandent l'ensemencement par stries sur des tubes de sérum gélifié (par la méthode que nous avons décrite page 78) avec une spatule de platine chargée d'une parcelle de fausse membrane. Le *bacille de Löffler* a la propriété de végéter beaucoup plus rapidement sur ce milieu que la très grande majorité des germes normaux de la bouche. On met les tubes à l'étuve à + 38º et on les examine 15 à 20 heures plus tard. S'ils sont vierges de colonies, la fausse membrane ne contenait pas de *B. de Löffler*; s'il existe des colonies, on les examine, on les réensemence. C'est ainsi qu'on isole facilement le microbe de la diphtérie.

Le *gonocoque* ne pousse avec certitude que sur la gélose de WERTHEIM (p. 95); son isolement ne pourra s'effectuer que sur ce milieu.

Le *B. subtilis*, le *vibrion cholérique* poussent en voile à la surface du bouillon; une parcelle de ce voile réensemencée aura des chances de donner une culture pure. Le *vibrion cholérique* pousse même en six à dix heures dans une simple solution salée de peptone (p. 74), c'est-à-dire avant le développement de la grande majorité des microbes des selles. Koch[1] a utilisé cette propriété pour faire rapidement le diagnostic du choléra et isoler son vibrion.

L'addition d'acide phénique (p. 89) à la gélatine empêche la pullulation des microbes liquéfiants des eaux, et permet la culture sur plaques d'Esmarch du *B. coli* et du *B. d'Éberth* qu'elles peuvent contenir (CHANTEMESSE et WIDAL[2]).

La carotte est le milieu que préfère le champignon du Muguet (Roux et LINOSSIER, VELLAT[3]). Le *streptocoque* pousse très vite sur les milieux au touraillon (G. Roux, CHATIN[4]).

Le *bacille de la tuberculose*, au sortir des ganglions du cobaye, doit être isolé sur sérum gélifié et ne pousse sur gélose glycérinée qu'après un acclimatement à ce milieu.

Est-il besoin de rappeler la préférence qu'a l'*Aspergillus niger* pour le liquide de RAULIN (p. 67), et sa sensibilité aux moindres modifications de ce liquide, même à celles aussi insensibles que l'exposition dans un vase d'argent? Mais nous entrerions dans le domaine des champignons.

[1] KOCH. *Etat actuel du diagn. bact. du Choléra*, Zeit. f. hygien. u. Infections kr., 1893.

[2] CHANTEMESSE et WIDAL. *Recherches sur le bacille typhique*, Arch. de physiologie, 1887, p. 252.

[3] Roux et LINOSSIER. Arch. de médecine expérimentale, 1890. — VELLAT. Thèse de Lyon, 1892.

[4] Roux. Soc. de Biologie, 1889. — CHATIN, Thèse de Lyon, 1893.

CHAPITRE VII

CULTURE ET ISOLEMENT DES ANAÉROBIES

La découverte des *microbes anaérobies*, faite par PASTEUR [1], en 1861, fut une véritable révolution scientifique. On croyait jusqu'alors que tout être vivant avait besoin d'oxygène libre pour vivre et pulluler. PASTEUR montra qu'à côté des microbes *aérobies*, c'est-à-dire exigeant pour vivre une grande quantité d'oxygène libre, il y avait des *microbes anaérobies* pour lesquels l'oxygène est un véritable poison, microbes ne poussant que dans un milieu complètement dépourvu de ce gaz. Les premiers anaérobies connus furent le *vibrion butyrique* et celui du lactate de chaux. PASTEUR décrivit aussi des *microbes facultatifs* pouvant indifféremment végéter à l'air libre ou dans une atmosphère privée d'oxygène.

Presque tous les microbes aréobies sont facultatifs. Voici un tableau comprenant les nomenclatures des principaux types de ces trois classes de microbes :.

M. AÉROBIES.	M. FACULTATIFS.	M. ANAÉROBIES.
B. anthracis.	Staphylocoque pyogène.	Bacille de Nicolaïer.
B. de la morve.	Vibrion cholérique.	Vibrion septique.
	Streptocoque pyogène.	Bacillus Chauvæi.
	Bacille de Löffler.	Vibrion butyrique, etc.
	Bacille d'Éberth.	
	B. pyocyanique, etc.	

[1] PASTEUR. *Animalcules infusoires vivant sans gaz oxygène libre*, C. R. Ac. des sciences 1861, p. 344.

On voit par ce tableau que les microbes anaérobies actuellement connus tiennent déjà une grande place dans la pathologie
infectieuse ; ils sont les agents des maladies les plus redoutables (tétanos, gangrène gazeuse, charbon symptomatique).
Ils sont d'ailleurs très répandus dans la nature. La plupart se
reproduisent par des spores extrèmement résistantes. Il suffira pour s'en procurer d'inoculer sous la peau d'un cobaye un
peu de terre végétale, de vase chauffée à + 100° pendant dix minutes (pour la débarrasser des microbes vulgaires). Le cobaye
mourra, en vingt-quatre ou trente-six heures, de scepticémie
gangreneuse ou de tétanos. L'ensemencement de la sérosité
péritonéale donnera des cultures pures de *vibrion septique*
dans le premier cas ; l'ensemencement du liquide de la plaie,
dans le second, fournira aussi des cultures de *bacille de Nicolaïer*, mais le plus souvent impures. On peut aussi se procurer
du *bacillus butyricus* en immergeant un haricot dans un tube
à essai rempli aux 3/4 de gélose bouillante qu'on met à l'étuve
à + 38°.

En résumé : la gravité des accidents qu'ils engendrent, leur
fréquence dans la nature, la résistance de leurs spores placent
les anaérobies au premier rang des microbes pathogènes. Leurs
exigences biologiques imposent une technique spéciale sur
laquelle nous allons longuement nous appesantir. Nous supposerons d'abord l'élève en possession d'une culture *pure* d'un
anaérobie pour décrire les *procédés habituels de culture de ces
microbes* ; nous étudierons ensuite *les méthodes d'isolement des
anaérobies.*

Une question théorique se pose avant d'aller plus avant dans
ce chapitre : l'anaérobie vrai se passe-t-il réellement d'oxygène
ou l'emprunte-t-il aux substances du milieu nutritif qui en
contiennent? Craint-il seulement l'oxygène libre? On admet
actuellement qu'un microbe peut vivre et se multiplier sans
fixer aucune molécule d'oxygène. Il n'en est pas moins vrai que
beaucoup d'anaérobies utilisent l'oxygène des substances
nutritives qu'ils dédoublent par fermentation.

Il est facile de mettre en relief la différence dans les besoins
en oxygène de différents microbes ; il suffit pour cela d'exa-

miner les cultures par piqûre sur un milieu solide d'un grand
nombre de microbes. Le bacille
du charbon, par exemple (fig.
106, a) qui a beaucoup d'affinité pour l'oxygène, poussera
abondamment à la surface de la
gélose, et la vigueur de la culture diminuera progressivement le long du sillon de la
piqûre à mesure que celui-ci
s'éloignera de l'atmosphère. Le
bacille de la septicémie de la
souris, au contraire, est anaérobie ; il ne se développera
pas à la surface de l'agar, mais
bien dans la profondeur de
celui-ci et d'autant plus abondamment qu'on s'éloignera de
l'atmosphère du tube (fig.
106, b).

Ces deux colonies repré-
sentent deux cônes : le cône
du microbe aérobie a la pointe
dirigée en bas, et celui de l'a-
naérobie l'a dirigée en haut.
La colonie du microbe facul-
tatif a la forme d'un cylindre (fig. 106, c).

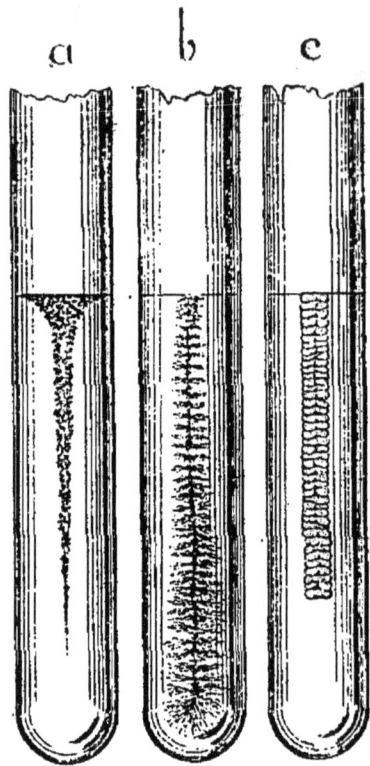

Fig. 106.
Cultures de microbes sur gélose.
a, culture d'aérobie. — b, culture d'anaérobie. — c, culture de facultatif.

§ 1. — CULTURE DES ANAÉROBIES

Nous supposons qu'on veuille propager une culture pure de
microbe anaérobie déjà isolé.

**1° Cultures dans les couches profondes des milieux
exposés à l'air.** — Certains anaérobies poussent dans les
couches inférieures des *liquides* nutritifs qui remplissent des

récipients suffisamment étroits et profonds (éprouvettes, tubes à essai, flacons etc.), *sans qu'il soit besoin de faire le vide.* Ce n'est pas un procédé à employer ; l'expérience prouve simplement que tous les anaérobies ne sont pas également exigeants et que certains supportent la présence d'une quantité notable d'oxygène.

Liborius[1] a préconisé la culture des anaérobies dans les couches profondes des *milieux solides* et particulièrement de la gélose peptonée.

2° Cultures dans des milieux aérés mais isolés de l'atmosphère. — Un procédé de culture assez employé consiste à *recouvrir d'une couche de pétrole ou d'huile stérilisée* de deux centimètres de hauteur le milieu nutritif liquide ou solide ensemencé. Il vaut mieux faire stériliser l'huile dans le récipient en même temps que celui-ci, vide ou déjà chargé du bouillon, de la gélatine ou de la gélose ; ces milieux privés d'air pendant le chauffage ne peuvent le reprendre pendant le refroidissement, l'huile surnageant à la surface. On obtiendra ainsi facilement des cultures de *bacille de Nicolaïer,* de *vibrion cholérique,* etc. L'huile même très pure est parfois émulsionnée au cours de la végétation de certains microbes, tels que le *vibrion cholérique;* elle n'est cependant pas dédoublée, il n'y a pas production de glycérine (Courmont et Doyon).

Koch a proposé de recouvrir la surface de la gélatine coulée sur plaques d'une *mince plaque de verre* ou de *mica* qu'on dépose sur la gélatine encore molle. Ce procédé n'est plus employé.

3° Cultures dans des récipients scellés à la lampe après ébullition des milieux nutritifs. — L'*ébullition* chasse l'air contenu dans les milieux nutritifs ; on peut alors *fermer le récipient* avant le refroidissement. Il n'y a aucun inconvénient à porter pendant quelques minutes à l'ébullition du bouillon

---

[1] Liborius. *Beiträge zur Kenntniss des Sauerstoffbedürfnisses der Bacterien*, Zeitschrift für Hygiene, 1886.

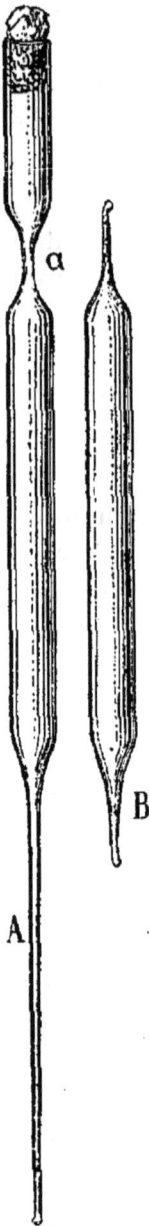

ensemencé avec des anaérobies à spores très résistantes tels que le *bacille de Nicolaïer* ou le *vibrion septique*. On se sert pour cela de pipettes munies d'un étranglement (*a*) comme le montre la figure 107 (A), qui sont stérilisées à + 150° au four Pasteur. On chauffe le bouillon, la gélatine ou la gélose ensemencés, et on aspire dans la pipette après avoir cassé et flambé la pointe. Dès que la substance nutritive a atteint l'étranglement (*a*), on met le doigt sur l'ouverture supérieure, on relève le tube dans une position oblique et on ferme à la lampe l'étranglement, puis

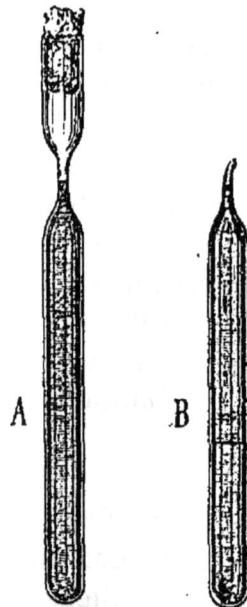

Fig. 107.

Pipette pour conserver les cultures anaérobies.

Le tube B devrait être représenté rempli par le milieu de culture.

Fig. 108.

Tube à essai pour la culture des anaérobies.

A, tube rempli. — B, tube après la fermeture de l'étranglement à la lampe.

la pointe. Le tube complètement plein est figuré en (B). Cette
méthode est un excellent moyen de conserver pendant de
longs mois en bouillon des cultures anaérobies *virulentes*, par
exemple le *bacille de Nicolaïer*. On peut remplir ces tubes
avec de la gélatine ou de l'agar et les ensemencer ensuite par
piqûre en cassant une pointe pour quelques instants. Des tubes
à essai avec étranglement (fig. 108) remplis de bouillon, ensemencés et fermés à la lampe, même sans ébullition préalable,
suffisent pour cultiver les anaérobies peu exigeants. On peut
en somme combiner les méthodes 3° avec celles décrites à 2°.

**4° Cultures sur des milieux exposés à l'air mais addi-
tionnés de substances très oxydables.** — KITASATO et WEYL [1]
ont proposé d'ajouter à la gélose peptonée des substances
très oxydables telles que : le formiate de soude, le sulfindigotate de soude, le pyrogallate de potasse, le chlorhydrate
d'hydroxylamine, la résorcine, l'hydroquinone, etc. Dans le
même but, LIBORIUS ajoutait à la gélose une certaine quantité
de glycose. Le milieu le plus employé est ainsi fabriqué :

Gélose peptonée	1 000
Glycose	20
Sulfindigotate de soude	1

Cette gélose, de couleur bleue noire, est coulée dans un tube
à essai jusqu'à quelques centimètres du bord. L'ensemencement se fait par piqûre aussi profonde que possible, avec une
longue aiguille de platine. Les tubes ensemencés sont mis à
l'étuve à + 38°. Au bout de quelques heures, des gaz abondants
se produisent, qui peuvent même faire sauter le bouchon de
ouate. La gélose se décolore ; le glucose et le sulfindigotate
s'oxydent sous l'influence du développement microbien (le
même phénomène se produirait à la longue sans culture) et
s'emparent de l'oxygène dissous ; le tube bleu noir passe au
jaune foncé, l'indigo bleu s'étant transformé en indigo blanc.

[1] KITASATO et WEYL. *Zur Kenntniss der Anaëroben*, Zeitsch. f.
Hygiene, VIII, 1890.

On peut également se servir, dans le même but, de gélose ordinaire additionnée de 0,5 p. 1000, de formiate de soude ou colorée en violet par quelques gouttes de teinture de tourne-sol.

5° Cultures dans une atmosphère confinée dont l'oxy-gène est absorbé par des substances très oxydables. — La substance oxydable n'est plus mélangée au milieu nutritif comme dans la méthode pré-cédente, mais est déposée autour de lui dans l'atmosphère restreint d'un tube clos qui enve-loppe le tube à culture.

Hans Buchner [1] fait absorber l'oxygène par l'acide pyrogallique (fig. 109). Le petit tube (A) chargé d'agar ensemencé avec l'anaérobie, bou-ché à la ouate, est soutenu dans le grand tube (B) par un support en fil de fer (C) ou un ressort à boudin. Une solution alcaline d'acide pyrogal-lique (1 gramme d'acide pyrogallique dans 10 cen-timètres cubes d'une solution de potasse caus-tique à 10 p. 100) est versée dans le tube (B) qui est fermé à frottement par un bouchon de caoutchouc. Le tout est mis dans une étuve à + 30°. De légères secousses imprimées fré-quemment au tube activent l'absorption de l'oxygène. Buchner a pu cultiver ainsi le *vibrion septique*.

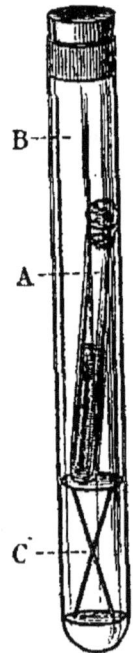

Fig. 109.

Appareil de H. Buchner pour la cul-ture des anaérobies.

6° Cultures dans des milieux dont l'oxy-gène est absorbé par des microbes aéro-bies. — L'*utilisation de l'oxygène libre par les microbes aérobies* peut faciliter la culture des anaérobies ; les aérobies remplissent le rôle de substance oxydable. Dès 1886, Liborius avait obtenu des cultures anaérobies sur

[1] H. Buchner. *Eine neue Methode zur Kultur anaërobes Mikroor-ganismen*, Centr. f. Bakt., IV, 1889.

gélatine recouverte d'une culture des microbes de la putréfaction.

Roux[1] a institué l'expérience de la façon suivante :

On met dans un tube à essai bouché à la ouate quelques
centimètres cubes de gélose ; on fait bouillir et refroidir rapidement dans l'eau froide. On ensemence l'anaérobie par

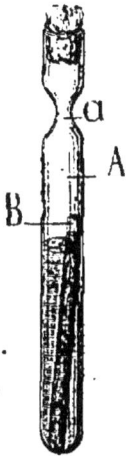

piqûre aussitôt la solidification effectuée.
On verse sur la gélose une petite quantité
de gélatine liquide qu'on laisse également
solidifier. On verse ensuite sur la gélatine
quelques gouttes d'une culture d'aérobie,
de *bacillus subtilis* par exemple. On ferme
le tube à la lampe, et on le dépose dans
l'étuve à +38°. L'aérobie consomme tout
l'oxygène et l'anaérobie se développe bien.
Il faut casser le tube pour prélever de la
semence anaérobie non contaminée par
le *B. subtilis*.

Cet inconvénient n'existe pas avec le
dispositif représenté figure 110 et dû à
SALOMONSEN. Le petit tube (A) chargé de
gélose est destiné à l'anaérobie ; le grand,
(B), chargé de bouillon, est ensemencé avec
un aérobie. On ferme à la lampe en (a).

Fig. 110.
Dispositif de Salo-
monsen pour la
culture des anaé-
robies en pré-
sence d'un aéro-
bie.

COURMONT et NICOLAS[2] sont arrivés à cul-
tiver un anaérobie (le *vibrion septique*) à l'air libre, dans du
bouillon étalé en couche mince mais contenant en même
temps un microbe aérobie (un diplocoque) qui absorbait
l'oxygène (le bouillon en était dépourvu malgré sa grande
surface d'exposition à l'air). Toutes les cultures mixtes d'un
aérobie et d'un anaérobie ne donnent pas ce résultat ; ainsi le

---

[1] Roux. *Sur la culture des microbes anaérobies*, Annales Pasteur,
1887.

[2] COURMONT et NICOLAS. *De l'influence de certains microbes aérobies sur la conservation et la végétation des anaérobies*, Arch. de
physiologie, juillet 1894.

mélange du *vibrion septique* et du *staphylocoque pyogène* ne
laisse pas pousser l'anaérobie parce que le staphylocoque secrète
des substances solubles qui entravent la pullulation du *vibrion
septique*. Ces expériences expliquent bien la végétation possible
des anaérobies dans la nature.

Toutes les méthodes précédentes ne sont pas essentiellement
pratiques ; la plupart constituent simplement des expériences
curieuses. Celles que nous allons décrire sont au contraire journellement employées dans les laboratoires ; elles sont toutes
basées sur l'extraction mécanique de l'oxygène des récipients
destinés aux cultures d'anaérobies.

**7° Cultures dans une atmosphère confinée dont l'air a
été refoulé et remplacé par un gaz inerte.** — Un appareil à
faire le vide n'est pas indispensable pour chasser l'air d'un
récipient à culture. Il peut être remplacé par le *refoulement
de l'air* à l'aide d'un gaz inerte. Wurtz a proposé, en 1889,
l'artifice suivant : on charge de gélose un tube à essai et on le
bouche par un bouchon de caoutchouc muni de 2 tubes de
verre (A) et (B) (fig. 111). Le tube (A) effleure la gélose et est
embranché sur un tube de caoutchouc qui amène du *gaz
d'éclairage*. On fait passer le courant de gaz pendant cinq
minutes en même temps qu'on fait bouillir la gélose à l'aide
d'un bec Bunsen pour empêcher qu'elle ne s'imprègne de gaz.
Au bout de cinq minutes on verse par le petit entonnoir (B)
1 ou 2 centimètres cubes de pétrole stérilisé. On enlève le bouchon de caoutchouc et on le remplace par un tampon de
ouate. Pour ensemencer, on incline le tube de façon à mettre
à nu la moitié de la surface de la gélose, et on fait la piqûre au
moyen d'un fil de platine monté sur la paroi d'un tube en
verre (C) en rapport lui-même par un tuyau (D) avec une conduite de gaz qui reste ouverte pendant tout le temps de l'opération.

Pasteur avait déjà employé l'*acide carbonique* dans le même
but. Ce gaz, ainsi que le gaz d'éclairage, peuvent être nuisibles
à la culture de plusieurs microbes (Frœnkel, Kladakis, 1890)
et doivent donc être rejetés de la technique générale.

Roux a indiqué un procédé beaucoup plus simple de refoulement de l'air par un gaz inerte. La gélatine nutritive est contenue dans un tube à essai, étiré à sa partie supérieure en un tube assez mince pour qu'il soit facilement fermé au chalu-

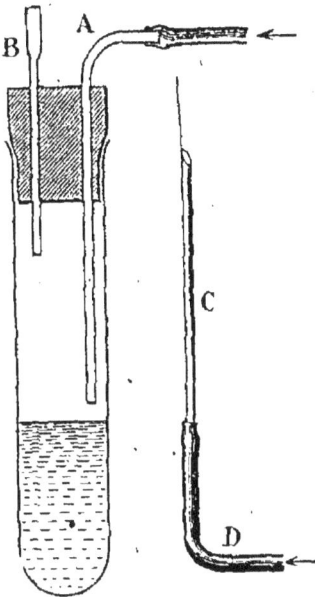

Fig. 111.

Appareil de Wurtz pour la culture des anaérobies dans un gaz inerte (le gaz d'éclairage).

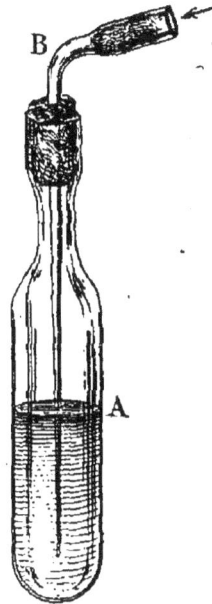

Fig. 112.

Appareil de Roux pour la culture des anaérobies dans un gaz inerte.

meau, et fermé par un tampon de coton (fig. 112). On liquéfie la gélatine dans un bain d'eau chaude, on fait pénétrer à travers la ouate jusqu'au fond de la gélatine un tube de petit calibre, une pipette courbée qui amène un courant de gaz privé d'air. Ce petit tube a été stérilisé ; il porte un tampon de coton pour filtrer le gaz à son arrivée. Lorsque le gaz a suffisamment barboté dans la gélatine, on soulève le tube à la surface de la gélatine qu'on laisse refroidir. Le gaz continue à passer. On ensemence par piqûre. On soulève le petit tube au-dessus de l'étranglement qu'on ferme à la lampe. Il n'y a pas d'air dans un tube ainsi préparé.

8° Cultures dans le vide obtenu par aspiration. — La méthode la plus employée et la plus commode consiste à faire le vide dans les récipients destinés à cultiver les anaérobies.

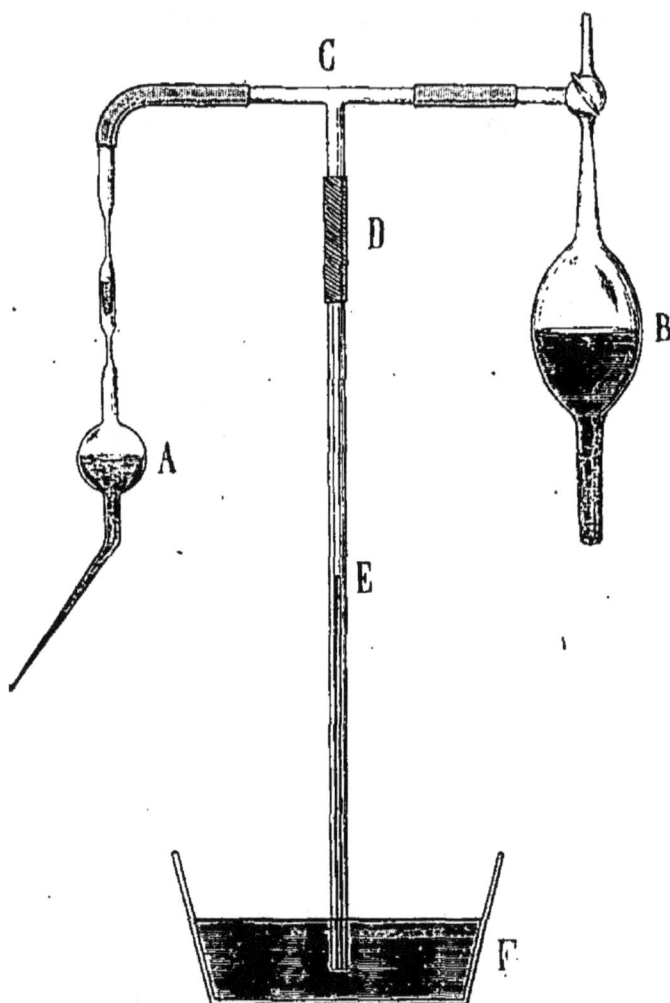

Fig. 113.

Adaptation de la machine pneumatique à la culture des anaérobies dans le vide ou dans un gaz inerte.

C'est d'ailleurs la seule qui permette d'analyser les *gaz* produits par les anaérobies.

A. MACHINES PNEUMATIQUES. — Toutes les machines pneumatiques peuvent servir à faire le vide dans les récipients à

cultures. Il sera utile d'intercaler sur le tube en caoutchouc
qui relie le récipient à culture (A) à la chambre de l'appareil (B)
un tube de verre en T (C), dont la branche inférieure sera
munie d'un tube de caoutchouc (D) à parois suffisamment
épaisses pour tenir le vide, et lui-même fixé à un autre tube de
verre (E) long de 90 centimètres environ et plongeant dans un
vase rempli de mercure (F) (fig. 113). Le tube (E) constitue un
tube barométrique qui permettra d'apprécier la perfection du
vide obtenu ; il servira aussi à introduire un gaz inerte dans
le récipient à culture (A) (voir 9°). Il est facile de modifier ainsi
soi-même une machine pneumatique quelconque.

La *trompe à eau* donne un vide moins parfait que la machine
pneumatique, mais toujours suffisant pour cultiver les
microbes les plus anaérobies. Nous nous servons, au laboratoire
de Lyon, d'une trompe métallique de Golaz, placée dans le sous-
sol, et actionnée par l'eau d'un réservoir situé 19 mètres plus
haut. La conduite d'eau passe par le laboratoire où elle est
munie d'un robinet qui permet de mettre l'appareil en marche.
Le tube tenant le vide se branche en T sur un tube horizontal
où s'insèrent quatre robinets munis de forts tubes de caoutchouc ; il est surmonté d'un manomètre. On peut ainsi faire le
vide dans quatre récipients en même temps. Les deux extrémités sont reliées à des générateurs d'hydrogène ; les deux
robinets extrêmes sont à voie en T pour pouvoir faire pénétrer l'hydrogène après le vide obtenu.

B. RÉCIPIENTS. — Les récipients destinés aux cultures qui
pousseront dans le vide, doivent remplir une condition essen-
tielle : ils auront des parois suffisamment épaisses et des
ajutages assez parfaits pour pouvoir tenir le vide sans se
briser.

a. *Récipients à cultures anaérobies liquides.* — On se servait
autrefois du *tube Pasteur* simple ou double (fig. 7). Nous
employons continuellement la *pipette à boule* [1] (fig. 114) munie

[1] Il faut nécessairement introduire les tampons de ouate successivement avant de faire les rétrécissements suivants. C'est donc le
fabricant de pipettes qui doit placer le coton.

de plusieurs rétrécissements séparant deux ou trois bouchons de ouate. Ce petit appareil peut servir autant de fois qu'il possède de rétrécissements et de tampons ; il est très commode. La forme courbée de sa pointe effilée a cependant l'inconvénient de le rendre encombrant dans une étuve et par conséquent fragile. Il est bon d'avoir dans la chambre étuve une petite caisse dans laquelle sont placées (la pointe effilée en bas, pour que la culture ne touche pas le coton) toutes les pipettes à boule.

Pour charger un tube Pasteur ou une pipette à boule (préalablement stérilisés au four Pasteur ou à l'autoclave), il faut d'abord ensemencer le liquide nutritif dans un petit ballon ordinaire comme s'il s'agissait d'une culture aérobie. On casse alors avec une pince l'extrémité du tube effilé [1], on flambe avec soin la surface extérieure de ce dernier sur une hauteur de plusieurs centimètres, on attend quelques secondes le refroidissement, et on plonge le tube ouvert dans le petit ballon de bouillon ensemencé. On aspire avec la bouche jusqu'à ce que le liquide ait rempli les deux tiers de la boule ou la moitié du tube Pasteur ; on applique alors le doigt sur l'orifice supérieur, on retire l'appareil et on ferme de nouveau à la lampe la pointe du tube effilé encore pleine de bouillon. On adapte alors le tube supérieur au tube de caoutchouc de la machine pneumatique ou de la trompe, et on applique sur cet ajutage une ligature bien

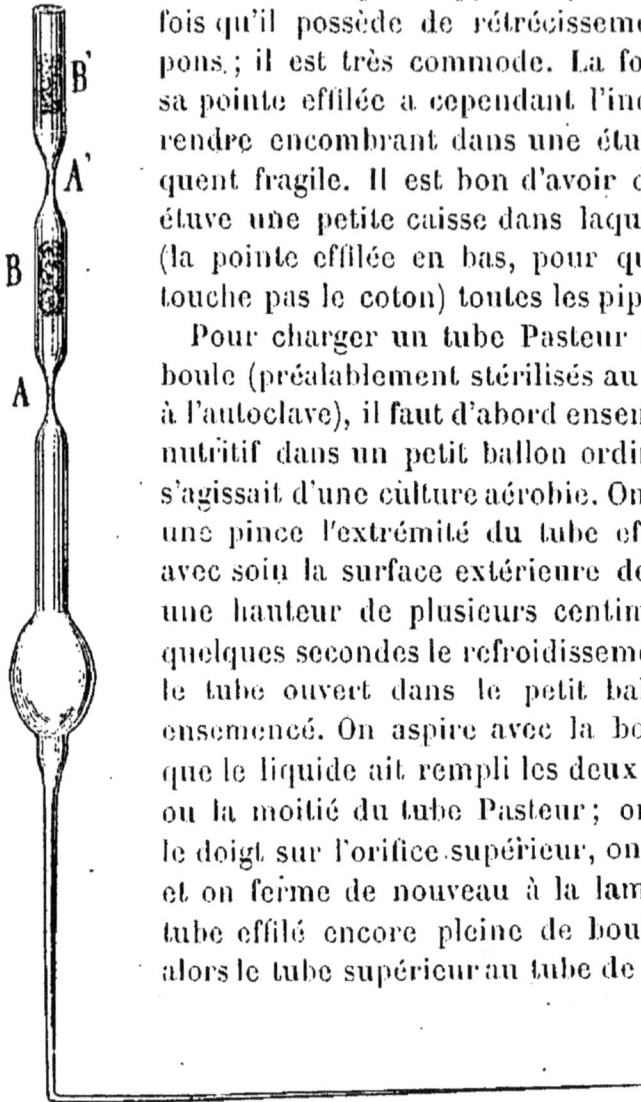

Fig. 114.
Pipette à boule pour la culture des anaérobies en bouillon.

[1] Il est bon, lorsqu'on se sert de tubes Pasteur, d'écarter la branche effilée du corps du tube, qui l'empêcherait de plonger dans un ballon. Cela est très simple en ramollissant la coudure à la lampe d'émailleur.

serrée au moyen d'une petite lanière coupée dans une bande
plate de caoutchouc. Un peu de vaseline facilitera l'entrée du
tube de verre dans le tube de caoutchouc lorsque les parois
de ce dernier seront trop rigides. Il va sans dire que l'orifice
supérieure des tubes Pasteur ou de la pipette à boule doit
avoir des bords plutôt rentrants qu'évasés ; un léger rétrécissement facilite la ligature.

L'appareil ainsi mis en place, on fait le vide. Bientôt (s'il n'y
a pas de fissures dans l'ajutage), de nombreuses bulles d'air se
détachent des parois du tube et viennent éclater à la surface
du bouillon. Le liquide nutritif se purge donc d'air dans cette
méthode sans qu'on ait besoin d'avoir recours à l'ébullition à
+ 100°. On peut activer l'opération en chauffant *très légèrement*
le liquide ; il suffit pour cela de serrer la boule dans la main ;
les bulles d'air se précipitent avec rapidité ; ce petit artifice est
souvent indispensable pour dilater et chasser la bulle d'air qui
se trouve presque toujours à l'extrémité effilée de la pipette à
boule ; le liquide prend sa place et choque le fond du tube
avec un bruit perceptible qui indique le vide. Lorsque celui-ci
est aussi parfait que peut le fournir l'appareil employé, on scelle
à la lampe le rétrécissement le plus rapproché de la machine
pneumatique et la culture est prête à être mise à l'étuve. Il
faut fermer le tube à la lampe pendant que l'aspiration continue, et l'étirer avec une rapidité suffisante pour empêcher l'air
atmosphérique de crever le verre et d'envahir le tube ; il se produit presque toujours une petite dépression en ombilic qui
témoigne de la réalité du vide.

Il doit toujours rester un tampon de coton dans le tube Pasteur ou dans la pipette, pour permettre de réensemencer plus
tard avec pureté la culture obtenue. Supposons que l'élève
veuille propager une culture anaérobie ayant végété en pipette
à boule. Il faut d'abord briser avec une pince l'extrémité scellée qui avoisine le tampon de coton ; l'air se précipite dans le
tube ; mais, filtré à travers le coton, retenu par l'étranglement,
il ne peut contaminer le bouillon. Ce premier temps est indispensable ; si on ouvrait d'abord l'extrémité chargée de liquide,
l'air pénétrerait directement dans celui-ci et le souillerait de

tous les germes qu'il contient, en même temps qu'il le projetterait contre le coton. Le second temps consiste à déboucher un petit ballon stérilisé qu'on place dans un cristallisoir. Le troisième temps est le plus délicat : il faut stériliser le tube effilé jusqu'au coude en le passant plusieurs fois dans la flamme d'un bec Bunsen, tout en ayant soin de ne pas trop chauffer le liquide de culture dont les microbes ne doivent être ni tués, ni atténués. On casse alors la pointe avec une pince flambée, et on l'introduit immédiatement dans le petit ballon qui reçoit toute la culture. L'ensemencement se fait alors comme pour les cultures aérobies, et ainsi de suite. Le cristallisoir est destiné à recevoir les quelques gouttes de culture qui peuvent tomber de la pipette avant son introduction dans le ballon et qui souilleraient le laboratoire ; la stérilisation du tube jusqu'au coude est utile dans les cas où, la pipette étant tenue la pointe en l'air, une goutte de culture viendrait couler sur la surface extérieure jusqu'au coude qui est la partie la plus déclive, et retomberait ensuite dans le petit ballon ; de cette façon, la goutte ne peut être contaminée.

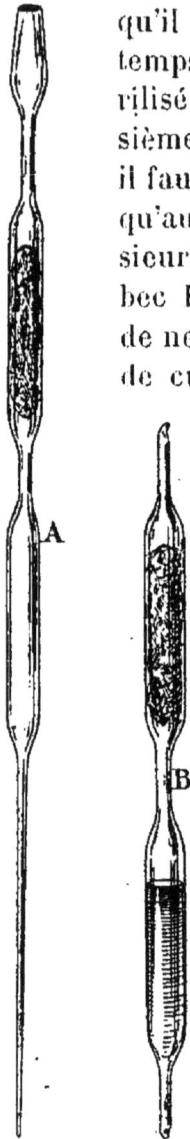

Fig. 115.

Pipette pour cultiver les anaérobies dans le vide.

A, pipette prête à servir. — B, pipette contenant la culture dans le vide.

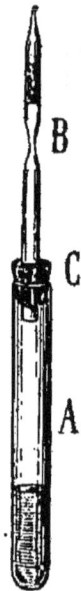

Fig. 116.

Dispositif pour les cultures anaérobies en bouillon dans des tubes à essai.

Le tube B est scellé, le vide ayant été fait.

Une *simple pipette* est plus commode que la pipette à boule, si on n'a pas besoin d'une quantité notable de culture, par exemple lorsqu'on veut simplement propager un anaérobie sans l'inoculer. Il faut alors faire des pipettes avec des tubes de 10 millimètres de diamètre en verre un peu fort. La manœuvre est la même. La figure 115 nous dispense de toute description. La pipette simple peut aisément se faire au laboratoire ; elle est en outre moins friable à l'étuve, si on a soin de la fermer aussi près que possible du corps.

On peut faire des cultures liquides dans le vide avec un *tube à essai* quelconque (fig. 116, A), pourvu que ses parois soient suffisamment épaisses. Il est stérilisé avec un tampon de ouate, chargé de bouillon, et ensemencé. On remplace alors le tampon de ouate par un bouchon de caoutchouc (C) percé d'un orifice central, lequel donne passage à un tube de verre (B) muni d'un tampon de ouate situé entre deux rétrécissements. Le bouchon de caoutchouc a été stérilisé dans la solution de sublimé à 1 p. 100 ; le tube de verre a été stérilisé par la chaleur. La fermeture est rendue hermétique par un vernissage à la gutta-percha (dissoute dans le chloroforme) ou au moyen de cire à cacheter. On opère alors exactement comme avec un tube Pasteur ou une pipette à boule, et on ferme le tube de verre à la lampe.

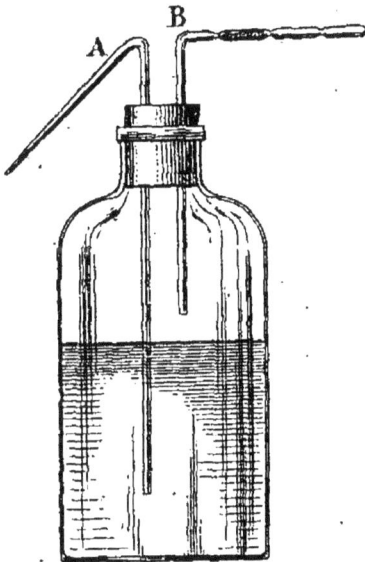

Fig. 117.
Grand flacon disposé pour la culture en bouillon d'un anaérobie.

Les dispositifs précédents ne permettent pas d'obtenir des cultures liquides en grandes quantités, comme cela est nécessaire dans certains cas (exemple : la préparation des toxines du *bacille de Nicolaïer* en vue de l'immunisation des grands animaux pour la récolte du sérum antitoxique). On se servira

alors de grands flacons de un ou deux litres.(fig. 117). Un bouchon en caoutchouc percé de deux orifices obture le goulot.
Deux tubes de verre pénètrent par les deux orifices. L'un (A)
descend jusqu'au fond du flacon, se recourbe au dehors à
angle aigu et se termine par une pointe effilée fermée ;
l'autre (B) ne dépasse pas la face inférieure du bouchon, est
également recourbé et présente deux étranglements et un
tampon de ouate. Les temps de l'opération sont exactement
les mêmes que pour le tube à essai fermé avec un bouchon de
caoutchouc. Le tube (B) sert à faire le vide et
est fermé à la lampe. Le tube (A) sert à pouvoir prélever avec pureté de la semence en
soufflant par le tube (B) préalablement ouvert ;
il sert aussi à faire passer, si on le désire, un
courant d'hydrogène à la surface de la culture
(voir plus loin p. 175).

b. *Récipients à cultures anaérobies solides.* —
Ils sont identiques pour la gélatine, la gélose ou
le sérum. Nous nous servons habituellement
d'un *simple tube à essai* (fig. 118, A) muni d'un
bouchon de caoutchouc (C) auquel est adapté un
tube de verre à deux rétrécissements (B) bouché,
à la ouate, comme il vient d'être dit (p. 172)
pour les cultures liquides. On enduit le bouchon de cire à cacheter ou de gutta-percha
dissoute dans le chloroforme ; on fait le vide et
on ferme à la lampe (fig. 118). Ce procédé est
simple et économique.

Le *tube de Roux* (fig. 119) est un tube à essai
surmonté d'un tube plus étroit (B) muni d'une
branche latérale (A) ; deux tampons de ouate
ferment les orifices.

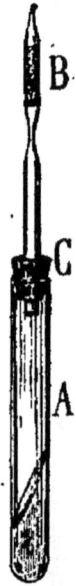

Fig. 118.
Dispositif pour
les cultures
anaérobies sur
gélatine dans
des tubes à
essai.

Après stérilisation au four, ce tube est chargé de gélatine
jusqu'au quart inférieur avec un *entonnoir capillaire* ; on
replace le tampon supérieur et on stérilise à la chaleur humide
comme toute gélatine. On ensemence par piqûre à travers le
tube (B) et on le ferme à la lampe (fig. 120). On fait alors deux

étranglements autour du tampon du tube (A) qu'on adapte à la machine à faire le vide. Celui-ci fait, on ferme à la lampe. Nous préférons le simple tube à essai fermé par un bouchon

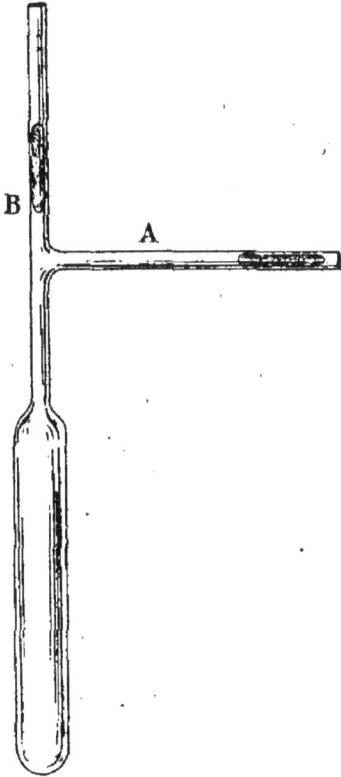

Fig. 119.

Tube de Roux pour la culture des anaérobies sur milieu solide.

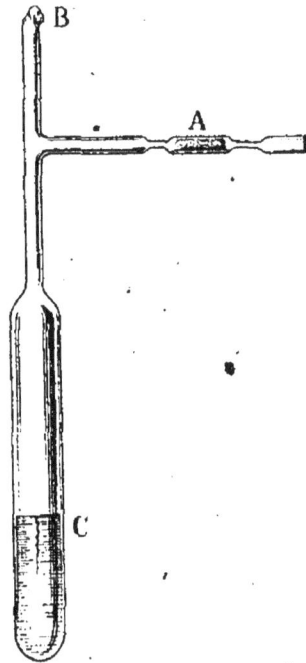

Fig. 120.

Le tube de Roux de la figure 119, au moment de faire le vide.

de caoutchouc, lorsqu'on ne veut pas faire circuler de gaz inerte.

Pour faire des cultures anaérobies *sur pomme de terre*, on peut encore se servir d'un gros tube à essai disposé comme dans les cas précédents. Roux soude à son tube à pomme de terre, au-dessous de l'étranglement, une branche latérale (*a*) avec un tampon de ouate entre deux rétrécissements (fig. 121). On ensemence la pomme de terre, on ferme à la lampe la partie supérieure, on fait le vide par la branche latérale qu'on ferme aussi (fig. 122).

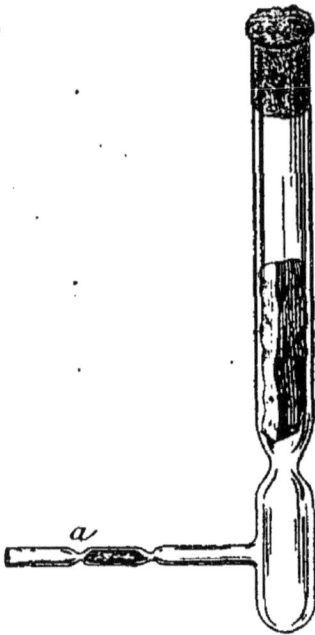

Fig. 121.
Tube de Roux] pour culture des anaérobies sur pomme de terre.

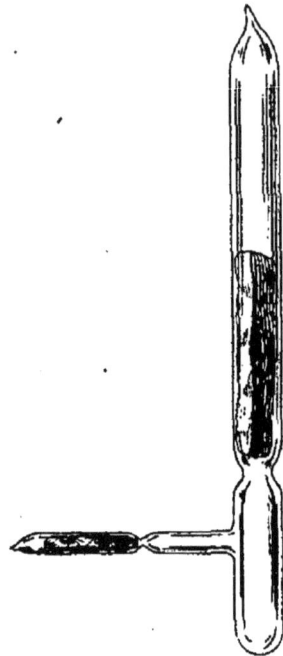

Fig. 122.
Tube de Roux contenant une culture sur pomme de terre dans le vide.

9° Cultures dans le vide comblé par un gaz inerte: — Les méthodes de culture où le vide est obtenu par une machine pneumatique, sont très largement suffisantes dans l'immense majorité des cas. Cependant les milieux solides conservent une assez grande provision d'air qui peut nuire au développement de certains microbes; il est recommandé de chasser cet air, avant solidification, et par conséquent avant l'ensemencement, au moyen du barbottage d'un gaz inerte; c'est le refoulement combiné avec l'aspiration mécanique. On peut ainsi arriver à faire le vide avec des appareils assez imparfaits. On se servira toujours d'*hydrogène* comme gaz inerte; l'acide carbonique, le gaz d'éclairage pouvant nuire au développement microbien.

Le gazomètre à hydrogène le plus simple est le suivant : deux grands flacons de Mariotte (fig. 23) sont unis (*f*) par leur tubulure inférieure de façon à constituer un récipient en U étranglé à sa partie inférieure. Le flacon (A) n'est pas bouché ; le flacon (B) est muni à sa partie supérieure d'un bouchon de

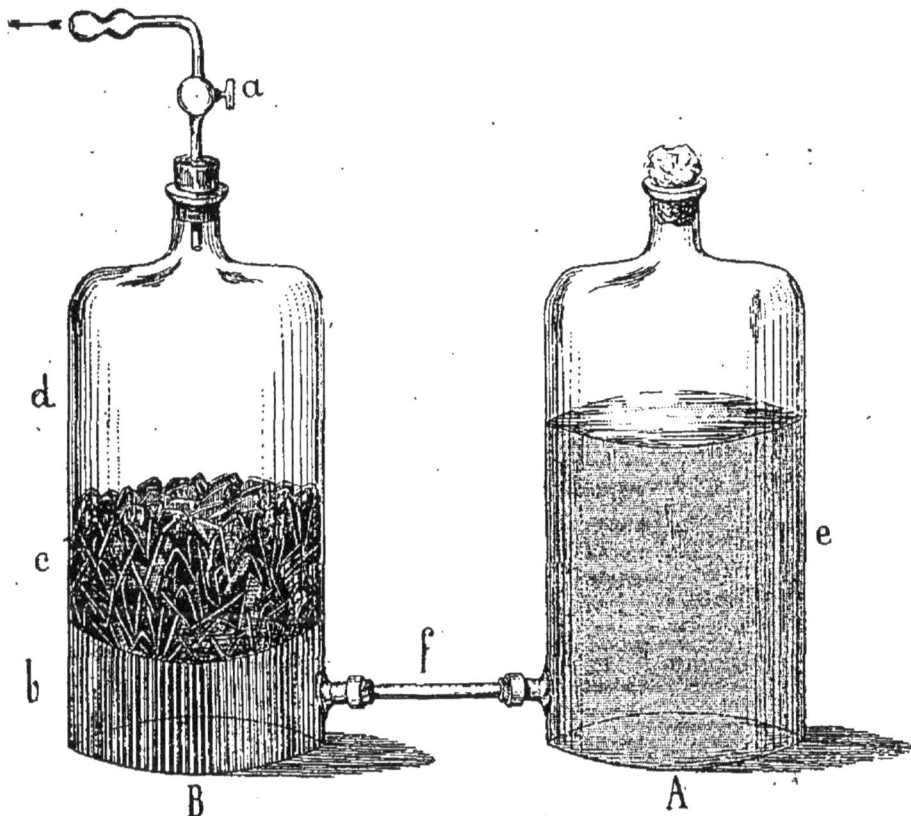

Fig. 123.
Gazomètre à hydrogène.

caoutchouc percé d'un orifice livrant passage à un robinet (*a*). Au fond du flacon (B) sont rangés verticalement, et se touchant tous, des fragments de tubes de verre plein (agitateurs) de 10 centimètres de hauteur environ (*b*); sur eux reposent les fragments de limaille de zinc (*c*). Le robinet (*a*) étant fermé, on remplit le flacon (A) avec de l'eau acidulée, avec de l'acide sulfurique ou chlorhydrique (une partie d'acide sulfurique à verser *doucement* dans huit parties d'eau en remuant pendant qu'on verse). On ouvre le robinet (*a*) : le liquide se répartit dans les deux flacons qui sont à moitié pleins, d'après le principe de la répartition des liquides dans les vases communicants. On ferme le robinet (*a*). Le zinc trempant dans l'eau acidulée, l'hydrogène prend naissance et refoule l'eau au-dessous du zinc ; on ouvre alors le robinet pour purger d'air le flacon (B) ; le liquide remonte, engendre de l'hydrogène, et ainsi de suite à deux ou trois reprises. Lorsque le flacon (B) contient de l'hydrogène pur, l'appareil est prêt à fonctionner ; il suffira de mettre en rapport le tube qui part du robinet (*a*) avec le récipient à culture où le vide a été fait pour que le gaz envahisse ce dernier. L'hydrogène se formera au fur et à mesure des besoins.

Jorgensen a montré qu'on pouvait fabriquer très économiquement un générateur d'hydrogène (fig. 124). Un verre de lampe ordinaire est fixé à l'aide d'un bouchon perforé (*a*) dans une éprouvette à pied contenant la solution d'acide sulfurique $\left(\frac{1}{8}\right)$ avec deux gouttes d'une solution de chlorure de platine. En (*b*) est une lame de plomb perforée et couverte de mousseline pour supporter les petits morceaux de zinc. Le bouchon (*c*) en caoutchouc doit fermer très exactement. L'hydrogène passe dans un flacon laveur (*e*) contenant une solution alcaline d'acide pyrogallique (1 partie d'une solution aqueuse d'acide pyrogallique à 25 p. 100, mélangée à 10 parties d'une solution de potasse à 60 p. 100), pour enlever toute trace d'oxygène (Salomonsen).

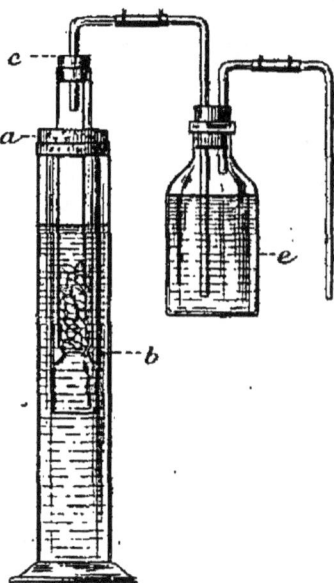

Fig. 124.
Générateur d'hydrogène de Jorgensen.

Si on tient à avoir un hydrogène absolument pur, on le fera passer dans une série de flacons laveurs contenant eau, potasse, azotate d'argent, acide sulfurique, avant de l'envoyer dans le récipient à culture.

Le tube en T que nous avons adapté à la machine pneumatique ordinaire (p. 167) ou les deux robinets extrêmes de notre pompe (p. 168) serviront à amener le gaz, les robinets en cuivre de la trompe étant percés en T à trois voies. La manœuvre est la suivante : on fait le vide, puis on remplit le tube à culture avec un courant d'hydrogène ; on refait le vide et ainsi de suite quatre ou cinq fois. On peut laisser la culture dans l'hydrogène en fermant le tube pendant qu'il est plein de ce gaz.

Pour les cultures en milieu solide, il faut faire pénétrer (le faire barboter serait mieux) l'hydrogène sur la gélatine ou la gélose avant la solidification, et ensemencer, après celle-ci, dans le courant de gaz inerte. Supposons qu'on utilise le tube de Roux (fig. 120) : on le ferme en (B) après stérilisation de la gélatine. On fond la gélatine dans un bain-marie à une température *aussi basse que possible*, et on adapte (A) à la machine pneumatique. On fait pénétrer l'hydrogène à deux ou trois reprises en laissant entrer davantage de gaz toutes les fois que l'ébullition devient trop tumultueuse. On laisse refroidir le tube en le maintenant en communication avec le gazomètre. Lorsque la gélatine est solidifiée, on élève le flacon à eau du gazomètre de façon à produire une légère pression dans l'intérieur du tube. On casse alors la pointe (B) dans la flamme d'un bec Bunsen ; le gaz sous pression s'échappe et empêche l'entrée de l'air. On en profite pour l'ensemencement avec une aiguille de platine pénétrant à travers l'orifice (B) qu'on referme immédiatement à

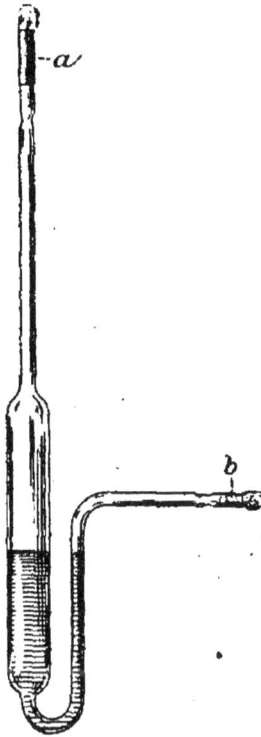

Fig. 125.

Tube de Salomonsen pour la culture des anaérobies dans un gaz inerte.

la lampe. On ferme ensuite (A) après avoir chassé ou conservé l'hydrogène.

Si on tient à faire barboter le gaz dans la gélatine, il suffit d'avoir 2 tubes pénétrant dans le récipient à culture, le tube d'arrivée plongeant au fond. Il en sera de même pour le bouillon. Ce dispositif est dessiné figure 117.

SALOMONSEN se sert pour faire passer un courant d'hydrogène dans une culture liquide, du tube dessiné figure 125. La partie destinée à la culture mesure 10 centimètres de long sur 2 centimètres de diamètre. L'ensemencement se fait par le tube vertical, fermé à son extrémité par un bouchon tubulaire en caoutchouc (*a*); l'hydrogène a accès par le tube courbe, muni en (*b*) d'un tampon d'ouate. Des rétrécissements arrêtent les tampons. On ferme à la lampe dès qu'on arrête le passage du gaz.

10° Cultures anaérobies sous le microscope. — On a vu (ch. VI, p. 133) comment on peut cultiver un microbe

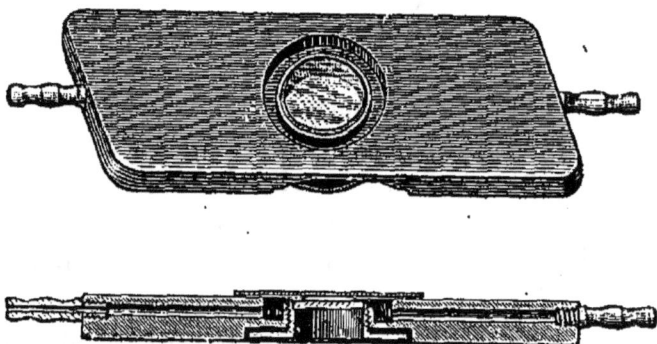

Fig. 126.
Chambre humide de Ranvier pour la culture des anaérobies
sous le microscope.

aérobie sous le microscope. Pour examiner le développement d'un anaérobie, on peut sceller simplement une goutte de culture entre une lame et une lamelle avec du baume de Canada ou de la paraffine. On utilisera de préférence la *cellule de Geissler* (fig. 95) dans laquelle on fera passer de l'hydrogène et qu'on scellera aux deux bouts, ou mieux encore la *chambre à gaz* de Ranvier (fig. 126). C'est une chambre humide de Ranvier ordinaire avec deux tubulures latérales qui permettent de faire circuler un gaz inerte dans la rigole qui entoure la goutte de culture. On pourrait se servir de la chambre humide de Ranvier ordinaire en mettant dans la rainure quelques gouttes d'un liquide réducteur (pyrogallate de potasse, formiate de soude, etc.).

On a également construit des platines chauffantes avec deux tubulures permettant d'amener un gaz inerte dans la cavité centrale.

§ 2. — ISOLEMENT DES ANAÉROBIES

Nous supposons maintenant qu'on veuille obtenir une culture pure d'un anaérobie mélangé à d'autres microbes dans le sol, dans un produit pathologique quelconque, dans une culture mixte, etc. Les méthodes *d'isolement* des anaérobies doivent être bien connues puisqu'elles seront la base de toute recherche concernant ces microbes.

1° Isolement par la chaleur. — La plupart des anaérobies pathogènes (*vibrion septique, bacille de Nicolaïer*, etc.) se reproduisent au moyen de spores très résistantes à la chaleur. On peut donc chauffer pendant dix minutes à + 100° le mélange microbien, et tuer ainsi tous les autres microbes. PASTEUR a le premier indiqué ce procédé pour l'isolement du *vibrion septique*, et KITASATO l'a appliqué à celui du *bacille du tétanos*. Il va sans dire qu'on ne pourrait pas isoler l'un de l'autre ces deux anaérobies par cette méthode.

2° Isolement par inoculation. — On inocule à une espèce animale, très sensible au microbe anaérobie à isoler, le mélange qui le contient; après la mort de l'animal, on ensemence aseptiquement les produits pathologiques de celui-ci. Exemple : on inocule sous la peau de la cuisse d'un cobaye une pincée de terre végétale, de terreau bien fumé, de vase. Le cobaye meurt, au bout de vingt-quatre ou trente-six heures, de septi-cémie gangréneuse. On ensemence la sérosité péritonéale, on cultive dans le vide, et on obtient une culture pure de *vibrion septique.* Pour le *bacille tétanique* l'inoculation est moins utile, parce que le microbe reste cantonné dans la plaie avec les impuretés inoculées.

On fera bien de combiner la méthode de l'inoculation avec celle du chauffage, c'est-à-dire d'inoculer au cobaye des pro-duits chauffés pendant dix minutes à + 100°, car certaines espèces facultatives, même non pathogènes, peuvent venir souil-ler les sérosités pathologiques et donner des cultures mixtes.

3° Isolement par des cultures liquides. — C'est la pre-mière méthode de Pasteur, qui faisait le vide et lui substituait de l'acide carbonique dans des milieux liquides. Nous n'en-trerons pas dans de grands détails, car elle est facile à conce-voir. On opère exactement comme pour les cultures aérobies, (voir p. 144), c'est-à-dire qu'on fait un certain nombre de dilu-tions et on répartit le liquide dilué par petites quantités dans un très grand nombre de récipients. Ces derniers, au lieu d'être de simples ballons ou tubes à essai, seront les tubes décrits plus haut pour la culture des anaérobies en milieux liquides (tube Pasteur, pipette, tube de Salomonsen, etc., p. 168 et suivantes.) On fait le vide avec ou sans refoulement par l'hydrogène, et on met à l'étuve à + 38°. On examine alors les tubes qui se sont troublés. On contrôle la pureté de la culture obtenue par une culture en tube de gélatine enroulée dans le vide, par l'ensemencement à l'air qui doit rester stérile à moins que l'anaérobie soit facultatif, par l'inoculation, par l'examen microscopique, et, au besoin, par une nouvelle série de dilu-tions.

L'obligation de faire le vide dans un grand nombre de tubes rend l'isolement des anaérobies en milieux liquides très long et, par conséquent, moins pratique que par les méthodes suivantes.

4° Isolement par des cultures sur milieux solides. —

On peut employer indifféremment la gélatine ou la gélose ; cette dernière peut être portée à l'étuve à + 38° ; la gélatine, plus maniable, bien que devant être maintenue à une température inférieure à + 22°, est plus fréquemment employée.

Comme principe général on commencera toujours par faire des *dilutions* comme pour les cultures aérobies ; en général, on ensemence un tube de gélatine avec une goutte du mélange ; on prend une goutte de cette première gélatine pour ensemencer un second tube, et une goutte de ce second pour un

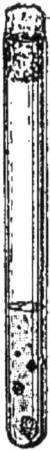

Fig. 127.
Tube de Liborius contenant des colonies anaérobies dans la profondeur de la gélatine.

troisième. La première goutte peut être diluée dans de l'eau stérilisée si on suppose très riche la flore microbienne du produit.

a. *Méthode de Koch.* — La méthode primitive de Koch consistait à étaler la gélatine ensemencée sur une plaque (voir p. 147)· et à appliquer sur cette gélatine encore chaude et visqueuse une *feuille de mica* stérilisée ; les bords de cette feuille étaient lutés avec de la paraffine. On pouvait observer le développement à travers le mica. Cornil et Babes conseillaient une lame de verre très mince. Ces méthodes n'appartiennent plus qu'à l'histoire.

b. *Méthode de Liborius.* — Liborius a isolé des anaérobies en les cultivant simplement dans un tube de gélatine ou de gélose rempli aux trois quarts de la hauteur (p. 160). On mélange bien la goutte ensemencée à la gélatine ou la gélose en remuant celle-ci encore chaude avec une aiguille de platine, et on laisse refroidir. Les microbes anaérobies poussent dans la profondeur (fig. 127). Pour les recueillir il faut couper le tube de verre à leur niveau avec un couteau à verre et un charbon de Berzelius, et recevoir le morceau de gélose dans une boîte de Petri stérilisée. On coupe celui-ci en tranches minces jusqu'à la colonie à étudier. On peut quelquefois ne pas sacrifier le tube et aller puiser la colonie avec une pipette.

Cette méthode est peu pratique lorsque les microbes liquéfient la gélatine ou développent beaucoup le gaz.

c. *Méthode de Klebs et Vignal.* — KLEBS et VIGNAL ont conseillé, en 1887, la culture sur gélatine en *tubes capillaires pleins.* On fait des pipettes longues de 1 mètre, avec un tube de verre de 2 ou 3 millimètres de diamètre, et on les stérilise. On fait bouillir la gélatine dans un tube à essai ordinaire, et on la laisse refroidir dans un courant d'hydrogène, amené par une

Fig. 128.

Fragments du long tube de Vignal plein de gélatine avec colonies anaérobies.

pipette plongeant au fond du tube. Vers + 25° on l'ensemence dans l'hydrogène, on l'agite pour répartir les germes, et on aspire la gélatine encore liquide dans la longue et fine pipette. On ferme à la lampe les deux extrémités, et on possède un tube capillaire clos, complètement rempli de gélatine privée d'oxygène et parsemée de germes anaérobies qui donneront autant de colonies (fig. 128). On fera trois tubes pour diluer comme avec la méthode de LIBORIUS. Pour aller saisir une colonie, on lave le tube de verre au sublimé et à l'alcool absolu, on le sèche avec du papier stérilisé, et on le coupe au niveau de la colonie.

d. *Méthodes de Blücher et de Botkine.* — L'isolement peut se faire par *cultures sur plaques de gélatine* d'après la méthode de KOCH pour les aérobies (voir p. 147).

Pour priver les plaques d'oxygène, BLÜCHER a recommandé un appareil consistant en une petite cloche de verre, en forme d'entonnoir, placée dans un cristallisoir rempli de glycérine diluée ; la cloche est chargée par un poids de plomb et l'hydrogène pénètre par en haut.

A peu près semblable est l'appareil de BOTKINE représenté (fig. 129). L'hydrogène arrive par (1) et sort par (2). Un petit triangle en fer porté par trois pieds émerge de la glycérine et supporte soit un échafaudage de boîtes de Petri, soit des plaques de Koch portées par un support en baguettes de verre. L'hydrogène passe pendant une demi-heure et on ferme à la lampe (1) et (2).

e. *Méthode de C. Fraenkel.* — C. FRAENKEL

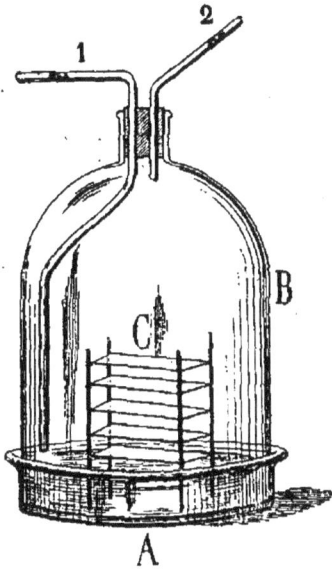

Fig. 129.

Appareil de Botkine pour la culture
des anaérobies sur plaques de gélatine.

A, cuvette remplie de glycérine. — B, cloche plongeant dans la glycérine. — C, échafaudage pour supporter les plaques. — 1 et 2, tubes d'arrivée et de sortie de l'hydrogène.

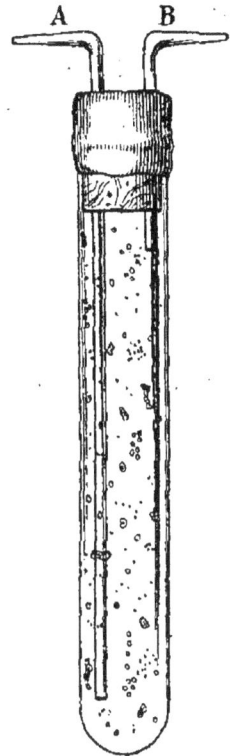

Fig. 130.

Tube de C. Fraenkel pour la culture des anaérobies sur gélatine enroulée par la méthode d'Esmarch.

isole les anaérobies sur gélatine roulée en *tubes d'Esmarch* (voir p. 153) avec l'appareil dessiné (fig. 130).

C'est un simple tube à essai fermé avec un bouchon de caoutchouc qui laisse passer deux tubes de verre dont l'un (A) plonge jusqu'au fond du tube. Le bouchon est recouvert de paraffine. On ensemence la gélatine liquide (on fait toujours plusieurs tubes pour diluer comme il a été dit plus haut), on fait barboter l'hydrogène pendant quatre minutes, on ferme les deux tubes à la lampe et on enroule la gélatine, comme il a été dit page 153.

Ce procédé est très simple ; il a tous les avantages de celui d'Esmarch ; on peut aller puiser les colonies sans sacrifier le tube et sans le contaminer.

f. *Méthode de Roux.* — Le procédé de Roux isole aussi les anaérobies sur gélatine enroulée dans un tube. On prend trois tubes de verre ayant la forme figurée page 152, on les charge d'une petite quantité de gélatine stérilisée ; on les ensemence successivement (système des di-

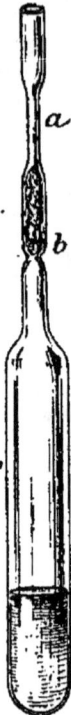

Fig. 131.

Tube de Roux pour cultures sur plaques de gélatine enroulée par la méthode d'Esmarch.

Fig. 132.

Tube de Roux pour la culture des anaérobies sur plaques de gélatine, dans un gaz inerte.

lutions) avec le liquide à étudier. On étrangle le tube en (*b*) on pousse le tampon et on allonge en (*a*) au-dessus du coton (fig. 131). On met le tube en communication avec une machine pneumatique pendant que la gélatine est encore liquide et on ferme en (*a*). On roule le tube d'après la méthode d'Esmarch. On peut aussi coucher simplement le tube sur le côté et avoir une culture sur plaque. On puisera avec une aiguille de platine les microbes des colonies par l'ouverture (*a*) du tube dont on aura cassé la pointe : on pourra, si cela est nécessaire couper longitudinalement le tube et détacher la gouttière supérieure lorsque la gélatine aura été simplement refroidie en plaque et non roulée en Esmarch; la gouttière inférieure sera alors traitée comme une plaque ordinaire.

Pour éviter l'emploi d'une machine pneumatique Roux a conseillé le tube représenté figure 132. On remplit de gélatine liquide et ensemencée avec un petit entonnoir capillaire. On étrangle alors en (*a*) et (*a'*), on pousse les tampons de ouate (A et A'), on effile en (*b*) et (*b'*) et on met (*b*) en rapport avec une source d'hydrogène. On ferme dans le gaz en (*b'*), puis en (*b*). Le tube peut alors être simplement couché horizontalement pour avoir une petite plaque ou roulé par le procédé d'Esmarch.

CHAPITRE VIII

EXAMEN MACROSCOPIQUE DES CULTURES

Quels sont les caractères, utiles à la différenciation de l'espèce, fournis par l'examen macroscopique des cultures ? Nous allons passer en revue les points principaux sur lesquels doit se porter l'attention du bactériologiste.

1º Aérobiose. — On s'assurera d'abord par les méthodes décrites dans les chapitres précédents si le microbe est *aérobie*, *anaérobie* ou *facultatif*.

2º Rapidité de la végétation. — Tous les microbes ne donnent pas, sur le même milieu, une culture appréciable à l'œil au bout du même nombre d'heures ; les uns poussent très rapidement, d'autres avec une lenteur désespérante. Il faudra noter avec soin ces différences. Chaque microbe sera, bien entendu, cultivé sur son milieu favori, et à une température eugénésique. Citons quelques exemples. Koch a recommandé la culture du *vibrion cholérique* en solution de peptone (voir p. 74) pour faire le diagnostic bactériologique du choléra ; en six à dix heures le vibrion a donné un voile très appréciable avant que les autres microbes des selles se soient développés. On fait, depuis Roux et Yersin, le diagnostic bactériologique de la diphtérie en ensemençant par stries la fausse membrane sur des tubes de sérum gélifié (voir p. 395). Au bout de seize heures, seul le *bacille de Löffler* doit avoir donné des colonies visibles. D'autres microbes, au contraire, ne commencent à végéter qu'après une longue période d'incubation ;

le *bacille de la tuberculose* humaine ne donne, soit 'en bouillon, soit sur sérum ou gélose, des colonies qu'au bout de
quinze jours ou un mois ; toute culture poussant plus rapidement devra être considérée comme due à un autre microbe.
C'est surtout en examinant les cultures d'isolement sur plaques
de gélatine qu'on se rend compte de ces différences dans la
rapidité de développement des microbes ; on constate un
grand nombre de colonies au bout de deux ou trois jours
d'étuve, mais on en découvre de nouvelles encore pendant huit
à quinze jours. Il en est de même pour les ballons de bouillon
ensemencés avec des liquides dilués ; certains ballons ne se
troublent qu'au bout de cinq et huit jours.

3° **Limite des températures eugénésiques.** — Chaque
microbe a une échelle propre de températures auxquelles
sa végétation est possible ; il y a donc une limite inférieure et
une limite supérieure de température eugénésique. D'une
façon générale les microbes poussent entre $+ 15°$ et $+ 40°$.

La *limite inférieure* de température eugénésique sert assez
souvent à la détermination de l'espèce. C'est ainsi que les
microbes qui ont besoin d'une température supérieure à
$+ 22°$, ne peuvent donner des colonies sur gélatine ; exemple,
le *pneumocoque*. On a cité des microbes poussant à des températures extraordinairement basses et ne végétant pas aux températures eugénésiques ordinaires (*microbes frigoriphiles*). Le
pneumo-bacillus liquefaciens bovis d'ARLOING pousse déjà à $+ 5°$.

La *limite supérieure* a aussi son importance et devra être
déterminée en plaçant les cultures dans des étuves réglées au-
dessus de $+ 40°$[1]. Nous avons déjà vu (p. 143) que RODET avait
utilisé la faculté du *B. d'Eberth* et du *B. coli* de végéter à $+ 44°,5$
pour faire rapidement la recherche de ces agents dans les
eaux suspectes. Toute eau qui, ensemencée en bouillon, ne

---

[1] Pour les microbes *frigoriphiles* la limite supérieure est bien
inférieure à $+ 40°$. G. Roux a trouvé dans l'estomac de l'escargot
des microbes végétant bien à $+ 15°$ ou $+ 18°$, mais ne poussant pas
aux températures avoisinant $+ 30°$.

trouble pas celui-ci à + 44°,5, ne contient ni *B. d'Eberth* ni
B. coli. Le *staphylocoque pyogène* est un des cocci qui a la
limite supérieure de température eugénésique la plus élevée :
43° environ. Le *B. de la tuberculose humaine* ne peut pousser
au-dessus de + 42°, tandis que celui de la tuberculose aviaire
végète encore à + 45°. Le *B. subtilis* pousse de + 6° à + 50°.
Certains microbes peuvent végéter à des températures encore
plus élevées (*microbes thermophiles*). Van Tieghem a décrit, en
1881, un micrococoque qui donne des cultures à + 74°, et un
bacille qui végète jusqu'à + 77°. Miquel a isolé de l'eau, en
1888, le *bacillus thermophilus* qui se développe abondamment
à + 70°. Globig, la même année, observait une bactérie pouvant croître jusqu'à + 70°. Ces exemples sont exceptionnels,
mais constituent des espèces bien caractérisées par cette faculté
de végéter à de hautes températures.

4° **Limite des températures mortelles.** — Un microbe
n'est pas fatalement tué par une température *dysgénésique;*
il y a au-dessus et au-dessous des limites de la température
eugénésique une échelle assez étendue, et très variable suivant
les microbes, de températures atténuant simplement leur végétabilité ou leur virulence, avant d'arriver aux températures
mortelles. Nous avons déjà dit deux mots de cette variabilité
des températures nécessaires pour stériliser les objets contre
tel ou tel microbe (p. 36), nous en avons également parlé à propos de l'isolement des aérobies et des anaérobies (p. 141 et 180).
Ces différences servent dans certains cas à la différenciation
de l'espèce.

Le *refroidissement* a peu d'action sur les microbes, et n'a pas
d'application pratique. Dès 1861, Pasteur avait montré que les
bactéries résistent à — 30°. En 1877, Von Frisch a pu abaisser
à — 110° la température d'un liquide sans en tuer les microbes.
Pictet et Yung [1] ont soumis des espèces déterminées à des
températures très basses (— 70° pendant cent huit heures, et

---

[1] Pictet et Yung. *De l'action du froid sur les microbes*, C. R. Ac.
des sciences, 1884.

— 130° pendant vingt heures). Le *bacillus anthracis* à l'état de mycélium a été tué tandis que ses spores ont parfaitement résisté. Le *bacillus Chauvæi*, le *bacillus subtilis* ont également résisté. La lymphe vaccinale a conservé tout son pouvoir. Certains microcoques seuls ont été tués. Il n'est donc pas étonnant que la glace puisse transporter des germes pathogènes ; surtout puisqu'il est démontré qu'une congélation de cent jours (MITTCHELL, FRÆNKEL, PRUDDEN etc.) ne tue pas la plupart des microbes.

Le *chauffage* a une influence très variable et très utile à connaître. D'une façon générale une température de + 50° à + 60° suffit à tuer les microbes non sporulés. C'est en chauffant le vin à cette température que PASTEUR est arrivé à le débarrasser des germes de la fermentation acétique et autres. Mais certains microbes végètent à des températures supérieures à + 60° (p. 189), et les spores résistent à de hautes températures ; il y a donc une grande variabilité dans les températures qui tuent les différents microbes, et ces faits sont bien plus utiles à connaître que la limite inférieure de température pour la diagnose de l'espèce. Nous avons déjà vu à propos de l'*Isolement des anaérobies* (p. 180) de quel secours était le chauffage pour l'isolement et par conséquent le diagnostic du *vibrion septique*, du *bacille de Nicolaïer*, etc. Il en est de même pour les aérobies (p. 141). Les spores du *B. subtilis* résistent à un chauffage à + 100° de une heure et parfois trois heures ; il faut les exposer cinq minutes à + 110° pour les tuer (BREFELD). Dans les mêmes conditions les spores du *B. anthracis* meurent en moins de cinq minutes (ROUX), et celles du *B. Chauvæi*, puisées dans le sang, en moins de deux minutes (ARLOING, CORNEVIN et THOMAS) à + 100°. Mais on n'oubliera jamais que ces chiffres ont trait à la *chaleur humide ;* dans l'air sec les spores sont beaucoup plus résistantes. Celles du *B. subtilis* et du *B. anthracis* germent après une exposition à + 123° dans l'air sec (KOCH). MIQUEL a pu faire germer des spores qui avaient été chauffées à + 145° dans l'air sec.

D'autres conditions influent encore sur la susceptibilité des spores à la chaleur. ARLOING, CORNEVIN et THOMAS ont vu que les spores du *B. Chauvœi*, qui, puisées dans le sang, ne résistent pas plus de deux minutes à l'eau bouillante, exigent pour être détruites une ébullition de deux heures si on les a au préalable desséchées à + 33°. La composition du milieu ambiant a aussi une grande importance. DUCLAUX a montré que les cellules très jeunes de *tyrothrix tenuis* (microbe faisant fermenter la caséine), périssent à + 90° dans un liquide neutre, et seulement au-dessus de + 100° dans un liquide légèrement alcalin ; l'acidité nuit à la conservation de la vitalité. D'autres conditions de vitalité ont aussi leur influence. Les spores de *tyrothrix filiformis* périssent à + 110° quand elles proviennent de cultures sur gélatine, et seulement à + 120° quand elles sont puisées dans le lait (DUCLAUX).

Tous ces exemples montrent que la recherche de la température mortelle peut être utile pour l'isolement et la diagnose d'une espèce, mais elle demande à être faite dans des conditions bien définies.

5° Aspect des cultures liquides. — Il peut quelquefois donner de précieux renseignements.

En général, une culture liquide (en bouillon par exemple) se présente sous l'aspect d'un liquide *uniformément trouble;* lorsque le bouillon se clarifie et qu'un dépôt se forme, cela indique l'arrêt de la végétation de la culture. C'est ainsi que se comportent la grande majorité des microbes (*pneumocoque staphylocoque pyogène* (fig. 133), *B. d'Eberth, B. coli* etc.).

Le trouble peut être léger, épais, boueux, suivant les cas ; le dépôt peut être fin, floconneux, caillebotté, gluant, adhérent, etc., autant de caractères utiles à remarquer. La présence d'un voile épais à la surface appartient à certaines espèces (*vibrion cholérique*). Un voile léger irisé restant adhérent aux parois quand on incline le ballon s'observe souvent (*B. coli, B. d'Eberth, staphylocoque pyogène*, etc.).

Certains microbes ne *troublent pas* le liquide et végètent en véritables colonies isolées, par exemple certains *streptocoques* (fig. 134). Cultivées en bouillon, certaines générations de ces derniers forment au fond du ballon des masses floconneuses assez difficiles à désagréger, et le reste du liquide est absolument limpide. Il faut agiter le ballon pour savoir s'il·contient une culture; on voit alors des colonies cotonneuses s'élever en spirales jusqu'à la surface. Le *bacille de la tuberculose humaine* ne trouble pas non plus le liquide, mais végète sous forme de

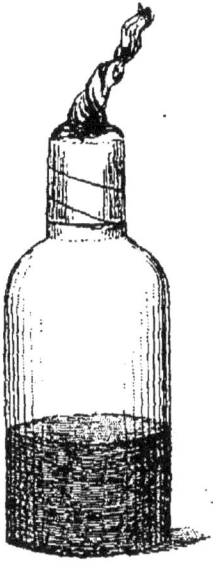

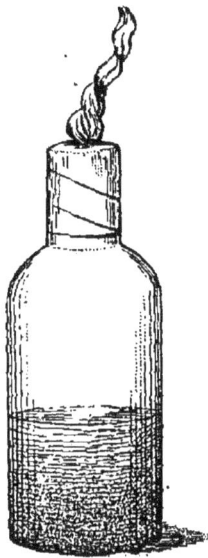

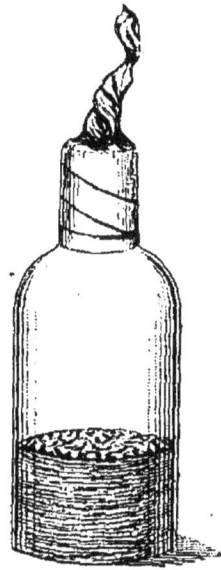

Fig. 133.	Fig. 134.	Fig. 135.
Culture en bouillon : type du trouble uniforme (*Staphylocoque pyogène*).	Culture en bouillon : type du bouillon clair avec flocons (*Streptocoque de Marmorek*).	Culture en bouillon : type du bouillon clair avec voile à la surface (*Bacillus subtilis*).

croûtes nageant à la surface ; le bouillon est recouvert d'une pellicule croûteuse, sèche qu'on peut enlever sans la désagréger. Le *B. subtilis* pousse également à la surface du liquide en formant un voile très épais, uniforme, lisse mais plissé par les progrès du développement (fig. 135). Il en est de même du *bacillus mesentericus* (de la pomme de terre).

La *consistance* du liquide de culture est très variable et peut aller jusqu'à un état demi-solide, boueux. Certains microbes donnent un liquide visqueux, filant au point qu'il est difficile d'en prélever une goutte avec la pipette (*bacille d'une tuberculose bovine* de Courmont et Nicolas).

Nous parlerons plus loin de la *couleur*, de l'*odeur*, des *réactions*, etc.

6° Aspect des colonies sur milieux solides. — L'importance de la forme des colonies sur milieux solides (méthode de Koch) était considérée comme capitale il y a quelques années. Ne diagnostiquait-on pas le *B. coli* du *B. d'Eberth* par l'aspect des colonies de ces microbes sur pomme de terre ? Au-

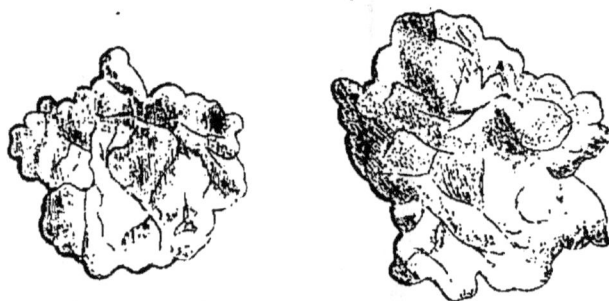

Fig. 136.

Colonie de *B. d'Eberth* sur plaque de gélatine, vue à la loupe (aspect de la montagne de glace).

jourd'hui, sans délaisser l'examen des colonies microbiennes sur milieux solides, on est plus réservé dans les conclusions à tirer de cette pratique ; on sait combien variable peut être la forme des colonies d'un même microbe suivant des conditions souvent inappréciables.

Nous ne parlons ici que des colonies *non liquéfiantes* (voir page 208, la *Liquéfaction de la gélatine ou de la gélose*).

Sur gélatine *en plaques*, les colonies varient depuis le simple aspect ponctiforme jusqu'à la large colonie envahissant plusieurs centimètres carrés de gélatine ; elle peut être épaisse ou mince, à bords réguliers ou festonnés, en forme de montagne de glace ou ressemblant à une tache uniforme, etc., etc. Malheureusement ces caractères ne sont que des indications pour

la diagnose. On sait très bien que tel microbe (le *B. d'Eberth*
par exemple) donnera tantôt une large colonie irisée, fes-
tonnée, en montagne de glace (fig. 136), et tantôt une colonie
jaunâtre, ponctiforme ; il suffit pour cela que tel bacille se soit
trouvé à la surface de la plaque et tel autre légèrement dans la
profondeur (colonie ponctiforme), c'est-à-dire privé d'une
quantité suffisante d'oxygène. Cela est des plus net avec la
méthode d'Esmarch. Une légère différence dans la composition
de la gélatine peut aussi modifier complète-
ment l'aspect des colonies.

Les cultures sur gélatine *par piqûre* s'em-
ployaient beaucoup il y a quelques années
pour pouvoir observer le développement du
microbe le long du sillon de la piqûre. Il se
faisait tantôt suivant un trait uniforme, tantôt
en grappes de raisin ; c'était encore un des
moyens de diagnostiquer le *B. d'Eberth*. Ces différences ne sont pas caractéristiques, mais
néanmoins utiles à noter. Une culture en piqûre
dira jusqu'à un certain point si le microbe est
aérobie franc ou facultatif (voir p. 159).

La forme des colonies est moins remarquable
sur les milieux moins transparents que la gélatine : gélose, sérum gélifié, pomme de terre
etc. Dans certains cas cependant elle est presque caractéristique. Certains streptocoques
donnent des colonies ressemblant à une *goutte
de rosée*, tandis que celui de l'érysipèle végète
en formant un enduit mince brillant. Le *bacille
de la tuberculose humaine* pousse en amoncelle-
ments croûteux, secs, durs (fig. 137) qu'on a voulu opposer aux
colonies plus grasses du *bacille de la tuberculose aviaire*. Cela
est vrai en général et doit être noté, mais certains échantillons
de bacille aviaire poussent en croûte, et certains bacilles hu-
mains en traînées grasses (COURMONT et DOR). Le *B. coli* pousse
en une crème brunâtre et épaisse sur la pomme de terre, tandis que le *B. d'Eberth* donne une simple traînée brillante

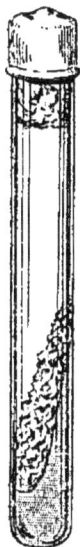

Fig. 137.
Culture du *ba-
cille de la tu-
berculose hu-
maine* sur gé-
lose glycéri-
née.

à peine visible, ressemblant à une *trace d'escargot*, qu'il faut regarder à contre-jour pour l'apercevoir.

Nous laissons de côté pour le moment l'*odeur*, la *couleur*, etc., des colonies. La pomme de terre est spécialement favorable à l'étude des microbes chromogènes. Il faudra cependant se méfier des différentes qualités de pomme de terre.

On peut faire l'examen des colonies sur plaques de gélatine *à la loupe* ou *au microscope*, avec un grossissement de 25 à 55 diamètres. Pour cela on place la plaque sur la platine du microscope, et on l'examine avec un objectif faible, par exemple le O de Verick à foyer long. On peut ainsi reconnaître de bonne heure des colonies presque invisibles, et en prélever des parcelles avec l'aiguille de platine qu'on conduit sur la colonie en la regardant par l'oculaire. On peut employer l'objectif 2 ou même 4 de Verick, lorsque la transparence de milieu le permet, mais en général le manque de lumière rend leur usage difficile. Les objectifs plus forts ont un foyer trop court pour être utilisés. Nous recommandons la loupe montée de Reichert.

7º Pouvoir chromogène. — La couleur des cultures, bien qu'elle soit sujette à varier considérablement suivant certaines conditions, est un caractère très utile pour la différenciation de certaines espèces microbiennes.

Nous ne dirons que deux mots de la teinte plus ou moins blanche ou jaunâtre des bouillons ou des colonies solides ; son importance est minime. Mais il existe des microbes fabriquant une matière colorante spéciale et qui, presque tous, portent un nom rappelant la teinte de celle-ci.

Les *microbes chromogènes* sont ceux dont le protoplasma sécrète des pigments. Ces derniers sont le plus souvent cantonnés dans le protoplasma du microbe ; un seul élément ne paraît pas coloré, mais l'ensemble de la culture prend la teinte caractéristique. D'autres fois, la matière colorante diffuse dans le milieu de culture et le teint (*B. pyocyaneus*, *B. vert de l'eau*).

La coloration des cultures est surtout bien nette sur les

13.

milieux solides, et particulièrement sur la pomme de terre. Les cultures liquides sont en général moins caractéristiques à ce point de vue ; un bouillon où végète du *B. pyocyaneus* est cependant d'un beau vert (fig. 138), il est vert émeraude s'il contient du *B. vert de l'eau* (fig. 139)[1], mais cela tient à des

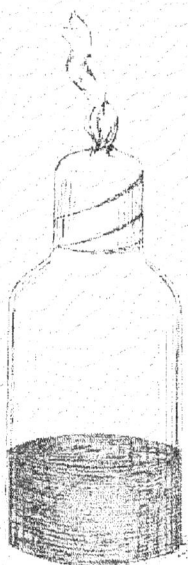

Fig. 138.
Culture en bouillon
du *bacille pyocyanique*.

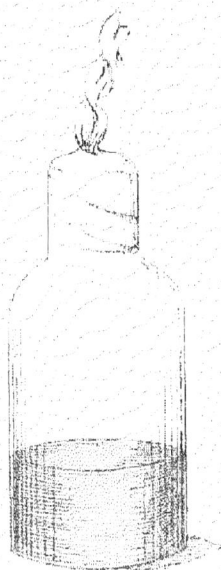

Fig. 139.
Culture en bouillon
du *bacille vert de l'eau*.

matières colorantes diffusibles. Il faut en somme voir un amas de microbes sous une certaine épaisseur pour distinguer la couleur de leur protoplasma.

Citons la couleur des principaux microbes chromogènes. Le *staphylocoque pyogène* est jaune orangé (fig. 140), citron (fig. 141) ou blanc suivant les variétés (*aureus, citreus, albus*). La *sarcina lutea*, le *micrococcus cereus flavus* sont jaune d'or. Le *micrococcus prodigiosus* est rose. Le *bacillus ruber* est rouge

[1] Lorsqu'on analyse l'eau de la plupart des fleuves ou des ruisseaux, on constate la belle coloration vert clair de nombreux ballons. Ce sont des cultures de bacille vert de l'eau (*bacillus fluorescens liquefaciens*).

vif (fig. 142). Le *micrococcus cinabreus* est rouge cinabre. Le
B. pyocyaneus (fig. 138) est bleu vert. Le *B. vert de l'eau*
(fig. 139), le *B. viridis*, le *B. virens*, le *B. chlorinus*[1], le

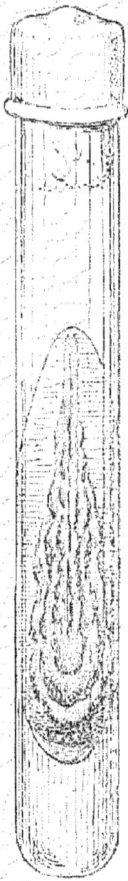 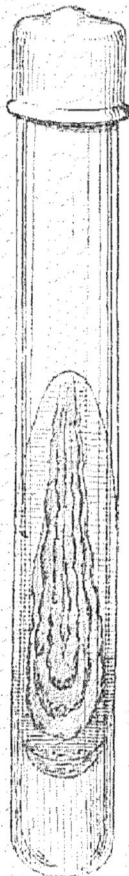 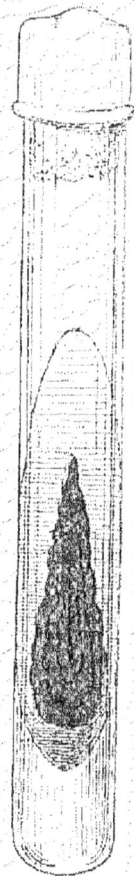

Fig. 140.   Fig. 141.   Fig. 142.

Culture sur gélose   Culture sur gélose   Culture sur gélose
du *staphylococcus*   du *staphylococcus*   du *bacillus ruber*.
pyogenes aureus.   *pyogenes citreus*.

B. de la diarrhée verte des nourrissons donnent des cultures
vert clair. Le *Bacillus violaceus* est violet noir. Le *B. brunneus*
de SCHROTER est brun. Le *Beggiatoa roseo-persicina* est parfois

[1] POUR VAN TIEGHEM (1880) et ENGELMANN (1882), le *B. viridis*, le
B. virens et le *B. chlorinus* seraient colorés par de la chlorophylle.

13..

tellement abondant à la surface de l'eau que celle-ci est rose rouge (Schnetzler, 1887). On pourrait multiplier les exemples. Thiry (1896) vient de décrire un bacille *polychrome*, c'est-à-dire donnant sur les mêmes milieux les colorations les plus différentes : violet, rose, vert, or, bleu.

Faut-il se baser sur la couleur des pigments fabriqués pour diagnostiquer une espèce ? Deux échantillons microbiens semblables par tous leurs autres caractères, mais de teinte différente, peuvent-ils appartenir à la même espèce ? La réponse est aujourd'hui toute tracée. La couleur des pigments est un caractère important, mais non spécifique, pour la diagnose. Nous savons qu'un microbe chromogène peut perdre définitivement la faculté de fabriquer des pigments ; Wasserzug, Charrin et Phisalix l'ont vu avec le *B. pyocyaneus*, Schottelius avec le *micrococcus prodigiosus*, Courmont et Rodet avec le *staphylocoque pyogène doré* qui peut devenir blanc. Nous savons que la coloration varie avec l'âge d'une culture ; conservez pendant huit ou dix jours une culture en bouillon de *B. vert de l'eau* et vous la verrez tourner du vert clair au brun foncé. Le microbe de Thiry est *polychrome*. Nous savons enfin, que la composition du milieu nutritif influe beaucoup sur la fabrication des pigments ; on empêche le *staphylocoque doré* de conserver sa teinte orangée en le privant d'oxygène, en additionnant son bouillon d'antipyrine. Le *bacillus violaceus*, très coloré sur les milieux solides, est presque incolore en cultures liquides. Le bacille du lait bleu colore les liquides en bleu foncé et donne sur gélatine une colonie blanche se détachant sur la gélatine colorée en brun, etc. Charrin a fait varier la fabrication de la pyocyanine par le *B. pyocyaneus* au moyen des agents physiques, par l'addition d'antiseptiques, d'oxygène pur, etc. D'une façon générale, il semble que toute condition qui diminue la végétabilité d'un microbe, ou atténue sa virulence, l'atteint aussi dans son pouvoir chromogène ; le simple passage de plusieurs générations successives suffit souvent à décolorer les cultures. La lumière est indispensable à la fonction chromogène du *staphylocoque pyogène doré* (Gaillard), elle ne l'est pas pour celle du *micrococcus prodigiosus* ou du *bacillus violaceus*.

Il résulte de toutes ces remarques que la fonction chromogène n'est pas absolument fixe, et, pour être très utile à la diagnose de l'espèce, ne peut à elle seule caractériser une espèce. C'est ce que j'ai soutenu, avec RODET[1], pour le *staphylocoque pyogène*. On a voulu faire autant d'espèces de staphylocoques que de teintes des cultures (*aureus, albus, citreus*); pour nous l'espèce est unique « et des mieux définies »; elle comporte de simples variétés qu'on distingue par la couleur des pigments sécrétés. L'*albus* est naturellement moins virulent que l'*aureus*, d'après la loi énoncée plus haut. Il faut donc se placer dans des conditions bien définies quand on veut se servir du pouvoir chromogène comme élément de diagnose. Son existence est un signe précieux, son absence peut tenir à une foule de causes.

Si les pigments étaient bien définis chimiquement, leur composition serait une base très sérieuse de détermination biologique. Malheureusement nous savons peu de chose à ce sujet, sauf pour le pigment du *bacille pyocyanique*, la *pyocyanine* qui se répand dans les liquides de culture et a une réaction spéciale. La pyocyanine a été isolée par FORDOS[2], bien étudiée par GESSARD[3], CHARRIN[4], WASSERZUG[5], etc. Elle est bleue; la coloration verte des bouillons est due au mélange de pyocyanine bleue avec un pigment fluorescent vert (GESSARD); plus tard, dans les vieilles cultures, la pyocyanine se transforme en une substance jaune, la *pyoxanthose*, qui colore le bouillon en brun. Pour obtenir la pyocyanine on alcalinise

[1] RODET et COURMONT. *Société de Biologie*, 19 avril 1890. — COURMONT *Ibid.*, 28 juillet 1890; Article *Staphylococcie* in *Traité de médecine et thérapeutique* de BROUARDEL et GILBERT, 1895.

[2] FORDOS. *Recherches sur la matière colorante des suppurations bleues : pyocyanine*, C. R. Ac. des sciences, 1869.

[3] GESSARD. *Pyocyanine et son microbe*, Thèse Paris, 1882. Annales Pasteur, 1890 et 1891.

[4] CHARRIN. Soc. anatomique, Soc. biologie, 1884-96. — *La maladie pyocyanique*, Monographie, 1889.

[5] WASSERZUG. *Formation de la matière colorante chez le Bacillus pyocyaneus*, Ann. Pasteur, 1887.

13.

le bouillon de culture avec l'ammoniaque, et l'on agite avec
du chloroforme. Le chloroforme dissout la pyocyanine et se
colore en bleu de ciel foncé. Si on ajoute de l'eau acidulée
avec de l'acide sulfurique ou chlorhydrique, la pyocyanine
passe dans l'eau acidulée qu'elle colore en rouge. Le chloroforme retient les matières grasses et la pyoxanthose. La solution aqueuse rouge saturée par la potasse ou l'ammoniaque
repasse au bleu. Si on traite par le chloroforme, celui-ci s'évapore et la pyocyanine cristallise en bleu foncé. Toute oxydation transforme la pyocyanine en pyoxanthose. Ces réactions
sont caractéristiques de la pyocyanine, et donc du *B. pyocyaneus*, qui est ainsi un merveilleux instrument de travail pour
le bactériologiste, qui n'hésite pas à le reconnaître. CHARRIN l'a
bien compris et a créé une précieuse maladie d'étude : la
maladie pyocyanique.

Malheureusement, les autres pigments sont presque inconnus dans leur composition, même le pigment vert du *B. pyocyanique* (GESSARD) cité plus haut, qui paraît avoir les mêmes
propriétés que celui du *B. vert de l'eau.*

Les microbes chromogènes n'ont pas simplement un intérêt
de curiosité ; beaucoup sont pathogènes. Le *staphylocoque pyogène* est l'agent le plus répandu de la suppuration (ostéomyélite,
furoncle, abcès, etc.) ; le *B. pyocyanique* est celui du pus bleu
et son rôle en pathologie humaine s'étend de jour en jour ; le
B. syncianus donne le lait bleu ; le *B. de Lesage* [1] donne la
diarrhée verte des enfants ; le bacille de l'endocardite ulcéreuse,
découvert par RODET et PERRET [2], et qui a été retrouvé depuis,
est vert, etc.

Nous parlerons plus loin des cultures sur milieux colorés
qui n'ont aucun rapport avec les microbes chromogènes.

8° Phosphorescence. — A côté des microbes chromogènes
se placent les microbes *photogènes*, c'est-à-dire capables de

---

[1] LESAGE. *Du bacille de la diarrhée verte des enfants du premier
âge*, Arch. de physiologie, 1888.

[2] RODET et PERRET. Soc. de Biologie, 21 déc. 1889.

luire dans l'obscurité :*photobactériacées*. Le premier, PFLÜGER[1] a démontré que les lueurs émises par de la chair de morue fraîche étaient dues au développement de bactériens auxquels il attribuait la phosphorescence de la mer du Nord à certains jours. COHN[2] rencontra la même espèce sur du saumon et l'appela *micrococcus phosphoreus*. Le même phénomène fut observé sur de la viande de boucherie, ou sur de la chair de poissons de mer, et attribué à des microbes par NUESCH, BANCEL et HUSSON, LASSÀR, LUDWIG, etc. FISCHER et FORSTER ont séparément décrit le *bacillus phosphorescens*. GIARD[3] a isolé sur les talytres (crustacés marins) une autre bactérie lumineuse, pathogène pour ces animaux. Les géophiles (vers luisants) doivent probablement leur phosphorescence à un microbe.

La lumière produite est blanche et contient donc les différentes radiations du spectre, que LUDWIG a d'ailleurs obtenues avec le *micrococcus phosphoreus*.

L'oxygène est nécessaire à la phosphorescence ; la température influe peu. Le sel (eau de mer, bouillon salé) favorise l'apparition des lueurs. Le microbe phosphorescent ne luit pas sur tous les milieux de culture.

Les liquides organiques peuvent être phosphorescents, grâce à des microbes. HENKEL, il y a plus d'un siècle, NUESCH, récemment, ont signalé des individus à sueurs phosphorescentes.

Tout récemment, R. DUBOIS[4] a étudié avec soin le *photobacterium sarcophilum*, microbe photogène, mobile, recueilli sur un lapin devenu lumineux après sa mort. C'est la première pho-

[1] PFLÜGER. *Uber die Phosphorescenz verwesender Organismen*. Arch. fur die Physiologie, 1875.

[2] COHN. *Kryptogamenflora von Schlesein*, Bd. III, p. 146.

[3] GIARD. Soc. biologie, 19 octobre 1889, et 25 avril 1890.

[4] DUBOIS. Bull. de la Soc. vaudoise des sc. naturelles, 1892. — Annales de la soc. linéenne de Lyon, 1892. — Soc. de Biologie, 11 février 1893.

tobactérie isolée et cultivée. Le milieu employé, chimiquement défini, était le suivant :

Eau.	100
Asparagine . . . . . . -.	1
Glycérine	1
Phosphate de chaux	0,10
Na Cl.	3

Ce microbe brille aussi spontanément sur la gélatine-peptone non neutralisée ou acidifiée avec l'acide lactique, mais au bout de quelques jours seulement, après avoir alcalinisé le point où il se développe. Ces cultures restent brillantes pendant un an dans l'obscurité, mais perdent leur phosphorescence après une exposition de quelques jours à la lumière à + 10°. En réensemençant dans l'obscurité, la luminosité reparaît.

Quelle est la matière photogène ? DUBOIS [1], étudiant le manteau phosphorescent de la *Pholade dactyle* (mollusque marin), a isolé deux substances cristallisables qui brillent en présence de l'eau. L'une d'elles, diastasique, a été nommée par l'auteur *luciferase*. Peut-être les microbes photogènes fabriquent-ils des diastases phosphorescentes. Cependant, la substance phosphorescente n'est pas soluble, puisque le liquide de culture filtré sur porcelaine devient obscur [2].

LEPIERRE (1895) a obtenu des cultures phosphorescentes avec un microbe trouvé dans l'eau. Il fallait certains milieux pour observer le phénomène ; la teneur en phosphates n'influait pas.

9° Odeur. — L'odeur des cultures est parfois très particulière, mais ne pourra jamais qu'être un moyen très secondaire de diagnose. Celle que dégagent les cultures du *bacille de Nicolaier* est très pénétrante et fécaloïde ; il suffit de déboucher un tube de culture, même filtrée, de ce bacille pour empester le laboratoire. L'odeur des cultures de *B. pyocyanique* est légère-

[1] DUBOIS. Soc. biologie 1887, et Annales de l'Université lyonnaise 1891.

[2] Lire : DUBOIS, *La lumière physiologique*. Revue générale des sciences, 31 juillet 1894.

ment fécaloïde, et se retrouve dans les pansements des abcès à pus bleu. A partir du quatrième jour, les cultures de *vibrion cholérique* en solution de peptone ont une odeur spéciale (urine de souris) qui correspond au moment où les cultures deviennent alcalines et dégagent de l'ammoniaque et autres produits de décomposition des peptones.

10° Production de gaz. — Plusieurs microbes, et spécialement des anaérobies, agissent comme *ferments*[1] et engendrent des gaz qu'on a relativement peu étudiés. La *gangrène gazeuse* a tiré son nom des gaz produits dans les tissus par le *vibrion septique*. D'autres affections gazeuses ne sont pas mortelles et sont dues à d'autres microbes; Arloing a étudié un de ces microbes[2]. Le bœuf présente des tumeurs crépitantes curables qui ne sont certainement pas dues au charbon symptomatique.

Arloing a étudié l'action zymotique du *vibrion septique* et du *B. Chauvæi* sur la peptone, l'albumine et le jaune d'œuf; il y avait principalement production d'azote, d'hydrogène et d'acide carbonique.

Les gaz produits dans les cultures anaérobies peuvent être quelquefois si abondants qu'ils font sauter le bouchon. On les voit nettement creuser des cavités dans la gélatine. Ce sont eux qui causent l'odeur de certaines cultures. Pour analyser les gaz on peut (fig. 143) cultiver le microbe dans un tube à essai (B) rempli de mercure et renversé sur un verre à pied (A) également plein de mercure; après passage à l'autoclave, on introduit du bouillon ensemencé, sans bulle d'air, dans le tube à essai

[1] La découverte de la nature animée des ferments (Pasteur), c'est-à-dire des propriétés fermentatives des microbes, a été l'origine de celle des microbes pathogènes. L'étude des microbes considérés comme *ferments*, bien que de la plus haute importance, ne peut trouver sa place ici. On se reportera au *Traité de chimie physiologique* de Hugounenq (même bibliothèque) pour tous les renseignements sur cette question.

[2] Arloing. *Leçons sur la tuberculose et les septicémies*, recueillies par Courmont, 1892, p. 485.

et on met le tout à l'étuve. Les gaz (*b'*) se voient bientôt au-dessus de la culture (*b*). On les analyse d'après les méthodes ordinaires. On peut aussi cultiver l'anaérobie dans le vide et sous une cloche à mercure, en grande quantité, et pour de jour en jour et même leur composition change à mentation avance), au lieu d'opérer sur un mélange de plusieurs jours, on doit se servir d'un dispositif rappelant celui employé par PASTEUR pour l'étude des fermentations (fig. 144).

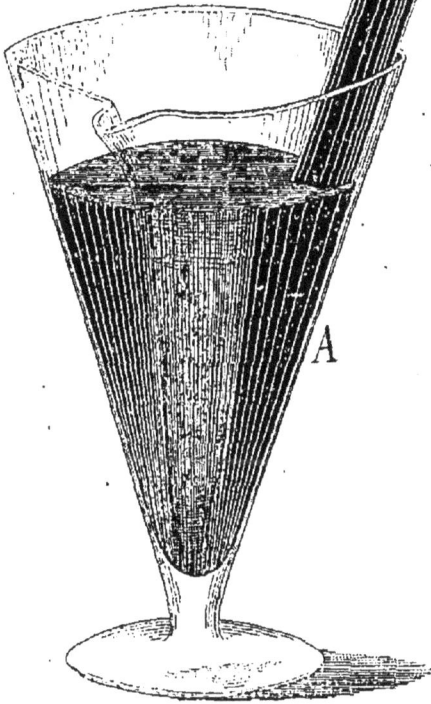

casser le tube de verre. Pour avoir des gaz pouvoir les analyser d'heure en heure (car mesure que la fer-

Un grand ballon à deux tubulures (A) est rempli aux deux tiers de liquide nutritif; la tubulure recourbée plonge dans un autre ballon rempli également du même liquide nutritif et bouché avec du coton; le robinet (*a*) de la seconde tubulure ets laissé ouvert. Deux fourneaux à gaz sont placés sous les deux ballons, qui sont chauffés à l'ébullition pendant une demi-heure. Ils sont ainsi stérilisés et purgés d'air. On éteint alors le fourneau du ballon (A) qui se refroidit et on ferme le robinet (*a*). La vapeur d'eau se condense en (A); le vide se fait; le liquide du second ballon se précipite et remplit complètement le ballon (A) et ses deux tubulures. On remplace ensuite le second ballon par une capsule en porcelaine (B) remplie de mercure et stérilisée. On

Fig. 143.

Dispositif simple pour recueillir les gaz produits par les microbes dans leurs milieux de culture.

ensemence en mettant quelques centimètres cubes de culture dans l'entonnoir de la tubulure droite, au préalable rempli d'acide carbonique pour éviter les rentrées d'air ; on ouvre le robinet (*a*) et la semence va se mélanger au liquide nutritif ;

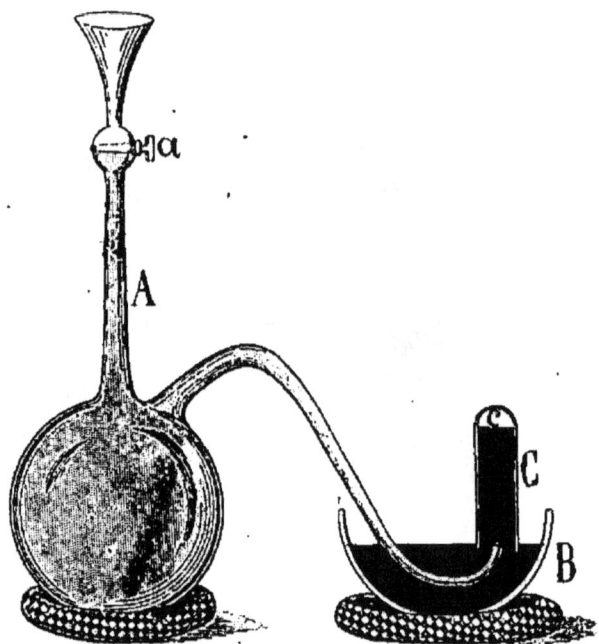

Fig. 144.

Dispositif de PASTEUR pour l'étude des gaz produits par les microbes dans leurs milieux de culture.

on referme le robinet. Le tout est mis à l'étuve à + 37°. Pour recueillir les gaz (*c*) on place une éprouvette (C) remplie de mercure au-dessus du tube recourbé, et fait ensuite l'analyse par les moyens ordinaires. Certains microbes fabriquent plusieurs litres de gaz par jour.

Les produits volatils des cultures peuvent avoir une action physiologique spéciale (CHARRIN et GLEY).

11° **Réactions spéciales.** — On peut se servir de réactions chimiques très simples pour compléter le diagnostic d'une culture. Malgré les espérances basées sur ces procédés (réaction de l'indol, rouge choléra), on ne devra jamais s'en servir comme base unique de différenciation d'une espèce.

La réaction la plus communément recherchée est l'*acidité* ou l'*alcalinité* de la culture au moyen du papier tournesolé sur lequel on laisse tomber une goutte de culture puisée avec une pipette. Certains microbes ont des alternatives d'acidité et d'alcalinité de la même culture. Une culture de *B. de Löffler* en bouillon devient acide vers le douzième jour et redevient ensuite alcaline. Le *pneumocoque* engendre de l'acide formique.

Cette réaction sera importante comme recherche de la production d'un acide, témoin de la fermentation d'un milieu spécial. C'est ainsi que le *coli-bacille* donne une réaction acide si on le cultive en milieu lactosé (p. 74), par fermentation de la lactose. L'acide produit serait de l'acide lactique, tantôt droit (*coli-bacille* du nourrisson), tantôt gauche (*coli-bacille* de l'enfant dès qu'il a mangé) (PÉRÉ). Pour GRIMBERT, l'acidité est plutôt due à l'acide succinique.

La constatation de l'alcalinité du milieu de culture indiquera parfois le moment où un microbe va diminuer en virulence (exemple : les cultures de *vibrion cholérique*, en solution peptonée, qui deviennent alcalines vers le quatrième jour). Le *pneumocoque* périt dans ses cultures lorsque le milieu devient acide : on peut prolonger sa vitalité en neutralisant par addition de carbonate de chaux.

La *présence de l'indol* est recherchée de la façon suivante : On ajoute au bouillon de culture une solution de nitrate de potasse (2 centigrammes pour 100 grammes d'eau) dans la proportion de 10 de bouillon pour 1 de solution; puis on traite par quelques gouttes d'acide sulfurique pur. S'il y a de l'indol, le liquide se colore en rose ou rouge foncé.

Ajoutons de suite que tel microbe peut perdre la propriété de présenter la réaction de l'indol; c'est ce qu'on a vu pour le *coli-bacille;* faudrait-il donc le qualifier de typhique toutes les fois qu'il ne donne pas la réaction? Nous dirons donc pour la réaction de l'indol ce que nous avons dit pour la plupart des caractères des microbes : caractère important, surtout lorsqu'il

existe, mais nullement pathognomonique, et dont l'absence
n'a pas grande signification.

Voici, d'après Kitasato [1], un tableau des cultures étudiées à
ce point de vue :

MICROBES PRÉSENTANT LA RÉACTION DE L'INDOL.	MICROBES NE PRÉSENTANT PAS LA RÉACTION DE L'INDOL.
Vibrion cholérique.	B. de la septicémie de la souris.
B. du choléra des poules.	B. du rouget du porc.
B. de la septicémie du lapin.	B. de la peste porcine.
B. tétanique.	B. anthracis.
B. du choléra des porcs.	B. de Friedlander.
B. du charbon symptomatique.	B. de la diphtérie.
Vibrion septique.	Pneumocoque de Frænkel.
Spirille de Finckler.	M. tetragenus.
B. lactique.	Streptocoque pyogène.
B. coli, etc.	B. typhique.
	B. pyocyaneus.
	Staphylocoque pyogène.
	B. butyrique.
	B. phosphorescent, etc.

La *réaction du rouge choléra*, découverte simultanément en
1887 par Bujwid et par Dunham, a eu des fortunes diverses. Si
on ajoute 5 à 10 p. 100 d'un acide minéral (sulfurique, chlorhydrique) à une culture pure de *vibrion cholérique*, on voit
celle-ci tourner au rose violet en quelques minutes. La réaction
se fait grâce à la production antérieure dans la culture d'*indol*
et d'*acide azoteux*. Ali-Cohen démontra bientôt que tous les
microbes engendrant de l'indol donnent la réaction du choléra,
parce que la plupart des acides minéraux sont impurs et contiennent de l'acide azoteux. Dunham, Koch montrèrent alors
que la réaction du rouge choléra a une réelle valeur, mais à
condition : 1° de n'opérer *que sur des cultures en solution de
peptone* et non en bouillon même peptoné ; 2° de se servir
d'acide *sulfurique absolument pur*, privé d'acide azoteux. En
d'autres termes, le *vibrion cholérique* serait le seul à fabriquer
simultanément dans une solution de peptone de l'indol et de

---

[1] Kitasato. *Zeitschrift für Hygiène*, 1889.

l'acide azoteux. D'autres vibrions (*V. de Finkler-Prior*, *V. Metchnikowi*) présentent cette réaction. Brieger a étudié la matière colorante du *Choléra-Roth*, qu'il a pu reprendre par l'éther.

12° Action particulière sur certains milieux de culture, aspect des colonies sur milieux spéciaux. — Pour faire la diagnose d'une espèce microbienne, il faut, autant que possible, essayer de la cultiver sur des *milieux spéciaux* qui lui conviennent particulièrement, ou sont modifiés par elle d'une façon caractéristique, ou enfin lui donnent un aspect tout spécial.

Nous ne pouvons revenir ici sur tous les milieux spéciaux que nous avons décrits au chapitre iv. On trouvera au chapitre xvii la façon d'employer les plus utiles d'entre eux pour le diagnostic des maladies infectieuses.

Nous insisterons seulement sur quelques modifications importantes de milieux courants, opérées sous l'influence de certains microbes, et pouvant servir à les distinguer.

La *liquéfaction de la gélatine* par diverses cultures est un caractère assez précieux à noter. Il est assez fixe, sans cependant être absolument constant pour une même espèce. Tel microbe liquéfiant peut perdre cette propriété, au moins temporairement. J'ai conservé pendant longtemps un tube d'Esmarch fourmillant de colonies du *B. pyocyanique* qui n'avaient pas liquéfié la gélatine. Cela se comprend d'ailleurs très bien. Cette liquéfaction est une véritable digestion à l'aide des diastases sécrétées par les microbes ; ceux-ci peuvent à un moment donné cesser de fabriquer ces ferments solubles.

Parmi les microbes qui liquéfient la gélatine, certaines différences sont à noter. Les uns liquéfient très rapidement, d'autres lentement, progressivement, formant une cupule dans la gélatine et n'arrivant que très tardivement à la liquéfaction complète. Si vous ensemencez une goutte de *staphylocoque pyogène* sur un tube de gélatine, vous voyez la liquéfaction se faire lentement et progressivement ; au bout de quinze jours ou trois semaines, le fond du tube est encore solide et transparent supportant la partie liquéfiée et trouble (fig. 145). Le *bacillus anthracis* liquéfie lentement en formant une cupule (fig. 146).

La simple culture sur gélatine est donc très précieuse puisqu'elle permet de distinguer : 1° les microbes qui ne poussent

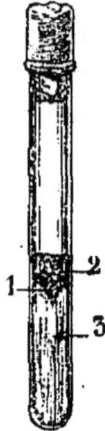

Fig. 145.

Culture de *staphylocoque pyogène* en tube de gélatine, âgée de huit jours.

1, colonie liquéfiante. — 2, gélatine liquéfiée et trouble. — 3, gélatine claire non liquéfiée.

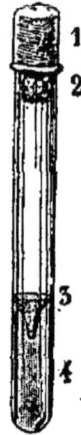

Fig. 146.

Culture de *bacillus anthracis* en tube de gélatine, âgée de huit jours.

1, capuchon de caoutchouc. — 2, tampon de coton. — 3, colonie liquéfiante. — 4, gélatine non liquéfiée.

pas sur ce milieu (*pneumocoque, B. tuberculeux*) ; 2° ceux qui y poussent en liquéfiant ; 3° ceux qui y poussent sans liquéfier.

Voici quelques exemples de microbes qui poussent sur la gélatine :

MICROBES LIQUÉFIANTS :	MICROBES NE LIQUÉFIANT PAS :
Staphylocoque pyogène.	B. coli.
B. pyocyanique.	B. d'Eberth.
V. cholérique.	Micrococcus tetragenus.
Bacillus anthracis.	Bacille de Löffler, etc.
Vibrion septique, etc.	

La *liquéfaction de la gélose* ou *du sérum gélifié* est très rare. Le *vibrion cholérique* liquéfie le sérum.

La *coagulation du lait* dans lequel on cultive un microbe est assez caractéristique. C'est ainsi que le *B. coli* coagule le lait tandis que le *B. typhique* le laisse liquide ; le *B. coli* sécrète un ferment caséifiant, et le *B. typhique* n'en sécrète pas. Malheureusement, certains échantillons du *B. coli* ont perdu la faculté de caséifier le lait ; ce moyen de diagnostic n'est donc pas infaillible. La coagulation du lait indique, quand elle existe, qu'on ne se trouve pas en présence du *B. typhique* ; lorsqu'elle ne s'opère pas, on n'a pas forcément affaire au *B. typhique*.

13° Sporulation. — On a un grand intérêt à savoir si un microbe se reproduit par spores. On est encore bien indécis sur l'existence des spores d'un grand nombre d'espèces. Nous verrons au chapitre suivant la façon de reconnaître les spores au microscope ; rappelons simplement ici que les spores étant très résistantes à toutes les causes de destruction, on soupçonnera leur existence toutes les fois qu'une semence aura résisté à la dessiccation, à la lumière, à un chauffage à + 100°, etc.

CHAPITRE IX

EXAMEN MICROSCOPIQUE DES MICROBES

MÉTHODES DE COLORATION

Jusqu'à présent, nous n'avons examiné que des microbes *agglomérés*, soit en *colonies* sur des milieux solides, soit peuplant un milieu liquide ; nous n'avons approfondi que la technique de l'*examen macroscopique*. Ce chapitre sera consacré à l'*examen microscopique* ; il traitera de la technique usitée pour étudier l'*individu microbien isolé*. Nous avons vu, au chapitre I, que la morphologie du microbe est une des bases de la classification ; c'est dire que l'examen microscopique est indispensable à la détermination des microbes. Pour être fructueuse cette étude microscopique doit disposer de moyens appropriés aux faibles dimensions des infiniment petits : de microscopes à forts grossissements et suffisamment éclairés, et, en outre, de procédés de coloration permettant de faire saillir le microbe du fond de la préparation.

§ 1. — LE MICROSCOPE

Nous n'avons rien de particulier à dire des loupes ou des microscopes à faibles grossissements employés pour l'examen direct des colonies sur milieux solides (p. 195). Nous avons également parlé des instruments destinés à faire des cultures aérobies ou anaérobies sous le microscope (p. 133 et 179).

Nous ne décrirons pas le microscope ; mais nous insisterons

sur les accessoires indispensables au bactériologiste, pour pouvoir obtenir des grossissements allant jusqu'à 1 500 diamètres sans que la préparation soit trop sombre.

1° Objectif à immersion homogène. — Le principe de l'immersion (AMICI) consiste à relier l'objectif à la préparation par une couche de liquide dont l'indice de réfraction se rapproche sensiblement de celui du verre. On évite l'inconvénient des réfractions multiples. On s'est d'abord servi de l'eau. Il vaut mieux employer de l'*huile de cèdre* livrée par le fabricant de l'objectif; l'indice de réfraction de l'huile étant le même que celui de la lentille de l'objectif, l'*immersion est homogène*. Les objectifs à immersion sont des instruments très délicats; ils sont conservés dans des étuis en cuivre à couvercle soigneusement vissé, pour échapper à l'action si nocive des vapeurs acides du laboratoire. Pour employer un objectif à immersion, on le retire de son étui et on le visse au revolver du microscope. On place alors la préparation sur la platine et on dépose sur le centre de la lamelle ou sur un point quelconque à examiner, une goutte d'huile de cèdre au moyen du bouchon plongeur du flacon. La goutte doit être suffisante pour s'étaler uniformément sous la lentille de l'objectif, elle ne doit pas la déborder sensiblement. On abaisse alors le tube du microscope, au moyen de la grosse crémaillère (ou par simple glissement dans les anciens microscopes) jusqu'à ce que l'objectif plonge dans la goutte d'huile. A ce moment on fixe la préparation, on avance l'œil sur l'oculaire et on met *au point* avec la vis micrométrique. L'examen terminé, on relève le microscope, on dévisse l'objectif, on essuie la lentille avec une fine batiste, on la lave avec du *benzol* (qui enlève toutes les traces d'huile), on l'essuie avec une peau de chamois, et on revisse l'objectif dans son étui. Nous le répétons : un objectif à immersion est un instrument *délicat* qui ne doit jamais être abandonné au microscope. Ses accessoires obligés sont donc : un étui en cuivre, un flacon d'huile de cèdre avec bouchon plongeur, un flacon de benzol, un carré de batiste, une peau de chamois.

On consultera les tables des fabricants de microscope, pour savoir à quel grossissement correspond le numéro de l'objectif. Le numéro de l'oculaire fera également varier le grossissement; l'oculaire le plus faible étant O. On obtiendra le maximum de grossissement en allongeant du nombre de centimètres convenable le tube du microscope. On a besoin couramment de grossissements de 800 à 1 200 diamètres.

2° Condensateur Abbé. — Le condensateur Abbé se compose essentiellement de trois lentilles superposées qui sont de bas en haut : une lentille biconvexe, une concavo-convexe, une plan-convexe. L'ouverture de ces lentilles diminue de l'inférieure à la supérieure. Elles sont montées dans une garniture conique, leur face convexe en bas (fig. 147). Ce système est placé sous la platine du microscope ; la lentille supérieure pénètre par l'orifice de la platine, de telle façon que la lame de la préparation repose sur sa face plane.

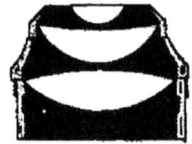

Fig. 147.
Schéma du condensateur Abbé.

On *supprimera tout diaphragme* et on ne se servira que du *miroir plan*.

Le condensateur Abbé envoie sur la préparation un cône de lumière tellement intense, que toutes les parties peu ou pas colorées, les tissus spécialement, disparaissent presque complètement. Seules les parties très colorées, les microbes, absorbent suffisamment les rayons pour être visibles ; elles se détachent alors du fond avec la plus grande netteté. En plus, outre les rayons centraux, il existe des rayons obliques par rapport à l'axe du microscope, lesquels augmentent encore la netteté des contours. Une coupe, un frottis qui ne présentait aucun microbe à l'éclairage ordinaire (diaphragme et miroir concave), peut, avec le condensateur Abbé, montrer une grande quantité de microbes colorés. Cet instrument est donc indispensable au bactériologiste. C'est Koch qui l'a employé le premier pour examiner les microbes colorés, en même temps qu'il supprimait le diaphragme.

Les préparations non colorées ne sont visibles à l'éclairage Abbé qu'à la condition de rétrécir considérablement le champ du microscope au moyen du diaphragme iris ; c'est ainsi qu'on arrive à apercevoir le tissu d'une coupe primitivement invisible.

HUEPPE conseille, pour augmenter encore la netteté, de glisser entre le condensateur et la lame de la préparation, une goutte de l'huile à immersion : le milieu est alors de même réfringence depuis le condensateur jusqu'à l'objectif.

3° **Diaphragme iris.** — Le diaphragme iris (fig. 148) est formé de lames mobiles les unes sur les autres fixées dans un tambour qui permet de réduire ou d'agrandir l'ouverture cen-

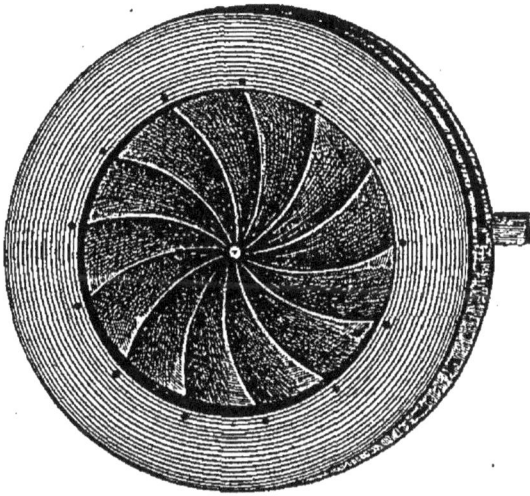

Fig. 148.
Diaphragme iris.

trale en faisant mouvoir un bouton. On n'a pas besoin de rien déranger dans l'appareil pour modifier l'ouverture. Le diaphragme iris permet donc de rétrécir progressivement le champ microscopique.

C'est un instrument commode pour examiner les préparations peu ou pas colorées, par exemple les microbes vivants.

On rétrécit d'autant plus l'ouverture que la préparation est moins colorée. Nous venons de voir qu'il est employé quelquefois avec le condensateur Abbé.

4° Micromètre. — Les microbes ont des dimensions qu'on exprime par le nombre de µ ou millièmes de millimètres. On se sert d'un oculaire quadrillé pour faire ces mensurations. On pourrait s'en passer en connaissant très exactement le grossissement obtenu et en mesurant avec une règle les dessins obtenus à la chambre claire.

§ 2. — Examen des microbes sans coloration

Avant la découverte des méthodes de coloration on avait vu des microbes, même dans les coupes des tissus. On regardait directement les cultures délayées dans de l'eau, ou on traitait les coupes par les acides et les alcalins. Les coupes d'un tissu durci à l'alcool étaient plongées dans une solution forte d'acide acétique, puis dans une solution de potasse ou de soude à 2 p. 100; elles devenaient ainsi absolument transparentes sauf dans les points contenant des amas microbiens. C'est ainsi que Beckmann avait vu des bactéries dans les vaisseaux du rein bien avant d'en connaître la nature. Heiberg s'était servi de la potasse dans ses études sur la pyhémie. Enfin Baumgarten, par le même procédé, avait vu, avant Koch, le bacille tuberculeux. Mais on comprend le peu de progrès réalisables par des méthodes aussi primitives, aujourd'hui complètement abandonnées. Le microbe, même en culture abondante, est à peine visible grâce à son peu de réfringence ; il est absolument impossible de savoir si la culture est pure, etc.

L'examen des microbes sans coloration n'est plus usité aujourd'hui *que pour étudier leur développement*, en cultures sous le microscope (p. 133 et 179), ou pour constater l'agglutination des microbes avec la *réaction agglutinante* (voir p. 405). Lors même qu'on veut connaître la forme exacte et les mouvements des microbes, c'est-à-dire les propriétés des microbes vivants, on se sert des méthodes colorantes (voir p. 222).

§ 3. — EXAMEN DES MICROBES AVEC COLORATION

La coloration des microbes est la base de leur examen microscopique.

A) GÉNÉRALITÉS

1° Avantages de cette méthode. — Ils sont nombreux. La coloration permet de découvrir des microbes là où ils étaient invisibles. Elle est indispensable pour étudier la forme des microbes, leurs mouvements, les particularités de leur structure telles que cils, spores, forme des extrémités (*B. anthracis*), etc. Elle est précieuse pour la classification, en faisant connaître les propriétés chimiques de certains microbes : méthode de GRAM, coloration du *B. tuberculeux*, etc. Seule, la coloration permet de voir les microbes dans les coupes et d'étudier leur distribution, leurs rapports avec les cellules. Enfin la coloration rend possible la conservation pendant plusieurs mois ou davantage des types de préparations de cultures, des coupes, qu'on peut montrer, dessiner, photographier.

2° Historique (Weigert, Koch, Ehrlich), principes généraux. — On sait que la découverte des réactions chimiques des tissus, la possibilité de différencier certaines de leurs parties au moyen de réactifs, date de l'introduction du carmin en histologie par HARTIG, en 1854, et GERLACH, en 1858. Mais, en 1871 seulement, WEIGERT appliqua le carmin ammoniacal à la coloration de certains cocci. En 1872, EBERTH et WAGNER réussissaient à colorer des cocci à l'aide de l'hématoxyline, mais échouaient pour les bacilles. La véritable découverte de la coloration pratique des microbes date de 1875, et elle appartient à WEIGERT[1]. Le premier, WEIGERT emploie les couleurs

---

[1] WEIGERT, *Zur Technik der mikroskopischen Bacterien*, Untersuchungen Virchow's Archiv., t. LXXXIV.

d'aniline (le violet de méthyle) et montre que les cocci sont
colorés par les réactifs du noyau ; le premier, en outre, il réussit à décolorer les tissus autour des microbes. Il plongeait les
coupes dans une solution d'hématoxyline qui colorait en bleu
noyaux et cocci ; il décolorait les noyaux à l'aide d'une solution
étendue de potasse et d'acide acétique ; ces coupes furent les
premières où seuls les microbes restaient colorés. L'hématoxyline ne réussissant pas à colorer les bacilles, WEIGERT leur
appliqua les couleurs d'aniline ; c'est en 1877 que furent ainsi
obtenus les premiers bacilles colorés. Cette même année 1877 voit
naître les travaux de Koch [1] qui fait entrer définitivement dans
la pratique l'usage des couleurs d'aniline en montrant l'inten-
sité, la sûreté, la rapidité de cette méthode de coloration.
En 1878, Koch obtient des coupes entièrement décolorées, sauf
les microbes, en les lavant dans une solution de carbonate de
potasse ; il était sur la voie de la découverte du bacille tuberculeux. En 1881, WEIGERT montre les premières coupes avec
double coloration ; les microbes étant colorés par le bleu de
méthylène, et les noyaux en rouge par le picro-carmin. En 1882,
Koch colore une espèce déterminée (le *B. tuberculeux*) par un
procédé non applicable aux noyaux et aux autres microbes.
Les couleurs d'aniline étaient définitivement entrées dans la
pratique. Mais quelles couleurs employer ?

Ici se placent les travaux d'EHRLICH [2] et de ses élèves
SCHWARZE et WESTPHAL (1880). WEIGERT, EBERTH et WAGNER
avaient fait admettre qu'il y avait une relation entre les réactions chimiques et la forme du microbe ; le carmin, l'hématoxyline, la safranine (un des meilleurs réactifs des noyaux)
coloraient les cocci et non les bacilles. OBERMEYER (1873) croyait
que les spirilles se coloraient moins bien que les autres formes
microbiennes. C'était une erreur ; il n'y a aucune relation
entre la forme et la réaction chimique, cette dernière est spé-

Koch. *Untersuchungen uber Bacterien*, Cohn's Beiträge zur Biol.
der Pflanzen, III.

[2] EHRLICH. *Technik des Bacterien Untersuchung*, Zeits. f. kl. Medicin, I et II.

ciale pour une espèce donnée et dépend de la couleur employée; c'est ce qui va ressortir de l'exposé des expériences
d'EHRLICH et de son école.

EHRLICH a divisé les couleurs d'aniline (lesquelles sont des
sels) en *basiques, acides* ou *neutres.* Les *couleurs basiques* sont
celles dont la base est colorante, tandis que l'acide ne l'est
pas; ainsi, dans l'acétate de rosaniline, la rosaniline est colorante et l'acide acétique ne l'est pas. Dans les *couleurs acides*,
au contraire, l'acide est colorant, la base ne l'est pas; ainsi,
dans le picrate d'ammoniaque, c'est l'acide picrique qui a les
propriétés colorantes. Les *couleurs neutres* sont celles qui sont
composées d'un acide et d'une base doués tous les deux du
pouvoir colorant; exemple : le picrate de rosaniline. Voici un
tableau des principales couleurs d'aniline :

COULEURS BASIQUES :	COULEURS ACIDES :	COULEURS NEUTRES :
Fuchsine.	Eosine.	Picrate de rosani-
Violet de gentiane.	Safranine.	line.
Bleu de méthylène.	Purpurine.	
Violet de méthyle.	Fluorescine.	
Brun de Bismarck.	Tropéoline..	
Cristal-violet.	Picrates, etc.	
Vésuvine, etc.		

Cette division des couleurs d'aniline a une importance capitale en histologie et en bactériologie, car ces différentes classes
de couleurs ont des propriétés bien spéciales.

Les *couleurs basiques* ont une élection remarquable pour les
noyaux des cellules et le protoplasma de tous les microbes;
ce sont des *couleurs nucléaires.* Cela se comprend assez facilement. Les matières albuminoïdes, et tout particulièrement les
nucléines, dont se rapproche beaucoup le protoplasma microbien, sont acides et se combinent avec la base colorante des
couleurs basiques. La combinaison est d'autant plus fixe que
l'albuminoïde est plus acide, c'est dire que la coloration des
noyaux et des microbes est plus fixe que celle du reste d'une
coupe de tissu par exemple. Les couleurs basiques ont donc
des propriétés électives qui les rendent très précieuses au
bactériologiste.

Les *couleurs acides*, au contraire, imprègnent indistinctement tous les éléments d'une préparation (*colorants diffus*), sans que la coloration résulte d'une combinaison. Toutes les parties de la cellule sont également teintes sans élection. Le principe colorant étant acide ne peut se combiner avec les albuminoïdes également acides ; c'est une teinture uniforme et non une réaction chimique. Le bactériologiste n'emploiera donc les couleurs acides que dans des cas très restreints. Il en sera de même des *couleurs neutres* et pour les mêmes raisons.

En résumé : *on emploiera les couleurs basiques*. On obtient avec elles des colorations aussi fixes que la combinaison chimique qu'elles représentent ; ces colorations n'atteignent que certains éléments ; enfin leur fixité varie avec les différentes cellules et les espèces microbiennes. La combinaison est plus stable avec le protoplasma de tel microbe qu'avec celui de tel autre : c'est un signe distinctif précieux pour la diagnose de l'espèce. La décoloration incomplète des coupes repose aussi sur le principe des différences dans la stabilité des colorations des éléments constituants. Une expérience d'Ehrlich fait bien comprendre cette hiérarchie dans la stabilité de la coloration. On étale sur une lamelle un frottis de tissu quelconque contenant différents microbes, parmi lesquels le *B. tuberculeux*. On colore longuement au violet de gentiane et on lave à l'eau. On examine : la coloration est diffuse. On traite par l'acide acétique dilué : seuls les noyaux et les microbes restent colorés. On traite par le carbonate de potasse : les noyaux ont disparu, tous les microbes sont encore colorés. On traite par une solution d'acide nitrique : il ne reste plus de coloré que le *B. tuberculeux*. On prolonge le séjour dans le bain d'acide nitrique : tout est décoloré, c'est la « décoloration maxima » d'Ehrlich.

Il n'y a donc pas de coloration absolument fixe, il y a des colorations *plus ou moins fixes* suivant les éléments combinés. La décoloration par un acide minéral s'obtient grâce à l'affinité de ces acides pour les couleurs avec lesquelles ils forment des combinaisons très solubles dans l'eau et à peu près incolores : la matière colorante, sel mono-acide, est devenue sel tri-acide, incolore ; par addition d'eau le sel redevient mono-acide coloré ; la décoloration a lieu au moment où l'acide employé est plus fort que l'acidité du protoplasma coloré. N'oublions pas cependant qu'il s'ajoute à cela les différences d'épaisseur des cuticules microbiennes. La décoloration par l'alcool, par la glycérine s'obtient grâce à une simple affinité de ces substances pour les colorants, l'alcool fait rapidement disparaître le vert de méthyle, tandis qu'il respecte la vésuvine ; le brun de Bismarck, la vésuvine résistent à la glycérine.

On conçoit les progrès réalisés à la suite de ces découvertes d'EHRLICH.

La possibilité des *doubles colorations*, connues depuis WEIGERT et BAUMGARTEN, est facile à comprendre avec les données précédentes. Elles seront successives, substitutives ou électives (voir p. 228).

On emploiera une couleur basique quelconque si on veut simplement mettre en relief l'ensemble général d'une préparation ; nous étudierons plus loin les colorations spéciales. Le *violet de gentiane* est la couleur la plus agréable pour l'examen microscopique. Avant l'introduction des plaques isochromatiques en photographie on se servait beaucoup de la vésuvine et du brun de Bismarck, qui seules permettaient une photographie nette des préparations colorées ; actuellement on peut photographier des préparations de toutes couleurs. NICOLLE préconise beaucoup la *thionine* (voir plus loin). Un composé minéral, l'*oxychlorure de ruthénium ammoniacal*, a les mêmes propriétés colorantes que les couleurs d'aniline, mais en plus colore bien les pièces fixées par l'acide osmique (NICOLLE et CANTACUZÈNE).

3° Mode de conservation et d'emploi des couleurs d'aniline. — On achète et on conserve les couleurs d'aniline en poudre dans des flacons ordinaires. Il importe de s'approvisionner constamment *à la même fabrique*, car des dénominations identiques ne s'appliquent pas toujours à des produits identiques et bien définis. Il est arrivé à des bactériologistes d'obtenir avec une couleur des résultats, impossibles à reproduire avec d'autres échantillons, la première provision une fois épuisée.

Les couleurs d'aniline sont solubles dans l'alcool et dans l'eau.

On prépare d'avance des *solutions alcooliques;* elles ne s'altèrent pas et peuvent se conserver longtemps. Elles doivent être saturées ; on verse dans une éprouvette de l'alcool absolu et 25 p. 100 environ de poudre; on filtre au bout de vingt-quatre heures pour enlever l'excès de dépôt. Les solutions alcooliques sont conservées dans des flacons compte-gouttes de 50 centimètres cubes environ. Le modèle le plus commode de ces flacons est représenté figure 149. Elles serviront à fabriquer les solutions définitives, en faisant tomber quelques gouttes de la solution alcoolique dans de l'eau, ainsi que nous le verrons.

Les *solutions aqueuses* doivent toujours être préparées au moment de s'en servir, car elles s'altèrent facilement, et peuvent même devenir à la longue d'excellents milieux de culture. Il est facile de comprendre qu'une solution destinée à colorer les microbes d'une préparation ne doit

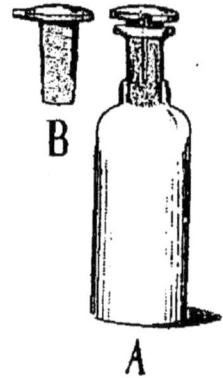

Fig. 149.
Flacon compte-gouttes.

A, flacon bouché avec son bouchon vu de face pour montrer la rainure du bec. — B, bouchon vu de profil pour montrer les rigoles latérales.

pas en contenir. On doit toujours filtrer une solution aqueuse avant de l'employer pour se débarrasser des grumeaux. En général, on se sert de solutions mixtes : 10 *parties d'eau pour 1 partie de solution alcoolique ;* des solutions purement aqueuses peuvent cependant avoir leurs indications, par exemple : la coloration légère des microbes vivants.

4° Outillage nécessaire pour les colorations. — Il faudra des provisions de couleurs diverses en poudre, des solutions alcooliques en flacons compte-gouttes, de l'eau distillée dans une pissette (fig. 150), des éprouvettes graduées de petites dimensions, des entonnoirs en verre avec filtres en papier,

des verres de montre ou des coupelles
en porcelaine, des verres à pied, des
pinces Cornet (fig. 151), des flacons divers
simples ou à compte-gouttes contenant
différents liquides : eau d'aniline, solu-

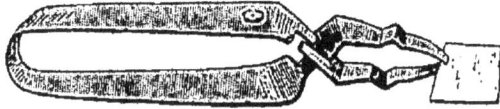

Fig.151.
Pince Cornet maintenant une lamelle.

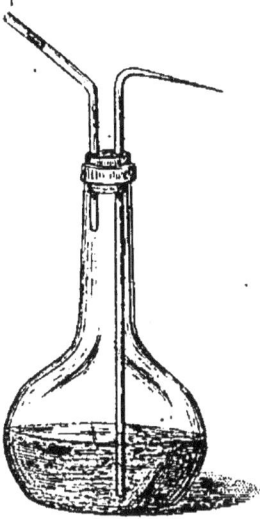

Fig. 150.
Pissette.

tions d'acide nitrique ou sulfurique, liquide
iodo-ioduré, etc., un bec Bunsen ou une
lampe alcool, une aiguille à dissection,
sans parler bien entendu des lames (6 centimètres sur 2^{cm},5) et des lamelles (18 millimètres).

B) COLORATION DES MICROBES VIVANTS

Cette méthode de coloration ne s'applique naturellement
qu'à l'examen des cultures et quelquefois des exsudats mais nullement à celui des coupes. Elle sert à observer la forme réelle
du microbe qui n'est pas rétracté par la dessiccation, ses mouvements[1], ses dimensions. Elle est rapide, et journellement
employée dans les laboratoires.

On se sert pour colorer les microbes sans les tuer de *solutions aqueuses très diluées;* la dilution doit être telle que la

---

[1] Nombre d'espèces microbiennes sont mobiles. Cette mobilité est
un caractère assez important pour la diagnose. Elle est très variable,
très rapide ou très lente. La translation des microbes s'exécute
suivant des modes très divers : progression régulière d'avant en
arrière, autour d'un axe longitudinal, par oscillations. Les spirilles
se meuvent comme des anguilles. Les micrococoques exécutent des
mouvements de gyration sur eux-mêmes.
Cette mobilité est due aux cils vibratiles (p. 233).

goutte écrasée entre la lame et la lamelle paraisse incolore. On met une goutte d'une pareille solution au centre d'une lame, et on dépose sur elle une goutte de la culture à examiner. Si la culture est liquide, on la puise directement ; si elle est solide, on en délaye une parcelle dans une solution de sel marin à $\frac{0,7}{100}$; on peut aussi ajouter un peu de solution saline à la culture liquide. La goutte de culture déposée sur la goutte de solution colorante, on les écrase avec une lamelle qu'on scelle à la paraffine, si l'examen doit être un peu prolongé. La préparation est prête à être examinée. Le fond paraît incolore, les microbes se détachent suffisamment colorés avec tous leurs mouvements, leur forme réelle. Si l'étude des mouvements est le véritable but de l'opération, on se servira avec avantage de la chambre humide de Ranvier (p. 136). Les mouvements cessant dès que l'oxygène de la goutte est absorbé, on prolongera leur durée en emprisonnant une bulle d'air entre la lame et la lamelle, ou en introduisant dans la goutte des fragments d'algues vertes d'après le procédé d'ENGELMANN.

On peut opérer un peu différemment. On place côte à côte sur la lame la goutte de culture et une goutte très fine de solution colorante *concentrée*. On fait rejoindre les deux gouttes par leur bord en appliquant la lamelle ; les microbes ont alors des degrés inégaux de coloration, suivant qu'on les examine en un point plus ou moins rapproché de la tache colorante.

MACÉ recommande l'usage du vert de méthyle qui ne colore pas uniformément ; je préfère la fuchsine ou le violet de gentiane.

C) COLORATION DES MICROBES FIXÉS MORTS
(HORS DES COUPES)

En laissant de côté pour le moment la coloration des microbes dans les coupes histologiques, nous devons étudier les méthodes de coloration des microbes présents dans les cultures, les exsudats, les liquides pathologiques quelconques (crachats, etc.), et même dans les frottis. On appelle *frottis* le mode de préparation qui consiste à écraser un tissu entre deux lames; les débris sont colorés et examinés; les microbes, certaines formes cellulaires apparaissent ainsi suffisamment. Le frottis ne peut remplacer les coupes, mais constitue un procédé rapide pour la constatation des microbes dans un tissu.

La base de la coloration des microbes, dans ces conditions, est la *fixation*; les microbes sont tués et fixés dans leur forme à la lamelle qui subira les différents bains de la coloration. Depuis longtemps (1838) EHREMBERG avait employé la dessiccation pour fixer les infusoires; EHRLICH avait également chauffé une goutte de sang pour étudier les globules. KOCH appliqua ce procédé à la bactériologie, en 1879.

1° Méthode générale. — Elle comprend un certain nombre de temps :

A. ÉTALEMENT. — Il faut d'abord étaler le liquide ou le frottis contenant les microbes sur *deux lamelles*. Cette opération doit se faire sur les lamelles et non sur les lames; le maniement de celles-ci serait plus difficile et la couche colorée serait trop éloignée de l'objectif du microscope. Les lamelles peuvent servir plusieurs fois si on a soin de les laver aux acides. Au moment de leur emploi, elles seront lavées à l'eau chaude et à l'alcool pour les dégraisser. On prend deux lamelles bien sèches, et on dépose sur le centre de l'une d'elles la goutte de culture ou d'exsudat, ou la parcelle de tissu, de pus, de crachat, de dépôt, etc., destinée à être écrasée. Les cultures solides sont au préalable délayées dans une goutte d'eau distillée et stérilisée à l'aide d'un verre de montre ; les liquides pathologiques peuvent être centrifugés. On recherchera de préférence les parties solides des crachats, des exsudats. On recouvre la première lamelle avec une seconde, et on fait glisser alternativement l'une contre l'autre les deux lamelles en les serrant entre le pouce et l'index. Lorsque la goutte liquide paraît uniformément étalée, lorsque le frottis est suffisamment écrasé, on sépare brusquement les deux lamelles par glissement, et on saisit chacune d'elles avec une pince Cornet (fig. 154).

Il est quelquefois intéressant de constater le groupement naturel des microbes d'une culture solide. Koch a employé la *préparation par impression* (klatschpreparate) pour étudier les colonies du *B. tuberculeux*. On applique légèrement une lamelle sur la face supérieure d'une colonie qui s'accole au verre.

B. Dessiccation. — Pour opérer la dessiccation on peut laisser la pince et sa lamelle à l'air libre, sous une cloche pour éviter les poussières ; mais la dessiccation est longue. On peut l'activer avec un soufflet (poire en caoutchouc) ou en mettant la lamelle à l'étuve (+ 37°).

C. Fixation. — On doit fixer solidement la préparation à la lamelle, pour que les manipulations ultérieures ne l'entraînent pas. On obtient cette fixation en *coagulant les matières albumi-noïdes* par la chaleur ; il se produit une véritable rétraction qui fait adhérer au verre. C'est le temps le plus délicat des préparatifs de la coloration ; si on chauffe trop, le protoplasma ne fixe plus les couleurs. On pourrait obtenir la fixation en mettant la lamelle dans une étuve à + 120° ; on préfère la passer simplement au-dessus de la flamme d'une lampe à alcool ou d'un bec Bunsen, en la tenant entre deux doigts ou mieux au bout de la pince Cornet. On promène lentement la lamelle en la faisant passer trois fois sur la flamme, le côté de la préparation en l'air, « comme si on coupait du pain » (Koch). Ces trois passages suffisent à porter la lamelle à + 120°. La fixation est très difficile si le bouillon de culture contenait de la glycérine (cultures de *bacilles de Koch*).

On peut aussi fixer à l'alcool-éther (parties égales).

D. Coloration. — Deux procédés sont employés. Le premier consiste à faire tomber avec un compte-gouttes quelques gouttes de la solution colorante sur la lamelle maintenue, au moyen de la pince Cornet, la face utile en haut. Dans le second procédé la lamelle est plongée, la face utile en bas, dans un verre de montre contenant la solution colorante.

Les bains colorants simples se composent d'une solution
d'une couleur d'aniline quelconque :

Solution alcoolique   1
Eau.   10

dans laquelle on laisse la lamelle pendant deux à dix minutes.

Pour obtenir une coloration plus intense on laisse la lamelle
pendant *vingt-quatre heures dans le bain à froid* [1], ou *pendant
dix minutes dans le bain chauffé jusqu'à production de vapeurs*.
Ce chauffage (Koch, Löffler) se fait dans une étuve à + 50°,
ou en mettant le verre de montre au-dessus d'une flamme.
On se sert alors de verres de montre rodés qu'on recouvre hermétiquement, ou mieux encore de capsules en porcelaine ou
en platine.

Un autre procédé consiste à employer un *mordant* qui,
se combinant à la fois avec la matière colorante et l'élément cellulaire, les unit plus intimement. Citons parmi
les principaux mordants : la potasse à 0,01 p. 100 (Koch,
Löffler), l'acide phénique à 5 p. 100 (Ziehl), le tanin à
25 p. 100, l'huile d'aniline (Ehrlich, 1882), etc. L'huile d'aniline
est blanche lorsqu'elle est bien pure, mais brunit très facilement. On fait un mélange de une partie d'huile pour vingt
d'eau, on agite fortement, on laisse reposer cinq minutes, et
on filtre sur papier mouillé jusqu'à la clarification. On appelle
eau d'aniline le produit de la filtration ; il peut se conserver
assez longtemps.

On emploie couramment (et presque uniquement) les liquides
à mordants pour toutes les colorations. On devra préparer les
liquides suivants :

Liquide de Ziehl (1882) :

Fuchsine ou rubine . . . .   1 gramme.
Phénol   5   —
Alcool à 90°   10   —

---

[1] On se sert alors de godets en porcelaine s'emboîtant les uns
dans les autres pour éviter l'évaporation.

Agiter jusqu'à dissolution. Ajouter :

Eau. . . . .   90 cent. cubes.

Attendre vingt-quatre heures. Filtrer. Mettre en flacon compte-gouttes.

Ce liquide colore tous les microbes à froid en quelques secondes, sauf le bacille tuberculeux qui exige une plus longue exposition (voir p. 240). Il ne doit être employé que pour la coloration des cultures, car le phénol détermine des grumeaux dans les préparations de sang, de pus, d'exsudats. Il colore cependant bien le *pneumocoque* avec sa capsule dans le sang du lapin ou de la souris.

Liquide de Löffler (1884) :

Sol. alcoolique de bleu de méthylène. . . .   30 cent. cubes.
Potasse. . . . .   0, cc. 01
Eau. . . . . 100 cent. cubes.

Bleu phéniqué de Kühne :

Bleu de méthylène . . . .   1 gr.
Phénol . . . .   5 cent. cubes.
Eau 100   —

Liquide à placer à côté de celui de ZIEHL.
Violet aniliné d'Ehrlich, Weigert :

Solution alcoolique saturée de violet de
  gentiane ou de violet de méthyle . . . . .   5 cent. cubes.
Eau d'aniline. 100   —

à mélanger au moment de l'employer.
Thionine phéniquée (NICOLLE) (voir p. 248) :

Solution saturée de thionine, dans
  alcool à 50°. . . . .   10 cent. cubes.
Eau phéniquée à 1 p. 100 100   —

E. DÉCOLORATION, DOUBLES COLORATIONS. — Le plus souvent la coloration est terminée, et on passe de suite au lavage. Mais lorsqu'on veut auparavant décolorer la préparation en totalité ou en partie (voir *Colorations spéciales*), on se sert des subtances suivantes :

Eau
Alcool } lorsqu'on redoute les acides.
Glycérine }
Essence de girofle
Huile d'aniline.
Acide acétique, 0,5 à 1 p. 100.
— chlorhydrique, 10 gouttes par 500 cent. cubes d'eau.
— nitrique, 25 p. 75 (EHRLICH).
— sulfurique, 25 p. 75 ou 100.
Carbonate de potasse (KOCH).
Alcool-acétone (2/1) (NICOLLE),

KÜHNE se sert d'eau de lithine pour neutraliser un liquide de lavage acide.

Les *doubles colorations* ne sont naturellement employées que dans les cas où les microbes sont noyés dans des produits pathologiques, et jamais lorsqu'on examine une culture. On lave et on recolore avec une couleur qui tranche sur la première. Le rouge ressort bien sur le vert et le bleu, le violet sur la vésuvine, l'éosine, la chrysoïdine (jaune). A coté de ces *colorations successives* se placent les *colorations substitutives*. Dans ce cas le second bain est à la fois décolorant et recolorant pour certains éléments (voir plus loin). Les *colorations électives* n'emploient qu'une seule matière colorante qui colore différemment les éléments. Le violet de méthyle colore en violet les noyaux et les microbes, et en rouge la substance amyloïde ; le vert de méthyle colore en vert noyaux et microbes, et en violet la substance amyloïde. En colorant avec du bleu de méthyle un lambeau de mésentère d'une souris morte de péritonite suppurée à *staphylocoques*, on voit les microbes en bleu, et certaines cellules conjonctives (*Mastzellen* d'EHRLICH) présentant un noyau incolore et des granulations violettes. Le bleu de méthylène colore en violet les cellules adipeuses. BABÈS a vu certains microbes colorés en bleu avec des points rouges par le bleu de méthylène.

On peut enfin, mais surtout avec les coupes, obtenir des triples et quadruples colorations.

Ce 5⁰ temps variera seul dans les méthodes de colorations spéciales.

F. LAVAGE. — On lave à l'eau, soit en agitant la lamelle dans un verre à pied rempli d'eau, soit en faisant coûler sur la face colorée l'eau de la pissette (fig. 150). Si la coloration reste trop intense, on peut laver *rapidement* à l'alcool.

G. MONTAGE. — Pour monter la préparation, il faut d'abord reconnaître le côté de la lamelle qui est recouvert par la préparation ; on gratte dans un angle avec une fine aiguille à dissociation. Si la préparation ne doit pas être conservée, on se contente de déposer une goutte d'eau sur une lame, et d'appliquer la lamelle encore humide, après avoir essuyé la face qui regardera l'objectif. Si on veut conserver la préparation, il faut encore une série de manipulations. On *éclaircit* avec une goutte de térébenthine, d'essence de bergamote ou d'huile de cèdre. Il ne faut pas employer les huiles éthérées et spécialement l'essence de girofle qui décolorent les microbes. On desséchera la lamelle comme en *B* avant de l'éclaircir. On monte ensuite au *baume du Canada* dissout dans le *xylol*. (Les baumes au benzol ou au chloroforme font disparaître les couleurs d'aniline.) Il est commode de se servir du baume contenu dans des tubes métalliques compressibles ; on débouche, on presse, une goutte tombe sur la lame. On aura soin de ne pas emprisonner de bulles d'air. Il est inutile de luter les préparations. Elles se conservent ainsi pendant six mois environ. A la longue, le xylol dissout les matières colorantes.

On ne montera jamais à la glycérine qui dissout rapidement les couleurs d'aniline, sauf le brun de Bismarck.

2⁰ Colorations spéciales. — Certains microbes jouissent d'affinités spéciales pour certaines solutions colorantes.

A. MÉTHODE DE GRAM. — Cette méthode imaginée par GRAM [1],

---

[1] GRAM. *Fortsch. der Medicin*, 1884, p. 185.

en 1884, est basée sur la propriété qu'a l'iode de former avec
le violet un nouveau composé qui a une affinité particulière
pour certains microbes, et colore beaucoup moins les tissus
que le violet aniliné. Elle sert de caractère très important pour
la diagnose des espèces :

MICROBES QUI PRENNENT LE GRAM.	MICROBES QUI NE PRENNENT PAS LE GRAM (RESTENT INCOLORES).
Staphylocoque pyogène.	Gonocoque.
Streptocoque pyogène.	Vibrion cholérique.
Pneumocoque.	B. typhique.
Bacille de Löffler.	B. coli.
Bacillus anthracis.	B. pyocyanique.
Bacille de Nicolaïer.	B. de la morve.
Bacille tuberculeux, etc.	Bacille du chancre mou.
	Bacille de la pseudo-tuberculose.
	Vibrion septique, etc.

On colore pendant cinq minutes avec la *solution d'Ehrlich*
(*violet aniliné*, p. 227), puis on plonge dans la *solution de
Lugol* :

Iodure de potassium. . . . .   2 cent. cubes.
Iode   1   —
Eau. 300   —

jusqu'à coloration noire (une ou deux minutes). On lave ensuite
à plusieurs reprises dans l'alcool absolu jusqu'à décoloration ;
ce troisième temps est quelquefois très long. Les tissus et
les microbes qui ne « prennent pas le Gram » sont décolorés.
On peut recolorer le fond. On éclaircit par le xylol, etc.

Méthode de Gram modifiée par Nicolle (1895). — Il vaut mieux
employer la méthode de Gram avec les modifications suivantes. Le *violet phéniqué* inaltérable est substitué au *liquide
d'Ehrlich* ; la *solution de Lugol* est plus forte ; l'*alcool-acétone*
inaltérable, et décolorant très rapidement, est substitué à
l'alcool. L'opération est plus rapide, plus sûre ; les préparations ne brunissent pas à la longue, et la triple coloration est
possible (voir coupes, p. 250).

Fixer la lamelle à l'*alcool-éther* (parties égales).

Plonger, quatre à six secondes, dans le bain :

Sol. saturée de violet de gentiane dans alcool à 95°	10 cent. cubes.
Eau phéniquée à 1 p. 100	100 —

Plonger, sans laver, quatre à six secondes, dans le *liquide de Lugol fort :*

Iodure de potassium	2 grammes.
Iode	1 —
Eau distillée	200 —

qu'on renouvelle une ou deux fois.

On décolore par l'alcool absolu additionné d'un tiers d'acétone (*alcool-acétone*).

Si on veut une double coloration (exsudats, frottis), on fait agir rapidement la solution :

Sol. saturée d'éosine dans alcool à 95°.	50 cent. cubes.
Alcool à 95°.	100 —

Laver, déshydrater, monter.

Si on a un mélange de deux organismes dont l'un prend le Gram, et l'autre non (*gonocoques* et *staphylocoques* par exemple), on colore avec :

Sol. saturée de fuchsine dans alcool à 95°..	5 cent. cubes.
Eau distillée	100 —

à la place de l'éosine qui ne donnerait qu'un fonds diffus.

La figure 15 montre une préparation colorée par la *méthode Gram-Nicolle.* Les cellules, les *gonocoques* (qui ne prennent pas le Gram) sont rouges, les *staphylocoques* (qui prennent le Gram) sont restés violets.

B. COLORATION DES SPORES. — En colorant une préparation avec les méthodes ordinaires, les spores restent incolores, formant des taches claires dans les bacilles colorés ; elles sont très résistantes. BUCHNER et HUEPPE ont simultanément décou-

15..

vert un moyen de les colorer. On sèche la lamelle, et on la
chauffe longtemps (15 minutes à une heure à + 180°, ou dix fois
sur la flamme); les spores se colorent vivement, les bacilles

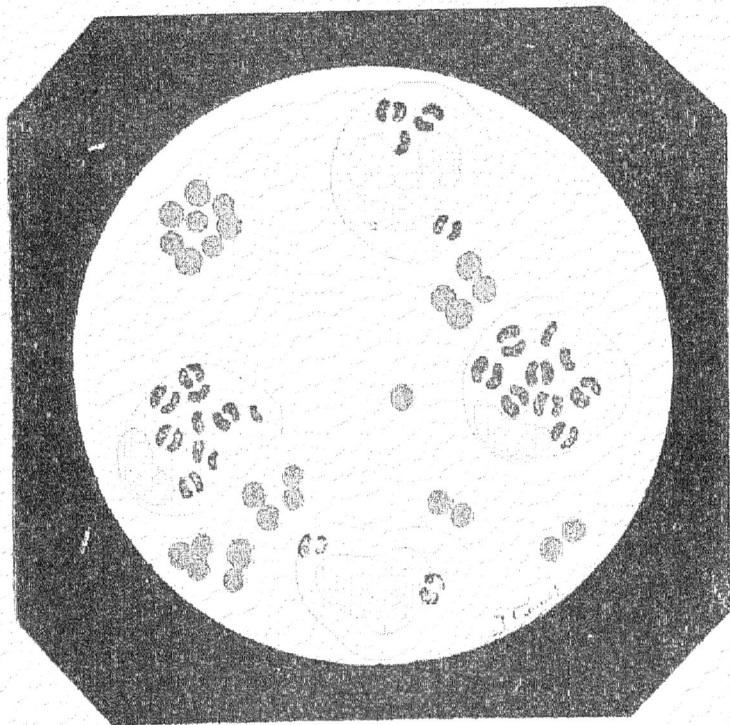

Fig. 152.

Préparation d'un pus blennorragique coloré par la méthode
de Gram-Nicolle

Les *gonocoques* sont rouges et intracellulaires ; les *staphylocoques pyogènes* sont
violets et extracellulaires. Gr. = 1 400 D.

restent incolores. La membrane de la spore a été modifiée par
le chauffage. Mais on ne peut ainsi colorer que les spores seules.

Pour avoir une *double coloration*, on peut opérer ainsi. Faire
passer dix fois la lamelle sur la flamme. Laisser pendant une
heure dans la solution *chaude* de fuchsine anilinée d'*Ehrlich*
(page 240). Laver. Décolorer dans la solution :

Alcool 75
A. chlorhydrique 25

Recolorer dans une solution aqueuse saturée de bleu de méthylène. Laver, sécher, etc. Les spores sont rouges et les bacilles bleus.

La *méthode de Frœnkel* est une modification de la précédente. La décoloration et la recoloration se font par un séjour de une à deux minutes dans une solution unique, dite *solution de Frœnkel* :

Acide nitrique pur	20 cent. cubes.
Eau distillée.	30 —
Alcool à 90°	50 —
Bleu de méthylène saturé	66 —

Méthode de Neisser. — Séjour de dix minutes à + 100° dans la solution fuchsinée de Ziehl (page 226). Lavage à l'eau. Lavage à l'alcool absolu jusqu'à ce que le liquide n'entraîne plus de fuchsine. Séjour de une minute dans une solution aqueuse de bleu de méthylène.

Méthode de Mœller (la meilleure pour beaucoup d'auteurs). — Séjour de deux minutes dans l'alcool absolu, puis de trois minutes dans l'acide chromique à 5 p. 100, puis de une minute dans le *Ziehl* à chaud. Laver. Séjour de dix secondes dans l'acide sulfurique à 5 p. 100, et de une minute dans la solution aqueuse de bleu.

On peut ensuite obtenir une triple coloration en colorant le fond de la préparation.

Salomonsen fait justement observer que les différentes spores ont de grandes différences d'aptitude à prendre les matières colorantes.

Nous conseillons, comme *la meilleure des méthodes*, celle de *Ziehl* telle qu'elle sera décrite (page 240) à propos du *bacille tuberculeux*. La spore est d'un beau rouge se détachant sur le mycelium bleu (fig. 153).

C. Coloration des cils. — Les espèces *mobiles* (voir p. 222) possèdent des *cils* ou *flagella* [1] qui sont des prolongements

[1] Les cils ont une situation variable par rapport au corps bacillaire. Ils sont toujours plus longs que le microbe. Ils sont ondulés,

protoplasmiques hyalins, non granuleux et par conséquent très difficiles à voir et à colorer (fig. 154).

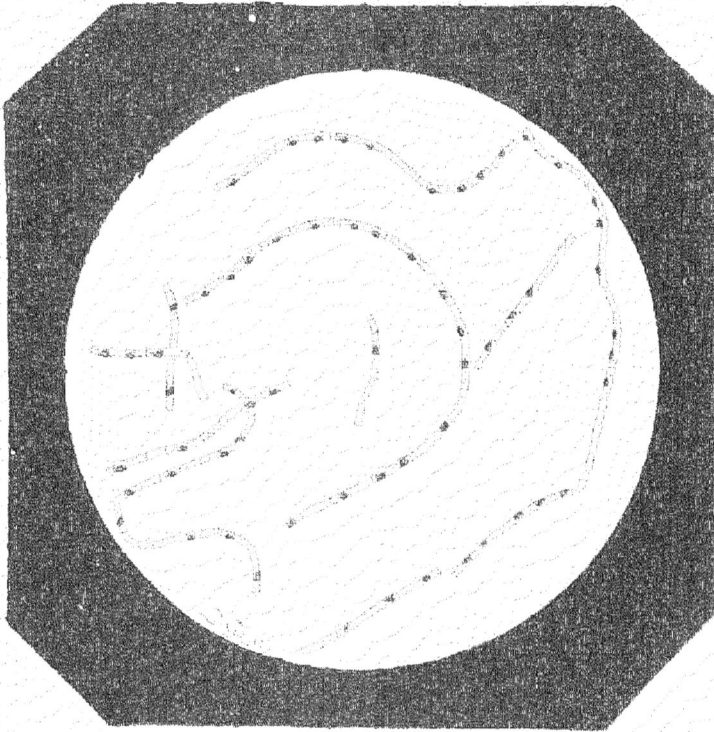

Fig. 153.

Préparation d'une culture en bouillon de *bacillus anthracis* avec spores.

Coloration par la méthode de Ziehl. Les spores sont rouges. Gr. = 1000 D.

quelquefois enroulés les uns autour des autres (SACKAROFF). Certaines espèces n'ont qu'un ou deux cils vibratiles; la plupart sont multiciliées. Ce nombre est d'ailleurs variable pour une même espèce. Il n'est pas non plus toujours en rapport avec la mobilité: le *micrococcus agilis* d'ALI-COHEN n'a qu'un seul cil. Il est facile (antiseptiques; températures dysgénésiques) de faire perdre aux microbes tout ou partie de leurs cils. C'est en somme à tort que DI MESSEA a tenté de classer les microbes d'après leurs cils. On avait pensé à un moment distinguer ainsi le *coli bacille* du *bacille d'Éberth*.

Les cils sont une émanation du protoplasma (BUTCULI, FERRIER, REMLINGER). Les espèces mobiles seraient constituées par une partie centrale, facile à colorer, analogue au noyau, et d'une zone périphérique, non granuleuse, difficile à colorer, d'où émaneraient les cils.

Koch [1] les a découverts en 1877.

On peut voir sans coloration, avec un fort grossissement, les cils des grandes bactéries telles que les sulfo-bactéries, (*beggiatoa roseo-persinica*, *bacterium photometricum*, etc.). En général il faut une coloration spéciale avec un *mordant puissant*.

Koch, le premier, a coloré les cils en se servant du liquide de

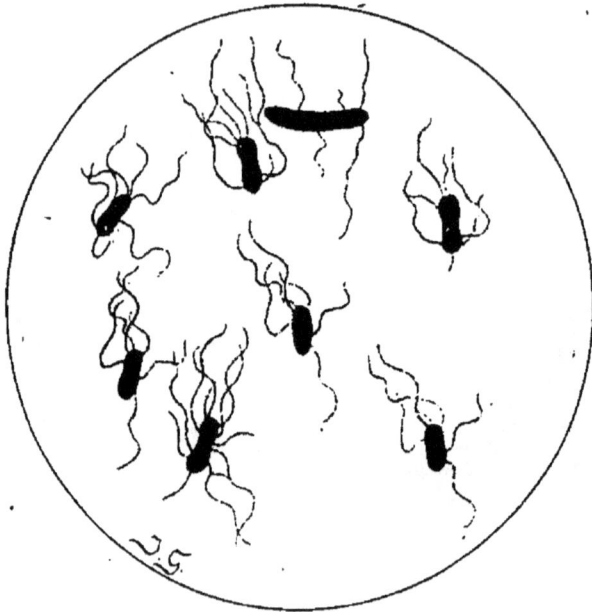

Fig. 154.

Préparation montrant des *bacilles d'Éberth* avec leurs cils.
(Très fort grossissement.)

Müller et d'une solution aqueuse concentrée d'extrait de bois de campêche. Künstler s'est servi d'acide chromique et de noir Colliu. C'est Löffler qui a perfectionné la technique et a pu voir les cils des petites espèces.

Procédé de Löffler. — On laisse la lamelle quatre à cinq mi-

[1] Koch. *Untersuchungen über Bacterien*, Beiträge zur Biologie der Pflanzen, 1877.

nutes dans l'*encre de fuchsine de Löffler* chauffée à dégagement de vapeurs.

$$
\text{Encre de Löffler}
\begin{cases}
\text{Sol. aqueuse d'ac.} \\
\quad \text{gallique } \frac{20}{80} \ \ldots & 10 \text{ cent. cubes.} \\
\text{Sol. de sulfate de fer} \\
\quad \text{saturée à froid. .} & 5 \quad — \\
\text{Sol. alcoolique de} \\
\quad \text{fuchsine } \ldots & 1 \quad —
\end{cases}
$$

Elle doit être filtrée chaque fois. On lave ensuite à l'eau et à l'alcool à 95°, puis on plonge pendant une minute dans la solution :

Sol. alcoolique de fuchsine . . . . . 11 cent. cubes.
Alcool absolu. 10   —
Eau d'aniline. 100   —

Le violet peut remplacer la fuchsine. Il faut modifier l'acidité du mordant suivant l'espèce du bacille. On tâtonne avec deux solutions.

α. Solution de soude à 1 p. 100.
β. Solution d'acide sulfurique à 1 p. 100.

LÖFFLER conseille de s'exercer sur le bacille du lait bleu dont les cils sont colorables dans une échelle assez étendue d'acidité (20 centimètres cubes de β à 15 centimètres cubes de α pour 16 centimètres cubes d'encre). Voici des exemples :

Spirillum concentricum . Encre seule.
Choléra asiatique . . . . 1/2 goutte de α dans 16 cc. d'encre.
Bacille typhique . . . . 1 cc. de β dans 16 cc. d'encre.
B. subtilis . . . . 20 à 30 gouttes dans 16 cc. d'encre.
Vibrion septique . . . . 37 gouttes dans 16 cc. d'encre.

Cette méthode occasionne d'abondants grumeaux très adhérents. Elle a été modifiée par NICOLLE et MORAX qui jugent inutile l'addition d'alcali, par LUTSCHKE qui substitue l'acétate au sulfate de fer (moins de grumeaux), par RAMON Y CAJAL qui substitue dans le mordant la fuchsine anilinée à la fuchsine alcoolique, par Bunge, etc.

Procédé de Sclavo. — Laisser une minute dans :

Tanin.	1 gramme.
Alcool à 50°	100 —

Laver. Laisser une minute dans une solution aqueuse à 5 p. 100 d'acide phospho-tungstique. Laver rapidement dans l'eau distillée. Laisser trois ou quatre minutes dans la *solution d'Ehrlich* légèrement chauffée. Laver, sécher, etc.

Procédé de Van Ermenghen (1893) (le meilleur). — Laisser trente minutes à froid ou cinq minutes à + 60° dans le bain fixateur :

A. osmique 2 p. 100	1 cent. cubes.
Tanin 10 à 25 p. 100.	2 —
A. acétique.	4 à 5 gouttes

Laver *soigneusement* à l'eau. Passer cinq à dix secondes dans du nitrate d'argent à 0,5 p. 100. Mettre, sans laver, dans le bain réducteur :

A. gallique.	5 grammes.
Tanin.	5 —
Acétate de soude fondu	10 —
Eau	350 —

Repasser dans le nitrate d'argent et de nouveau dans le bain réducteur. Laver, sécher, etc.

Le principe est la réduction d'un sel d'argent à la surface des cils préalablement fixés.

Procédé de Nehaus (pour le bacille typhique). — Mettre sur la lamelle quelques gouttes de la solution :

Tanin à 50 p. 100 (filtrer).	100 cent. cubes.
Solution saturée de sulfate ferreux . .	50 —
Sol. alcoolique saturée de fuchsine . .	10 —

et chauffer, *à quatre reprises différentes,* sur la flamme jusqu'à dégagement de vapeurs. Laver à l'eau. Colorer au *Ziehl.*

Laver, etc. Suivant que le microbe a une sécrétion alcaline ou acide on neutralise avec quelques gouttes d'une solution à 10 p. 100 de soude ou d'acide sulfurique.

Tous ces procédés [1] sont très délicats. Il ne faut pas employer une culture en bouillon, mais une dilution de culture solide. Les microbes doivent être peu abondants et espacés. La lamelle sera bien propre, *flambée* (contre les matières grasses), et desséchée à l'abri de la poussière. On fixera sur la flamme de la lampe à alcool; le bec Bunsen altère les cils.

STRAUS dit avoir vu les cils de bacilles cholériques *vivants,* en examinant une goutte de culture mélangée avec une goutte de *liquide de Ziehl* très dilué.

D. COLORATION DU B. TUBERCULEUX ET DU B. DE LA LÈPRE. — KOCH [2] (1882) a coloré les premiers bacilles tuberculeux en bleu par le bleu de méthylène alcalinisé par la potasse ; le fond était recoloré en brun avec la vésuvine. Le procédé n'a plus qu'un intérêt historique.

EHRLICH, quelques semaines après la découverte de KOCH, substitue l'aniline à la potasse, ayant remarqué que le violet de gentiane, qui est très impur et contient de l'aniline, colorait mieux que le violet de méthyle. WEIGERT, KOCH perfectionnent le procédé d'Ehrlich.

ZIEHL substitue à l'aniline un autre corps de la série aromatique : l'acide phénique, et montre que l'alcalinité n'est pas indispensable. PRIOR emploie l'essence de térébenthine à la place de l'huile d'aniline ; le thymol (BRIEGER), le borax (SAHLI), l'ammoniaque (WEIGERT) sont successivement essayés. KOCH, EHRLICH croyaient que le bacille tuberculeux avait une réaction tout à fait spéciale. LICHTHEIM, GIACOMI, PETRI, BAUMGARTEN montrent que le bacille tuberculeux se colore bien sans rien ajouter aux solutions de couleurs d'aniline, mais il faut le laisser longtemps en contact et chauffer ; le *bacille de Koch* se

---

[1] Voir la *Revue générale* de REMLINGER, *Gazette médicale des hôpitaux militaires.* 1896, n° 3.

[2] KOCH. *Die Ætiologie der Tuberculose,* 1885.

colore donc plus difficilement et se décolore plus lentement par les acides minéraux que les autres microbes. Cependant, en faveur d'un protoplasma à réaction spéciale, on peut rappeler qu'Ehrlich a montré, en 1886, la décoloration presque spécifique du bacille, coloré dans une solution simple, par un bain dans une solution concentrée de bisulfite de soude, et que Straus a retiré du corps des bacilles une matière amorphe possédant la réaction d'Ehrlich.

Dans son récent travail (1897) Koch prouve définitivement que la réaction colorante spéciale au *bacille tuberculeux* n'est pas due à la résistance d'une cuticule quelconque, mais qu'elle tient décidément à une substance, qui, même isolée, à l'état amorphe, possède la propriété de rester colorée par la fuchsine phéniquée après traitement par l'acide azotique dilué et l'alcool. C'est un acide gras, non saturé, insoluble dans l'alcool à froid, soluble dans l'éther, très difficilement saponifiable. On peut l'extraire du corps des bacilles au moyen d'une solution chaude de soude caustique ; les bacilles perdent alors leurs propriétés colorantes spéciales. Cet acide gras forme une couche uniforme à la périphérie du bacille ; une véritable enveloppe protectrice.

Ajoutons enfin que le *bacille de la lèpre* présente les mêmes propriétés. Pour Neisser, Kühne, Bordoni, Uffreduzzi, il se colorerait plus facilement par le bleu de méthylène alcalin ; pour Lustgarten, il résisterait mieux (après coloration par l'*Ehrlich*) à l'action décolorante d'une solution à 1 p. 100 d'hypochlorite de soude ; pour Neisser, Baumgarten, il pourrait se colorer à froid dans un bain simple.

Le bacille de la tuberculose aviaire se colore plus rapidement que celui de la tuberculose des mammifères.

Les bacilles du smegma (Alvarez et Tavel) et du cérumen (Gottstein) ne présentent les réactions du *bacille de Koch* que grâce à leur manteau graisseux provenant du milieu ambiant (Bienstock).

On emploie plus volontiers les rouges que les violets ; ils tranchent mieux à la lumière artificielle, et se conservent plus longtemps. On préservera avec soin les lamelles des matières grasses qui empêchent les colorations.

Voici le détail des principales méthodes.

Procédé d'Ehrlich. — Séjour d'une demi-heure ou plus à froid, de quelques minutes à chaud (jusqu'à dégagement de vapeurs) dans la solution suivante à faire au moment de s'en servir :

Eau d'aniline. . . . . 100 cent. cubes.
Sol. alcoolique saturée de fuchsine ou de
    violet de méthyle. 11   —

On agite ensuite la lamelle pendant quelques secondes dans :

Acide nitrique (pur d'acide nitreux) 1
Eau. 2 ou 3

On lave dans l'eau, et la lamelle reprend en partie sa coloration (le sel triacide peu coloré formé par l'acide, se décompose devient monoacide, plus coloré). On repasse dans la solution acide, et ainsi de suite jusqu'à décoloration de la lamelle qui reste jaune pâle (fuchsine) ou verdâtre (violet). La décoloration ne doit pas être absolument complète ; elle ne s'obtient jamais pour les taches de matière colorante. Une décoloration trop complète décolorerait aussi les bacilles tuberculeux. On lave ensuite à l'alcool à 60° (Koch), à l'eau, on sèche et on monte. On peut auparavant recolorer le fond en bleu si le bacille est rouge, en rouge s'il est violet.

Procédé de Ziehl-Neelsen. — La technique est la même que pour le procédé d'Ehrlich avec les solutions suivantes :

Solution colorante
$\left\{\begin{array}{ll} \text{Fuchsine.} & \text{1 gramme.} \\ \text{A. phénique} & 5 \quad — \\ \text{Eau distillée} & 100 \quad — \\ \text{Alcool absolu.} & 10 \quad — \end{array}\right.$

(Quelques minutes à chaud, dégagement de vapeurs.)

Elle se conserve indéfiniment.

Solution décolorante[1]
$\left\{\begin{array}{ll} \text{Acide sulfurique.} & 25 \\ \text{Eau.} & 100 \end{array}\right.$

(Quelques secondes.)

[1] Avoir soin de verser l'acide sulfurique dans l'eau et non l'eau dans l'acide de crainte de briser le récipient.

Laver et colorer dans une solution aqueuse de bleu de méthylène. C'est un procédé commode et couramment usité. La figure 155 donne un spécimen du résultat.

Procédé de Kühne (un des meilleurs). — BOREL a fait connaître, en 1893, l'excellent procédé suivant dû à KÜHNE et resté

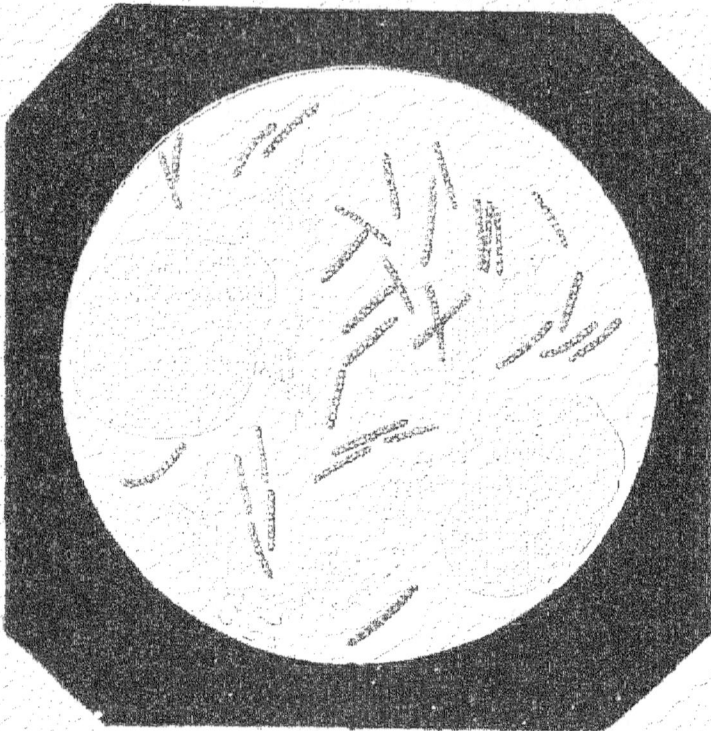

Fig. 155

Préparation de crachats tuberculeux.

Coloration par le procédé de Ziehl. Les *bacilles de Koch* sont rouges. Gr. = 1 200 D.

inédit. L'agent de différenciation est *l'aniline chlorhydrique*, qui décolore très bien sans nuire aux tissus, et dont l'action peut être prolongée longtemps sans décolorer les bacilles; l'action ultérieure de l'alcool décolore tout, sauf les bacilles, en quelques secondes.

Laisser dix à quinze minutes dans le *liquide de Ziehl*.

Faire passer quelques secondes dans une solution d'aniline chlorhydrique à 2 p. 1000.

Plonger rapidement dans alcool.

Monter.

Procédé de B. Frænkel. — Le premier temps est le même que celui du procédé d'EHRLICH. On décolore et on recolore avec une solution unique (méthode substitutive) :

Alcool à 90° . . . . 50 grammes.
Eau . . . . 30 —
Acide nitrique pur . . . . 20 —
Bleu de méthylène. . . . . en excès.

Agiter et filtrer. On passe sans lavage du premier bain (fuchsine) dans le second et on laisse une à deux minutes. Lavage à l'eau, déshydratation par l'alcool ; xylol ; baume. Si le premier bain était au violet, le second serait ainsi modifié :

Alcool . . . . 70 grammes.
Acide azotique. . . . . 30 —
Vésuvine. . . . . en excès.

Ce procédé a le mérite de la rapidité.

Procédé de Gabbett (1887). — Séjour de deux à dix minutes dans un premier bain :

Fuchsine. . . . . 1 gramme.
Acide phénique . . . . 5 —
Alcool absolu. . . . . 10 —
Eau. 100 —

Pas de lavage. Séjour de trente à soixante secondes dans un deuxième bain :

Acide sulfurique. . . . . 25 grammes.
Eau. 100 —
Bleu de méthylène. . . . . 1 à 2 —

Ces deux solutions se conservent bien. Nous recommandons ce procédé pour les préparations rapides de crachats à l'hôpital.

Procédé de Gibbes (1883). — Type de coloration élective. Un seul temps. On broie ensemble :

Fuchsine. . . . . 2 grammes.
Bleu de méthylène. . . . . 1 —

et on dissout dans :

Aniline . . . .   3 cent. cubes.
Alcool absolu   15   —

et on ajoute :

Eau distillée.   15   —

On met cinq minutes dans ce liquide chauffé et on décolore à l'alcool. Les bacilles sont rouges, le reste bleu.

Procédé de Weigert (1887). — Le *B. tuberculeux* prend le Gram (p. 230). WEIGERT modifie le dernier temps du Gram ; il décolore par *l'huile d'aniline*, qui déshydrate en même temps. On lave au xylol.

Les bacilles sont moins raccornis, ils sont en violet très foncé. La fibrine se colore en bleu. Les produits caséeux ne sont pas colorés.

Procédé d'Hermann. — On possède les deux solutions :

1°	Krystall violet	1 gramme.	
	Alcool à 95°	30	—
2°	Carbonate d'ammoniaque	1	—
	Eau distillée	100 cent. cubes.	

qu'on mélange au moment de s'en servir jusqu'à ce que la tache sur papier soit très foncée. On laisse la lamelle une minute dans le mélange chauffé à ébullition commençante. On décolore par l'acide nitrique dilué entre un dixième à un tiers. On recolore par l'éosine.

Rappelons que le procédé de FRÆNKEL (p. 233) qui colore si bien les spores du *B. anthracis* est un des procédés de coloration du *B. tuberculeux* ; on comprend pourquoi la question des spores de ce dernier est encore pendante.

E. COLORATION DU PNEUMOCOQUE ET DU PNEUMOBACILLE AVEC LEURS CAPSULES (fig. 156). — Séjour de quatre à six secondes dans le violet de gentiane phéniqué (p. 231).

Passage rapide dans l'alcool-acétone au tiers.

Ou bien :

Séjour de deux minutes dans le *Ziehl*.

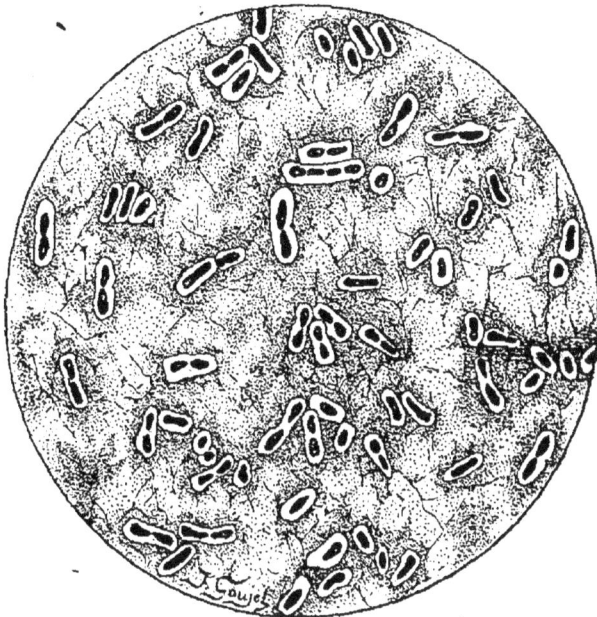

Fig. 156.
Préparation d'un crachat de pneumonique, montrant un grand
nombre de *pneumocoques* encapsulés.
Gr. = 1 000 D.

Laver à l'eau, décolorer rapidement dans l'eau acidulée (une goutte d'acide acétique pour un verre de montre plein d'eau).

b) COLORATION DES MICROBES DANS LES COUPES

Le frottis, le grattage sont suffisants pour savoir si un tissu renferme des microbes. La coloration dans la coupe histologique est indispensable pour étudier la distribution des microbes, leur quantité, etc.

WEIGERT a, le premier, en 1871, coloré les microbes d'une coupe.

1° Préparation de la coupe. — De bonnes coupes *très minces* sont absolument indispensables.

On recueillera les pièces aussitôt que possible après la mort, immédiatement après pour les pièces expérimentales.

La *fixation* s'obtient en plongeant, immédiatement, l'organe entier dans un bain fixateur. On emploiera le sublimé acétique (sublimé à saturation dans l'eau avec 5 p. 100 d'acide acétique cristallisable) pour les organes volumineux comme le poumon par exemple ; au bout de six heures, on pratique quelques incisions ; le séjour complet est de douze heures. Le *liquide de Flemming* :

Acide chromique à 1 p. 100 . . . . 15 grammes.
Acide osmique à 2 p. 100 . . . . 4 —
Acide acétique glacial . . . . 1 —

est préférable, mais pénètre moins. On emploie aussi un mélange :

Sublimé à saturation. 500
Acide chromique à 1 p. 100. 500
Acide osmique 1
Acide acétique glacial 100

Le *durcissement* s'obtient ensuite par des séjours successifs de vingt-quatre heures dans des alcools à 60°, 80°, 96° et 100°. On suspend au moyen d'un hameçon des fragments de 1 centimètre cube environ dans des flacons bouchés à l'émeri. Un séjour trop prolongé dans l'alcool entraverait la coloration. On évitera le liquide de Müller.

L'*inclusion* doit se faire de préférence dans la paraffine, et non dans la celloïdine. Au sortir de l'alcool absolu, la pièce est plongée pendant vingt-quatre heures dans le *xylol* à la température du laboratoire. On la transporte alors dans un mélange à parties égales de paraffine et de xylol, placé dans une étuve à + 34°, où elle fait un nouveau séjour de vingt-quatre heures. Enfin on la met, pendant encore vingt-quatre heures, dans la paraffine fusible à + 54° maintenue liquide dans une étuve réglée à + 55°. Le fragment sort assez mou ; on le laisse durcir à l'air pendant quelques instants, et on le dépose dans un cadre métallique où on verse de la paraffine qui se solidifie. C'est ce morceau de paraffine contenant le fragment à couper qui est fixé au microtome.

Si les fragments sont très minces, on peut supprimer le deuxième temps et diminuer des deux tiers la durée des deux autres.

La *section* s'obtiendra au moyen des microtomes les plus perfectionnés ; on recherche plutôt la minceur que l'étendue. On pourra avoir besoin de coupes *en séries* (numération des bacilles d'un tubercule par exemple). Dans les deux cas nous conseillons le *microtome Minot*.

Les coupes devraient être reçues dans l'*alcool absolu*, et non dans de l'eau, toutes les fois qu'on veut colorer les microbes avant le fond ; mais avec l'inclusion à la paraffine on est obligé de les recevoir dans l'eau tiède pour se débarrasser de celle-ci et leur permettre de s'étaler ; le xylol dissout la paraffine mais la coupe a beaucoup de peine à s'étaler.

La coupe étalée est reçue sur une lame. Il est préférable de la coller sur celle-ci par un badigeonnage préalable avec un mélange à parties égales de blanc d'œuf et d'essence de girofle. On déshydrate alors par l'alcool et on traite la lame comme un frottis.

2° Coloration de la coupe. — D'une façon générale la coloration des coupes s'obtient par les mêmes méthodes que pour les frottis sur lamelles, mais il faut une action plus prolongée des bains colorants ou décolorants. En outre, les coupes supportent mal la chaleur.

a. *Méthode générale.* — Si on cherche à découvrir dans une coupe des microbes dont on ne connaît pas d'avance les propriétés, on doit se servir d'une méthode pouvant colorer tous les microbes indistinctement. Lorsqu'on sait d'avance quel microbe on recherche, on ne se servira de la méthode générale *que pour les microbes ne prenant pas le Gram et ne se colorant pas par l'Ehrlich.*

Il suffit de laisser séjourner la coupe pendant dix minutes dans une solution hydro-alcoolique quelconque et de décolorer par l'alcool à 90°. On peut secondairement colorer le fond avec une solution aqueuse de teinte opposée à la première.

Il est cependant certaines couleurs qui sont à conseiller en premier lieu. Kühne préconise le *bleu de méthylène* comme la matière qui colore le mieux l'ensemble des bactéries. Il conseille la technique suivante :

1° Séjour d'une demi-heure dans :

Alcool absolu . . . . : 10 grammes.
Bleu de méthylène . . . . 1 gr. 5
Solution phéniquée 5 p. 100 . . . . 100 —

2° Rincer à l'eau ;
3° Rincer dans :

Acide chlorhydrique. . . . . 10 gouttes.
Eau bouillie. . . . . 50 grammes.

jusqu'au bleu tendre ;
4° Rincer dans :

Sol. aq. concentrée de carbonate de
lithine. . . . . 6 à 8 gouttes.
Eau . . . . 10 grammes.

5° Rincer quelques secondes dans l'eau ;
6° Déshydrater légèrement dans l'alcool absolu ;
7° Déshydrater complètement par un séjour de quelques minutes dans :

Huile d'aniline pure . . . . : 10
Bleu de méthylène. . . . . Une pointe de couteau.

dont on met quelques gouttes dans de l'aniline pure ;
8° Rincer dans l'huile d'aniline pure ;
9° Séjour de deux minutes dans une essence bien fluide (thymène, térébène, etc.).
10° Deux séjours successifs dans le xylol pour débarrasser de l'huile d'aniline.

Puis si on veut une double coloration :
11° Séjour de deux à dix minutes dans le bain :

Huile d'aniline . . . . 10 grammes.
Safranine . . . . Une pointe de couteau.

16..

12° Rincer dans l'huile d'aniline pure ; les coupes doivent conserver une teinte rosée ;

13° Deux minutes dans une essence bien fluide ;

14° Deux séjours successifs dans le xylol pour débarrasser de l'huile d'aniline ;

15° Monter au baume.

— Une autre méthode consiste à colorer le fond en premier lieu.

Séjour pendant vingt-quatre heures dans le *carmin boracique à l'alcool de Grenacher :*

Carmin N° 40.	3
Borax.	4
Eau.	100
Alcool à 90°	100

ou dans le *carmin lithiné de Orth.*

Sol. aqueuse saturée de carbonate de lithine. . .	97,5
Carmin N° 40.	2,5

On lave rapidement dans la solution :

Alcool	100
Acide.	1

puis à l'eau, et on colore ensuite les microbes par un des procédés ordinaires.

NICOLLE [1] recommande la *thionine* comme *le seul colorant* à employer pour les microbes qui ne prennent ni *le Gram* ni *l'Ehrlich.* La thionine (violet de Lauth) est une couleur *soufrée* appartenant au même groupe que les bleus de méthylène et de toluidine. Elle ne surcolore pas. Elle constitue « le réactif colorant le plus énergique et le plus sûr », grâce à son affinité pour les microbes et sa faible solubilité dans l'alcool absolu.

La coupe est débarrassée de la paraffine à l'aide de xylol, puis traitée par l'alcool absolu.

---

[1] NICOLLE, *Pratique des colorations microbiennes*, Annales Pasteur, 1895, p. 964.

Séjour d'une demi-minute à une minute, dans la solution :

    Sol. saturée de thionine dans alcool à 50°.   10 cent. cubes
    Eau phéniquée à 1 p. 100 100   —

Lavage à l'eau ;
Déshydratation par alcool absolu ;
Éclaircissement au xylol ;
Montage au baume.
On emploierait l'éosine pour une seconde coloration.

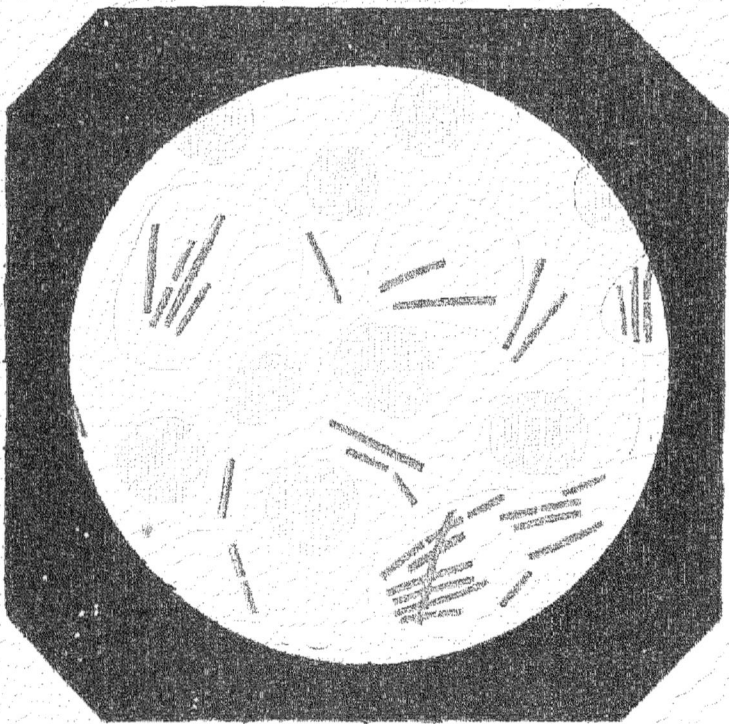

Fig. 157.

Coupe de foie de cobaye contenant des *bacilles charbonneux*.

Les bacilles sont violets. Gr. = 1400 D.

La figure 157 représente une coupe de foie de cobaye contenant des bacilles charbonneux.

b. *Coloration par la méthode de Gram.* — On colorera par le Gram les coupes contenant des microbes qui restent colorés par cette méthode (p. 230). On emploiera la méthode modifiée par NICOLLE (p. 230). Voici la technique pour obtenir une *triple coloration* (thionine, carmin, *Gram*) :

Débarrasser de la paraffine à l'aide du xylol ;

Enlever le xylol par l'alcool absolu ;

Laisser un quart d'heure dans le carmin de *Orth* alcoolisé par addition de $\frac{1}{6}$ d'alcool à 95° ;

Laver à l'eau ;

Laisser quatre à six secondes dans le violet phéniqué (p. 231) ;

Mettre quatre à six secondes dans la solution forte de Lugol (p. 231) en la renouvelant deux fois ;

Décolorer par l'alcool-acétone (p. 231) ;

Passer rapidement dans l'alcool picrique ;

Déshydrater par l'alcool absolu ;

Eclaircir par le xylol ;

Monter au baume.

S'il y avait dans la coupe un mélange de microbes dont les uns prennent le Gram et les autres se décolorent, on colorerait dans une solution hydro-alcoolique de fuchsine après la décoloration par l'alcool-acétone.

WEIGERT avait modifié la méthode de Gram en décolorant par :

Huile d'aniline.	2
Xylol	1

Avec son procédé la triple coloration est impossible, l'acide picrique étant très soluble dans l'huile d'aniline. Celle-ci est d'ailleurs altérable et les préparations brunissent à la longue.

c. *Coloration des bacilles de la tuberculose et de la lèpre.* — On recommande en général le procédé de B. Frænkel (p. 243). Je lui préfère la méthode d'Hermann (p. 243). On laisse les coupes dix minutes dans le bain colorant chauffé. Après la décoloration, HERMANN recommande l'éosine pour teinter le fond ; le chrysoïdine est préférable.

La meilleure méthode est celle de KÜHNE (p. 241).

Colorer d'abord les noyaux par un séjour de deux minutes dans l'hématoxyline ou mieux l'hématéine ;

Laver à l'eau ;

Séjour de quinze minutes dans le *liquide de Ziehl* ;

Faire passer quelques secondes dans l'aniline chlorhydrique à 2 p. 1000 ;

Décolorer à l'alcool ;

Éclaircir au xylol ;

Monter au baume.

3° **Montage de la préparation.** — Les coupes exigent une déshydratation très soignée avant d'être montées dans le *baume au xylol*. L'*alcool* est le meilleur déshydratant, mais il décolore souvent trop ; l'*huile d'aniline* (WEIGERT) ne peut être employée dans tous les cas. KÜHNE recommande de colorer très légèrement l'huile d'aniline avec la matière qui a servi à colorer la coupe, pour éviter une trop grande décoloration. On peut encore employer la *dessiccation* (KÜHNE). Pour dessécher une coupe, on dépose la lame (face libre en bas) sur une autre lame qu'on chauffera à + 30° sur une lampe à alcool, jusqu'à ce que la coupe devienne transparente. On attend alors cinq minutes, on éclaircit au xylol et on monte.

E) RÉSUMÉ PRATIQUE

Nous conseillerons en somme les procédés suivants :

1° Examen d'une culture :

a. *A l'état frais.* — Solution aqueuse très étendue de violet de gentiane.

b. *A l'état de fixation.* — Solution hydro-alcoolique de violet de gentiane, ou mieux : liquide de Ziehl (au violet de préférence). Lavage à l'eau ; quelquefois très rapide décoloration à l'alcool. Le Ziehl occasionne des grumeaux dans les préparations de certaines cultures.

On fera naturellement des colorations spéciales (Gram, Ehrlich) si on étudie les propriétés d'un microbe. Si la culture

était impure, contenant plusieurs microbes à caractères différents, on pourrait obtenir des doubles colorations ;

Pour colorer les spores : le procédé de 'Ziehl sera préféré
comme très simple et très sûr ;

Pour colorer les cils : on s'adressera d'abord au procédé de
Van Ermenghen.

2° Examen d'un liquide pathologique, d'un frottis :

Faire toujours une double ou triple coloration.

a. *Microbes prenant le Gram.* — Colorer par le procédé de
Gram modifié par NICOLLE. Recolorer par l'éosine.

b. *Microbes de la tuberculose et de la lèpre.* — Procédé de
Ziehl ou de Kühne. Colorer le fond avec une solution hydro-
alcoolique de bleu de méthylène.

Pour la coloration rapide des crachats : le procédé de Gabbett
est très suffisant.

c. *Autres microbes.* — Ces procédés sont bons pour tous les
microbes, mais doivent être plutôt réservés pour ceux qui ne
prennent ni le Gram, ni l'Ehrlich.

Séjour de quelques secondes dans le liquide de Ziehl au
violet, ou de deux minutes dans la thionine phéniquée. Lavage
rapide à l'alcool, puis à l'eau.

Colorer le fond par l'éosine ou la fuchsine.

Pour colorer les capsules du pneumocoque : violet phéniqué
et alcool-acétone.

d. *Mélange de microbes.* — On peut alors combiner les
méthodes précédentes et obtenir deux ou même trois colorations : 1° les microbes prenant le Gram ou l'Ehrlich en violet ;
2° les autres en rouge (fuchsine) ; 3° le fond en jaune (chrysoïdine).

3° Examen d'une coupe :

a. *Microbes prenant le Gram.* — Triple coloration par la
méthode de Gram modifiée par NICOLLE.

b. *Microbes de la tuberculose et de la lèpre.* — Procédé de
Kühne (hématoxyline, Ziehl, aniline chlorhydrique).

c. *Autres microbes.* — Thionine phéniquée.

d. Mélange de microbes. — Combiner les méthodes en les appliquant successivement.

Nous conseillons de placer les préparations dans des boîtes de Cogit en forme de livres. La place de chaque préparation est marquée d'un chiffre. Une étiquette collée sur la lame porte une lettre correspondant à celle de la boîte et au chiffre de sa place. Un registre indique la nature des préparations d'après leur numéro. Chaque préparation est ainsi facilement trouvée puis remise en place.

§ 4. — DESSIN ET PHOTOGRAPHIE DES PRÉPARATIONS MICROSCOPIQUES

On a le plus grand intérêt à pouvoir reproduire fidèlement par le dessin, ou mieux par la photographie, les préparations microbiennes qui s'altèrent assez rapidement. C'est d'ailleurs le seul moyen de mettre sous les yeux du lecteur les pièces justificatives d'une publication.

On dessinera à la *chambre claire*. Le principe de la chambre claire est le suivant. Un prisme dont la section est un parallélogramme, et dont l'ouverture de l'angle aigu est de 45°, est placé au-dessus de l'oculaire que regarde sa face oblique tandis que sa face horizontale est en dehors du microscope. Un petit prisme collé à la face oblique laisse passer les rayons de l'oculaire sans les dévier. L'œil reçoit donc en même temps les rayons venus de la préparation et ceux partis de la pointe d'un crayon qui appuie sur une feuille de papier placée sous la face horizontale du premier prisme. Il suffit de suivre avec le crayon les contours de l'image.

MALASSEZ a disposé les prismes de telle façon qu'on peut incliner le microscope à 18° ou à 45°. Cette seconde inclinaison permet de dessiner sur le papier placé derrière le pied du microscope.

La *photographie* a presque complètement remplacé l'usage de la chambre claire ; son exactitude ne peut être suspectée. Il peut même arriver que le cliché révèle des détails qu'on n'apercevait pas en examinant directement la préparation. C'est sur des clichés que Koch a découvert les cils des microbes.

Les appareils de photographie microscopique sont très nombreux. Nous utilisons, au Laboratoire de Lyon, la *chambre noire de Reichert*. Elle présente de fortes joues en bois qui donnent au porte-châssis une grande stabilité, condition capitale pour assurer la conservation de la mise au point lorsqu'on substitue le châssis porte-plaques au verre dépoli ou poli.

La chambre noire est fixée sur un fort plateau de bois qui la déborde en avant d'une longueur suffisante pour disposer le système d'éclairage.

Ce dernier consiste en un *bec Auer* placé au foyer principal d'une lentille bi-convexe d'où sortent des rayons parallèles qui se dirigent sur le *condensateur Abbe* du microscope.

Entre le bec Auer et la lentille est intercalée une cuvette en verre, à face parallèles, destinée d'ordinaire à recevoir de l'eau ou une solution d'alun qui absorbera les rayons calorifiques. Nous la remplissons avec la solution suivante :

Eau.	125
Acide chromique.	7
Nitrate de cuivre	80

Cette solution, due à Zestnow, est employée telle quelle ou plus ou moins étendue d'eau suivant l'épaisseur et la coloration des préparations.

Elle a pour objet d'absorber les rayons chimiques qui traversent habituellement les microbes en grande quantité, attendu que ceux-ci sont le plus souvent colorés en bleu ou en violet. Grâce à l'action de cette solution, les rayons qui traversent les microbes impressionnent peu la plaque sensible ; de sorte que les micro-organismes se dessinent franchement en noir et avec des contours nets sur les épreuves positives.

La mise au point s'obtient en actionnant deux cordonnets

souples de soie attachés à l'extrémité d'un levier fixé au centre de la mise micrométrique de réglage.

Bien que cette disposition offre une réelle supériorité sur les leviers en bois avec articulation à la cardan, utilisés par exemple dans les appareils de Zeiss, elle permet de dépasser trop facilement le point au delà ou en deçà.

Arloing s'est préoccupé de faire disparaître ce défaut en actionnant la mise de réglage à l'aide d'une vis tangente qui modère singulièrement la course imprimée au tube du microscope par la plus légère traction sur les cordons de Reichert.

L'observateur suit l'opération de la mise au point sur une glace polie, en se servant d'une loupe.

La durée du temps de pose varie, suivant les plaques et les préparations, de quinze à vingt-cinq minutes.

La longueur du temps de pose est ici insignifiante, puisque l'objet photographié est et reste immobile. Quant aux trépidations qui pourraient être communiquées à l'appareil, elles sont évitées en déposant la chambre noire sur une forte planchette fixée horizontalement sur des consoles robustes scellées dans un gros mur, autant que possible au rez-de-chaussée du laboratoire, loin des mouvements de la rue.

Lumière a imaginé des clichés photographiques permettant de projeter, à la lumière oxydrique, des préparations microscopiques colorées. La gélatine bichromatée qui a été impressionnée est reportée sur une plaque de verre; celle-ci est plongée dans l'eau chaude, puis dans un bain colorant composé de la couleur d'aniline qui avait servi à colorer la préparation. Une seconde plaque de verre est appliquée sur la gélatine. La projection donne une image colorée, représentation fidèle de la préparation. Il va sans dire qu'on ne peut avoir ainsi qu'une coloration à une seule teinte. Ces plaques doivent être conservées dans l'obscurité, car elles se décolorent vite à la lumière. Elles sont très précieuses pour les démonstrations magistrales dans la salle de cours.

CHAPITRE X

INOCULATION

L'inoculation des produits pathologiques ou des cultures est indispensable. Elle servira dans certains cas à faire isoler par l'animal le microbe pathogène recherché (p. 143); elle servira plus souvent à déterminer les propriétés pathogènes d'une culture pure. Toutes les notions acquises dans les chapitres précédents convergent vers la pratique de l'inoculation. Il ne faut pas oublier que la relation de cause à effet entre un microbe isolé d'un organisme infecté et l'infection de celui-ci ne peut s'établir qu'en reproduisant la maladie par inoculation de la culture pure [1]. Nous avons même fait quelques réserves (p. 10) pour certains cas spéciaux.

1º Préparation du virus à inoculer. — Lorsqu'il s'agit d'un liquide (culture ou produit pathologique) l'inoculation se fait en général avec une seringue stérilisée (seringue à piston d'amiante, p. 26), quelquefois avec une pipette en verre, ou même simplement avec l'aiguille de platine trempée dans le liquide.

Lorsqu'il s'agit d'une culture solide ou d'un produit peu consistant, on délaye dans de l'eau ou du bouillon stérilisé (capsule de platine), et on aspire dans la seringue munie de son aiguille pour être sûr que celle-ci ne sera pas obstruée par des particules trop grosses pendant l'injection.

[1] Le tétanos, le choléra exigent au contraire des *associations microbiennes* pour être pathogènes.

S'il s'agit de produits très résistants, comme un tubercule par exemple, on les divise en fines particules qui seront introduites avec une pince dans un tunnel sous-cutané.

La *dose* de virus à inoculer est naturellement très variable. Elle pourra le plus souvent être infinitésimale, surtout lorsqu'il s'agit de cultures ; elle sera différente suivant les effets cherchés. Une goutte de culture de *staphylocoque pyogène* introduite dans le système veineux du jeune lapin le tuera en huit jours avec tous les symptômes de l'ostéomyélite ; un demi-centimètre cube de la même culture le tuera en vingt-quatre heures, sans suppuration. La quantité des produits pathologiques à inoculer devra toujours être assez forte, car les microbes peuvent être peu abondants. On devra par exemple inoculer à un cobaye au moins 15 centimètres cubes d'un liquide pleurétique pour avoir des chances de déceler la tuberculose. Il sera bon, dans ces cas, de *centrifuger*[1] les liquides pour ne pas introduire d'aussi gros volumes ; on se contentera alors d'inoculer le dépôt.

2° Choix du sujet à inoculer. — Suivant le microbe employé, ou supposé dans un produit pathologique, on choisira tel ou tel sujet. Il faut que le *sujet soit récepteur*. Chaque microbe est pathogène pour certaines espèces animales et inoffensif pour d'autres. On choisira l'espèce la plus sensible.

Les inoculations *à l'homme* se font rarement, en raison du danger. Cependant on se sert de l'auto-inoculation pour faire le diagnostic du chancre mou ; on vaccine contre la variole. On a inoculé avec succès le psoriasis, certains champignons parasitaires ; on a reproduit des pustules suppurées avec lymphangite en insérant du *staphylocoque pyogène* sous la peau (Zuckermann). Ces derniers exemples ne sont pas à suivre.

Les *animaux* le plus couramment employés sont : le cobaye, le lapin, la souris, le chien, la poule, le pigeon.

_____

[1] Il existe toute une série d'*appareils centrifugeurs* qu'on actionne au moyen d'un courant d'eau sous pression (l'eau des robinets suffit en général). Ils sont donc faciles à installer. Le meilleur est celui de Runne.

Beaucoup de maladies infectieuses sont spéciales à l'homme et ne peuvent donc être inoculées (syphilis, fièvres éruptives, etc.). On peut faire varier la réceptivité de l'animal ; Pasteur a donné le charbon à la poule en la refroidissant. Courmont et Doyon ont reproduit chez la grenouille chauffée la contracture tetanique et la paralysie diphtérique. On se rappellera que des races très voisines peuvent avoir une réceptivité différente ; Chauveau a montré que le mouton algérien est moins sensible au charbon que le mouton français ; le rat blanc ne rend pas les mêmes services que la souris.

L'*âge* de l'animal a son importance. On mesure la virulence du *B. anthracis* en inoculant le cobaye d'un jour. On ne reproduit l'ostéomyélite à staphylocoques (Rodet) ou à streptocoques (Courmont et Jaboulay, Lannelongue et Achard) qu'en utilisant les lapins de un ou deux mois.

Il est enfin souvent dans un lot d'animaux des sujets anormalement réfractaires à tel virus.

Citons, à titre d'exemple, les animaux de laboratoire les plus sensibles à quelques infections :

Tuberculose des mammifères.	Cobaye.
Tuberculose aviaire	Poule. Lapin
Tétanos	Cobaye.
Pneumocoque	Souris. Lapin.
Vibrion septique	Chien. Cobaye.
Ch. symptomatique	Cobaye.
Choléra	Cobaye.
Staphylocoque pyogène	Lapin.
Streptocoque pyogène.	Lapin.
Morve.	Cobaye. Ane.

3° **Conservation de l'animal, cages, contention.** — La *souris blanche* (espèce albinos de la souris de maison) est très utilisée dans les laboratoires, surtout en Allemagne. C'est un animal très prolifique, d'un prix peu élevé, et qui offre une réceptivité assez marquée pour la plupart des virus. Salomonsen conseille comme cages à souris des boîtes à biscuits métalliques, remplies à mi-hauteur de sciure de bois, recouvertes d'ouate. Le couvercle est percé de trous nombreux. La nourri-

ture se compose d'avoine et de pain blanc trempé. On change
la sciure tous les mois. La souris inoculée est mise dans un
bocal en verre de 2 litres, rempli au tiers de sa hauteur de
sciure de bois. Le couvercle est en toile métallique *solidement*
fixée par un fil de fer. Les souris blanches sont querelleuses ;
il faut séparer les femelles des mâles si ces derniers ne sont
pas du même âge et élevés ensemble. On isole les animaux
inoculés, car ils sont dévorés par leurs congénères aussitôt
après leur mort.

Pour prendre et maintenir les souris pendant l'inoculation,
on se sert d'une pince à pédicule de kyste de l'ovaire. On sai-

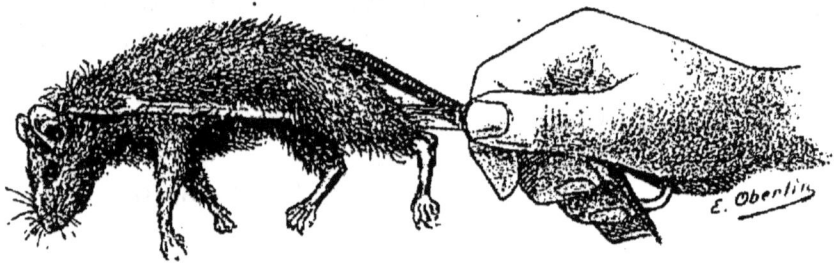

Fig. 158.
Contention d'une souris à l'aide d'une pince.

sit l'animal par la queue, puis, comme l'indique la figure 158,
on le maintient en tenant la queue de la même main que la
pince. La morçure des rats est très pénétrante.

Le *cobaye* et le *lapin* sont conservés dans des cages qui doivent être facilement désinfectées, et offrir un facile écoulement
de l'urine. On se sert, en général, de cages métalliques en
treillis reposant sur une dalle d'ardoise ou de marbre présentant une rigole avec courant d'eau pour entraîner l'urine. On
peut, si on le désire, recueillir l'urine. Pour l'inoculation, la
contention par les deux mains d'un aide est presque toujours
suffisante. On peut fixer l'animal sur une planche (fig. 159) offrant
quatre pitons pour attacher les quatre pattes avec des ficelles
prenant au-dessus des jarrets. Si on veut immobiliser la tête
du lapin, on se sert du mors représenté figure 160. Le crochet

maintient la nuque, l'anneau, dont un écrou assure l'immobi-
lité au point voulu, fixe le museau. Le tout est adapté à une
planchette à laquelle sont attachées les quatre pattes.

Les *chiens* vivent dans un chenil ou dans de grandes cages
métalliques. On les fixe sur une table avec le mors employé

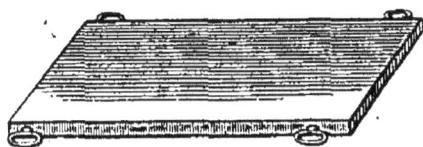

Fig. 159.
Planche pour fixer les cobayes.

dans les laboratoires de physiologie. On peut se contenter de
fixer les quatre pattes et de museler l'animal avec une cordelette
qui passe derrière les canines et resserre les deux mâchoires.

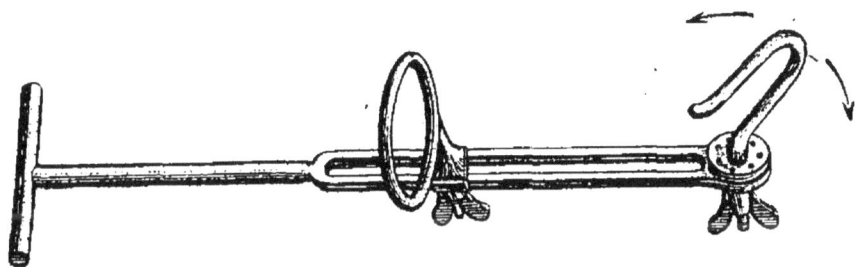

Fig. 160.
Appareil à contention pour les lapins.

Les *chevaux* sont des animaux calmes qu'on injecte, qu'on
saigne le plus souvent sans aucun appareil de contention.

On ne devra jamais inoculer un animal le jour de son
arrivée au laboratoire. Il faut le laisser s'habituer à la nourriture et au local. Sa température doit être normale, il ne doit
pas présenter d'amaigrissement. La nourriture sera donnée à
heures fixes en quantité constante. On se méfiera, au prin-
temps, des herbages qui occasionnent souvent des épidémies
dans les lots de lapins et de cobayes. Il sera bon de donner
de temps à autre [de l'avoine à ces derniers. L'écurie sera

chauffée en hiver, car un refroidissement brusque peut tuer, en une nuit, tous les animaux inoculés, plus sensibles que les témoins. La souris craint spécialement le froid.

4° Choix de la porte d'entrée du virus. — L'animal choisi, il faut encore savoir comment on l'inoculera. La porte d'entrée a une très grosse importance. Le *staphylocoque* inoculé sous la peau du lapin ne produit qu'un abcès local, introduit dans le sang il engendre une pyohémie mortelle. Le *streptocoque* produit de même un érysipèle local ou une infection générale. La *tuberculose* a, chez le cobaye, une marche bien spéciale suivant la région sous-cutanée inoculée (p. 384). Le *vibrion septique*, mortel sous la peau, est inoffensif dans le sang (CHAUVEAU et ARLOING). J'ai pu injecter impunément dans le système veineux d'un chien jusqu'à 162 centimètres cubes d'une culture de ce microbe dont quelques gouttes tuaient sous la peau.

La dose doit varier avec la région injectée. Prenons comme exemple : la production d'un abcès à staphylocoques chez le lapin. Le péritoine est la voie la plus résistante (c'est, au contraire, la voie la plus sûre pour l'inoculation de la tuberculose au cobaye) ; il a besoin pour suppurer de doses vingt fois plus fortes qu'un autre organe. Le tissu cellulaire vient en deuxième ligne avec une dose nécessaire de 1 centimètre cube. Pour l'arachnoïde, la plèvre : un quart de centimètre cube suffit. Dans le sang, une goutte produit une pyohémie généralisée. Enfin, la chambre antérieure de l'œil n'exige que $\frac{1}{8\,600}$ de centimètre cube pour suppurer, elle est 8 600 fois plus sensible que le tissu conjonctif sous-cutané.

Quelle que soit la porte d'entrée adoptée, il faudra faire une *désinfection* soigneuse de la région : raser, laver au savon, au sublimé à 1/1000, flamber, cautériser la peau. Tous les instruments seront naturellement aseptiques.

a. *Inoculations intraépidermiques.* — La peau rasée est scarifiée. On promène sur la surface scarifiée une aiguille de platine trempée dans le liquide virulent. C'est ainsi qu'on inocule le *pneumocoque* à la souris sur la peau du dos, à la racine de la queue. La propagation de la vaccine sur les génisses se fait par ce procédé.

b. *Inoculations sous-cutanées.* — On fait un pli à la peau, et on introduit l'aiguille de la seringue dans le grand axe de ce pli, en ayant soin de ne pas ressortir de l'autre côté. On cautérise la petite plaie avec une aiguille de platine rougie. On peut aussi faire une boutonnière à la peau pour introduire une pipette. Si on veut inoculer un solide (un tubercule par exemple), on fait une boutonnière au bistouri, un long tunnel avec la sonde cannelée, et on introduit le virus avec une pince ; on peut faire un point de suture, en général inutile.

c. *Inoculations intramusculaires.* — On fait pénétrer l'aiguille dans les masses musculaires.

d. *Inoculations intrapéritonéales.* — On ponctionne sur la ligne blanche en enfonçant franchement l'aiguille, perpendiculairement à la peau qui est maintenue tendue par un aide. L'intestin n'est pas blessé. Toute suture est inutile. On cautérise légèrement l'orifice.

e. *Inoculations intrapleurales ou pulmonaires.* — Piquer assez haut près du creux axillaire, pour ne pas traverser le péritoine.

f. *Inoculations dans la chambre antérieure de l'œil.* — Mettre dans l'œil un collyre au chorhydrate de cocaïne. Au bout de trois ou quatre minutes, on fixe le globe oculaire entre le pouce et l'index de la main gauche, on cautérise légèrement un point de la circonférence de la cornée, et on enfonce la seringue perpendiculairement à l'axe de l'œil. Un trouble opalescent apparaissant immédiatement derrière la cornée démontre le succès de l'inoculation.

g. *Inoculations sous la dure-mère.* — On applique la couronne de trépan (D = 5 millimètres) sur la fosse temporale après ablation du muscle temporal. Il ne faut pas perforer la dure-mère. La couronne enlevée, on pique obliquement (pour ne pas toucher le cerveau) la dure-mère avec l'aiguille de la seringue et on pousse. On fait un point de suture.

C'est ainsi qu'on transmet la rage avec certitude au lapin, au chien.

h. *Inoculations par inhalation.* — On pulvérise des substances virulentes dans un espace clos où vit l'animal (une
cloche à vide par exemple). On peut aussi pulvériser un liquide
sur le museau de l'animal. Ce mode d'inoculation sera peu
employé. On fait difficilement la part de l'ingestion et de l'inhalation.

i. *Inoculations par ingestion.* — On mélange les substances
virulentes aux aliments, soit en arrosant ces derniers avec
une culture (Pasteur), soit en incorporant les microbes dans
un morceau solide, de pomme de terre par exemple (Koch).
On peut encore introduire le virus directement dans l'estomac
avec une sonde (n° 16 Charrière pour le lapin ; n° 14 pour le
cobaye) pendant qu'un aide tient les mâchoires de l'animal
écartées. Dans ses célèbres expériences sur la tuberculisation
par ingestion, Chauveau faisait ingurgiter à des génisses de la
matière tuberculeuse délayée dans du lait et introduite dans
l'arrière-bouche au moyen d'une bouteille.

j. *Inoculations intraveineuses.* — Le problème consiste à
trouver chez chaque animal une veine superficielle qui permette l'inoculation [1] sans trop de délabrements. Le *lapin* présente la disposition la plus favorable avec sa *veine marginale
de l'oreille.* On utilise la *saphène* du *chien*, la *veine axillaire*
des *oiseaux*, la *jugulaire* du *cobaye*.

La veine marginale du lapin est située le long du bord
externe de l'oreille, du côté mince et garni de poils. On peut
fixer l'animal sur la planchette à vivisection (p. 260) si l'injection doit durer longtemps et se faire en plusieurs temps ; mais
il suffit en général d'avoir un aide qui maintiennent le train de
derrière avec la main gauche et le cou avec la main droite. On
se place alors face à la tête du lapin, et on lui rabat l'oreille
gauche sur le museau. On coupe avec soin les poils tout le long
de la veine avec des ciseaux courbes, et on désinfecte la région ;
on fait alors avec les mêmes ciseaux flambés une petite boutonnière à la peau, exactement au-dessus de la veine, à la partie

---

[1] On ne doit injecter que des liquides sans particules solides, sauf
indications spéciales.

moyenne de l'oreille. Si la veine ne fait pas une saillie suffisante,
on fait un peu de compression à la base de l'oreille. Prenant
alors l'oreille de la main gauche en la faisant tendre sur l'index,
on introduit l'aiguille de la seringue dans la veine la pointe
dirigée vers la base ; on place le pouce gauche sur la plaie de
façon à serrer l'aiguille entre le pouce et l'index, et on pousse
lentement l'injection avec la main droite (fig. 161). On peut

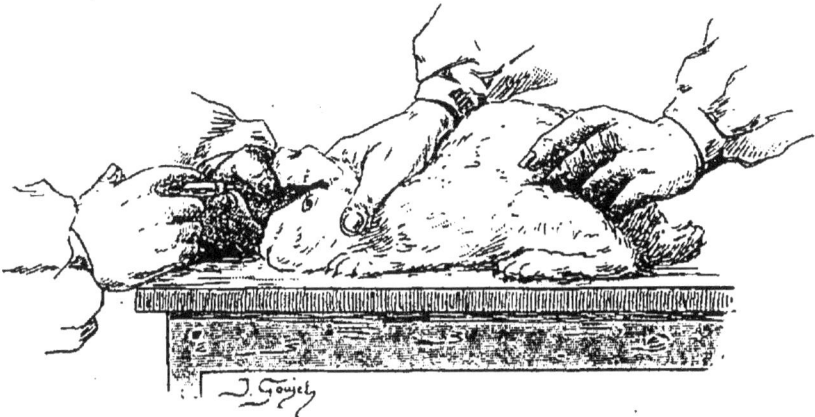

Fig. 161.
Dispositif pour l'injection dans la veine marginale de l'oreille
du lapin.

aussi placer une pince serre-fine sur l'oreille pour fixer l'aiguille.
L'injection terminée, on retire vivement la seringue et son
aiguille, sans lever le pouce gauche qui empêche l'hémorragie
et la sortie possible du liquide injecté. On fait chauffer avec la
main droite l'extrémité d'un agitateur, et on cautérise la petite
plaie ; il n'y a pas d'hémorragie. On peut se servir de seringues
contenant 5 à 10 centimètres cubes. Pour injecter des doses
plus fortes on peut laisser l'aiguille en place et remplir à nouveau
la seringue ; il est préférable de se servir d'une burette fixée à
un support et reliée à l'aiguille de platine par un mince tube
de caoutchouc ; on réglera le débit qui doit se faire avec lenteur.

L'injection intraveineuse n'est pas douloureuse, le lapin ne
bouge pas ; on voit le liquide gonfler la veine et s'écouler. Si
on a manqué la veine, il se forme une boule d'œdème, et l'animal qui souffre s'agite violemment.

La veine saphène du chien se trouve sur la face externe de la patte postérieure (fig. 162). L'animal fixé (voir p. 260), on la dénude au-dessus du jarret en *a*, sur une longueur de 2 centimètres. On passe un double fil avec l'aiguille de Cooper. On fait l'injection. On enserre le point piqué entre deux ligatures et on fait un point de suture à la peau. On met sur la plaie une petite couche de collodion.

On pique la veine axillaire des *oiseaux* à travers la peau.

Pour le *cobaye* on fait une incision latérale le long de la trachée et on opère sur la jugulaire comme pour le chien.

Si on voulait *faire traverser le foie* par le liquide virulent, on ferait une boutonnière à la paroi, le long de la ligne blanche, on ferait sortir une anse intestinale pour injecter dans une des origines des *veines mésentériques* (GILBERT et LION, COURMONT et DOYON, GUINARD et TEISSIER).

Fig. 162.
Veine saphène
du chien.

k. *Inoculations par d'autres voies.* — On a inoculé des animaux dans la trachée, dans l'artère hépatique, dans le cholédoque (CHARRIN et ROGER), dans le canal de Wirsung (CHARRIN et CARNOT). On se reportera pour les détails aux mémoires originaux.

5° Observation de l'animal. — Une fois inoculé, l'animal sera mis dans un local (chauffé en hiver) et bien nourri.

Les cages devront être faciles à désinfecter après la mort de l'animal. Un courant d'eau continuel entraînera les urines; dans certains cas celles-ci seront spécialement recueillies. Chaque animal devra avoir une carte indiquant son signalement exact, la nature et la date de l'inoculation. Les cobayes sont faciles à distinguer entre eux, en raison de la diversité des taches de leur robe; pour les lapins plus uniformes une marque artificielle est utile. L'animal sera journellement observé absolument comme un malade à l'hôpital, et tous les incidents

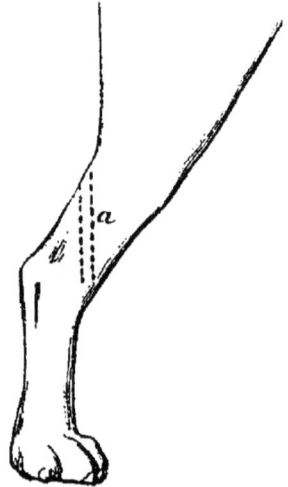

notés (température, contractures, paralysies, suppuration, etc.).
Il va sans dire qu'un cahier spécial doit recevoir jour par
jour toutes les opérations ou observations faites dans le laboratoire.

Voir page 284 les *Méthodes de renforcement de la virulence.*

CHAPITRE XI

RÉCOLTE DES PRODUITS VIRULENTS

Il faut récolter les produits virulents, soit sur l'homme, soit sur l'animal, vivants ou morts, avec des précautions toutes spéciales et inusitées en Anatomie pathologique.

§ 1. — PRINCIPES GÉNÉRAUX, OUTILLAGE

Comment doit-on recueillir sur l'homme ou l'animal, pendant la vie ou après la mort, les produits pathologiques destinés à être examinés, ensemencés, inoculés ? Le principe général est facile à comprendre ; il faut les recueillir avec une *asepsie absolue*. On rendra aseptiques les téguments, les surfaces d'organes pouvant contenir des germes étrangers, et on prélévera la matière virulente avec des instruments stérilisés.

L'outillage nécessaire sera : une brosse, du savon noir, du sublimé à 1 p. 1 000, de l'éther, de l'alcool, du coton stérilisé, une lampe à alcool, une seringue stérilisée, une aiguille de platine, des pipettes, une capsule de platine, un ou plusieurs écouvillons. L'aiguille de platine (p. 14) sera résistante, épaisse (1^{mm}, 5 à 2 millimètres), longue de 7 à 8 centimètres, aplatie en spatule tranchante pour pouvoir sectionner les parenchymes. Les pipettes (p. 13) auront un étranglement en *a* (fig. 163) pour empêcher le liquide d'arriver jusqu'au coton, et pour pouvoir être scellées à la lampe une fois remplies. On peut aussi étrangler l'origine de la partie effilée (fig. 164) ; la pipette brisée à ce niveau offrira une pointe acérée qui péné-

trera facilement dans les parenchymes. La seringue (p. 23)
sera stérilisée à l'autoclave dans un tube à essai bouché avec
du coton et ayant un tampon de coton dans le fond (fig. 165).

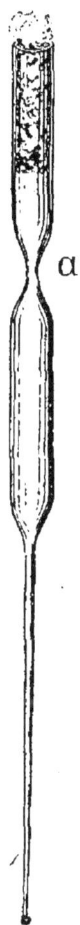

Fig. 163.

Pipette avec étranglement pour
la récolte des liquides pathologiques.

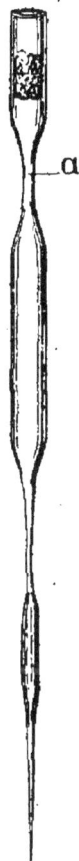

Fig. 164.

Pipette pour la récolte des liquides pathologiques.

On peut ainsi la transporter sans la contaminer ; le tube servira
à la rapporter au laboratoire sans risquer de disséminer le virus.

La capsule de platine (15 à 20 centimètres cubes) est très commode pour recueillir les liquides puisés avec la pipette, pour
écraser les tubercules, etc. Elle se stérilise à la flamme.

Les écouvillons sont indispensables pour prélever les fausses membranes de la gorge, le mucus nasal, etc. On entortille de la ouate hydrophile en tampon autour de minces baguettes de

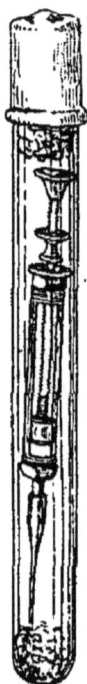

Fig. 165.

Seringue dans un tube stérilisé,
pour le transport aseptique.

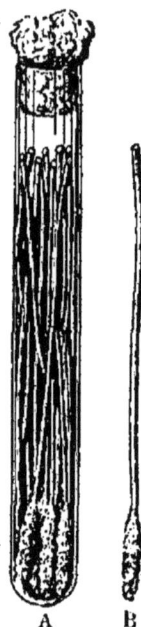

Fig. 166.

A, tube stérilisé contenant des écouvillons. — B, un écouvillon.

bois de 15 centimètres de longueur. Plusieurs écouvillons sont placés dans un gros tube à essai bouché avec un tampon de coton (fig. 166), le tout est stérilisé au four Pasteur.

Les ensemencements, les inoculations seront pratiqués sur place autant que possible.

On relira avec fruit la page 10.

§ 2. — RÉCOLTE CHEZ L'HOMME

1° **Sur le vivant.** — La récolte sera faite sur le vivant toutes les fois que cela sera possible.

a. *Prise de sang.* — La *piqûre du doigt* à la lancette, après désinfection de la peau, est un procédé commode, mais qui ne donne pas assez de sang ; l'asepsie de la région est en outre assez difficile à réaliser. Pour faire le séro-diagnostic de la fièvre typhoïde (p. 401) la piqûre du doigt donne suffisamment de sang et l'asepsie n'est pas absolument indispensable.

On opérera ainsi : laver à la brosse pendant cinq minutes à l'eau chaude et au savon noir. Laver à l'éther. Frotter avec de la gaze imbibée d'alcool. Appliquer pendant dix minutes un tampon de coton imbibé de sublimé. Laver à l'alcool. Laver à l'éther. Piquer avec la lancette flambée. On pourrait aussi flamber la peau du doigt (p. 29)

Lorsqu'on veut ensemencer le sang, un seul procédé doit être employé : *l'aspiration dans une veine superficielle*. Dans la plupart des infections, les *microbes sont très rares dans le sang* : il faut donc ensemencer des doses que la piqûre du doigt ne peut fournir. Enfin on opère avec certitude d'asepsie.

On choisira le pli du coude comme pour la saignée. On applique un bandage compressif sur le bras pour faire saillir les veines ; on désinfecte la peau. Prenant alors dans son tube la seringue stérilisée, on flambe l'aiguille en platine iridié et on la plonge dans la veine la plus saillante, la pointe dirigée vers la main du patient. On aspire lentement. La seringue pleine (1 à 20 centimètres cubes) on enlève le bandage compressif et on retire vivement la seringue qu'on replace dans son tube si on n'ensemence pas de suite. On met une goutte de collodion sur la petite plaie.

b. *Prise d'un exsudat liquide*. — Pour avoir du liquide de pleurésie, de péricardite, de péritonite, on ponctionnera avec la seringue après désinfection de la peau. Si on désire de grandes quantités de liquide, on se servira d'un flacon semblable à ceux qui sont employés pour la saignée (p. 450) dans lequel on fera aspiration avec la pompe de l'appareil Potain ; les tampons de coton devront naturellement être remplacés par des bouchons de caoutchouc.

c. *Prise d'un pus*. — On ponctionnera avec la seringue ou on recueillera les dernières gouttes après ouverture par le chirurgien.

d. *Prise de l'urine*. — On fait tremper le gland pendant

dix minutes dans une solution de sublimé à $\frac{2}{1\,000}$; on nettoie le méat à l'alcool et à l'éther. La désinfection faite, on peut employer deux procédés.

L'un consiste à sonder le malade avec une sonde stérilisée et à recueillir l'urine dans un flacon stérilisé. L'asepsie de la sonde pourra être vérifiée en passant dans la sonde un fil de platine avec lequel on ensemencera un tube de gélose par stries (ENRIQUEZ).

L'autre vaut mieux. On fait pisser le malade et on ne recueille que les dernières portions du jet.

e. *Prise de suc pulmonaire* (KLEMPERER, NETTER). — On ponctionne avec la seringue munie d'une aiguille assez longue. Quoique sans dangers apparents, cette pratique ne doit pas entrer dans les habitudes du clinicien.

. f. *Prise de suc splénique.* — On fait coucher le malade sur le flanc droit. On délimite la matité splénique (il faut naturellement que la rate soit hypertrophiée). On stérilise la peau. On ponctionne avec la seringue en priant le malade de suspendre sa respiration, pour éviter les déplacements de l'organe et consécutivement sa déchirure suivie d'hémorragie (CORNIL). On aspire et on obtient ainsi une ou deux gouttes de sang. On retire vivement. On met une goutte de collodion sur la plaie.

. On doit *déconseiller cette méthode comme pouvant être dangereuse.* Elle est d'ailleurs devenue inutile pour le diagnostic de la fièvre typhoïde, depuis la découverte du séro-diagnostic.

g. *Prise d'un produit solide.* — On recueillera dans des tubes stérilisés, ou dans une capsule de platine, les ganglions, fongosités, tubercules, esquilles, etc., enlevées aseptiquement par le chirurgien.

h. *Prise des fausses membranes ou des mucosités.* — On essuie la gorge, les fosses nasales, la bouche avec un écouvillon stérilisé et on agite ce dernier dans un ballon de bouillon, dont le liquide sert aux examens, ensemencements, inoculations. Lorsque la fausse membrane a une certaine consistance ou lorsqu'on désire ensemencer directement un mucus (fausses membranes ou mucosités diphtériques), on se sert de l'aiguille de platine rigide en forme de spatule. ,

i. *Prise de matières fécales.* — On fait déféquer le malade dans un vase en verre stérilisé et on prélève avec l'aiguille de platine *une très petite quantité* de matière fécale.

j. *Prise de lait.* — On désinfecte le mamelon et on fait sourdre une goutte de lait qu'on recueille avec une pipette.

k. *Prise de liquide céphalo-rachidien.* — On profite d'une trépanation exploratrice pour recueillir avec une pipette du liquide céphalo-rachidien. La ponction lombaire de QUINCKE, préconisée d'abord comme traitement de la méningite tuberculeuse, est plutôt recommandée comme moyen de se procurer du liquide à inoculer pour faire le diagnostic de tuberculose. Elle ne sera employée que dans des cas exceptionnels.

2° A l'autopsie. — La prise des liquides pathologiques à l'autopsie ne donnera que des résultats très incertains, en raison de la pénétration des microbes dans les tissus pendant les vingt-quatre heures réglementaires (voir p. 11).

On puisera le *sang* dans le *cœur*. On essuie la surface ventriculaire, on en grille une partie en appliquant une lame métallique chauffée au rouge ; on ponctionne dans cette zone avec une pipette stérilisée. Il faut aspirer fortement. Il est parfois impossible de retirer du sang liquide.

On ponctionne de même la *vessie* pour recueillir l'urine.

Les règles de l'asepsie dirigent toutes les récoltes sur le cadavre. On flambe la surface de l'organe et on prélève avec un instrument stérilisé.

§ 3. — RÉCOLTE CHEZ L'ANIMAL

1° Sur le vivant. — Les procédés sont identiques dans leurs grandes lignes à ceux décrits pour l'homme.

2° A l'autopsie. — Il faudra toujours prélever la récolte virulente sur l'animal au moment même de sa mort, pour éviter les inconvénients inévitables des autopsies humaines. Il est même souvent préférable de *sacrifier* les animaux et de les autopsier de suite.

La *mise à mort* se fait de la façon suivante : on assomme les lapins en les prenant par les pattes de derrière et en leur assénant un coup du tranchant de la main sur la tête. On pique le bulbe des chiens en introduisant un scalpel à lame mince et courte entre l'occipital et l'atlas ; la lame du scalpel doit être perpendiculaire à l'axe médullaire. On peut faire de même aux lapins, aux oiseaux, aux cobayes. En général, on tue les cobayes et les souris en les chloroformant. Les chats seront tués par la nicotine. On met deux ou trois gouttes de nicotine, avec une pipette, dans la gueule, entre les gencives et les joues ; l'animal meurt en quelques minutes avec des convulsions.

L'autopsie des gros animaux se fera sur une table à autopsie quelconque possédant un écoulement pour les liquides. Pour les petits animaux, on possède une cuvette en zinc ou en fer-blanc dont les bords sont percés d'une série de trous pour fixer les quatre pattes au moyen de ficelles. Les liquides virulents restent dans la cuvette qui est facilement stérilisable.

On aura avantage à faire dépouiller les animaux, surtout les lapins, avant l'autopsie, les poils étant très encombrants et dangereux pour l'asepsie.

L'animal fixé, on fend la paroi du haut en bas et on examine successivement tous les organes, prélevant à mesure, par les mêmes procédés que chez l'homme, tout ce qu'on veut examiner, inoculer. On se hâtera de recueillir les exsudats avant que l'air les ait contaminés. On puisera le sang dans le cœur avec une pipette. On tient le cœur entre deux doigts de la main gauche. On grille une zone de la surface, on pique avec la pipette et on presse avec les deux doigts de la main gauche ; le sang monte dans la pipette sans aspiration.

Il va sans dire que toutes ces opérations doivent être consignées avec leur résultat dans le cahier d'expériences.

On a vu au chapitre ix comment on préparait les liquides, les frottis, les coupes pour l'examen microscopique.

Tous les débris des animaux qui ont été inoculés avec des microbes pathogènes doivent subir la crémation (p. 33).

CHAPITRE XII

PRODUITS SOLUBLES MICROBIENS

L'étude des produits solubles microbiens est une des parties les plus importantes et les plus difficiles de la bactériologie.

§ 1. — NOTIONS GÉNÉRALES

Pour apprendre à isoler les produits solubles, il faut d'abord posséder quelques notions sur leurs propriétés, leur nature, leur origine.

1° Existence des produits solubles, histoire de leur découverte, leur importance. — Le microbe est un être vivant; il a besoin, pour pousser, pour se reproduire, d'emprunter aux milieux dans lesquels il végète les substances nécessaires à la fabrication de son protoplasma. Nous avons déjà rapidement énuméré, au chapitre IV, quels sont les aliments indispensables à la vie des microbes. Tantôt les substances nutritives sont directement utilisées, tantôt elles sont au préalable transformées par des *ferments solubles* sécrétés par le microbe lui-même. C'est ainsi, par exemple, qu'un microbe du lait, le *tyrothrix tenuis*, décrit par DUCLAUX, sécrète une diastase : la *caséase*, qui rend la caséine soluble dans l'eau et conséquemment absorbable. C'est ainsi que le *bacillus amylobacter* produit une diastase qui attaque l'enveloppe cellulosique des cellules végétales et rend l'utricule azotée abordable aux microbes qui doivent s'en nourrir. La liquéfaction de la gélatine par certains microbes est due à une diastase sécrétée par ceux-ci. Les microbes se nourrissent donc en absorbant les substances nutritives ambiantes, telles qu'elles se présentent, où préalablement modifiées par des produits solubles sécrétés par les microbes eux-mêmes.

Il en résulte naturellement de profondes transformations dans la composition du milieu nutritif où a végété le microbe ; certaines substances n'existent plus, d'autres ont fait leur apparition. Ces dernières ont été directement élaborées par le microbe (sécrétions) ou proviennent des modifications chimiques survenues dans le milieu sous l'influence des sécrétions ; on les appelle les *produits solubles microbiens*.

Nous ne pouvons, dans un ouvrage élémentaire, nous appesantir sur toutes les transformations chimiques, d'ailleurs encore mal connues, des matériaux alimentaires des cultures microbiennes. Établissons simplement, au début de ce chapitre, que, par le fait même qu'ils sont des êtres vivants les microbes émettent des *produits solubles*, qu'ils retiennent dans leur protoplasma ou qu'ils laissent diffuser dans le milieu ambiant. Nul ne leur a jamais contesté cette propriété vitale : la sécrétion de diastases digestives, de matières colorantes (retenues dans le protoplasma du *M. prodigiosus*, diffusant de celui du *B. pyocyaneus*), etc. n'a jamais soulevé de polémiques[1] ; il n'en a plus été de même lorsqu'on a voulu faire jouer un rôle aux produits solubles microbiens dans l'explication de l'*action pathogène des microbes virulents*. C'est précisément des substances solubles microbiennes *ayant un rôle en pathologie* que nous allons uniquement nous occuper.

La *découverte du rôle* des produits solubles microbiens *en pathologie* est entièrement lyonnaise. Elle appartient à TOUSSAINT et à CHAUVEAU (1878-1886). CHAUVEAU montra qu'on pouvait produire très rapidement chez des moutons tous les symptômes du charbon en leur transfusant du sang frais pro-

---

[1] La sécrétion de diastases par les champignons, connue antérieurement, plaidait par analogie en faveur des produits solubles microbiens.

venant d'un animal charbonneux; la soudaineté de l'évolution
de la maladie ainsi provoquée indiquait qu'elle était due, non à
l'introduction et au développement ultérieur des microbes,
mais bien à une *intoxication* par injection des poisons solubles
sécrétés dans le sang charbonneux du premier animal; les
toxines étaient découvertes. Le microbe pathogène créait l'infection en inondant l'organisme de *produits solubles toxiques*.
Mais c'est surtout à propos de la *vaccination* que Toussaint et
Chauveau développèrent leurs idées sur le rôle des produits
solubles microbiens. Toussaint, donnant l'immunité avec du
sang charbonneux chauffé, et qu'il croyait sûrement privé de
bacilles; Chauveau, montrant que les agneaux issus d'une
brebis inoculée avec du *B. anthracis* sont doués d'immunité,
montrant que les moutons algériens résistent à une faible dose
de virus charbonneux mais succombent à une dose plus forte,
avaient condensé un faisceau d'expériences tendant à faire
admettre que l'immunité acquise était due à l'*addition* de
substances nouvelles sécrétées par les microbes. Malheureusement les expériences des savants lyonnais ne parurent pas
inattaquables; le chauffage de Toussaint (+ 58°) pouvait ne
pas avoir détruit tous les microbes du sang charbonneux; le
placenta des brebis de Chauveau pouvait, à la rigueur, avoir
laissé passer quelques bacilles. Aussi Pasteur et son école
combattirent-ils très vivement la théorie des produits solubles.
Pour Pasteur, le microbe agissait directement par lui-même;
il causait les symptômes du charbon en absorbant l'oxygène
des hématies[1], il vaccinait par *soustraction*, en enlevant à
l'organisme une substance nutritive indispensable à la vie
du microbe; toute nouvelle inoculation restait sans effets, les
nouveaux arrivants trouvant un terrain *épuisé*. La lutte entre
la *théorie lyonnaise de l'addition* et la *théorie parisienne de la*

[1] La résistance fut moins marquée vis-à-vis des produits solubles
toxiques que vis-à-vis des produits solubles vaccinants. Dès 1880,
Pasteur avait produit des symptômes chez la poule en lui injectant
un extrait de bouillon du choléra des poules. En 1877, il avait
même supposé que le *B. anthracis* dissolvait les globules rouges à
l'aide d'une diastase.

soustraction a duré jusqu'en janvier 1887, époque à laquelle
PASTEUR, dans une lettre à DUCLAUX, se rangea à l'opinion
de CHAUVEAU, ne pouvant expliquer autrement ses propres
découvertes sur le traitement antirabique. Cette même année
1887 vit surgir les preuves définitives du rôle des produits
solubles en pathologie infectieuse. Les expériences de WOL-
RIDGE, de SALMON et SMITH pouvaient être critiquées. Il n'en
était pas de même de celles de CHARRIN, qui annonçait en
mars 1887 la production de symptômes déterminés par injection des toxines sûrement aseptiques (cultures filtrées) du
B. pyocyanique et, en octobre 1887, la possibilité d'augmenter
la résistance du lapin vis-à-vis du *B. pyocyanique* par injection préalable de ces mêmes substances solubles extraites des
cultures. Deux mois plus tard (décembre 1887), ROUX et CHAM-
BERLAND vaccinaient contre le *vibrion septique* avec les produits solubles retirés des cultures. L'année suivante (février 1888)
ROUX démontrait que le *B. Chauvæi* fabrique aussi des substances immunisantes ; CHANTEMESSE et WIDAL faisaient des travaux analogues avec le *B. typhique*. La *vaccination chimique*
était mise hors de toute contestation. Cette même année 1888
vit naître la découverte par ARLOING de la nature diastasique
de certains de ces produits solubles.

On sait le nombre immense de travaux parus depuis cette
époque sur le rôle et la nature des produits solubles microbiens. La voie ouverte par TOUSSAINT et CHAUVEAU a conduit
au chapitre le plus important de la pathologie infectieuse
expérimentale, prélude indispensable de l'étude des lésions
microbiennes, des symptômes infectieux, de la vaccination,
du sérodiagnostic, de la sérothérapie, etc. Le microbe est
avant tout un fabricant de toxines ; la maladie infectieuse est
une intoxication ; la vaccination, la prédisposition sont des
actes chimiques : telles sont les idées dominantes de la
science bactériologique actuelle.

2° Propriétés des produits solubles microbiens. — Les
produits solubles microbiens, quelle que soit leur nature
intime, peuvent se diviser en 2 grandes classes suivant qu'ils

engendrent la maladie ou qu'ils modifient simplement le terrain organique en vue d'une infection ultérieure.

a. *Produits solubles toxiques.* — La première classe comprend les *produits toxiques*, les *toxines* dans la plus large acception de ce mot. Les toxines engendrent la fièvre, les hémorragies, les inflammations de toutes sortes, etc., les lésions et symptômes en un mot de toutes les maladies infectieuses. Les cultures filtrées des microbes pathogènes produisent chez l'animal des effets identiques à ceux causés par l'inoculation de la culture complète (culture complète signifie l'ensemble des produits solubles et du microbe vivant).

Citons quelques exemples. CHARRIN a reproduit tous les symptômes et toutes les lésions de la maladie pyocyanique avec les toxines du *B. pyocyaneus.* ARLOING a étudié les effets phlogogènes d'une diastase sécrétée par le *pneumobacillus liquefaciens bovis*, les effets gangreneux des produits du *bacillus heminecrobiophilus.* CHRISTMAS a fait du pus avec une diastase provenant de *staphylocoque pyogène.* KNUD FABER a reproduit les contractures tétaniques avec la toxine du *B. de Nicolaier.* ROUX et YERSIN ont fait des paralysies avec la toxine diphtérique. COURMONT et RODET [1] ont fait avec la culture filtrée du *staphylocoque pyogène :* des contractures, de l'anesthésie, du Cheyne stokes, des troubles cardiaques, de l'hypothermie, des néphrites, etc. Les mêmes auteurs ont vu que la toxine du *V. septique* a une action inhibitrice sur le centre inspirateur et que celle du *streptocoque pyogène* agit spécialement sur le cœur. Certaines toxines agissent sur les centres vaso-moteurs pour produire soit la vaso-dilatation (ectasines de BOUCHARD) (ARLOING), soit la vaso-constriction (anectasines) (CHARRIN et GLEY, ARLOING, MORAT et DOYON). On a même fait des tubercules avec des cadavres du *B. tuberculeux* (PRUDDEN et HORDENPYL, STRAUS et GAMALEÏA). Il faut nous borner. Ajoutons que la mort est en

---

[1] COURMONT et RODET, *Etude expérimentale des substances solubles toxiques élaborées par le staphylocoque pyogène*, Soc. de Biologie, 23 janvier 1892. — Revue de médecine, février 1893. Leçons d'ARLOING sur la tuberculose et les septicémies. Leçons 7 et 9 sur les septicémies.

général le terme de ces intoxications, si la toxine est assez active et injectée à une dose suffisante.

Il y a dans un liquide filtré non pas une toxine, mais *un mélange de toxines* (notion depuis longtemps défendue par BOUCHARD), à effets parfois antagonistes (COURMONT et RODET, *staphylocoque pyogène*) et qu'il faut alors dissocier.

Les toxines doivent se subdiviser en deux groupes. Le premier comprend la majorité des produits solubles qui agissent sur l'organisme comme une substance toxique quelconque, et qui seuls mériteraient le nom de toxines. COURMONT et DOYON [1] ont créé un second groupe en étudiant la culture filtrée du *bacille du tétanos*. Pour eux, le microbe ne sécrète pas une toxine qu'on pourrait comparer à la strychnine (théorie classique) mais bien une substance, probablement un ferment soluble, qui, introduite dans l'organisme, fabrique dans celui-ci par fermentation, ou incite celui-ci à sécréter la véritable toxine, comparable à la strychnine. En d'autres termes la culture filtrée serait improprement appelée toxine, elle ne serait qu'une solution d'une substance non toxique laquelle deviendrait l'occasion de la formation de la toxine dans l'organisme; le tétanos serait une véritable auto-intoxication. Il y aurait une phase chimique intermédiaire entre le produit soluble et ses effets. Les preuves invoquées sont les suivantes : 1° période d'incubation fatale entre l'injection de la toxine et l'apparition des contractures ; 2° importance minime de la dose injectée à partir de la dose suffisante ; 3° importance considérable de la température ambiante ; la grenouille n'est sensible à la toxine que chauffée, ou pendant l'été ; 4° existence dans le corps des animaux tétaniques d'une véritable toxine *immédiatement* strychnisante.

Pour l'étude des effets des produits solubles toxiques on mettra en œuvre toutes les ressources de la physiologie et de l'his-

---

[1] COURMONT et DOYON, *La substance toxique qui engendre le tétanos résulte de l'action sur l'organisme récepteur d'un ferment soluble fabriqué par le bacille de Nicolaïer*, Soc. de Biologie, 11 mars, 10 juin, 8 juillet 1893, Revue de médecine, 1893, A. de physiologie, 1896, etc.

tologie. On injectera des doses variables à différentes espèces animales par des voies multiples, on observera l'animal comme un véritable malade (température, urines, alimentation, amaigrissement, symptômes nerveux, etc., etc.). Le moyen le plus précieux d'investigation sera la *méthode graphique* introduite en bactériologie par Chauveau et Arloing, Charrin et Gley, Courmont et Rodet. On se servira autant que possible de grands animaux. Pour faire une étude suivie des effets d'une toxine jusqu'à la mort de l'animal, il est indispensable d'opérer avec de grands appareils graphiques, comme ceux que nous possédons au Laboratoire de Lyon, depuis leur création par Chauveau (voir page 4). L'expérience peut ainsi avoir une durée indéfinie, pour ainsi dire sans interruption du tracé. D'Arsonval et Charrin ont recherché les *troubles de la calorification* produits par les toxines. Arloing et Laulanié ont fait de même en y ajoutant l'étude des *combustions organiques*. A l'heure actuelle, un laboratoire bien outillé de physiologie est indispensable au bactériologiste ; celui-ci n'a pas fait le quart de sa tâche lorsqu'il a constaté les propriétés botaniques d'un microbe. Les lésions seront soigneusement coupées et examinées au microsoope (page 244) ; il faut donc être également histologiste.

b. *Produits solubles vaccinants ou prédisposants.* — Le second groupe des produits solubles microbiens comprend ceux qui, toxiques ou non, *modifient la réceptivité du terrain* animal qu'ils imprègnent, vis-à-vis d'une infection ultérieure.

Les uns sont *vaccinants* (Toussaint, Chauveau, Charrin, etc., etc.), et ce sont les plus nombreux. On vaccine l'animal contre le tétanos, la diphtérie, le choléra, et contre la plupart des infections en lui injectant des doses progressivement croissantes de cultures filtrées des microbes de ces maladies.

Mais il existe aussi des produits solubles qui ont un effet inverse, qui sont *prédisposants*. J'ai découvert cette classe de produits solubles en 1889[1]. Les cultures filtrées d'un bacille

[1] J. Courmont, *Substances solubles prédisposant à l'action pathogène de leurs microbes producteurs*, Ac. des sciences, 22 juillet 1889, Soc. de Biologie, 21 déc. 1889, Revue de médecine, oct. 1891, Soc. de Biologie, 21 mars 1891, et Ac. des sciences, octobre 1891.

tuberculeux du bœuf que je venais d'isoler (sans rapports avec le bacille tuberculeux de Koch) introduites sous la peau d'un cobaye ou d'un lapin, à la dose de 1 centimètre cube par kilogramme, rendaient pour longtemps ces animaux prédisposés à l'action du bacille dans la proportion de 1 à 16 ; ceux-ci mouraient 16 fois plus vite que les témoins. J'ai retrouvé, avec Rodet, ces mêmes produits solubles prédisposants dans les cultures du *staphylocoque pyogène*. Bouchard les a constatés dans les cultures du *B. pyocyanique* et Roger dans celles du *B. Chauvæi* et du *streptocoque pyogène*.

Ces produits prédisposants peuvent être mélangés à des produits vaccinants (Courmont et Rodet, Roger.)

Nous résumerons les notions précédentes sur les propriétés des produits solubles dans le tableau suivant :

PRODUITS SOLUBLES	*Toxiques.* . .	Toxines prop¹ dites.	Presque tous les microbes.
		Ferments solubles engendrant des toxines	B. de Nicolaïer.
	Vaccinants.		La plupart des microbes.
	(Peuvent se rencontrer mélangés aux prédisposants).		
	Prédisposants.	à action immédiate mais passagère.	B. Chauvæi. B. pyocyanique. Staphylocoque pyogène.
		à action lente mais durable.	B. tuberculeux de Courmont. Staphylocoque pyogène. Streptocoque pyogène.

3° **Nature des produits solubles microbiens.** — Au moment de la découverte du rôle des produits solubles microbiens en pathologie infectieuse, on savait bien que les microbes pouvaient sécréter des ferments solubles, des diastases digestives ou autres ; mais on ne croyait pas que les produits solubles toxiques ou vaccinants puissent appartenir à cette classe de substances. On ne pensait qu'aux *ptomaïnes*.

Depuis les recherches de Panum (1856), de Bergmann et Schmiederberg (1868), de A. Gautier (1872), de Selmi, de Nencki, etc., on avait l'attention attirée sur les *alcaloïdes* toxiques qu'on pouvait retirer des substances putréfiées, du pus, etc., et qu'on appelait *ptomaïnes* [1], ou que sécrétaient les cellules des organes sains (*leucomaïnes*).

Le terme de « ptomaïnes » devrait, d'après Hugounenq, être réservé aux bases alcalines qui se produisent pendant la putréfaction cadavérique ; le terme général doit être : *toxines alcaloïdiques*.

Les toxines alcaloïdiques sont des corps basiques (CHAz ou CHAzO), qui se dissolvent bien dans l'alcool, l'éther et les dissolvants des substances riches en charbon. Elles se combinent aux acides pour donner des sels solubles, bien cristallisés. Elles s'unissent au chlorure d'or et au chlorure de platine. L'oxygène, la lumière, les acides en excès les altèrent. Elles sont précipitées par l'iodure de potassium ioduré, le tanin, l'acide picrique, etc. Elles ont la réaction de Selmi.

Les alcaloïdes oxygénés (CHAzO) cristallisent à l'état de liberté ou à l'état de sels. Ils se dissolvent médiocrement dans l'alcool (exemple : choline).

Les alcaloïdes résistent à de hautes températures.

Ne parlons que des toxines alcaloïdiques *retirées des cultures pures*. Brieger isola des ptomaïnes toxiques des cultures du *B. typique*, du *staphylocoque pyogène*, du *bacille de Nicolaïer*, (4 alcaloïdes basiques), du *vibrion cholérique*. Leber fit du pus avec une ptomaïne retirée des cultures du *staphylocoque pyogène*. Bref, on recherchait systématiquement les produits solubles microbiens dans le groupe des alcaloïdes.

C'est alors qu'Arloing [2] découvrit la nature diastasique des produits solubles phlogogènes contenus dans les cultures du *pneumo-bacillus liquefaciens bovis*, et dans la sérosité du poumon de bœuf atteint de péripneumonie. La voie était ouverte ; la classe des substances solubles albumosiques, ayant des propriétés pathogènes, des *toxalbumines*, était créée. Or, à l'heure actuelle, presque toutes les toxines sont considérées

[1] Les ptomaïnes sont « les déchets ultimes provenant de la désagrégation graduelle et par voie d'hydratation des matières albuminoïdes attaquées par les microbes de la putréfaction ». (Hugounenq.)

[2] Arloing, Ac. des sciences, 7 mai et 18 juin 1888.

comme des corps albuminoïdes; les ptomaïnes existent, mais ont une importance bien moindre en pathologie.

A la suite des travaux d'ARLOING, on découvre coup sur coup : la diastase pyogène du *staphylocoque pyogène* (de CHRISTMAS), les propriétés diastasiques des substances vaccinantes du sang charbonneux (ROUX et CHAMBERLAND), des toxines diphtériques (ROUX et YERSIN) et tétaniques (KNUD FABER), des produits solubles du *bacillus heminecrobiophilus* (ARLOING), d'une partie des toxines du *staphylocoque pyogène* (COURMONT et RODET), etc. HUGOUNENQ et ERAUD font une étude soignée des toxines de l'*orchiocoque* (1891-1893) et en retirent une substance phlogogène voisine des peptones.

Ce sont donc les *toxalbumines* qui jouent le rôle capital en pathologie infectieuse. Ce sont des corps amorphes, solubles dans l'alcool faible, insolubles dans l'alcool absolu, l'éther, le chloroforme, la benzine, le sulfure de carbone, etc. Ils sont très solubles dans l'eau. La plupart, à l'état de solution dans l'eau, s'altèrent à + 65°. Leur composition est très mal connue. Ils sont quaternaires avec soufre et phosphore. Beaucoup se comportent comme de véritables albumines; beaucoup ont des propriétés zymotiques. Ces différents corps ont en somme entre eux des analogies plus apparentes que réelles, et semblent s'éloigner des véritables matières albuminoïdes par leur faible teneur en azote. HUGOUNENQ estime que ces substances sont peut-être des intermédiaires entre les albumines vraies et les alcaloïdes. A. GAUTIER vient de soutenir la même idée [1]. Les toxalbumines agissent à des doses infinitésimales.

Ajoutons que CHARRIN et GLEY font jouer un rôle à certains *produits solubles volatils.*

4° Origine des produits solubles microbiens. — On est encore bien peu fixé sur l'origine des toxalbumines microbiennes. Sont-elles sécrétées de toutes pièces par le microbe, ou ne sont-elles que des transformations des substances albuminoïdes existant normalement dans les bouillons de culture?

---

[1] A. GAUTIER ,*Les toxines microbiennes et animales*, B. Leauté, 1896.

Pour résoudre la question il faudrait obtenir des toxalbumines en cultivant les microbes dans des milieux ne contenant pas de substances protéiques. C'est ce qu'ont fait certains auteurs (ARNAUD et CHARRIN, GUINOCHET, OUCHINSKY) cultivant le *B. pyocyanique*, le *vibrion cholérique* et le *bacille diphtérique* dans des milieux dépourvus de substances albuminoïdes (voir leur composition, page 68). OUCHINSKY a retiré de ses liquides des toxalbumines ayant les mêmes propriétés que celles qui proviennent des cultures en bouillon. Les microbes pourraient donc fabriquer de toutes pièces, *par synthèse*, des substances albuminoïdes en empruntant l'azote à des corps minéraux. Malheureusement les conclusions d'OUCHINSKY n'ont pu être confirmées (HUGOUNENQ, DOYON) ; on ne doit pas encore se prononcer. Il se pourrait, d'ailleurs, que les toxalbumines ne soient pas des corps albuminoïdes, mais *adhèrent simplement à ces derniers*. BRIEGER et BAER, dans leur étude récente des toxines diphtérique et tétanique, concluent que la substance active n'a pas les réactions de l'albumine ou de la peptone et représente « un groupement atomique inconnu en chimie ». Peut-être même les soi-disant toxalbumines ont-elles des propriétés vitales qui les placent au-dessus des matières amorphes !

§ 2. — PRÉPARATION DES PRODUITS SOLUBLES

Pour préparer et isoler les produits solubles d'une culture, il faut opérer en plusieurs temps.

1° Virulence de la semence. — Il faut d'abord posséder à l'état de pureté un échantillon, aussi virulent que possible, du microbe dont on veut essayer les produits. Certains microbes se conservent longtemps avec leur virulence, d'autres (comme le *B. tuberculeux*) ont une virulence assez fixe ; il suffira de les employer tels quels. Le plus souvent il faudra *renforcer la virulence* de la semence et ce premier temps sera quelquefois très laborieux.

On renforce en général la virulence d'un microbe en le faisant passer un grand nombre de fois par l'organisme d'un animal très récepteur. On arrive ainsi à posséder des cultures d'une activité inouïe ; or, les produits solubles en seront toxiques en proportion. C'est PASTEUR qui a créé cette méthode en renforçant le microbe du rouget par le passage dans l'organisme du pigeon, et celui du charbon en le faisant passer par le jeune cobaye.

On a exalté la virulence du *staphylocoque pyogène* en le faisant passer par le lapin (RODET) ; on injecte la culture dans le sang et, à la mort de l'animal, on puise la semence dans le sang du cœur ; on injecte un nouveau lapin avec la culture très jeune, ou directement avec le sang, et ainsi de suite ; les lapins meurent de plus en plus vite, et les microbes qui en proviennent sont de plus en plus virulents. C'est par cette méthode (d'abord sur des souris, puis sur des lapins) que MARMOREK [1] a pu obtenir un *streptocoque pyogène* tuant le lapin à $\frac{1}{100\ 000\ 000}$ ou même quelquefois $\frac{1}{1\ 000\ 000\ 000}$ de centimètre cube.

On renforce le bacille de la diphtérie en le faisant passer par le cobaye. ROUX, METCHNIKOFF et TAURELLI-SALIMBENI ont exalté la virulence du *vibrion cholérique* au point de posséder des cultures tuant le cobaye à 1/160e de centimètre cube. Pour cela, ils alternent un grand nombre de fois des cultures sur gélose, et des cultures en solution de peptone dans un sac de collodion placé dans le péritoine du cobaye.

On n'a pas toujours besoin de faire passer un microbe par l'animal pour lui restituer sa virulence. ARLOING et TRUCHOT ont pu renforcer la virulence du *streptocoque* en changeant la composition du bouillon. ARLOING conseille aussi de faire une *sélection* parmi les individus microbiens d'une culture. On fait végéter dans des conditions légèrement dysgénésiques, on réensemence dès le premier trouble, et ainsi de suite pendant plusieurs passages. Ce sont les individus les plus vivaces qui ont résisté.

La semence virulente obtenue, il faut la conserver à cet état,

[1] MARMOREK, *Streptocoque et sérum antistreptococcique*, Ann. Pasteur, juillet 1895.

ce qui est souvent très difficile. Le *vibrion cholérique*, par exemple, perd très rapidement sa virulence. On cultivera les microbes dans des milieux appropriés. C'est ainsi que MARMOREK conserve la virulence de son *streptocoque* en le cultivant dans un mélange de sérum et de bouillon (voir p. 75). Il faut surtout réensemencer fréquemment les cultures, le vieillissement étant une des causes les plus sûres de l'atténuation. Il suffira de renouveler tous les quatre à cinq jours des cultures de *staphylocoque pyogène* en bouillon ordinaire pour leur conserver leur virulence.

Lorsqu'un microbe est très atténué, on peut l'inoculer en l'associant à un autre microbe et obtenir ainsi la mort de l'animal (exemple : l'association du *staphylocoque* au *bacille* atténué *de la morve*).

2° Culture définitive. — Lorsqu'on possède une semence bien virulente, il faut choisir les conditions dans lesquelles on fera la culture destinée à être expérimentée pour l'extraction des produits solubles.

Le milieu sera de préférence liquide[1] ; il sera approprié au microbe. En général on se sert de bouillon peptoné ordinaire. (*staphylocoque pyogène*, *streptocoque pyogène*, *bacille de Löffler*, *B. de Nicolaïer*). Le *vibrion cholérique* sera cultivé dans sa solution peptonée et gélatinée déjà indiquée (page 74), avec l'addition d'un peu de sérum. Nous nous sommes servis, avec RODET, d'un bouillon très pauvre en peptones (simple infusion de viande) pour étudier les toxines du *staphylocoque pyogène*.

La culture est faite en général à + 37°.

Elle végétera naturellement dans le vide pour les microbes anaérobies. HUEPPE et SCHOLL croyaient même que le *V. cholérique* (facultatif) fabriquait plus de toxines dans le vide qu'à l'air ; COURMONT et DOYON ont vu le contraire. On aura souvent avantage à faire passer un courant d'air à la surface du bouillon

---

[1] On a quelquefois extrait des produits solubles de cultures solides : par exemple la tuberculine, de culture sur agar de *bacilles de Koch*.

de culture étalé en couche mince, comme cela se pratique pour la préparation de la toxine diphtérique (p. 443).

L'âge auquel la culture doit être employée, est très variable suivant les microbes. On filtre une culture bien aérée de diphtérie vers le vingt et unième jour, une culture de *staphylocoque pyogène* vers le vingtième jour (COURMONT et RODET), une culture de tétanos vers le dix-huitième ou vingtième jour, une culture de *vibrion cholérique* vers le quatrième jour (ROUX et ses collaborateurs). En principe on essaye en tâtonnant des cultures stérilisées à différents âges, et on adopte l'âge qui donne la toxine la plus active.

3° Séparation physique des substances solubles, stérilisation de la culture. — La culture est prête à être employée. Il faut séparer l'ensemble des substances solubles des individus microbiens ; il faut obtenir un liquide débarrassé de tout germe vivant. Plusieurs moyens ont été employés.

a. *Décantation* — Ce serait le procédé de choix s'il n'exposait à avoir une toxine renfermant encore des microbes vivants ; il éviterait l'action toujours nocive des filtres, de la chaleur, etc. Certains microbes, tels que le *streptocoque pyogène*, le *B. tuberculeux*, ne troublent pas le bouillon, végétant le premier en flocons au fond du ballon, le second en croûtes à la surface ; on pourrait donc à la rigueur décanter avec soin le bouillon limpide. Pour les microbes qui troublent le bouillon, il faut laisser reposer de vieilles cultures dans de hautes éprouvettes. On voit que tous ces procédés sont défectueux, et surtout n'offrent aucune sécurité pour l'asepsie de la toxine. C'est cependant par décantation suivie d'une filtration sur coton (fig. 167) qu'AHLOING a pu isoler certaines substances solubles sécrétées par le *bacillus anthracis* (voir page 59).

b. *Filtration.* — C'est le procédé le plus usuel. Nous avons donné tous les détails des procédés de filtration au chapitre III, page 42 et suivantes ; nous n'avons rien à ajouter. Nous rappelons simplement que les filtres en porcelaine retiennent une très grande quantité de produits solubles et peuvent même

modifier ceux qui passent (ARLOING, HUGOUNENQ, COURMONT et
RODET, PHISALIX, p. 43).

Certaines cultures sont tellement épaisses ou glaireuses que
le filtre est vite encrassé ; on fera bien de les filtrer au préalable sur papier. On éprou-
vera aussi de grandes difficultés à filtrer les bouillons
glycérinés. Pour les liquides
peu toxiques, on pourra évaporer dans le vide afin de
réduire le volume du subs-
tratum.

c. *Chauffage.* — Un autre
procédé consiste à stériliser
la culture par la chaleur. On
ne peut mettre ce procédé en
parallèle avec le précédent.
Tandis qu'avec la filtration on
n'obtient que les substances
solubles sécrétées par le microbe de son vivant et ayant
diffusé dans le bouillon (et
même une partie seulement
de ces substances), on a, par
le chauffage : la totalité des
produits solubles soit diffusibles, soit retenus dans le
protoplasma pendant la vie
du microbe et que ce dernier
abandonne en mourant. En
outre le chauffage peut mo-

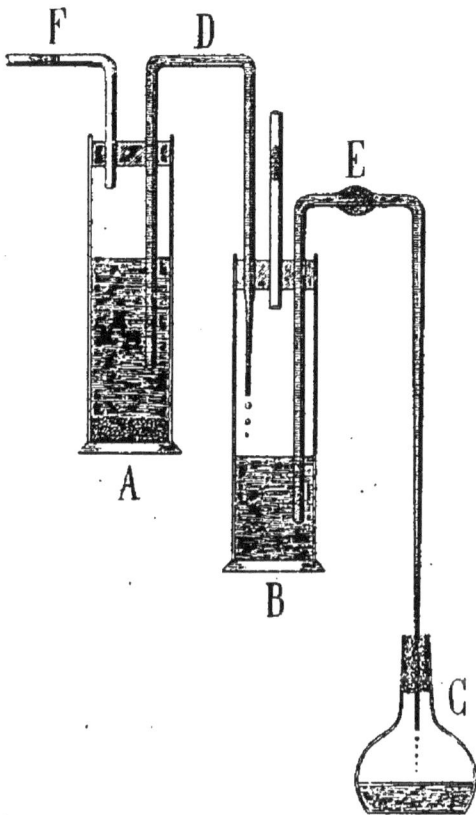

Fig. 167.

Dispositif d'ARLOING pour la séparation (décantation, filtration sur
coton) des produits solubles du
B. anthracis. (Voir page 58).

difier profondément les produits solubles, soit directement, soit
en faisant sécréter des substances différentes par le microbe
pendant sa période d'agonie. Le chauffage doit donc être employé dans certains cas, et la filtration dans d'autres. Certains
microbes (*B. anthracis, B. tuberculeux*) retiennent leurs sécrétions dans leur protoplasma ; la filtration ne livrerait pas la

toxine. Il est bon, après le chauffage, de filtrer sur papier pour se débarrasser des cadavres microbiens. La température et la durée du chauffage varieront naturellement suivant les microbes et seront toujours réduites au minimum nécessaire. COURMONT et RODET tuent le *staphylocoque pyogène* par un chauffage de vingt-quatre heures à + 55°. COURMONT et DOYON tuent le *vibrion cholérique* en l'exposant pendant quarante-huit heures à + 53°. Il faut l'ébullition prolongée pour les microbes à spores. On obtiendra en général un liquide beaucoup plus toxique par le chauffage que par la filtration (*staphylocoque pyogène*) ; cependant, les cultures chauffées de *V. cholérique* ne sont pas plus actives que les cultures filtrées (ROUX, COURMONT et DOYON).

Citons comme exemple la préparation de la *tuberculine brute*. On sait que le bacille tuberculeux se cultive à la surface du bouillon glycériné (p. 192). On fait bouillir la culture, au bain-marie, dans une capsule de porcelaine, en agitant fréquemment avec une baguette de verre. Lorsque le liquide est réduit au 1/10e de son volume, on filtre sur papier. L'ébullition prolongée a tué tous les bacilles. C'est ainsi que la tuberculine est bien, comme l'avait dit KOCH d'une façon assez obscure : *un extrait glycériné de cultures pures de bacilles de la tuberculose ;* mais c'est un extrait des produits solubles intraprotoplasmiques des microbes.

Le chauffage d'une culture peut se faire à l'autoclave lorsqu'on a besoin d'une température supérieure à + 100°. Sinon, on exposera simplement la culture dans une étuve réglée à la température voulue, ou on chauffera au bain-marie. Nous recommandons le bain-marie, schématisé figure 168, construit par WIESNEGG sur les indications de NOCARD ; il est muni d'un régulateur métallique de Roux (voir p. 122) qui est contenu dans un manchon métallique traversant l'eau. Ce bain-marie servira encore pour les évaporations, etc., etc.

d. *Trituration mécanique des microbes.* — La *tuberculine* préparée par le procédé indiqué par KOCH, en 1891, et que nous venons de résumer, n'ayant donné que des résultats désastreux, plusieurs auteurs (BRIEGER et PROSKAUER, KLEBS,

Hunter, Kühne, Rœmer) ont cherché à la purifier, à en extraire le principe curateur entrevu par Koch. Récemment, Koch[1] est revenu sur cette question en apportant les résultats de six ans

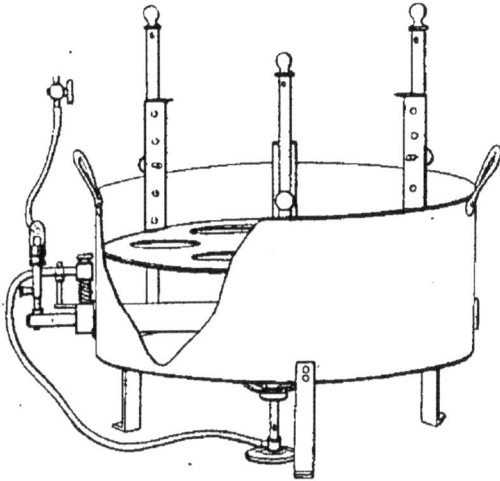

Fig. 168.
Bain-marie avec régulateur métallique de Roux.

de travail. La première tuberculine était un extrait des substances, solubles dans la glycérine, facilement livrées par le protoplasma microbien. Elle n'était pas bactéricide, provoquait des réactions fébriles, etc. Koch a voulu extraire les substances retenues par le protoplasma microbien, après les manipulations précédentes, et sa nouvelle tuberculine serait bactéricide, ne provoquerait pas de réactions fébriles, guérirait le cobaye tuberculeux, etc. (voir p. 435).

Voici ses procédés d'extraction.

Les acides minéraux dilués, les alcalis concentrés employés à l'ébullition détruisent les substances immunisantes et ne doivent pas être utilisés.

La *tuberculine A* (alcaline) s'obtient en laissant pendant trois jours les bacilles, à la température de la chambre, au contact d'une solution de soude caustique à 10 p. 100. On filtre sur papier et on neutralise. Les bacilles sont morts,

Koch. *Deutsche medicinische Wochenschrift*, 1er avril 1897.

mais il en reste un certain nombre dans le liquide. Cette tuberculine a les mêmes propriétés que la tuberculine brute ; elle a, en plus, l'inconvénient de produire des abcès dus aux cadavres bacillaires ; il ne faut pas l'employer.

Les autres tuberculines sont obtenues en *triturant* les bacilles pour en extraire *mécaniquement* les substances intra-protoplasmiques. Cet écrasement des bacilles tuberculeux est très difficile, impossible si on ne se soumet pas aux règles suivantes. On fait dessécher des cultures *dans le vide*, et on les triture, sans rien y ajouter, dans un mortier d'agate, avec un pilon de même substance, longuement, jusqu'à ce que le microscope montre la destruction des corps bacillaires. Pendant cette opération, très dangereuse, on vit au milieu de poussières constituées par des *bacilles tuberculeux* à l'état de pureté. Avec le magma ainsi obtenu, on peut obtenir deux tuberculines.

On émulsionne le résidu dans l'eau distillée, et on centrifuge pendant trente à quarante-cinq minutes (4000 tours par minute). Le liquide obtenu est la *tuberculine O*, qui contient les substances solubles dans la glycérine et se rapproche beaucoup de la tuberculine brute ou de la tuberculine A ; elle ne produit pas d'abcès, mais n'est pas immunisante ; elle ne sera pas employée pour le traitement de la tuberculose.

Le précipité boueux, qui est resté adhérent aux parois du vase, après la première centrifugation, est repris, séché à nouveau, retrituré et recentrifugé plusieurs fois de suite. On épuise ainsi presque tout le précipité ; la masse entière de la culture des bacilles tuberculeux est successivement transformée en liquides, qui ont les mêmes propriétés (sauf le premier : tuberculine O). Ces liquides, mélangés, constituent la *tuberculine R* (résiduelle) qui constitue, pour KOCH, le liquide curateur de la tuberculose. Elle est bactéricide, ne produit ni abcès ni réaction fébrile à doses faibles, elle immunise le cobaye et le guérit s'il est déjà tuberculeux. Elle contient les substances *insolubles dans la glycérine ;* elle n'a donc aucun rapport de nature avec les autres tuberculines.

Pour que la tuberculine R produise tous ses effets, il faut :

1° posséder une culture très virulente (il y a de grandes différences dans la virulence des cultures même récentes) ; 2° une
culture très jeune ; 3° une culture ayant végété à l'abri de la
lumière ; 4° dessécher dans le vide ; 5° employer de suite la
poussière obtenue ; 6° triturer longuement dans un mortier
d'agate ; 7° centrifuger avec un appareil puissant.

c. *Antiseptiques*. — On a essayé de tuer les microbes au
moyen d'antiseptiques, mais la présence de ceux-ci dans la
toxine est une mauvaise condition d'expérimentation. On a
aussi tué les microbes par l'action prolongée du chloroforme.

4° Isolement chimique des substances solubles. — On
emploie, en général, les produits solubles à l'état de dilution et
de mélange dans le bouillon de culture, simplement privé de
germes vivants, comme il vient d'être dit.

Pour l'étude chimique de ces produits, il faut aller au delà [1].

A. EXTRACTION DES TOXINES ALCALOÏDIQUES (dont les ptomaïnes
font partie — ptomaïne n'est pas synonyme d'alcaloïde).

a. *Extraction par l'alcool*. — Nous avons l'habitude de séparer les alcaloïdes par la précipitation des substances albuminoïdes au moyen de l'*alcool*.

Voici la marche suivie par HUGOUNENQ et ERAUD (1891) dans
leur étude des toxines de l'*orchiocoque*. Le liquide filtré est
légèrement acidulé à l'acide tartrique et additionné immédiatement de 15 à 20 volumes *au moins* d'alcool à 95°. On laisse
vingt-quatre heures à l'obscurité. On filtre ; les substances albumosiques ont précipité et restent sur le filtre. On distille sous
pression réduite à + 45°. Tout l'alcool étant évaporé, on aci-
dule franchement par l'acide tartrique, et on laisse digérer
quelques heures à + 45°. On filtre et on lave le résidu à l'alcool
fort. On évapore au bain-marie, à + 45°, jusqu'à consistance

---

[1] Consulter à ce sujet le remarquable article de HUGOUNENQ, in
Traité de pathologie générale de BOUCHARD, t. II, p. 243, ch. x de
l'article *Infection* de CHARRIN. Nous lui empruntons beaucoup. Consulter aussi le chapitre xviii du *Précis de Chimie physiologique*, de
HUGOUNENQ. Doin, 1897. Même bibliothèque.

sirupeuse. Le sirop est mélangé à 8 ou 10 fois son volume d'alcool absolu, pour précipiter les sels minéraux. On laisse vingt-quatre heures, on filtre et on chasse l'alcool en disposant la capsule sur l'eau tiède.

Le résidu acide est épuisé à deux ou trois reprises par de l'éther et du pétrole bouillant vers + 40° qu'on décante à travers un filtre déjà imprégné de dissolvant. L'éther est abandonné à l'évaporation spontanée.

Le résidu, toujours acide, est repris d'abord par la benzine, puis par le chloroforme.

On alcalinise alors le résidu par un léger excès d'ammoniaque et on l'épuise par l'éther de pétrole, la benzine, le chloroforme, l'alcool amylique.

On évapore la liqueur mère et on traite le sirop par l'alcool fort ; on filtre, et on dissout le résidu dans l'eau. On peut encore extraire de nouvelles substances.

On purifie par redissolution et cristallisation.

En général, on se sert d'une méthode moins longue et moins coûteuse pour savoir si les alcaloïdes d'une culture ont des propriétés toxiques. On précipite par 5 ou 6 volumes d'alcool, on filtre pour retenir le précipité, on évapore ce qui a passé, et on reprend le résidu par l'eau. C'est ce liquide qui est injecté. C'est ainsi que nous avons opéré, avec Roget, pour les alcaloïdes du *staphylocoque pyogène*.

b. *Extraction par l'éther.* — On alcalinise par la potasse, et on épuise par l'éther. On décante et on évapore. L'alcaloïde est purifié en le transformant en sel qu'on fait cristalliser plusieurs fois. Le produit, dissous dans l'eau alcaline, cède à l'éther la base libre, pure.

Mais, tous les alcaloïdes ne sont pas solubles dans l'éther, et la purification est difficile.

c. *Extraction par le chlorure mercurique.* — Le liquide est porté à l'ébullition, filtré et précipité par le chlorure mercurique. On filtre. Le précipité et la liqueur, traités séparément par l'hydrogène sulfuré, fournissent un précipité de sulfure mercurique qu'on sépare par le filtre, et deux liqueurs qu'on réduit par évaporation. On lave à l'alcool absolu. L'alcool de lavage est réuni aux eaux mères qu'on évapore. On précipite alors par le chlorure d'or et le chlorure de platine.

L'ébullition qui est à la base de ce procédé, dû à BRIEGER, est une condition très défectueuse.

d. *Extraction des alcaloïdes volatils.* — GAUTIER a donné un procédé pour isoler les *alcaloïdes volatils.* Nous renvoyons au *Bulletin de l'Académie de médecine,* janvier 1886.

GAUTIER et ÉTARD (*Ac. des sciences,* XCVII, p. 263) ont imaginé une méthode pour isoler tous les corps basiques. Nous ne pouvons entrer dans les détails de ces *procédés spéciaux* [1].

B. EXTRACTION DES TOXINES ALBUMOSIQUES. — On n'obtiendra jamais que des produits impurs si on a cultivé le microbe en milieu contenant des matières albuminoïdes ou des peptones ; ce qui est d'ailleurs le cas ordinaire.

On traite le liquide filtré (toxine) par 20 volumes d'*alcool à 95°.* Au bout de vingt-quatre heures, on décante la majeure partie de l'alcool, on jette sur un filtre et on lave à l'alcool. On reprend le précipité par l'eau et on *dyalise* [2] pendant quinze heures. On ajoute au liquide aqueux un grand excès d'*alcool absolu,* on laisse déposer, on filtre, on lave à l'alcool et on dessèche dans le vide. Opérer rapidement et à l'abri de la lumière. Si on dis-

---

[1] Voir le *Précis de Chimie physiologique* de HUGOUNENQ, *Loco citato,* p. 292 et 576 (méthode de GAUTIER).

[2] Les toxines albumosiques *ne dialysent pas.*

Un *dialyseur* se compose de deux récipients et d'une membrane de papier parchemin. Le récipient le plus vaste est un cristallisoir contenant de l'eau distillée; l'autre a une forme variable, mais est ouvert aux deux bouts; son extrémité inférieure est fermée par un tambour en papier parchemin fortement lié par un fil. Ce dernier reçoit la substance à dialyser et est plongé dans le cristallisoir de façon que le papier affleure l'eau distillée qui doit être changée de temps en temps. Il faut s'assurer au préalable que le parchemin n'a pas de trous : pour cela on l'étend sur du papier filtré et on passe plusieurs fois une éponge mouillée ; le papier filtré doit rester sec. Nous recommandons le dispositif représenté figure 169. Deux tubulures latérales (*b, b*) du cristallisoir (B) permettent d'établir un courant d'eau. Le récipient central (A) repose sur des supports.

tille l'alcool, on retrouve une certaine quantité de substance non précipitée.

BRIEGER et BOER [1] isolent la toxine diphtérique en traitant une culture en bouillon peptoné filtrée par une solution de chlorure de zinc à 1 p. 100 ; ils décomposent le précipité insoluble par l'action successive du bicarbonate, du phosphate et du sulfate d'ammoniaque. La substance amorphe obtenue est soluble ; elle tue le cobaye

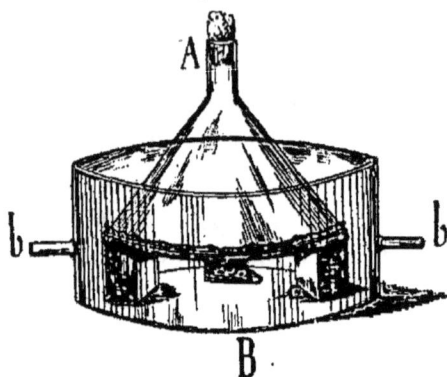

Fig. 169.
Dialyseur.

avec les symptômes classiques, et peut immuniser. Elle ne donne pas les réactions de l'albumine ou de la peptone.

Certains produits solubles diastasiques adhèrent aux précipités. C'est ainsi que ROUX et YERSIN ont vu la toxine diphtérique être entraînée par les précipités d'alumine et de phosphate de chaux.

§ III. — CONSERVATION DES PRODUITS SOLUBLES

Les substances chimiquement pures, extraites des cultures filtrées, seront conservées d'après les préceptes ordinaires, en se souvenant de leur grande altérabilité, tout spécialement pour les substances alcaloïdiques.

Nous voulons seulement parler de la conservation des *cultures filtrées*. Elles doivent être recueillies dans des récipients permettant un puisage facile de petites doses sans crainte d'altérer toute la masse. Ces récipients doivent, en outre, répondre à des conditions spéciales à chaque toxine. Beaucoup de cultures filtrées, celles du bacille de la diphtérie par exemple, peuvent être conservées comme du bouillon ordi-

[1] BRIEGER et BOER. *Deutsche medic. Wochensch.*, 3 décembre 1896.

naire, sans perdre de longtemps leur activité. D'autres, telles que les toxines du tétanos, du choléra s'altèrent avec une rapidité incroyable au contact de l'air. En quatre jours la toxine cholérique a perdu la moitié de son activité si on la laisse à l'air libre (Courmont et Doyon). Il faut conserver dans le vide des liquides aussi altérables. D'une façon générale, on devrait toujours maintenir ses provisions de toxines, quelles qu'elles soient, à l'abri du contact de l'air.

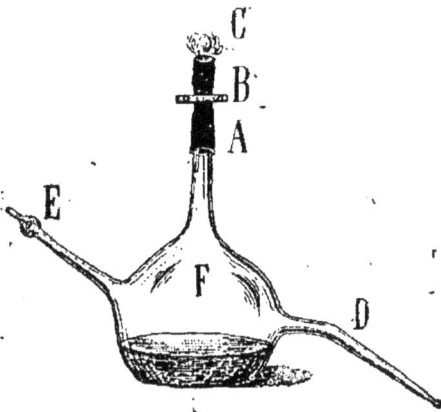

Fig. 170.
Ballon contenant les toxines
après filtration.

Les cultures, que nous filtrons toujours *par refoulement*, sont reçues dans un des trois récipients figurés aux chapitres III et IV. Nous reproduisons ici les deux plus commodes (fig. 170 et 171); nous préférons le flacon à trois tubulures avec montage sans caoutchouc (fig. 171). La fermeture du tube (f^2) se fait à la lampe, sans contamination possible. On règle la sortie de la toxine en soufflant dans le tube (f^3). On referme l'extrémité effilée du tube (f^1) à la lampe après l'opération. Les bouchons de liège devront être recouverts d'un enduit de gutta-percha (dissoute dans le chloroforme), ou de paraffine, ou de cire à cacheter. Il faut avoir soin de ne pas laisser rentrer de l'air par le tube (f^1) à la fin de l'opération sans entourer l'orifice

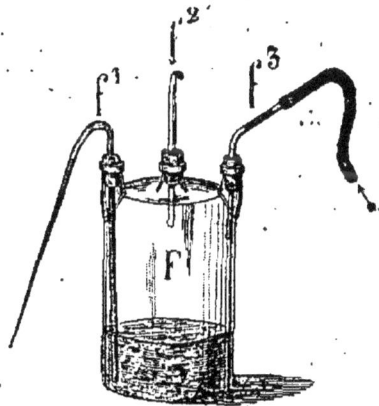

Fig. 171.
Flacon contenant les toxines
après filtration.

f^1, tube en U pour le puisage. — f^2, tube fermé ayant servi à la filtration. — f^3, tube pour souffler.

avec la flamme d'une lampe à alcool qui stérilisera l'air à son passage.

Lorsqu'on veut conserver les cultures filtrées à l'abri de l'air, le meilleur système consiste à mettre dans le flacon destiné à les recevoir quelques centimètres cubes d'huile d'olives, avant la stérilisation. L'huile se stérilisera avec l'appareil. Les toxines, aussitôt dans le flacon, sont recouvertes d'une couche d'huile, qui surnage et les préserve du contact de l'air.

On peut aussi transvaser la culture filtrée dans des tubes de verre qu'on remplit bien et qu'on scelle à la lampe. J'ai pendant longtemps conservé mes provisions de toxine tétanique dans des tubes de verre de 20 centimètres cubes, semblables à des tubes à essai, mais présentant un long étranglement (fig. 172, A). Je remplissais jusqu'au milieu de l'étranglement et je fermais à la lampe (fig. 172, B). Les toxines ainsi conservées étaient encore actives au bout de deux ans. Il ne faut pas que l'étranglement soit trop étroit; on aurait des difficultés pour introduire la toxine. Il faut attendre quelques minutes après le remplissage pour fermer à la lampe; si le verre était encore humide, il casserait. L'inconvénient de ce procédé est la perte à peu près fatale de toute la toxine contenue dans un tube quand on ouvre celui-ci. Nous préférons aujourd'hui la couche d'huile.

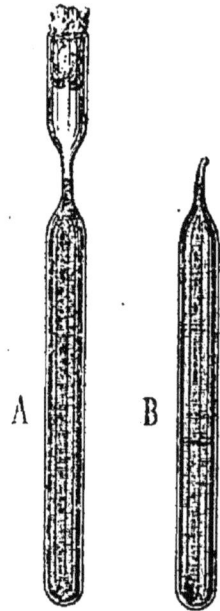

Fig. 172.

Tubes à essai pour la conserve des toxines.

A, tube rempli. — B, tube scellé à la lampe.

Quel que soit le récipient employé, il devra toujours être conservé *à la glacière, à l'abri de la lumière.*

CHAPITRE XIII

ANALYSE BACTÉRIOLOGIQUE DE L'EAU

L'analyse bactériologique de l'eau constitue un chapitre des plus importants et qui soulève de nombreux problèmes encore mal résolus [1].

§ 1. — GÉNÉRALITÉS

1° Utilité de l'analyse bactériologique de l'eau, valeur comparée de l'analyse quantitative et de l'analyse qualitative. — De tous temps l'*eau potable* a exigé certaines qualités sur lesquelles le chimiste seul était chargé de renseigner l'hygiéniste. Aujourd'hui nous savons que l'eau est fréquemment contaminée par des microbes pathogènes, propageant les épidémies au sein des populations qui en font usage. Ce rôle de l'eau dans la diffusion des maladies infectieuses a été mis hors de doute, au moins pour deux affections épidémiques redoutables : la fièvre typhoïde et le choléra. Nous considérons ici ces faits comme certains sans avoir à les démontrer. D'autres maladies (dysenterie, entérites diverses, etc.) sont aussi très probablement contractées à la suite de l'absorption d'une eau polluée. L'hygiéniste demande donc aujourd'hui au bactériologiste de lui indiquer par une analyse spéciale quelles sont

[1] Consulter, pour les renseignements complémentaires, le *Manuel pratique d'analyse bactériologique des eaux* de MIQUEL (1891), les *Annuaires de l'Observatoire de Montsouris*, (1885) et le *Précis d'analyse microbiologique des eaux*, de G. ROUX (1892) auquel nous avons fait de larges emprunts.

les eaux qui doivent être déclarées *non potables*, en raison de la présence dans leur sein de germes pathogènes. Cette analyse bactériologique de l'eau est complètement entrée dans nos mœurs ; sa technique doit être étudiée avec soin.

Les microbes pathogènes étant une minorité parmi les nombreux microbes saprophytes qui peuplent la nature, il semble que l'*analyse quantitative* de l'eau doit être sans importance et que seule l'*analyse qualitative* a son intérêt. Peu importe, en effet, que nous buvions une eau contenant des milliards de microbes si ces derniers sont inoffensifs ; il importe au contraire beaucoup de ne pas ingérer une eau contenant un petit nombre de microbes, mais très pathogènes[1]. La qualité doit ici fatalement primer la quantité. Tout cela est très juste en théorie, mais impossible à réaliser en pratique. L'analyse qualitative de l'eau est un but vers lequel nous devons tendre, mais qui apparaît encore bien éloigné. Pour les maladies à microbes connus comme le choléra, la fièvre typhoïde, nous verrons bientôt quelles difficultés, presque insurmontables, entourent leur isolement des eaux ; or, il existe, en outre, une foule de maladies graves, épidémiques, dont nous connaissons mal ou dont nous ne connaissons pas du tout l'agent microbien ; l'analyse qualitative est ici non pas difficile, mais impossible. Il faut donc se rabattre sur l'analyse quantitative et raisonner par analogie en disant : telle eau est polluée d'un nombre considérable de microbes, elle a donc plus de chances que telle autre, qui en est presque privée, de contenir actuellement ou dans l'avenir des germes pathogènes. Nous devons provisoirement nous contenter de ces données approximatives, sauf dans certains cas où l'analyse qualitative est possible et que nous traiterons à part.

En raison du vague inévitable des conclusions de l'analyse

[1] La question se complique encore plus actuellement. Il faudra à l'avenir rechercher dans l'eau non seulement les microbes pathogènes, mais les saprophytes adjuvants des pathogènes. METCHNIKOFF a montré que le vibrion cholérique a besoin d'un autre microbe adjuvant pour produire le choléra. Il en est peut-être de même de la fièvre typhoïde, etc.

quantitative, certains esprits ont voulu la rejeter complètement du domaine de l'hygiène, comme inutile et encombrante. C'était aller d'un extrême à l'autre, de l'enthousiasme exagéré des premiers ans de la bactériologie au scepticisme stérilisant qui suit toutes les réactions. Il ne paraît pas douteux qu'une eau très riche en microbes ait toutes les chances d'être une eau polluée par des excréments animaux, ayant coulé pendant longtemps à la surface de la terre, chargée de matières organiques, en un mot une eau non potable. Si les nombreux microbes qu'elle renferme ne sont pas tous dangereux par eux-mêmes, ils indiquent tout au moins que cette eau doit être tenue pour suspecte. En outre, nous dirons avec G. Roux : « les analyses quantitatives apportent souvent des éclaircissements précieux et inattendus, qu'elles seules peuvent fournir, sur des causes de pollution entre tel point et tel autre dans le parcours d'une canalisation, ou nous mettent sur la voie d'une source d'infection qu'il était impossible sans elles de soupçonner ; elles nous renseignent encore sur les qualités ou les défectuosités d'une masse filtrante naturelle ou artificielle et présentent ainsi un intérêt de premier ordre ». Faisons donc des analyses quantitatives, tout en portant nos efforts vers l'amélioration des procédés d'analyses qualitatives.

L'analyse quantitative, telle qu'on la pratique actuellement, a encore un autre défaut qu'il faut signaler en toute sincérité. Elle ne nous dit pas combien d'espèces microbiennes contient un millimètre cube d'eau, elle nous apprend le nombre des individus ; or il est bien évident qu'une eau contenant des milliers d'individus d'une seule espèce *aquatile* inoffensive, est moins polluée qu'une eau contenant moins d'individus mais appartenant à un grand nombre d'espèces diverses. Nous sommes encore trop peu avancés en botanique bactérienne pour pouvoir faire ce triage des espèces ; ce serait, d'ailleurs, arriver à faire une analyse qualitative complète[1]. Disons-le

---

[1] MIGULA (1890) a tenté plusieurs d'analyses d'eau en comptant le nombre des espèces et non celui des individus. 21,75 p. 100 des eaux analysées ne contenaient que une à quatre espèces micro-

aussi, les procédés couramment employés ne permettent pas de cultiver tous les microbes existant dans l'eau; c'est ainsi que les méthodes d'isolement sur gélatine ne peuvent déceler une foule de microbes-pathogènes ne poussant pas sur ce milieu conservé solide au-dessous de + 24° (*pneumocoque*, *B. tuberculeux*, etc.). Il est rare qu'on fasse des cultures dans le vide; or nombre de microbes pathogènes très dangereux (*B. du tétanos*, *vibrion septique*, etc.) sont anaérobies. Cela revient à dire que pour faire une analyse bien complète il faudrait faire des cultures sur différents milieux, à différentes températures, à l'air et dans le vide, etc., en d'autres termes, passer un temps considérable à analyser un seul échantillon. Une bonne installation, de l'argent et beaucoup de temps (car il faut faire une série d'analyses pour une même eau — voir plus loin) sont les éléments indispensables d'une analyse d'eau bien complète.

2° Eau bactériologiquement potable, richesse microbienne des eaux, origine de ces microbes. — Quel est le nombre de microbes contenu dans une quantité d'eau donnée qui fera déclarer par l'hygiéniste cette eau comme dangereuse? On comprend que des chiffres ne peuvent rien avoir d'absolu, aussi les avis sont-ils très partagés. D'ailleurs, une eau ne doit être déclarée potable que lorsque l'ensemble de ses propriétés chimiques, de sa flore macroscopique et microscopique cadre avec les lois de l'hygiène. L'analyse bactériologique ne doit jamais prononcer seule.

Il est bon, avant de citer des chiffres, de jeter un coup d'œil sur le cycle des mouvements de l'eau à la surface du globe, et de nous demander où elle se purifie et comment elle se pollue.

L'eau est constamment puisée à la surface de la terre et se rend dans l'atmosphère à l'état de vapeur d'eau; cette vapeur

---

biennes; 64 p. 100 contenaient quatre à dix espèces et 14,75 p. 100 plus de dix espèces. On voit quelle différence de chiffres avec ceux que nous citerons plus loin. MIGULA considère comme potable une eau qui a moins de dix espèces microbiennes.

d'eau retombe en pluie, qui coule à la surface ou filtre à travers les couches superficielles, pour aller former la nappe souterraine d'où partent les sources des rivières et des fleuves, allant aux lacs, à la mer, d'où partent les nuages, et ainsi de suite. Or la richesse microbienne de l'eau varie considérablement suivant les points de ce circuit où on l'examine.

A un certain moment l'eau est *complètement privée de germes vivants ;* c'est l'eau de la nappe souterraine et des sources, lorsque des fissures parties du sol ne permettent pas la pénétration des souillures de la surface. PASTEUR et JOUBERT [1] l'ont prouvé il y a déjà longtemps. A mesure que l'eau court à la surface de la terre, elle enrichit sa flore microbienne, et, finalement, l'eau de la mer contient un très grand nombre de bactéries. Comment cette eau se purifie-t-elle ? Et d'abord l'évaporation de l'eau de la mer entraîne-t-elle des germes ? MOREAU et MIQUEL [2] ont fait, en pleine mer, une grande quantité d'analyses d'air marin, et n'ont trouvé en moyenne qu'*un microbe par mètre cube,* à plus de 100 kilomètres des côtes. MIQUEL formule ainsi sa conclusion : *en temps normal les océans ne cèdent pas à l'air les bactéries qu'ils renferment ; cependant, quand la mer est grosse et houleuse, l'air marin se charge de bactéries, mais dans une très faible proportion.* MIQUEL avait d'ailleurs démontré que la vapeur d'eau qui s'échappe d'une infusion putride est complètement privée de germes. En somme, l'eau est une première fois aseptique en s'élevant dans l'atmosphère ; chemin faisant elle se charge de quelques germes, mais les nuages sont encore très pauvres en microbes (DE FREUDENREICH). Dès que les nuages se transforment en pluie, l'eau se charge, en tombant, d'une grande quantité des germes de l'atmosphère. L'eau de pluie arrive à la surface du sol avec plus de 4 000 microbes par litre, d'après MIQUEL. Il va sans dire que ces chiffres varient beaucoup suivant les mois de l'année, suivant que l'eau a été analysée au début ou à la fin d'un

[1] PASTEUR et JOUBERT, Ac. des sciences, 1878.

[2] Annuaire de l'Observatoire de Montsouris pour 1886.

orage, etc.; mais la pluie est une source certaine de contamination des eaux potables.

L'eau tombe donc contaminée sur le sol dont la surface est elle-même très riche en microbes. MAGGIORA a trouvé jusqu'à 78 000 000 de germes par gramme de boue des rues de Turin. Une partie ne quittera pas cette surface et coulera en se contaminant de plus en plus jusqu'à la mer; toutes les souillures animales sont finalement entraînées par les eaux. Une autre partie filtrera à travers le sol pour aller former la *nappe souterraine*. Cette eau abandonne successivement tous les germes qu'elle contient, et les ensemencements faits avec de la terre puisée à 5 mètres de la surface restent complètement stériles. C'est brusquement, à la profondeur de $1^m,25$ environ, que se fait cette purification, d'après C. FRŒNKEL. Il va sans dire que toute fissure peut entraîner des germes assez profondément. C'est ce que THOINOT a vu pour les sources du Havre qui n'étaient pas pures après une filtration de 48 mètres dans un terrain calcaire. La disparition des germes tient à deux causes : 1° la filtration à travers les pores des couches superficielles; 2° le manque d'oxygène. C. FRŒNKEL a vu que le *B. anthracis* ne peut plus végéter à 3 mètres de profondeur, tandis que le *V. cholérique* pousse à ce même niveau pendant les mois d'août, septembre, octobre. Pour GRANCHER et DESCHAMPS, le *B. typhique* peut pénétrer à 40 ou 50 centimètres dans l'intérieur du sol, et y vivre pendant cinq mois et demi. Il va sans dire que les anaérobies sont au contraire favorisés par le manque d'oxygène, mais nous manquons de données positives sur la profondeur à laquelle on les retrouve. Quoi qu'il en soit, *la nappe souterraine est absolument pure;* pour la seconde fois, l'eau du circuit est aseptique. C'est pour cela qu'il existe des sources microbiologiquement pures.

Quant au nombre de microbes contenus dans les eaux courantes, il varie dans de grandes proportions. Citons quelques chiffres. CHAUVEAU, ARLOING, COURMONT, G. ROUX ont vu que le Rhône en amont de Lyon contient 75 000 microbes par litre environ; la Saône en contient 586 000 en amont de Lyon et 4 280 000 à son embouchure dans le Rhône (G. ROUX). La Seine contient de 31 060 000 à 200 000 000 de microbes par litre suivant les points où on la puise (MIQUEL). Le Rhône est un des fleuves les plus pauvres en microbes. Les chiffres seraient plus élevés si on analysait certains lacs, la mer près des ports, etc.

L'eau se contamine donc deux fois et se purifie deux fois pendant son courant circulaire ; elle se contamine par l'air et surtout par le sol ; elle se purifie par l'évaporation et la filtration à travers le sol. Ces deux moyens de purification sont employés artificiellement : distillation, établissement de couches filtrantes pour l'approvisionnement des villes en eau potable.

Il est temps de revenir à nos premières questions et de nous demander quelle est la limite de la richesse en germes de l'eau pour être déclarée *potable* puisqu'on ne peut pas faire usage uniquement d'eau de source à la surface du globe.

MIQUEL a dressé l'échelle approximative suivante :

	Microbes par cent. cube.
Eau excessivement pure. . . .	0 à 10.
— très pure.	10 à 100.
— pure	100 à 1 000.
— médiocre.	1 000 à 10 000.
— impure.	10 000 à 100 000.
— très impure	100 000 et au delà.

D'une façon générale *on déclare potable* (sauf contrindications données par l'analyse qualitative) *une eau qui ne contient pas plus de* 500 *germes par centimètre cube*, soit 500 000 par litre. Or, voici les chiffres des analyses de l'eau du Rhône consommée à Lyon (G. ROUX) :

	Microbes par cent. cube.
Rhône en amont.	75
Bassin filtrant N° 1	7
Réservoir du bas service	18
Réservoir du service supérieur	26
Eau du robinet d'alimentation	60

L'eau est très bien filtrée par une couche de terre, mais se contamine successivement dans les conduites ; elle est, en tout cas, parmi les eaux *très pures* de MIQUEL.

Lorsqu'on veut tirer des conclusions d'une analyse d'eau, il faut tenir compte de plusieurs facteurs. La teneur d'une rivière en germes peut varier considérablement suivant que les eaux sont grosses ou basses. L'eau de la Marne varie de 50 à 14 000 germes par centimètre cube, suivant les mois de l'année (MIQUEL). Ces différences ne sont pas en relation avec la température puisque c'est en hiver et en automne que les rivières sont les plus microbiennes. Pour se faire une conviction sur une eau, il faudra donc *faire une série d'analyses* dans différentes conditions, et ne se prononcer qu'après.

. 3° **Puisage et transport des eaux à analyser.** — Pour faire l'analyse *quantitative* d'une eau dont les chiffres expriment le nombre réel des germes existant dans cette eau, il importe de *faire l'analyse sur place* immédiatement après le puisage, toutes les fois que cela est possible, ou de transporter l'échantillon d'eau avec certaines précautions. Il est surabondamment démontré aujourd'hui que le nombre des microbes d'une eau augmente considérablement entre le moment de puisage et celui de l'analyse, si elle n'est pas maintenue à une température suffisamment basse pour empêcher le développement microbien. Il faut donc impitoyablement refuser de faire l'analyse d'une bouteille d'eau qui a voyagé à la température ordinaire ; non seulement le nombre obtenu serait lui-même exagéré [1], mais telle espèce se développerait d'une façon exagérée et étoufferait les autres. Il va sans dire aussi que l'eau doit être recueillie aseptiquement.

Toutes ces considérations théoriques amènent à formuler les principes suivants :

1° Recueillir l'eau dans des récipients clos, préalablement lavés et stérilisés à la chaleur sèche (voir ch. III);

2° Flamber le bouchon avant de fermer le récipient, ou sceller ce dernier (pipettes) à la lampe ;

---

[1] MIQUEL a fait des numérations probantes. En trois heures, l'eau de la Dhuis conservée dans un récipient à la température ambiante de + 13° contenait 456 microbes par centimètre cube au lieu de 57, chiffre initial. En trois jours, à + 20°, l'eau de la Vanne passait de 48 à 590 000 microbes par centimètre cube.

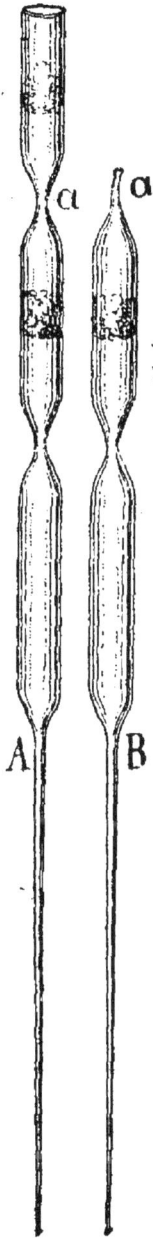

Fig. 173.
Pipette pour le puisage
de l'eau à analyser.

A, pipette après la stérilisation. — B, pipette tenant
le vide.

3° Puiser l'eau loin des bords ou du
fond, pour ne pas la rendre boueuse
(sauf indications spéciales);

4° Mettre le récipient dans un appareil-
glacière à 0° et l'envoyer le plus rapidement possible au laboratoire ; ou, de
préférence, faire l'analyse sur place.

Appliquons ces principes aux différents cas qui pourront se présenter :

A. Puisage. — Les méthodes de puisage différeront suivant la situation de
l'eau à analyser.

a) *Eau stagnante ou courante, puisage
superficiel.* — Il s'agit de prendre un
échantillon d'eau à la surface d'une
rivière, d'un lac, etc. ; c'est le cas le plus
ordinaire.

Tous les récipients sont bons. Miquel
conseille des flacons de verre de 200 centimètres cubes, stérilisés avec un tampon
de ouate, et bouchés ensuite avec un
bouchon de liège légèrement carbonisé à
la flamme. Hueppe se sert de flacons
bouchés à l'émeri. Fol et Dunant, Chauveau et Arloing puisent directement avec
la pipette que nous décrirons plus tard.
Lustig se sert de flacons d'Erlenmeyer.
Miquel avait préconisé, au début de ses
recherches, des ballons effilés en pointe
et scellés à la lampe pendant qu'on les
chauffe à + 200° ou + 300° ; le vide était
ainsi fait dans ces récipients. Il a abandonné ce système comme trop fragile.
La plupart des bactériologistes (Flügge,
Rietsch, Pfuhl, G. Roux, etc.) sont revenus à ce procédé en remplaçant le ballon

par une simple pipette, comme Chauveau et Arloing l'avaient
fait depuis longtemps. Il faut conseiller l'appareil le plus
simple. On fait une pipette avec un tube de verre comme il
a été dit page 13, en ayant soin de pratiquer un étranglement *a* (fig. 173, A) au-dessus du tampon de ouate, et on fait
stériliser au four Pasteur. Prenant alors la pipette dans une
pince en bois, on la porte successivement dans toute sa longueur dans la flamme d'un bec Bunsen ; lorsque l'air contenu
dans la pipette est très raréfié par l'échauffement, on scelle
rapidement en *a* pour avoir la figure 173, B. Le vide est suffisant. Tous ces appareils doivent être enve-
loppés d'une feuille de papier à filtrer ou
d'une couche de ouate stérilisée, jusqu'au
moment de s'en servir.

Pour puiser l'eau avec un ballon bouché
au liège, on enlève le bouchon qu'on tient
de la main gauche, pendant qu'on plonge
le ballon dans l'eau pour le remplir, sans
frôler les bords de la berge. On rebouche
après avoir flambé le liège et le goulot. Si
le ballon est bouché à l'émeri, on peut
déboucher et reboucher sous l'eau. Avec
le ballon à pointe effilée de Miquel (fig. 174)
ou une pipette quelconque où le vide est
effectué, on introduit la pointe effilée à
une certaine profondeur dans l'eau, et on
va en casser l'extrémité avec une pince
flambée. L'eau se précipite dans le ballon

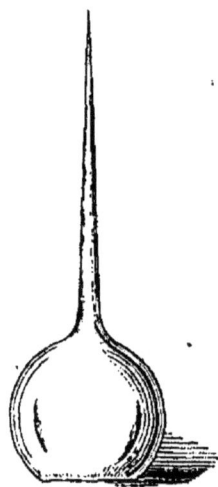

Fig. 174.
Ballon de Miquel
pour le puisage
des eaux.

ou la pipette sans toutefois les remplir, le vide étant toujours
imparfait. Lorsque l'eau cesse de monter, on retire la pointe
et on la scelle de suite dans la flamme d'une lampe à alcool.
Une pince est donc nécessaire pour ce système. Si on voulait
puiser de l'eau dans des pipettes ordinaires, il suffirait de briser la pointe, de la flamber et de la plonger dans l'eau, pendant qu'on aspirerait par l'autre bout avec un tube de caoutchouc.

En résumé, tous les procédés sont bons pourvu qu'ils soient

aseptiques. Nous recommandons la pipette avec le vide partiel.

Puisage profond. — On peut vouloir analyser les différentes couches d'une masse d'eau ou puiser l'eau d'un puits privé de pompe.

Un simple flacon bouché à l'émeri stérilisé, auquel sera attaché une grosse pierre, peut suffire. Une ficelle est attachée au goulot, une autre au bouchon. On fait descendre le flacon bouché à la profondeur voulue, on tire alors le bouchon et on retire lorsque le flacon est plein. On fera bien de flamber les couches externes du flacon et la pierre pour ne pas contaminer l'eau profonde à analyser. On ne se servira pas, pour l'analyse, de l'eau contenue dans le goulot du flacon, laquelle a été intimement en contact avec l'eau des couches superficielles pendant qu'on a retiré le flacon.

Miquel a imaginé un ingénieux appareil (fig. 175) pour le puisage profond. Un matras d'essayeur de 50 centimètres cubes environ (B) se termine par une pointe effilée, recourbée en U (E); il est maintenu dans une armature métallique (A). Un poids (C) de 2 ou 3 kilogrammes leste l'appareil qui est suspendu à une corde résistante (I) graduée au moyen d'anneaux (F) et de nœuds. Le long de la corde glisse dans les anneaux un fil de cuivre (H) terminé par une bague (D) qui embrasse le col en U du matras. Un vide préalable partiel a été fait dans ce dernier après la stérilisation. Lorsqu'il est descendu à la profondeur voulue, on tire brusquement sur le fil de cuivre qui brise le col en verre, et l'eau se précipite dans le matras.

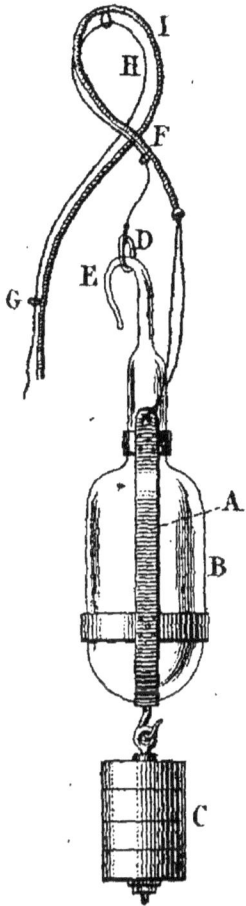

Fig. 175.
Appareil de Miquel pour puisage des eaux à diverses profondeurs.

G. Roux a légèrement modifié l'appareil de Miquel (fig. 176). « L'armature métallique est ici remplacée par une boîte ovoïde en étain, s'ouvrant à la façon d'un coco de chapelet, c'est-à-dire

en deux valves coniques (*a*), qui se vissent solidement l'une
à l'autre; la valve inférieure, complètement close par en bas,
porte, sur la partie extérieure de son fond, un anneau qui sert

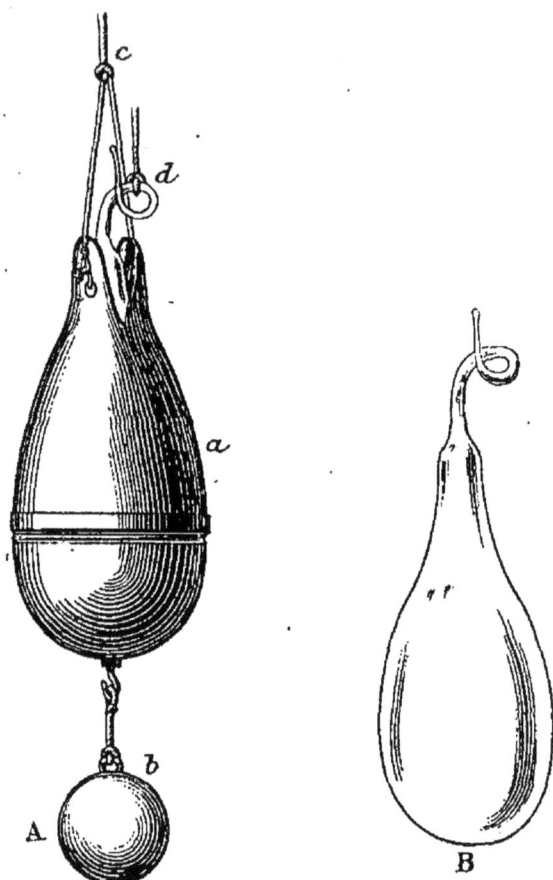

Fig. 176.

Appareil de G. Roux pour puisage des eaux à diverses profondeurs.

A, appareil tout monté. — B, matras hors de son armature métallique.

à fixer le poids (*b*); la valve supérieure s'entr'ouvre en haut par
deux lèvres entre lesquelles peut facilement s'insinuer le col contourné du ballon récepteur (*d*); cette même valve est en outre
munie d'une solide anse, en fil de fer tordus, qui sert de point
d'attache à la cordelette de descente (*c*), laquelle se trouve, de
distance en distance, comme celle de MIQUEL, marquée de
nœuds qui indiquent les mètres et les demi-mètres. Le matras

(B) est, comme forme générale, analogue à celui du bactério-
logue de Montsouris, mais, au lieu de n'avoir qu'une seule courbure à son col effilé, il présente à ce niveau une véritable spire
en tire-bouchon destinée à empêcher de glisser et de s'échapper
la bague qui devra le briser et qui, elle-même, est attachée à
une seconde cordelette (d). »

Il est bon de mettre un tampon de coton entre le fond du
ballon et celui de la valve inférieure, pour éviter les chocs.
G. Roux recommande de se servir de son appareil avec un aide
qui déroulera la cordelette de la bague en même temps que
l'opérateur déroule la corde à nœuds; ces deux cordelettes
devront être assez éloignées l'une de l'autre pour ne pas s'enrouler ensemble. L'appareil arrivé à la profondeur voulue, on
donne un coup sec à la cordelette de la bague, etc., comme
ci-dessus. Aussitôt sorti de l'eau le col du ballon est scellé à
la lampe.

b. *Eau des fontaines, des robinets.* — On fait couler directement l'eau dans un récipient quelconque stérilisé. Si l'écoule-

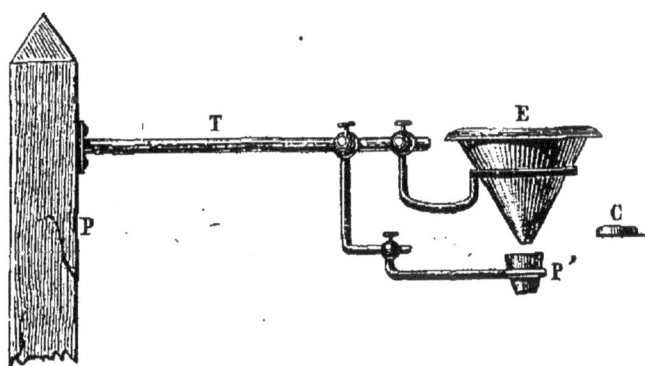

Fig. 177.
Udomètre de Miquel.

ment est intermittent (robinets), *il est de toute nécessité* de faire
couler l'eau pendant cinq à dix minutes avant de recueillir
l'échantillon, pour ne pas analyser une eau stagnante très
riche en dépôts et en microbes.

c. *Eaux météoriques : pluie, grêle, neige.* — MIQUEL a construit un *udomètre* pour recueillir l'eau de pluie ou la neige

(fig. 177). Un poteau de bois (P) planté verticalement en terre supporte une tige de fer horizontale (T), laquelle maintient un entonnoir métallique (cuivre nickelé ou argenté) flambé au moment de l'installation(E). Au-dessous de cet entonnoir est un creuset en platine (P′) porté préalablement au rouge. On peut retirer et remettre le creuset sans toucher le reste de l'appareil, et analyser ainsi la pluie à différents moments de l'averse. Un petit couvercle en platine (C), stérilisé par le chauffage, sert à préserver le creuset des poussières pendant le transport. L'appareil doit être situé au moins à 2 mètres du sol pour éviter l'eau boueuse qui rejaillirait de terre.

Si des éclaircies séparent les ondées, il faut stériliser à nouveau l'entonnoir qui pourrait s'être contaminé de poussières. Si la température ambiante est trop chaude, on peut imaginer un appareil avec manchon réfrigérant ou refroidir avec le chlorure de méthyle ou l'acide carbonique liquide.

G. Roux recommande de se servir simplement d'un large tube à essai, stérilisé, bouché à la ouate. A travers le tampon passe l'extrémité effilée d'un petit entonnoir flambé destiné à recevoir la pluie ou la neige.

Il faut toujours noter la température de l'eau au moment de la prise, son état de limpidité ou de trouble, la hauteur de l'étiage, etc., etc. Tout récipient sera muni d'une étiquette explicative.

B. Transport. — Lorsque l'ensemencement ne peut être pratiqué sur place, le transport des récipients contenant l'eau à analyser doit se faire à 0°. Une température de quelques degrés au-dessus suffit à la pullulation des microbes. Malgré le maintien à 0°, le transport doit se faire aussi rapidement que possible, car Miquel a montré que certains individus périssaient en grand nombre à cette température, tandis que d'autres espèces (*bacille rouge*, par exemple) pouvaient se multiplier. Nous savons bien aujourd'hui que le *B. d'Eberth* ne vit pas longtemps dans l'eau. Karlinski [1] a montré que de l'eau

---

[1] Karlinski. *Arch. fur Hygiene*, 1889 et 1890.

stérilisée ou de citerne, ensemencée avec du *B. d'Eberth* du *vibrion cholérique* et du *B. anthracis*, ne contient plus aucun de ces microbes au bout de trois à cinq jours. Par contre, j'ai vu le *staphylocoque pyogène* vivre plusieurs mois dans de l'eau stérilisée. Mais ce sont surtout les *microbes aquatiles ordinaires* qui prennent le dessus et se multiplient avec une grande rapidité. KARLINSKI verse dans une citerne propre 3 hectolitres d'eau de puits relativement pauvre en microbes. Tous les quatre jours on verse dans la citerne 150 centimètres cubes de selles typhiques. Au bout de douze jours les *B. d'Eberth* ont disparu, et les bactéries banales ont pullulé. Si l'eau avait été privée de matières organiques, la disparition se serait faite plus rapidement. En somme, à côté de la pullulation, il faut tenir compte de la disparition de certaines espèces même à 0°, et se hâter de faire les ensemencements.

Le *transport à de courtes distances* se fait en maintenant le récipient dans un seau à glace quelconque. On peut imaginer une foule de dispositifs.

Le *transport à de grandes distances* nécessite des appareils spéciaux.

Voici la glacière préconisée par MIQUEL (fig. 178). Le flacon (A) contenant l'eau est cacheté à la cire d'Espagne, enveloppé de papier et introduit à frottement dans une boîte métallique cylindrique (B) où il ne doit pas ballotter. Cette première boîte est placée dans une seconde (C) plus large de quelques centimètres et garnie de sciure de bois. Une troisième boîte métallique (D) beaucoup plus vaste est remplie de glace concassée en gros morceaux. Le tout est placé dans une caisse de bois (E) à charnières et à poignée, remplie de sciure de bois, qu'on peut mettre au chemin de fer.

On peut simplifier cet appareil en ne se servant que d'une seule enveloppe métallique et d'une caisse en bois.

RIETSCH a fait construire une boîte pouvant contenir de longs tubes effilés. Elle est en zinc, de forme rectangulaire et divisée en deux compartiments par une lame de zinc horizontale percée de petits trous. Le compartiment inférieur très bas est destiné à recevoir l'eau de fusion de la glace qui s'échappe

par un orifice latéral. Le compartiment supérieur est divisé
en 3 par 2 cloisons verticales en zinc : les 2 parties latérales
sont remplies de glace tandis que le rectangle médian reçoit
à frottements une boîte de zinc contenant les tubes de verre.
Cette boîte est percée inférieurement de trous pouvant laisser

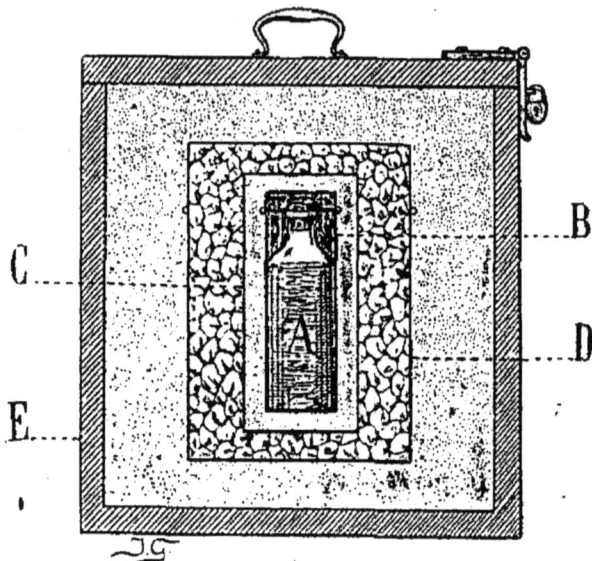

Fig. 178.
Glacière de Miquel pour le transport des eaux à analyser.

passer les tubes de verre et donnant insertion à des petits
cylindres creux en zinc destinés à recevoir les ubes. Il y a un
couvercle en zinc. Le tout est recouvert de 4 couches alternatives de papier et de drap. Une courroie sert à porter l'ensemble.

On peut imaginer une foule d'appareils réfrigérants. Citons
sans les décrire ceux de Pfuhl, de G. Roux, etc., etc.

Il est bon, ainsi que le dit justement Miquel, d'avertir le
directeur de l'octroi de la gare où arrivera la caisse pour éviter
son ouverture par les préposés de l'administration.

Au *laboratoire*, on peut vouloir conserver à 0° une partie de
l'eau recueillie pour faire plusieurs analyses successives. On
se servira d'une glacière quelconque. Miquel a fait construire

une étuve glacière représentée figure 179. La boîte intérieure
(E') est destinée à recevoir les échantillons d'eau ; elle communique avec l'extérieur par un couloir muni de deux portes (P'
et P). La boîte réfrigérante (E) repose sur un fond (G) percé de

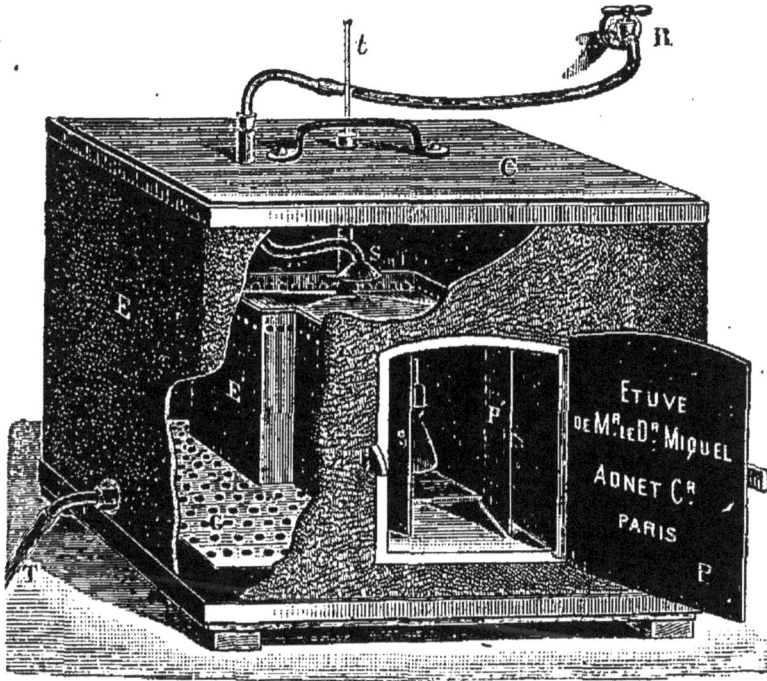

Fig. 179.
Étuve glacière de Miquel.

trous pour laisser échapper l'eau de fusion par le tube (T) ; elle
sera remplie de glace. Le couvercle (G) est à double paroi remplie de sciure de bois. L'extérieur est garni de feutre. Un thermomètre (t) pénètre dans (E'). La pomme d'arrosoir (S) sert à
régler l'étuve au-dessus de 0°, à + 20° par exemple. On ne met
pas de glace ; on fait simplement tomber un courant d'eau
plus ou moins froide par RS.

On se reportera au chapitre v (p. 111) pour l'étude des
étuves et régulateurs destinés aux températures basses.

C. Nécessaires d'analyse batériologique de l'eau. — Disons

un mot ici des *nécessaires* pour aller ensemencer sur place. Ce sont des appareils destinés à faciliter le transport des instruments, tubes, etc., avant l'ensemencement, et leur retour au laboratoire après la mise en cultures de l'eau. Ils varieront naturellement beaucoup suivant la méthode employée.

Le *nécessaire de Miquel* (fig. 180) est une boîte (A) de 38 centi-

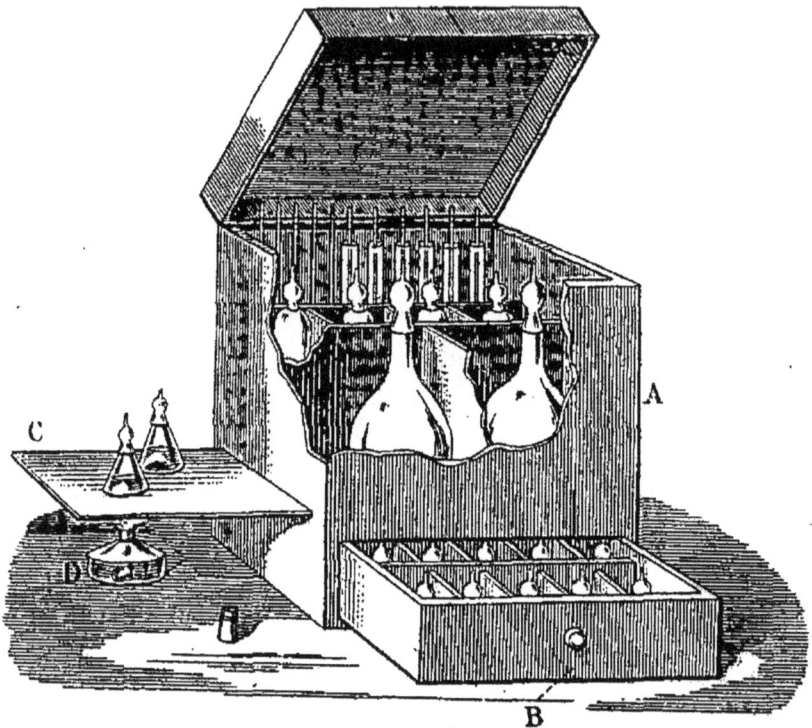

Fig. 180.
Nécessaire de Miquel pour l'ensemencement sur place des eaux à analyser.

mètres de hauteur, sur 35 centimètres de largeur et 22 centimètres de profondeur. Un tiroir inférieur (B) comprend quinze compartiments destinés à recevoir autant de ballons coniques à base large de 5 centimètres de diamètre pour culture sur gélatine étalée. Au-dessus du tiroir est une plaque métallique en laiton (C) qui se tire et sur lesquels seront placés les ballons de gélatine à liquéfier au moyen d'une lampe à alcool (D) installée au-dessous. L'étage supérieur est divisé en compartiments renfermant : deux vases à dilution de 500 centimètres cubes, deux de 50 centimètres cubes, deux de 10 centimètres cubes contenant de l'eau stérilisée ; une lampe à alcool. Un râtelier situé contre la paroi postérieure maintient des tubes à essai renfermant les pipettes graduées et stérilisées. Quelques flacons, quelques plaques, une pipette à boule pour emporter un échantillon d'eau en complètent l'outillage.

Le *nécessaire de G. Roux* (fig. 181) est « une boîte en zinc, à peu près cubique, de 35 centimètres environ dans les trois dimensions, à doubles parois, circonscrivant un espace vide de 10 cen-

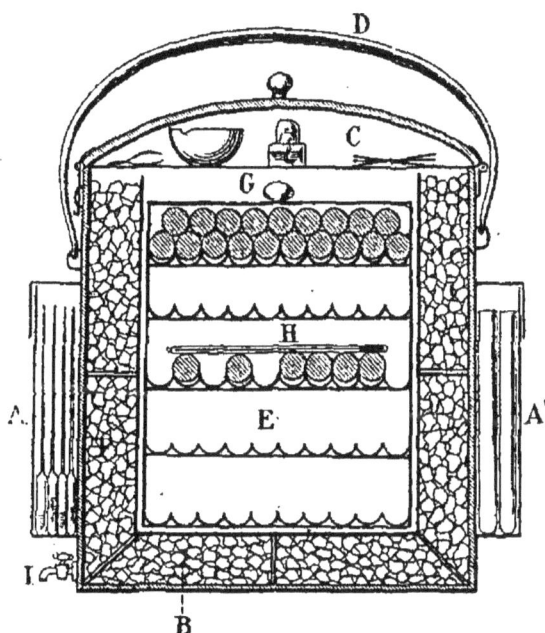

Fig. 181.

Nécessaire de G. Roux pour l'ensemencement sur place des eaux à analyser.

timètres de largeur, tout à fait analogue à celui des étuves à incubation et destiné à recevoir des fragments de glace concassée (B) ; un robinet (I) placé à la partie inférieure d'une des faces de la boîte permet de vider l'eau de fusion ; l'extérieur est recouvert de feutre. Dans ce grand espace vide central s'engage un panier en fil de laiton (G) pouvant être complètement enlevé comme celui de l'autoclave et divisé par des cloisons transversales, également en laiton, en six étages superposés. Les quatre étages inférieurs (E) sont agencés, grâce à une série d'encoches en forme de croissants qui limitent les deux bords libres, de façon à recevoir, couchés sur un plan horizontal, des tubes à essai contenant 2 ou 3 centimètres cubes seulement de gélatine stérilisée, lesquels sont maintenus bien en place et sans ballottement possible par des bandes de caoutchouc adaptées aux deux extrémités de chacun des bords de la cloison horizontale. »

« Quant aux deux étages supérieurs, ils sont constitués par des cylindres métalliques placés de champ, dans lesquels seront introduits et solidement fixés les tubes pipettes à extrémité effilée. Une place est réservée au thermomètre (H). Des annexes latérales (A,A') renferment des tubes à essai contenant des quantités strictement déterminées d'eau stérilisée et des pipettes jaugées et stérilisées. »

« Le couvercle est fortement bombé et creux ; dans sa cavité (C) se trouvent : une lampe à alcool munie d'un chalumeau et d'un petit insufflateur en caoutchouc, une petite capsule en métal, un trépied pliant, des pinces, des ciseaux, des étiquettes et quelques feuilles de papier à filtrer. Les annexes ont des couvercles spéciaux. Une anse (D) permet de porter la caisse sans difficulté. »

Nous parlerons plus loin du *nécessaire* employé dans le laboratoire d'Arloing.

§ 2. — Analyse quantitative

Nous supposons qu'on veuille savoir le nombre des éléments microbiens contenus dans une eau, analysée sur place ou transportée rapidement et à 0° au laboratoire, comme il vient d'être dit.

A) Examen microscopique

1° Examen direct. — Nous ne signalerons que pour mémoire l'examen direct de l'eau au microscope. Depuis l'invention du

microscope on a regardé à l'aide de ce dernier la flore et la
faune d'une goutte d'eau ; nous n'avons pas besoin d'ajouter
qu'on ne voit ainsi que la grande minorité des microbes et
qu'il est impossible de les compter, surtout par rapport au
volume d'eau employée. Il en est de même si on examine le
dépôt formé. HARBAL en 1850, COHN en 1866, HIRT en 1879,
MACDONALD en 1883, et même TIEMANN et GÄRTNER, en 1889, ont
préconisé de semblables procédés.

2° **Examen après évaporation.** — KOCH avait légèrement
perfectionné la méthode en examinant les microbes après évaporation de l'eau et *coloration* du résidu. La goutte d'eau était
évaporée sur la lamelle chauffée à la flamme d'une lampe à
alcool. KOCH colorait au bleu de méthylène.

3° **Examen après fixation.** — CERTES, en 1880 et 1882, a *fixé*
les microbes d'une goutte d'eau au moyen de l'*acide osmique*.
Dix ou douze gouttes d'une solution d'acide osmique à 1 p. 100
sont introduites dans une petite éprouvette stérilisée ; on verse
ensuite lentement 30 à 40 centimètres cubes de l'eau à analyser
en agitant de temps en temps. Au bout de quelques minutes
on ajoute de l'eau distillée pour atténuer l'action de l'acide
osmique, et on laisse déposer. On décante au bout de vingt-
quatre heures, et on examine le dépôt après coloration avec
une couleur d'aniline. Nous dirons, avec G. ROUX, que cette
méthode est excellente pour l'examen des infusoires et enfan-
tine pour l'analyse bactériologique de l'eau.

En somme, l'examen microscopique ne peut rendre aucun
service pour le but que nous nous proposons.

B) ANALYSES PAR CULTURES EN MILIEUX LIQUIDES

La méthode d'analyse par cultures liquides date des mémo-
rables expériences de PASTEUR et JOUBERT, en 1878. MIQUEL,
CHAUVEAU et ARLOING ont perfectionné les détails.

Les différents procédés se partagent en deux groupes. Dans
un *premier groupe*, l'eau est puisée directement dans la pipette

qui servira à la répartir dans les ballons de bouillon ; il faut
alors que la pipette soit très effilée pour donner des gouttes
très fines, $\frac{1}{100}$ à $\frac{1}{150}$ de centimètre cube, c'est le procédé de CHAU-
VEAU et ARLOING, que nous employons à Lyon depuis bientôt
quinze ans. Il est le procédé de choix à condition toutefois que
l'eau ne soit pas trop impure, car on ne peut obtenir des
gouttes inférieures à un certain volume. Le *second groupe* comprend tous les procédés où on fait une *dilution* préalable de
l'eau à analyser dans de l'eau stérilisée pour qu'une goutte
moyenne ne contienne que très peu d'eau microbienne. Ce
sont les procédés de MIQUEL, de FOL et DUNANT. En principe, il faut arriver à ce que chaque ballon ne soit ensemencé qu'avec *un seul microbe ;* si donc l'eau est peu riche, il
suffit de la fractionner en gouttes très fines; si l'eau est très
impure, il faut la diluer. Lorsqu'on peut éviter la dilution,
le procédé de CHAUVEAU et ARLOING est incontestablement le
meilleur.

Pour choisir un des procédés précédents et pour savoir (au
cas où on s'adresserait au second groupe) quelle dilution il
faut employer, il est indispensable de procéder à une *analyse
préalable sommaire*, indiquant la richesse microbienne approximative de l'eau. Cette analyse préalable sera aussi utile pour
les méthodes sur milieux solides.

MIQUEL pratique cette *analyse préalable* de la façon suivante.
On ensemence des ballons de bouillon, les uns avec une
goutte de l'eau suspecte, d'autres avec une goutte de l'eau
diluée au 100ᵉ, d'autres avec une goutte de l'eau diluée au 1000ᵉ,
d'autres enfin avec une goutte de l'eau diluée au 1,000,000ᵉ ou
même plus. On met les ballons à l'étuve et on les examine au
bout de vingt-quatre heures. On choisira la dilution correspondant à celle dont les ballons sont restés clairs en majorité. Si, par exemple, tous les ballons ensemencés avec une
goutte de la dilution à 1/100ᵉ sont troubles, et que 8 sur 10 des
ballons ensemencés avec une goutte de la solution à 1/1000ᵉ
soient restés clairs, on choisira la dilution à 1/1000ᵉ. Si un
dixième seulement des ballons ensemencés avec l'eau pure est
trouble, on se passera de dilution et on choisira le procédé de

CHAUVEAU et ARLOING. Il va sans dire que le procédé de CHAU-
VEAU et ARLOING s'applique surtout aux analyses où on peut
aller faire soi-même le puisage, en raison de la délicatesse des
pipettes ; on peut néanmoins l'employer en puisant dans
l'échantillon envoyé au laboratoire.

G. ROUX fait des dilutions variant de 1/10ᵉ à 1/1000ᵉ et ensemence 1 centimètre cube des dilutions dans deux ou trois
tubes de gélatine liquéfiée et étalée sur une portion de la paroi
du tube maintenu horizontal. Au bout de trois ou quatre jours
on compte les colonies. Le gros inconvénient est de nécessiter
une attente de quatre jours lorsque le même échantillon
(maintenu naturellement à la glacière) doit servir à l'analyse
définitive.

Il faudra toujours, autant que possible, faire un nouveau
puisage pour l'analyse ultérieure.

1° **Procédé de Chauveau et Arloing**. — Son grand avantage est d'éviter toute cause de contamination ; l'eau est directement puisée dans une pipette stérilisée, et n'en sort que
pour tomber dans les ballons de bouillon fractionnée en gouttes
très fines. La pipette, fabriquée ainsi que nous allons l'expliquer, est stérilisée et privée de la plus grande partie de son air
au moyen du chauffage ou de l'aspiration par une trompe et
scellée à la lampe. Elle est transportée au lieu de la prise ;
l'extrémité effilée est plongée dans l'eau et brisée à ce moment
avec une pince ou des ciseaux stérilisés. L'eau se précipite
jusqu'à une certaine hauteur sans jamais atteindre le coton ;
si le vide n'avait pas été fait on pourrait aspirer avec un tube
en caoutchouc. Lorsque la pipette est suffisamment chargée,
on la retire et on scelle à la lampe son extrémité effilée. Il
faut avoir soin, avant de retirer la pipette de l'eau, lorsqu'elle
est assez remplie, de briser la grosse extrémité de la pipette
pour permettre la rentrée de l'air à travers le coton et empêcher ainsi qu'il ne pénètre par l'effilure avant que celle-ci soit
scellée hors de l'eau.

Il s'agit alors de répartir cette eau dans des ballons ou tubes
de bouillon ; on le fera de préférence sur place, aussitôt après

le puisage, sinon on transportera la pipette dans un manchon
de glace. Pour faire l'ensemencement sur place, des tubes de
bouillon sont plus faciles à transporter que des ballons. La
répartition exige un support métallique (A) destiné à maintenir la pipette (B) légèrement inclinée dans une position qui

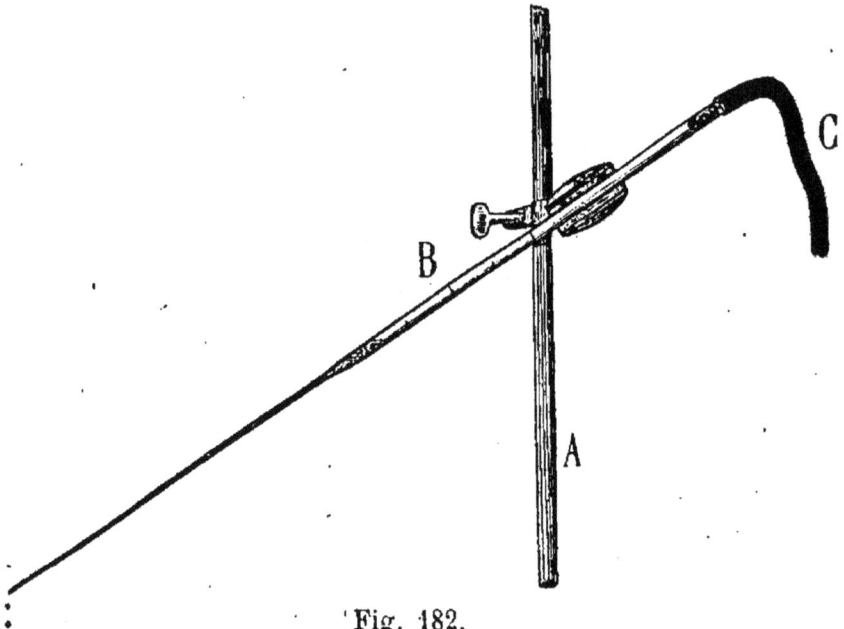

Fig. 182.

Pipette de Chauveau et Arloing en place pour l'ensemencement
en ballons de bouillon de l'eau à analyser.

restera la même pendant toute l'expérience (fig. 182). Une
pince, une lampe à alcool, un tube de caoutchouc du diamètre
de la pipette compléteront l'outillage. La pipette a été jaugée,
comme il sera dit plus loin, et des traits à la lime indiquent les
1/4 de centimètre cube. On se tient prêt, ayant à portée de la
main gauche un panier métallique contenant les tubes de
bouillon, à portée de la main droite un panier vide pour recevoir les tubes ensemencés; on prend le caoutchouc (C) entre les
lèvres et on brise la pointe effilée qui est ensuite soigneusement flambée. On souffle par le tube de caoutchouc et on laisse
tomber des gouttes (sans les compter) jusqu'à ce que l'eau
affleure un des traits de lime. A ce moment, prenant un à un

de la main gauche les tubes de bouillon dont on flambe l'orifice après que la main droite a enlevé et conservé en l'air, le tampon de coton, on fait tomber dans chacun d'eux une seule goutte de l'eau de la pipette. On reflambe, on rebouche et on place dans le panier de droite. Il faut en général souffler pour faire tomber la goutte, en raison de l'extrême capillarité de la pointe de la pipette ; c'est dire qu'on aura tout le temps de passer d'un tube à l'autre avant la chute de la goutte suivante. Si toutefois une ou plusieurs gouttes se perdaient, on les noterait mentalement, ou sur un papier mis à portée de la main droite. Lorsqu'on a ainsi ensemencé 150 à 200 tubes de bouillon, on continue à faire tomber des gouttes, *en les comptant*, jusqu'à un trait de lime. Additionnant alors le nombre de tubes employés et celui des gouttes perdues ou tombées à la fin, on a le chiffre des gouttes correspondant au nombre de divisions des graduations de la pipette. Supposons un cas moyen. On a ensemencé 150 tubes, et il a fallu faire tomber encore 25 gouttes pour arriver à une ligne de la pipette ; on a utilisé 5 divisions de la pipette, soit 1^{cc} 1/4 (chaque division valant 1/4 de centimètre cube). 175 gouttes pour 1^{cc},25 donnent exactement 140 gouttes au centimètre cube. Chaque tube a donc été ensemencé avec 1/140e de centimètre cube. Une étiquette note ce chiffre, la nature de l'eau, la date de l'ensemencement. On rentre au laboratoire, on place les tubes à + 38°, et *on attend huit jours* avant de faire la numération des tubes fertiles. Les raisons pour lesquelles il faut attendre huit jours seront développées à propos du procédé de Miquel. Supposons que 50 tubes sur 150 soient troubles, on a le nombre de microbes par centimètre cube (x) au moyen d'une simple proportion :

$$\frac{x}{140} = \frac{50}{150}$$
$$x = \frac{140 \times 50}{150}$$
$$x = 46,666$$

L'eau en question contient 46 à 47 microbes par centimètre cube, soit 46 666 microbes par litre.

Nous répétons que ce procédé est parfait lorsque l'eau n'est

pas trop riche en microbes. On verra plus loin (procédé de
Miquel) quelle proportion de tubes doit rester claire pour que
l'analyse soit exacte, c'est-à-dire pour que chaque tube n'ait
réellement reçu qu'un seul microbe. La pipette doit donner
des gouttes équivalant à 1/120° de centimètre cube au maximum ; on peut arriver à obtenir des fractions encore plus
petites que 1/150° de centimètre cube.

La *fabrication de la pipette* est le point le plus délicat du
procédé. On choisit un tube de verre d'un demi-centimètre de
diamètre, de calibre aussi égal que possible dans toute son étendue. On le gradue avec du mercure en quarts ou moitiés de
centimètre cube, et chaque division est marquée d'un trait de
lime, qu'on noircit à l'encre. On étire alors ce tube en pipettes
comme il a été dit p. 14, en ayant soin que l'effilure soit bien
dans l'axe central du corps de la pipette, et non plus ou moins
latéralement. On fait un léger rétrécissement à 6 ou 7 divisions de l'origine de la partie effilée, on introduit un tampon
de ouate peu serré ; on fait un second rétrécissement plus
marqué que le premier, et on fait stériliser au four Pasteur. Au
moment de partir pour faire une analyse on modifie la partie
effilée qui devient, à dater de ce moment, extrêmement fragile. Délaissant le chalumeau, on se sert d'une lampe à alcool.
On chauffe au rouge la partie conique, origine de l'effilure, et
on l'étire lentement après l'avoir sortie de la flamme. Cette
seconde effilure a une capillarité bien supérieure à la première,
elle est très flexible, et paraît même souvent ne pas avoir de
canal central. On saura à l'usage la valeur de la goutte. Avec
un peu d'habitude on juge à la grosseur de la pointe les
pipettes qui ne donneraient pas des gouttes inférieures à
1/100° de centimètre cube. La seconde effilure doit, comme la
première, être autant que possible dans l'axe du canal de la
pipette et non latérale. Les gouttes qui tomberont d'une telle
pipette *auront un poids sensiblement égal*. On scelle la pointe à
8 ou 10 centimètres de son origine, on chauffe la pipette ou on
la met en rapport avec une machine pneumatique, et on scelle
le rétrécissement qui laisse le tampon dans la pipette. Celle-ci
est prête à être utilisée.

L'inconvénient du procédé de Chauveau et Arloing réside dans la fragilité de la pipette et dans la difficulté de son transport dans la glace après son remplissage. Aussi vaut-il mieux faire toujours les ensemencements sur place. Arloing a fait construire pour cela un *nécessaire* composé de 3 boîtes en bois munies de manettes. L'une est une simple caisse munie d'un couvercle à charnière et surmonté d'une poignée. La hauteur égale 25 centimètres, les dimensions latérales 30 centimètres. Elle est divisée en 4 compartiments par 2 cloisons en croix, 3 de ces compartiments contiennent 3 paniers métalliques renfermant chacun 50 tubes chargés de 3 ou 4 centimètres cubes de bouillon ; le quatrième contient la pince, la lampe à alcool, le caoutchouc, les étiquettes, etc. Des blocs de ouate empêchent tout ballottement. La seconde boîte (hauteur, 17 centimètres ; dimensions latérales, 35 centimètres) est également divisée en 4 compartiments pour loger 4 ballons à fond plat (voir fig. 18) chargés de gélatine. La troisième boîte est uniquement destinée au transport des pipettes dont on emportera toujours une provision pour parer à tout accident. C'est une espèce d'étui plat, long de 55 centimètres, large de 15 centimètres, haut de 6 centimètres, formé de 2 valves en bois dans lequel pénètre à frottements une planchette percée de petits trous sur laquelle les pipettes sont fixées parallèlement au moyen de caoutchoucs. Deux taquets de la valve qui se referme sur la première rendent la planchette absolument immobile ; on peut encore garnir avec du coton. Une manette permet de porter cette boîte.

2º **Procédé de Miquel.** — Dès 1879, Miquel a préconisé la « *méthode du fractionnement dans le bouillon* » basée sur la *dilution* de l'eau à analyser dans un volume connu d'eau stérilisée, pour arriver à n'ensemencer qu'un seul microbe en faisant tomber une grosse goutte du mélange dans chaque ballon de bouillon.

C'est surtout pour cette méthode que les modes de puisage, de transport, etc., décrits plus haut sont utiles.

Miquel voudrait que les analyses d'eau soient faites par

tous les bactériologistes dans un bouillon invariable et il propose le suivant :

Peptone Chapoteaut	20 grammes.
Sel marin	5 —
Cendres de bois	0 gr. 10.
Eau ordinaire	1000 grammes.

La dilution de l'eau se fait dans des matras Pasteur à fond plat d'une capacité variant de 30 centimètres cubes à 2 litres, qui sont à moitié remplis d'un volume connu d'eau distillée. On ajoute le volume nécessaire de l'eau à analyser et on agite vivement. On prélève le mélange avec des pipettes jaugées et stérilisées (fig. 183) donnant à peu près 25 gouttes au gramme.

La distribution se fait dans 36 ballons de bouillon, à la dose de 1 goutte dans 18 ballons et 2 gouttes dans les 18 autres. On ensemence de même 36 autres ballons avec les mêmes doses d'une dilution deux fois plus forte. Les 72 ballons sont mis à l'étuve à + 35° *pendant quinze jours.* On compte alors les ballons troublés et on fait la numération. Pour que l'analyse soit bonne, c'est-à-dire pour que, selon toutes les probabilités, la goutte ensemencée n'ait contenu qu'un seul microbe, *il ne faut pas, d'après* MIQUEL,

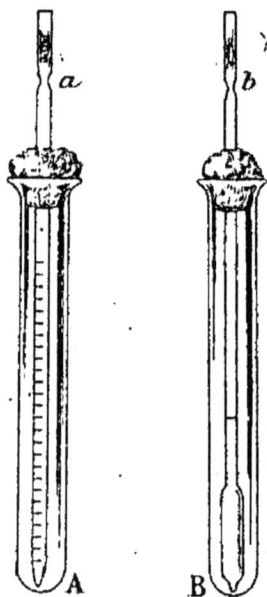

Fig. 183.
Pipettes jaugées et stérilisées dans des tubes à essai.

plus de 30 ballons troublés pour 100, soit 21 sur 72 ; s'il y en a davantage, la dilution n'était pas assez forte.

Une analyse d'eau peut, d'après MIQUEL, être mise en train en 20 minutes par ce procédé.

Supposons que 108 gouttes d'eau aient été ensemencées dans 72 ballons (36 ayant reçu 1 goutte, et 36 2 gouttes ; la goutte valant $\frac{1}{25}$ de centimètre cube). La dilution était à 1/1000.

Supposons que 16 ballons se soient troublés en quinze jours ; 108 gouttes d'eau à $\frac{1}{1000}$ renfermaient 16 microbes. 108 gouttes représentent $4^{cc},3$ environ. $4^{cc},3$ de la dilution renferment donc 16 microbes ; l'eau à analyser en contenait 1 000 fois plus, soit 16 000. Un centimètre cube en contenait 4,3 moins, c'est-à-dire 3 651 162 environ. L'eau à analyser posssédait 3 651 162 microbes par litre.

Appelons G le nombre de gouttes ensemencées, N le nombre des ballons troubles, T le titre de la solution, en supposant 25 gouttes au centimètre cube. Appelons Q le quotient $\frac{G}{25}$; on a la formule générale :

$$\frac{N}{Q} \times T = x \text{ microbes par centimètre cube.} \quad x \times 1000 =$$

le nombre des microbes par litre.

3° Procédé de H. Fol. — Il est plus compliqué que celui de Miquel, sans avoir sur lui d'avantages marqués.

La dilution, au lieu d'être faite dans de l'eau stérilisée, s'opère d'emblée dans le bouillon nutritif qui est à son tour reparti en ballons.

Nous renvoyons ceux qui désireraient connaître les appareils de H. Fol à son travail des *Archives des sciences physiques et naturelles de Genève* (1884). Nous déconseillons cet outillage compliqué.

C) ANALYSE PAR CULTURES SUR MILIEUX SOLIDES

Le grand avantage de la méthode des cultures sur milieux solides est de bien isoler chaque élément microbien qui donne une colonie séparée ; la numération est ainsi plus exacte. Cette exactitude n'est cependant qu'apparente, car nombre de microbes qui auraient pullulé en bouillon ne végètent pas sur gélatine ; aussi l'analyse d'une eau sur milieux solides donne-t-elle des chiffres toujours inférieurs à ceux de l'analyse de cette même eau en milieux liquides, malgré la possibilité d'introduire deux microbes dans le même ballon de bouillon. La méthode des milieux solides permet une analyse qualitative

sommaire par l'examen de la forme des colonies. Nous savons
déjà que Koch en fut l'inventeur.

1° Cultures sur plaques de gélatine ensemencée liquide.

— C'est le procédé primitif de Koch plus ou moins modifié.
Il n'a rien de spécial. Nous renvoyons pour le manuel opératoire au chapitre où nous avons déjà décrit la façon de faire
une culture sur plaque de gélatine (page 147). Il suffira de
mettre dans chaque tube de gélatine une quantité connue de
l'eau à analyser plus ou moins diluée suivant les cas. Le nombre
de colonies développées donnera le nombre des microbes contenus dans la quantité d'eau ensemencée.

La plaque de Koch peut naturellement être remplacée par le
tube d'Esmarch, la boîte de Petri [1] et tous les autres appareils
perfectionnés décrits au chap. vi. Lorsque nous employons la
gélatine, nous nous servons de ballons en entonnoir renversé,
à large fond plat, à petit orifice (fig. 18) dans lesquels la gélatine est stérilisée. On verse une quantité d'eau connue dans la
gélatine liquide, on agite et on laisse prendre le milieu qui
s'étale en couche mince sur le fond. On peut noter par des
points à l'encre sur la face inférieure du four les colonies qui
apparaissent. On peut aussi décalquer le fond sur des ronds
de papier où on dessine jour par jour les colonies à mesure
qu'elles apparaissent. On fera aisément la numération en plaçant sous la plaque une feuille quadrillée, ou en traçant à
l'encre des lignes perpendiculaires qui formeront un quadrillé
utile même très irrégulier. On comptera carré par carré. Ces
quadrillés feront aussi des points de repère précieux.

Un inconvénient sérieux des cultures sur gélatine des
microbes des eaux réside dans le grand nombre de colonies
liquéfiantes qui en quelques jours envahissent toute la plaque
et mélangent toutes les colonies. Pour y remédier on peut

---

[1] RIETSCH (1890) fait ses analyses sur gélatine en répartissant celles-
ci dans des godets de verre très analogues aux boîtes de Petri et qui
sont antérieurs à la découverte de PETRI, puisque NICATI et RIETSCH
les ont décrits en 1885.

employer de la gélatine-gélose, (page 95) ou la formule de GIRARD ; ces milieux liquéfient moins facilement. Voici la formule de GIRARD :

Eau	1000 grammes.
Gélatine blanche.	40 —
Phosphate de soude	0 gr. 02.

On clarifie avec un blanc d'œuf, on fait bouillir, on filtre et on stérilise à + 115°.

G. Roux arrête le développement des colonies liquéfiantes à mesure qu'elles se forment en les vernissant avec du *stérésol* (de BERLIOZ) qui arrête le développement de la colonie sans diffuser sur toute la plaque de gélatine.

La boîte de Petri ou le tube d'Esmarch sont plus commodes que le ballon conique pour aller puiser les colonies et les réensemencer.

En mettant une très petite goutte d'eau dans chaque récipient de gélatine on peut éviter les dilutions. Il suffit en tout cas d'opérer avec 3 tubes de gélatine comme il a été dit p. 150.

2° Cultures sur plaques de gélatine ou de gélose ensemencées symétriquement après solidification. — C'est le *procédé d'Arloing.* Il a surtout pour but d'éviter la contamination de la plaque par des germes étrangers à ceux de l'eau à analyser. On laisse tomber en des points symétriques une série de gouttes d'eau sur la surface d'une plaque de gélatine ou de gélose solidifiée ; toute colonie développée en dehors des points ensemencés ne sera pas comptée dans la numération.

Ce procédé repose tout entier sur l'emploi d'un *analyseur bactériologique* spécial[1]. Cet appareil (fig. 184) consiste en une boîte rectangulaire en cuivre nickelé longue de 25 centimètres sur 8cm 5 de largeur et 3cm 5 de profondeur. Le couvercle est formé de deux lames de verre (5 et 6) mobiles autour de charnières fixées aux deux bords externes les plus étroits. Un intervalle

---

[1] ARLOING. *Appareil pour l'analyse bactériologique des eaux,* Revue d'hygiène, 1888, p. 475.

de quelques millimètres sépare les deux lames et est occupé par un couvre-joints en métal (3) glissant sans frottement et présentant à son milieu un orifice étroit (T) entre deux languettes métalliques souples (*a.a*). Une plaque de cuivre de la dimension des plaques de verre quadrillées est au fond de la boîte, munie d'une crémaillère qui est actionnée par le bouton (7).

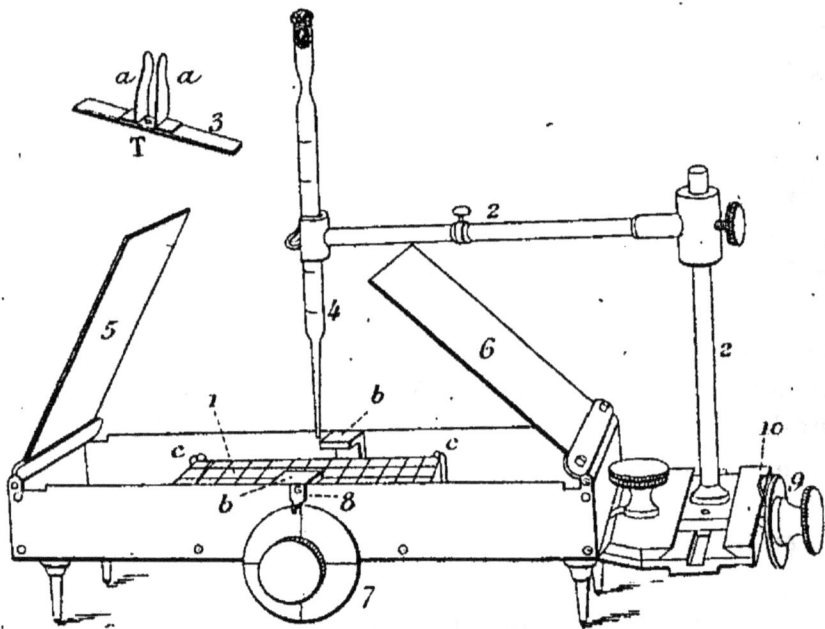

Fig. 184.
Analyseur bactériologique d'ARLOING.

Quatre montants prismatiques (*c,c*) servent à maintenir la plaque de verre. L'index (8) sert à mesurer l'avancement de la plaque ; deux crans du bouton (7) font avancer la crémaillère de 1 centimètre. A une des extrémités de la boîte est une forte plaque de cuivre munie d'une coulisse ; elle porte la tige (2) destinée à tenir la pipette et une crémaillère actionnée par le bouton (9). Cette seconde crémaillère se meut perpendiculairement à la première et sert à déplacer latéralement la pipette. La plaque de verre a 12 centimètres de long sur 5 centimètres de large ; elle est divisée en soixante carrés par un quadrillage. On stérilise la boîte et on introduit la plaque chargée de géla-

tine solide par une petite porte opposée au bouton (9). La
pipette (4) qui contient l'eau à analyser est fixée à la tige (2)
et son extrémité effilée pénètre à frottement entre les tiges (a)
dans le trou (T). Dès qu'une goutte est tombée au milieu d'un
carré on tourne de deux crans le bouton (7) et on fait ainsi
tomber une goutte au centre de chaque carré. La première
ligne ensemencée, on déplace latéralement la pipette, qui
entraîne le couvre-joints (3), au moyen du bouton (9). On a ainsi
une plaque quadrillée de gélatine ayant reçu une goutte d'eau
au centre de chaque carré.

G. Roux a simplifié le procédé d'ARLOING en se servant d'un
petit appareil dans lequel la pipette est immobile, tandis que
la plaque de gélatine se déplace circulairement.

3° **Procédés approximatifs de Miquel.** — MIQUEL décrit
sous ce nom deux séries d'opérations approximatives qui peuvent rendre des services.

Le principe est le suivant : faire végéter les colonies sur un
papier nutritif imprégné de gelée de lichen qui, traité ensuite
au bleu d'indigo, ne se colorera qu'au niveau des colonies. On
trouvera tous les détails de la préparation de ce papier dans
l'*Annuaire de Montsouris* pour 1886, p. 519 et suivantes.

Nous ne parlerons que du procédé le plus simple décrit en
1890. Le papier nutritif taillé en rectangle et muni d'un fil
suspenseur en platine, enveloppé de papier Joseph, est mis à l'autoclave pendant une heure à + 110°. Au moment de l'analyse
on le suspend par le fil de platine dans une éprouvette bouchée
à l'émeri. On le tare très exactement et on le plonge dans l'eau
à analyser. En cinq minutes la gelée est gonflée, imbibée d'eau.
On le remet dans l'éprouvette et on fait une seconde pesée
qui donnera le poids de l'eau absorbée. Le tout est alors mis à
l'étuve. Au bout de quinze jours on retire le papier, on le dessèche bien + 45°, et on le plonge pendant quelques minutes
dans une solution aqueuse d'alun cristallisé, puis dans de l'eau
pure. La gelée est alors plus mordante. On a préparé un second
bain colorant de la façon suivante : 2 grammes d'indigotine cris-
tallisée ont digéré pendant vingt-quatre heures dans 50 grammes

d'acide sulfurique fumant ; on ajoute un litre d'eau ; on neutralise. On trempe le papier dans ce second bain ; il se colore
tout entier, les colonies en plus foncé. On lave à l'eau et on
met dans une solution de permanganate de potasse à $\frac{1}{1\,000}$ pendant une demi-heure. La gelée de bleu est devenue violette,
puis rose. On lave. On trempe dans une solution faible d'acide
oxalique à 3 ou 5 p. 100. On lave. Les colonies tranchent en
bleu sur le papier redevenu blanc. MIQUEL a reproduit ces feuilles
dans l'*Annuaire de Montsouris* pour 1886. L'indigo est une
couleur très fixe : aussi, loin de se décolorer, ces feuilles se
foncent-elles à la lumière.

On compte les colonies bleues et on les rapporte à la quantité d'eau employée.

4° Numération des colonies par la photographie. —
G. Roux a proposé d'enregistrer les colonies de la plaque de
gélatine en appliquant celle-ci sur un papier sensible. La gélatine est répartie à la dose de 2 centimètres cubes dans de larges
tubes à essai comme pour la méthode d'Esmarch. Après l'ensemencement, on couche les tubes horizontalement sur une planchette munie à ses deux extrémités d'encoches demi-circu-
laires. La gélatine est donc en plaque plane et non enroulée.
Lorsque les colonies ont apparu, on glisse sous l'ensemble des
tubes un papier sensible au ferrocyanure de potassium et on
met le tout à la lumière (pas trop vive pour éviter la fusion
de la gélatine). Lorsque le papier est gris bleu, on le retire
brusquement, on le lave à grande eau et on laisse sécher. Les
plus petites colonies se détachent en blanc sur fond bleu. On
répète cette opération tous les deux ou trois jours et on conserve tous ces documents datés.

§ 3. — ANALYSE QUALITATIVE

L'analyse qualitative, avons-nous dit, est le but vers lequel
doit tendre le bactériologiste chargé d'examiner une eau au
point de vue microbien. Il est plus important de savoir le

nombre et le nom des espèces microbiennes contenues dans
une eau que de calculer le nombre des individus non déterminés qui la souillent. Malheureusement la classification des
microbes, la détermination de l'espèce, se heurtent, comme
nous l'avons développé au chapitre ı, à des difficultés presque
insurmontables. Si on réfléchit, en outre, que nombre de microbes (*B. tuberculeux, gonocoque*, etc.) ne poussent pas sur
les milieux ordinairement employés pour les analyses d'eau,
que beaucoup de microbes pathogènes nous sont totalement
inconnus, on se rend compte de la prudence avec laquelle
doivent être rédigées les conclusions d'une analyse qualitative.
Enfin l'analyse qualitative, n'ayant pas de technique fixe, mais
exigeant de celui qui l'entreprend une foule de connaissances
non seulement en bactériologie pure, mais en physiologie, en
chimie, en pathologie, etc., aura la valeur de celui qui l'a dirigée, bien différente en cela de l'analyse quantitative qui,
suivant l'expression de Miquel, peut être faite par un bon
garçon de laboratoire.

L'idéal de l'analyse qualitative serait l'énumération de toutes
les espèces contenues dans un échantillon d'eau ; cette *analyse
qualitative générale* suivrait donc forcément l'analyse quantitative qui aurait isolé les germes. On se contente en général
de l'*analyse qualitative spéciale*, c'est-à-dire de rechercher si
une eau contient tel microbe pathogène donné.

A) Analyse qualitative générale

Une fois en possession des cultures pures des microbes d'une
eau, on se servira, pour différencier les espèces, de tous les
moyens qui sont à notre disposition et que nous avons étudiés
au chapitre vı : cultures successives, sur différents milieux, à
différentes températures ; on fera l'examen macroscopique et
microscopique, examen chimique des bouillons de culture, on
inoculera aux animaux, etc. Nous n'avons pas à revenir sur ces
méthodes. Toutes ces constatations épuisées, comment pourra-
t-on appliquer un nom à chaque espèce ? Existe-t-il des tables
dichotomiques qui puissent guider le microbiologiste et le con-

duire au nom de l'espèce par éliminations successives? Existe-
t-il en un mot des ouvrages sur les flores microbiennes comparables à ceux qui traitent des flores végétales générales? Peut-
on déterminer les microbes d'une eau, commes les plantes
d'une montagne? Plusieurs auteurs ont tenté la description des
microbes des eaux et la création de tables dichotomiques ; ces
publications rendront des services, à la condition expresse de
se souvenir qu'elles n'ont rien d'absolu, que tous les caractères
sur lesquels se basent leurs classifications sont trop variables
pour que la détermination d'un microbe soit comparable à celle
d'une plante plus élevée ; le microbe est situé trop bas dans
l'échelle des êtres pour être aussi facilement individualisé (voir
chapitre Ier). Nous renvoyons plus spécialement le lecteur aux
ouvrages de LUSTIG [1], EISENBERG [2], G. ROUX [3] pour la description
des microbes habituels des eaux.

B) ANALYSE QUALITATIVE SPÉCIALE

Le problème devient plus abordable lorsqu'on demande au
bactériologiste si un échantillon d'eau contient telle espèce
microbienne connue. La plupart des microbes pathogènes ont
été rencontrés dans l'eau. Citons le *staphylococcus pyogenes
aureus* [4] (ULMANN), le *micrococcus cereus albus* (TILS), le *micrococcus du clou de Biskra* (HEYDENREICH), le *coccus B. de Fontin*,
le *bacillus anthracis* [5] (POINCARÉ), le *bacille du choléra des poules*

[1] LUSTIG. *Diagnostica dei Batteri delle acque.* Torino, 1890.
[2] EISENBERG. *Bakteriologische Diagnostik,* (Hamburg und Leipzig,
1891.)
[3] G. ROUX. *Loc. cit.,* ch. IX.
[4] COURMONT a vu que le *staphylocoque pyogène* pouvait vivre pendant plusieurs mois dans de l'eau distillée (*Staphylococcie.* Traité de
médecine BROUARDEL, 1895). C'est d'ailleurs dans l'eau de la Seine que
PASTEUR avait découvert, en 1880, un coccus pyogène.
[5] Les filaments ou spores du *B. anthracis* peuvent vivre dans
l'eau jusqu'à 131 jours (DUBARRY. Th. Paris, 1889). KARLINSKI les a
vus au contraire disparaître dans l'eau en trois à cinq jours. (*Loc.
cit.,* 1889-90.) Consulter le travail de STRAUS et DUBARRY : *la vie des*

(Koch), le *bacillus murisepticus* (Koch), le *bacillus pyocyaneus* (Tils), le *bacille de la tuberculose* (Guinard), etc.

Les vases et par conséquent les eaux boueuses contiennent presque toujours des microbes *anaérobies* extrêmement dangereux, tels que le *vibrion septique* (gangrène gazeuse), le *bacille de Nicolaïer* (tétanos). G. Roux, Arloing, Lortet, etc. les ont constamment trouvés dans la vase des galeries de filtration de la Compagnie des eaux de Lyon. Miquel les a rencontrés dans l'eau de la Seine et de la Marne, Lortet dans l'eau de la mer Morte. Nous avons déjà indiqué la façon de rechercher ces microbes (chapitre vii, page 180) : on emploie l'inoculation de la boue sous la peau du cobaye ($0^{gr},10$ par 100 grammes de poids vif environ). On laissera déposer ou on centrifugera l'eau pour avoir une concentration de ces microbes. On pourra aussi, mais avec plus de difficultés, employer les méthodes d'isolement des anaérobies que nous avons décrites au chapitre vii.

Nous avons laissé pour la fin la recherche des microbes pathogènes qui se trouvent le plus fréquemment dans l'eau, engendrant des épidémies dues incontestablement à l'ingestion d'eaux contaminées : *fièvre typhoïde, choléra*. Ces deux questions sont d'une importance capitale et sont loin d'être résolues à l'heure actuelle.

1° Fièvre typhoïde, recherche du B. d'Eberth et du colibacille dans les eaux. — Le rôle de l'eau dans la propagation de la fièvre typhoïde est trop solidement établi pour que nous fassions autre chose ici que rappeler ce principe. La fièvre typhoïde étant causée par un microbe des mieux connus, le *bacille d'Eberth* (Eberth, Gaffky, Chantemesse et Widal), il semble très simple au premier abord de savoir si une eau est typhogène ; il suffirait pour se prononcer de constater l'absence ou la présence de ce microbe dans un échantillon de celle-ci.

microbes pathogènes dans l'eau (A. de méd. exp., 1889), où est indiquée la durée du pouvoir végétatif de quelques microbes (charbon, choléra, bacille typhique, pus vert, érysipèle) dans des eaux différentes.

Il en était ainsi il y a dix ans. Dès qu'une épidémie de fièvre typhoïde surgissait dans une ville, dans une maison, on recherchait l'eau de boisson consommée, on analysait celle-ci et la culture y décelait le *bacille d'Eberth* (BROUARDEL, THOINOT, CHANTEMESSE, etc.).

Malheureusement les choses n'étaient pas aussi simples. Il existe dans l'intestin de l'homme et de la plupart des animaux, et par conséquent dans toutes les eaux souillées de matières fécales, un bacille, très voisin du *B. d'Eberth* ; c'est le *colibacille* décrit par ESCHERICH sous le nom de *bacillus coli communis*. Jusqu'en 1889 ce microbe était considéré comme un vulgaire saprophyte, hôte banal de l'intestin ; on croyait aussi pouvoir le distinguer facilement du *B. d'Eberth*. C'est ici que se placent les travaux de RODET et G. ROUX, de Lyon [1]. Ces auteurs commencèrent par démontrer que les caractères distinctifs de ces deux microbes, considérés *jusqu'en* 1889 comme suffisants, ne permettaient pas la diagnose ; que les cultures du *B. d'Eberth*, obtenues si fréquemment par l'ensemencement d'eaux suspectes, étaient toujours ou presque toujours des cultures de *colibacille*. Il ne faut pas oublier qu'*à cette époque* on distinguait le *B. d'Eberth* du *colibacille* par les seuls caractères macroscopiques des colonies sur gélatine et surtout sur pomme de terre, caractères secondaires et variables qui ne pouvaient compenser les nombreux points de ressemblance des deux microbes. Continuant leurs travaux, RODET et ROUX montrèrent que le *B. d'Eberth* ne se rencontrait presque jamais dans l'eau, qu'il périssait d'ailleurs rapidement, même dans du liquide de fosse d'aisances filtré [2], qu'on ne le trouvait jamais ou presque jamais dans les selles des typhiques. Ils montrèrent en outre que le *colibacille* est non un saprophyte, mais bien un microbe pathogène. (LARUELLE, TAVEL, RODET, etc.). Leur conclusion fut

---

[1] RODET et ROUX. Soc. de Biologie et Soc. des sciences médicales de Lyon, 1889, 1890, etc. et Arch. de médecine expérimentale 1892, p. 317.

[2] VALLET. *Le bacillus coli dans ses rapports avec le bacille d'Eberth*, Th. Lyon, 1892.

que le *B. d'Eberth* n'est qu'une variété de *colibacille*, variété moins résistante, ayant perdu une partie de ses propriétés, à la suite de la pénétration du *colibacille* dans le corps des typhiques ; le type du *B. d'Eberth* s'obtient en ensemençant le suc de la rate des typhiques. Sous des influences encore mystérieuses, le *colibacille* devient typhogène et se transforme en *B. d'Eberth.*

Cette théorie des auteurs lyonnais, patronnée en outre par notre maître, ARLOING, a soulevé d'ardentes polémiques et occasionné un nombre incroyable de publications apportant des arguments tantôt favorables, tantôt contraires. N'eût-elle eu que le mérite de susciter un pareil nombre de travaux intéressants, la théorie de RODET et G. ROUX aurait sa place marquée dans la science. A partir de ce moment, la *colibacillose* a été créée de toutes pièces ; le *colibacille* s'est élevé du rang de vulgaire saprophyte à celui de bacille pathogène chargé de nombreux méfaits. A partir de ce moment, des caractères importants de différenciation ont été cherchés et découverts : fermentation de la lactose, coagulation du lait par le *colibacille* (CHANTEMESSE et WIDAL, PERDRIX, DUBIEF).

Où en est actuellement cette question ? Elle n'est pas résolue. Il ne nous paraît pas contestable que de nombreuses raisons plaident en faveur de la théorie de l'unité ; nous n'estimons pas cependant que RODET et G. ROUX aient donné des preuves irréfutables de leur opinion. Ils peuvent invoquer les faits suivants, qui sont certains : 1° le *B. d'Eberth* se rencontre très rarement (nous ne l'avons jamais rencontré dans un très grand nombre d'analyses) dans les eaux les plus typhogènes ; il est même impossible de le déceler dans une eau contenant du *colibacille* : il faut rayer de la science toutes les analyses d'eau des premiers temps de la bactériologie où on a affirmé la présence du *B. d'Eberth* dans l'eau (SCHNEIDER, CASSEDEBAT, NICOLLE, etc.) ; 2° le *B. d'Eberth* est rare et inconstant dans les selles des typhiques ; 3° le *B. d'Eberth* ne vit pas longtemps dans l'eau ; une citerne ne contenant que de l'eau stérilisée et dans laquelle on verse des cultures de *B. d'Eberth* et de *V. cholérique*, n'a plus aucun de ces microbes au bout de trois ou cinq jours (KARLINSKI [1]) ; or, la propagation de la fièvre typhoïde par l'eau ne peut être contestée ; 4° tous les caractères qui séparent le *B. d'Eberth* du *colibacille* sont *a minima*, c'est-à-dire que le *colibacille* type possède un certain nombre de propriétés qui manquent au *B. d'Eberth*, mais aucune des propriétés de ce dernier ne manque au *colibacille;* 5° il existe toute une série de *colibacilles* formant une chaîne intermédiaire entre le *colibacille* type et l'*Eberth* type. Même avec les réactions de la lactose et du lait, on ne peut en faire un diagnostic certain du microbe isolé. Il existe toute une classe de *bacilles pseudo-typhiques* (REMY et SUGG, CASSEDEBAT, etc.). Lorsque les réactions sont positives, on se trouve en présence du *colibacille:* lorsqu'elles sont négatives, on a affaire au *B. d'Eberth* ou à un bacille pseudo-typhique. Tous les intermédiaires existent. On voit combien ces arguments sont troublants. *En résumé :* le bactériologiste n'a pas, à l'heure actuelle, un procédé lui permettant de distinguer à coup sûr le *B. d'Eberth* de certains échantillons de *colibacilles* pseudo-typhiques.

L'opinion inverse s'appuie sur les différences incontestables qui séparent les deux microbes types, sur les recherches récentes de séro-diagnostic de la fièvre typhoïde (voir page 401), sur les propriétés curatives du sérum des animaux immunisés contre le *B. d'Eberth*, et surtout sur l'impossibilité où se trouvent RODET et ROUX de prouver l'identité des deux microbes et le rôle du *B. coli* dans la fièvre typhoïde.

On voit que la question est loin d'être résolue. Que conclure de tout cela au point de vue spécial de l'analyse des eaux ? Que répondre à l'hygiéniste qui demande si une eau doit être rejetée comme suspecte d'être typhogène ?

Trois cas peuvent se présenter : 1° l'eau ne contient ni *coli-bacille*, ni bacilles typhiques ou pseudo-typhiques ; elle est déclarée potable (à ce point de vue spécial) ; 2° l'eau contient des bacilles typhiques (presque jamais) ou pseudo-typhiques avec (presque toujours) ou sans *colibacilles;* elle est déclarée typhogène ; 3° l'eau ne contient pas de bacilles typhiques ou

[1] Voyez plus haut le détail de ces expériences, p. 311.

pseudo-typhiques, mais du *colibacille* typhique. Ce cas est le plus embarrassant. J'estime qu'il faut impitoyablement rejeter comme dangereuse une eau contenant du *colibacille* en quantité notable ; elle a été souillée de matières fécales, elle est plus que suspecte. Mais on ne rejettera pas d'emblée une eau

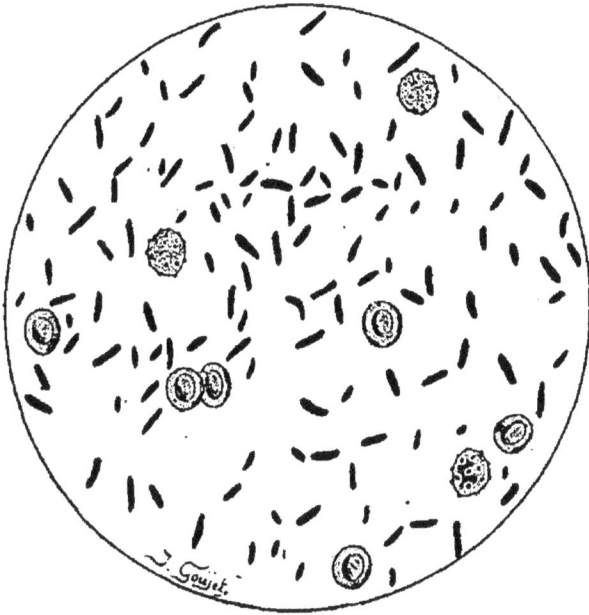

Fig. 185.

Préparation d'une culture en bouillon de *bacille d'Eberth*, âgée de 48 heures.

Faire abstraction des globules sanguins qui existaient dans la préparation.
Gr. = 800 D.

parce qu'elle contiendra quelques individus reconnus comme des *colibacilles*, car presque toutes les eaux peuvent en offrir des échantillons. Néanmoins cette eau sera suspecte et à surveiller de très près ; si on continue à y rencontrer des *colibacilles*, elle sera considérée comme dangereuse ou pouvant le devenir. Il faut être beaucoup plus sévère qu'on ne l'était il y a quelques années. Une eau contenant des *colibacilles* exige au moins des réparations des conduites pour retrouver le point où elle se contamine de matières fécales.

Avant de passer à la technique de la recherche de ces deux

microbes dans les eaux, mettons en regard leurs principaux caractères distinctifs, considérés *dans des cas types* [1].

COLIBACILLE.	BACILLE D'EBERTH.
Bâtonnets cylindriques très polymorphes.	Bâtonnets cylindriques très polymorphes (fig. 185).
Pseudo-spores. Spores inconnues.	Pseudo-spores. Spores inconnues,
Mobile. Cils moins nombreux, plus difficiles à colorer.	Plus mobile. Cils plus nombreux et faciles à colorer. (fig. 186).
Décoloré par le Gram.	Décoloré par le Gram.
Aérobie facultatif.	Aérobie facultatif.
Température maxima pour la culture = 46°.	Température maxima pour la culture = 45°,5.
Colonies sur gélatine opaques, circulaires ou transparentes, dentelées, en glacier.	Colonies sur gélatine transparentes, dentelées, en glacier (fig. 187).
Gélatine pas liquéfiée.	Gélatine pas liquéfiée.
Colonies sur pommes de terre épaisses, jaunâtres ou minces et vernissées, presque invisibles.	Colonies sur pommes de terre, minces, presque invisibles, vernissées.
Végétation très intense sur gélatine touraillon.	Végétation peu intense sur gélatine touraillon.
Culture en bouillon lactosé et coloré en bleu par la teinture de tournesol, passe rapidement au rouge et engendre des gaz.	Le bouillon lactosé et tournesolé reste bleu, et engendre rarement des gaz.
Réaction de l'indol.	Réaction de l'indol exceptionnelle.
Coagule le lait, etc.	Ne coagule pas le lait, etc.

On peut faire une analyse quantitative de l'eau et, prenant un à un les échantillons, essayer de les caractériser par la recherche des caractères ci-dessus énoncés. Il vaut mieux s'adresser à des procédés qui rendent inutile la première opération d'isolement de tous les microbes d'une eau. Ils reposent sur deux grands principes : *la résistance du colibacille et du B. d'Eberth à l'acide phénique* (CHANTEMESSE et WIDAL), *la végétabilité de ces deux microbes à des températures élevées* (RODET).

[1] On se reportera pour plus de détails à l'article de G. ROUX, *Microbes pathogènes*, Traité de pathologie générale de BOUCHARD t. II, p. 547.

a. *Procédé de Chantemesse et de Widal* [1]. — En 1887, ces auteurs ont cherché à se débarrasser des microbes de l'eau qui fluidifient la gélatine en ajoutant à celle-ci 4 à 5 gouttes d'une solution d'acide phénique à 1/20° par 10 centimètres

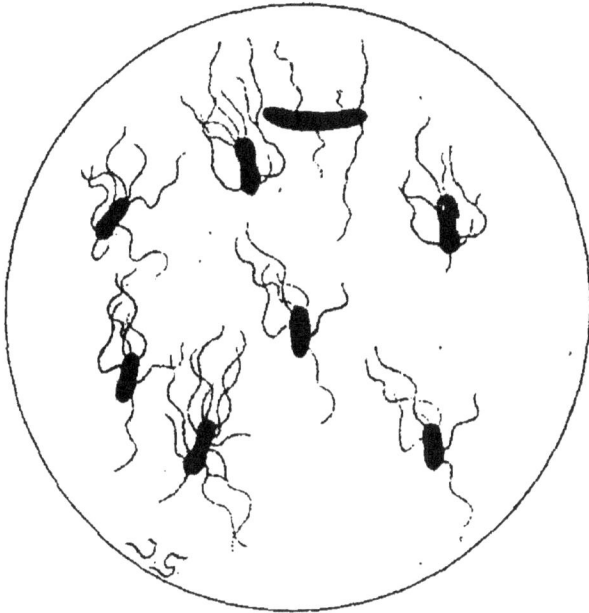

Fig. 186.
Préparation de *bacilles d'Eberth* avec leurs cils.
(Très fort grossissement).

cubes de gélatine. Ce milieu est relativement impropre à la végétation de la plupart des microbes, surtout de ceux qui liquéfient la gélatine, il laisse pousser le *B. d'Eberth* et le *colibacille*. Il y a une notable sélection. On fait donc des tubes d'Esmarch avec de la gélatine phéniquée.

b. *Procédé de Rodet* [2]. — Il repose sur la possibilité de faire végéter le *B. coli* et le *B. d'Eberth* à + 45°, température à laquelle ne poussent pas la grande majorité des microbes des selles et des eaux. On ensemence largement, avec l'eau à ana-

[1] CHANTEMESSE et WIDAL, *Le bacille typhique*, Arch. phys. 1887.

[2] RODET, *Importance de la température dans la détermination du bacille typhique*, Soc. de Biologie, 29 juin 1889.

lyser, 4 ou 5 ballons de bouillon qu'on place dans une étuve à
+ 44°5 ou + 45°. Au bout de quarante-huit heures, les ballons
sont retirés et examinés. S'ils sont tous restés limpides (on ne
tient pas compte des moisissures qui végètent bien à cette
température, mais ne peuvent en imposer pour des colonies
microbiennes), l'analyse est terminée, l'eau ne contenait ni

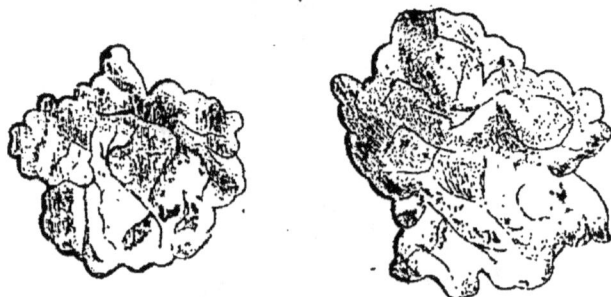

Fig. 187.

Colonie de *bacille d'Eberth* sur plaque de gélatine, vue à la loupe.
(Montagne de glace.)

colibacille ni *B. d'Eberth*. Si les ballons sont troubles et que
l'examen dénote des bacilles, on s'adresse à la série des
recherches décrites plus haut pour la diagnose de ces deux
microbes. Un ensemencement simultané sur gélatine en tubes
d'Esmarch indiquera la richesse de l'eau en *colibacilles*, s'ils
existent. Nous préconisons beaucoup le procédé de RODET, qui
a le mérite d'une très grande *rapidité*, et d'une simplicité parfaite, dans les cas où les eaux ne contiennent ni *colibacille* ni
B. d'Eberth.

c. *Procédé de Vincent*[1]. — VINCENT a combiné les principes
des deux procédés précédents. Il prépare une série de ballons
contenant 10 centimètres cubes de bouillon et 5 gouttes d'une
solution phéniquée à 5 p. 100. Ces ballons sont ensemencés
avec 5 à 15 gouttes de l'eau à analyser et placés dans l'étuve à
+ 42°. Les ballons qui se sont troublés au bout de douze heures

[1] VINCENT, *Un nouveau procédé d'isolement du bacille typhique
dans l'eau*, S. Biologie, 7 février 1890.

sont réensemencés en bouillon phéniqué et ces cultures de deuxième passage soumises aux manipulations nécessaires à la diagnose.

G. Roux fait justement remarquer que le *B. subtilis* et le *B. mesentericus vulgatus* résistent bien à l'acide phénique et poussent à la température de + 42°. Mais il est impossible de les confondre avec le *B. coli* ou le *B. d'Eberth*, car ils poussent en voile épais à la surface. Il faut aussi savoir que le *B. d'Eberth*, cultivé en bouillon phéniqué, est devenu à peu près immobile et très court.

d. *Procédé de Péré* [1]. — PÉRÉ se sert aussi de l'acide phénique ; mais au lieu d'ensemencer l'eau en petites quantités dans un bouillon phéniqué, il transforme un certain volume de l'eau en un milieu nutritif et phéniqué. De cette façon le *colibacille* et le *B. d'Eberth* ne peuvent échapper.

On met dans un matras stérilisé d'un litre : 150 centimètres cubes de bouillon peptoné, 6 à 700 centimètres cubes de l'eau à analyser, et 20 centimètres cubes d'une solution phéniquée à 5 p. 100. On répartit le tout dans dix ballons stérilisés, et on porte ceux-ci à une température qui peut varier entre + 32° et + 36° à + 34° en moyenne. Le trouble ne se produira pas ou se produira d'autant plus rapidement que la pollution est plus forte (douze à trente heures). Dès que le trouble est évident, on prélève de la semence pour fertiliser du bouillon normal et du bouillon phéniqué. On fait ainsi trois passages en bouillon phéniqué pour avoir le *colibacille* à l'état de pureté, car les autres espèces périssent pendant ces passages.

e. *Procédé de Parietti* [2]. — Se basant sur ce fait qu'une forte dose de semence de *bacille typhique* peut triompher d'une solution phéniquée qui stérilise une petite quantité de culture, PARIETTI prépare des tubes de bouillon de 10 centimètres cubes dans lesquels il ajoute 3, 6 et 9 gouttes (chaque goutte équi-

[1] PÉRÉ, Annales Pasteur, 1891.

[2] PARIETTI, *Méthode de recherche du bacille typhique dans les eaux potables*, Rivista d'Igiene, t. I, n° 11.

valent à un trentième de centimètre cube) d'une solution préparée d'avance, ainsi composée :

Acide phénique.	5 grammes.
Acide chlorhydrique	4 —
Eau distillée	100 —

Ces tubes sont ensemencés par série avec une, deux, trois, etc., gouttes de l'eau à analyser. Les eaux sans bacilles typhiques ne troublent au bout de quarante-huit heures que les bouillons renfermant peu d'acide phénique et beaucoup d'eau. Au contraire le *colibacille* ou le *B. d'Eberth* amènent un trouble en vingt-quatre heures.

f. *Procédé de Loir.* — Loir filtre l'eau à travers une bougie Chamberland et cultive le résidu. C'est un procédé de concentration.

g. *Procédé d'Elsner.* — Nous parlerons de ce procédé (p. 400) à propos du diagnostic de la fièvre typhoïde. REMLINGER et SCHNEIDER auraient isolé le *B. d'Eberth* 8 fois sur 36 échantillons d'eau, en se servant de ce moyen d'isolement. Nous verrons aussi que le *B. coli* peut avoir un aspect éberthiforme sur la gélatine d'Elsner.

h. *Différenciation du colibacille d'avec le B. d'Eberth.* — Tous les procédés précédents ont eu pour simple but de restreindre le nombre des espèces à différencier. Il est relativement facile de séparer le *B. d'Eberth* et le *colibacille* des autres microbes végétant à + 45° ou en présence de l'acide phénique [1]. Reste à différencier le *B. d'Eberth* du *B. coli*. Nous rappelons ce que nous avons dit plus haut ; le *colibacille* type se distinguera facilement, tandis que le *B. d'Eberth* ne peut être séparé, à coup sûr, des colibacilles pseudotyphiques ou éberthiformes. Ces réserves faites, énumérons les principales opérations permettant de tenter la séparation.

Le meilleur procédé est la *culture en bouillon lactosé et tournesolé* (voir p. 206) ; le *B. d'Eberth* ne produira pas de gaz

[1] Voir l'énumération de ces microbes avec leurs caractères. G Roux, *loc. cit.*, p. 230.

et laissera le liquide bleu tandis que le *colibacille* engendrera des gaz et fera virer le liquide au rouge (fermentation de la lactose, production d'acide lactique, succinique). Wurtz préfère cultiver sur *gélose lactosée et tournesolée ;* les colonies restent bleues ou se colorent en rouge suivant le microbe. En second lieu le *colibacille* ensemencé *dans du lait* le *coagulera* (fermentation de la lactose) tandis que le *B. d'Eberth* ou les *colibacilles* pseudo-typhiques le conserveront liquide. Ces deux procédés sont les plus sûrs et les seuls démonstratifs. Citons cependant quelques anciens procédés, aujourd'hui abandonnés.

Nœggerath se sert de la *gélatine colorée* (voir p. 91) sur laquelle le *B. d'Eberth* donne des colonies violet-évêque. Gasser estime très incertain le procédé de Nœggerath et lui substitue la *gélose fuchsinée* (voir p. 91), mais le *colibacille* et le *B. d'Eberth* se colorent tous deux en rouge sur le milieu de cet auteur. Ramond indique la *gélose lactosée et colorée à la rubine* (voir p. 92) comme un milieu se colorant en rouge à la moindre trace d'acidité et par conséquent donnant des colonies rouges de *colibacille*.

2° Choléra asiatique, recherche du vibrion de Koch dans les eaux. — Le rôle de l'eau dans la propagation du choléra est encore moins contestable, si c'est possible, que pour la fièvre typhoïde (Koch, Nicati et Rietsch, etc.). Le *vibrion cholérique* de Koch est aujourd'hui bien connu et universellement admis comme l'agent du choléra ; il semble donc que sa recherche dans les eaux suspectes doive trancher la question de savoir si une eau est cholérigène ou non. Les premières analyses d'eau faites par Koch (dans l'Inde) et par les auteurs français avaient semblé donner ce résultat schématique. Malheureusement avec les progrès de la bactériologie la question s'est obscurcie ; elle a suivi une marche absolument parallèle à celle de la fièvre typhoïde, et nous allons nous trouver aux prises avec les mêmes hésitations que pour cette dernière affection. Il existe *plusieurs variétés de vibrions cholériques*, et on a surtout trouvé dans des eaux n'ayant jamais engendré le choléra, dans des selles d'individus bien portants ou d'animaux sains, des vibrions bien difficiles à distinguer des véritables vibrions de Koch ; il existe des *vibrions pseudo-cholériques* comme il existe des bacilles pseudo-typhiques (DUNBAR, SANARELLI, etc.). Il est aussi difficile, à l'heure actuelle, d'affirmer dans une eau la présence du véritable *vibrion cholérique* que celle du véritable *bacille d'Eberth*.

Le *vibrion cholérique* est un bâtonnet le plus souvent court, courbé en virgule (la spire est formée de plusieurs bâton-

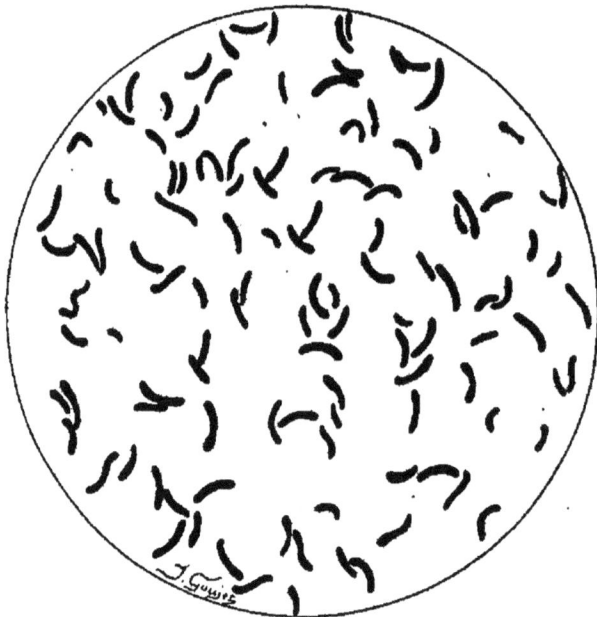

Fig. 188.
Préparation d'une culture de 48 heures en eau peptonée
de *vibrion cholérique*.
Gr. = 1 000 D.

nets accouplés), mais essentiellement polymorphe (fig. 188), très mobile aux températures eugénésiques, aérobie facultatif, se décolorant par le *Gram*. Il se cultive avec la plus grande facilité entre + 18° et + 40° sur des milieux pauvres pourvu qu'ils ne soient pas acides. Il liquéfie la gélatine (*en entonnoir*, fig. 189) et le *sérum sanguin*. Il pousse en *eau peptonisée gélati-*

.née (voir p. 74) en formant *très hâtivement* (*en douze heures*) une *épaisse pellicule blanchâtre* à la surface ; il ne pousse pas dans le touraillon (G. Roux, p. 69).

On se reportera page 207 pour la discussion du rouge choléra.

Inoculé dans le péritoine du *cobaye*, le *vibrion cholérique* entraîne la mort de l'animal avec une péritonite caractéristique (hypothermie, diarrhée, congestion du péritoine avec épanchement sanguinolent, congestion des capsules surrénales). On immunise l'animal en lui injectant de petites doses de toxine (culture filtrée). Le sérum de l'animal immunisé est bactéricide vis-à-vis du *vibrion cholérique* (PFEIFFER). On procède alors ainsi pour faire le diagnostic d'un vibrion. On injecte dans le péritoine d'un cobaye une dose mortelle du vibrion à essayer, mélangée à une dose suffisante de sérum immunisé ; si le vibrion est bien le *vibrion cholérique*, il laisse l'animal indemne et se transforme en dix à trente minutes en microbes sphériques ressemblant à des cocci (*phénomène de Pfeiffer*). On peut aussi verser deux ou trois gouttes de sérum immunisé dans une culture liquide du vibrion à essayer ; si c'est du

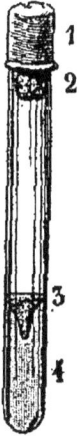

Fig. 189.
Culture de *vibrion cholérique* en tube de gélatine.

1, capuchon de caoutchouc. — 2, tampon de coton. — 3, colonie liquéfiante. — 4, gélatine non liquéfiée.

vibrion cholérique, on voit en quelques minutes une espèce de précipité se former et, les grumeaux tombant au fond du tube, le liquide se clarifie (agglutination) ; si c'est un autre vibrion, la culture reste trouble (DURHAM). Il est malheureusement probable que ces précieuses réactions ne sont pas absolument spécifiques. Le vibrion qui a produit l'épidémie de Massaouah ne présentait pas le phénomène de PFEIFFER ! Tel est l'état actuel de la question. Nous manquons d'un critérium permettant la diagnose certaine du *vibrion cholérique*.

Pour rechercher le *vibrion cholérique* dans l'eau, on tentera d'abord l'isolement de tous les vibrions qui ont avec lui de grandes analogies. Pour cela on emploiera les procédés suivants :

a. *Procédé de Schottelius.* — On ajoute à une dose assez forte de l'eau à examiner deux volumes de jus de viande stérilisé et on met le tout à l'étuve à + 38°. Au bout de douze heures, les vibrions forment à la surface une pellicule très visible ; à ce moment la culture est à peu près pure. On prélève de la semence pour faire des passages.

b. *Procédé de Koch.* — On ensemence la solution peptonée gélatinée (voir p. 74) et on prélève la pellicule formée au bout de douze heures.

c. *Cultures sur plaques de gélatine* (fig. 190). — On ensemence de la gélatine avec de l'eau à analyser et on l'étale en tubes d'Esmarch ou en boîtes de Petri (voir p. 153 et 154). Au bout de vingt-quatre heures à + 18° les co-

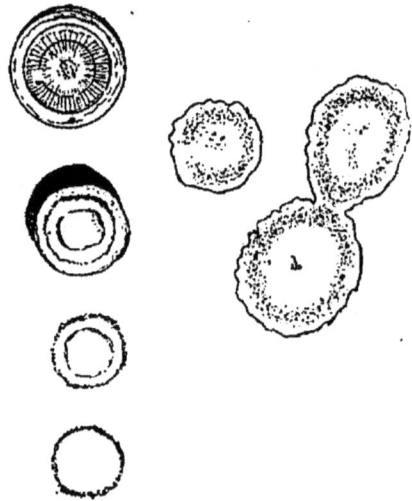

Fig. 190.

Aspect schématique des colonies de *vibrion cholérique*, sur gélatine en plaques, examinées de jour en jour.

lonies sont déjà visibles (petits points blanchâtres) et apparaissent à la loupe comme des petits disques granuleux (VAN ERMENGEM). Vers le troisième jour, le centre de la colonie commence à se liquéfier en forme de cupule au centre de laquelle est un noyau non liquéfié bien net le quatrième jour. Les colonies qui ont cet aspect sont immédiatement examinées et repiquées.

L'analyse est terminée si ces différents procédés n'ont pas donné de culture de vibrion. Sinon il faut alors faire avec les cultures pures obtenues toute la série des réactions ci-dessus indiquées (cultures, examen microscopique, inoculation, phénomène de Pfeiffer, glabrification, etc.), et les difficultés commencent !

On se reportera au chapitre xvii (page 414) pour compléter cet aperçu des caractères du *vibrion cholérique.*

Nota. — Il va sans dire que la technique de l'analyse de l'eau s'applique à l'analyse de tous les liquides, comme celle de l'analyse de la terre à tous les solides et celle de l'analyse de l'air à tous les gaz.

CHAPITRE XIV

ANALYSE BACTÉRIOLOGIQUE DE L'AIR

L'air contient beaucoup de microbes, mais est moins dangereux que l'eau comme propagateur des épidémies ; son analyse
bactériologique a moins d'importance.

§ 1. — GÉNÉRALITÉS

Résumons d'abord rapidement ce que l'on sait sur les
microbes qui peuplent l'air. Énumérons les espèces qu'on en a
isolées.

1° Découverte des microbes de l'atmosphère. — L'opinion qui fait de l'air le réceptacle de germes causant des
épidémies, remonte à HIPPOCRATE. Pendant la grande épidémie de choléra qui désola l'Europe en 1847-48, un grand
nombre de médecins accusèrent l'air de propager la maladie.
Pendant l'épidémie de 1853-54 THOMPSON et OSBORNE remar-
quaient qu'un flacon d'eau distillée placé dans une chambre
de cholériques se peuplait de nombreux microbes. Mais il faut
arriver à PASTEUR [1] pour trouver les premières expériences
probantes sur l'existence des germes de l'air; c'était au cours
de la mémorable campagne qu'il soutint contre les partisans
de la génération spontanée.

La connaissance des germes de l'atmosphère a une grande

[1] PASTEUR, *Mémoire sur les corpuscules organisés qui existent dans
l'atmosphère*, 1861.

importance en hygiène ; nous n'avons pas besoin de rappeler qu'elle a conduit aux découvertes de l'antisepsie et de l'asepsie en chirurgie.

2° **Nombre et topographie des microbes de l'atmosphère.** — Les microbes de l'atmosphère sont très nombreux ; il suffit de laisser débouchés, dans un laboratoire, des récipients à milieux de culture pour voir ceux-ci se peupler rapidement. Dans la vie journalière, tous les liquides organiques se putréfient s'ils ne sont pas stérilisés et mis à l'abri du contact de l'air.

Le nombre des germes d'un mètre cube d'air est excessivement variable. On peut dire d'une façon générale que les microbes sont d'autant plus nombreux qu'on analyse un air plus rapproché d'une agglomération civilisée. Miquel [1] s'est attaché à cette question. Voici quelques-uns de ses chiffres :

Air de la rue de Rivoli. . . . 5 500 microbes par mètre cube.
— du parc de Montsouris. . 760 — —
— de la mairie du IV° arron-
dissement Paris. . . . . . 462 — —
— du Panthéon (74 mètres). 28 — —

Dès qu'on pénètre dans une maison, dans une salle d'hôpital, le nombre des germes augmente dans la proportion de 1 à 8 ou à 12 ; dès qu'on s'élève en l'air, le nombre diminue très rapidement. On peut même dire qu'à tout prendre une très petite partie de l'atmosphère, celle qui enveloppe immédiatement la surface peuplée de la terre, contient des microbes en proportion notable. Une cour de l'Hôtel-Dieu de Lyon contenait 1884 microbes et 833 moisissures par mètre cube par une température de 5° (Rossi) [2]. Au contraire voici des chiffres provenant de lieux élevés et dus à de Freudenreich :

[1] Miquel, *Organismes vivants de l'atmosphère*, Paris, 1883 ; *Annuaire de l'Observatoire de Montsouris.*

[2] Rossi, *Sur quelques numérations des bactéries de l'air dans les hôpitaux de Lyon*, Th. Lyon, 1890.

NOMBRE DES BACTÉRIES DANS 10 MÈTRES CUBES (10 000 LITRES)

Alpes bernoises (2 à 4 000 mètres) 0
Col de Théodule (3 350 mètres) 3,3
Lac de Thoune (560 mètres). 8
Hôtel de Bellevue (560 mètres). 25
Glacier d'Aletsch (3 000 mètres). 10

L'air de la mer, loin des côtes, est aussi pur que celui des hauts sommets. De 1884 à 1886, Moreau et Miquel ont analysé 112 855 litres d'air marin, près ou loin des côtes, et n'ont trouvé que 102 microbes, soit *1 par mètre cube* ; il n'y avait pas un seul microbe dans 9 980 litres filtrés en pleine mer. L'air est donc aseptique, dès qu'on s'éloigne des endroits habités. Cela est facile à comprendre, puisque les microbes tombent à terre, comme toute particule pesante, et que l'évaporation (même d'infusions putrides — Miquel) n'en entraîne aucun.

Il va sans dire que tous les chiffres précédents varient avec une foule de conditions. Les *saisons* ont une grosse influence. D'après Miquel, c'est en automne que l'atmosphère est le plus riche en germes (121 par mètre cube à Montsouris) et en hiver qu'il est le plus pourvu (53 par mètre cube). Les fortes chaleurs ensoleillées font beaucoup diminuer le nombre des germes de l'atmosphère. Le *vent* dissémine les germes ; soufflant d'une région chaude et humide, très peuplée il apporte beaucoup de germes. Miquel a calculé qu'une masse d'air qui traverserait Paris, à raison de 4 mètres par minute, entraînerait 40 milliards de microbes par jour.

Dans les appartements l'*agitation des poussières* pollue l'air dans des proportions formidables. Miquel a vu que 1 gramme de poussière de son laboratoire contenait 750 000 germes, et 1 gramme de celle d'un appartement de la rue Monge 2 100 000. Le précepte est donc sage qui voudrait substituer le lavage au balayage.

3° **Espèces microbiennes rencontrées dans l'air.** — En principe toutes les espèces microbiennes peuvent se rencontrer dans l'air, puisqu'il suffit d'agiter les poussières du sol pour infecter l'air ambiant. On trouvera dans l'ouvrage de Miquel l'énumération des principales espèces rencontrées dans l'air : *M. tetragenus. M. prodigiosus, mycoderma aceti, B. subtilis B. amylobacter,* etc. On a trouvé dans les salles d'hôpita. le *stapylococcus pyogène*, le *streptocoque pyogène* et autres microbes de la suppuration, le *B. tuberculeux de Koch*, le *vibrion septique*, le *microbe de la septicémie de Davaine*, le *microbacterium agile*, le *pneumocoque*, etc.

Malgré la grande richesse de l'air en microbes plus ou moins dangereux, la propagation des maladies par l'air est beaucoup moins à redouter que la propagation par l'eau, par les aliments, en raison des appareils protecteurs de nos voies respiratoires, et de la grande dilution des germes. Cependant Miquel a vu que les crues bactériennes observées à Montsouris coïncidaient avec un accroissement de la mortalité à Paris ou plutôt le précédaient ; de même dans les pays chauds, le minimum de mortalité est en été au moment où le nombre des germes diminue. Il est vrai que cet accroissement microbien de l'air pourrait être parallèle à celui des maladies infectieuses sans en être la cause, les mêmes influences cosmiques agissant sur les microbes de l'air et sur ceux de l'organisme humain.

Le danger des poussières et par conséquent de l'air dépend de la résistance de chaque microbe à la dessiccation, à la lumière, etc. Citons un exemple : le *B. tuberculeux* résiste au moins cent cinquante jours (Cadeac et Malet), et probablement beaucoup plus, à la dessiccation dans les poussières.

§ 2. — ANALYSE QUANTITATIVE

Pasteur a eu le premier l'idée de faire développer dans du bouillon les microbes d'un volume d'air déterminé filtré à travers du coton. Miquel, dès 1887, a obtenu une numération en fractionnant le bouillon ensemencé, comme il l'avait fait pour l'analyse quantitative de l'eau (page 324).

1° Méthode du fractionnement en bouillon, procédé de

Miquel. — On fait barboter un volume d'air connu à l'aide d'un aspirateur [1] dans une masse de bouillon contenue dans un ballon à trois tubulures (fig. 191). Le tube d'entrée de l'air plonge jusqu'au fond du bouillon ; le tube de sortie est garni d'un tampon d'ouate. L'opération terminée, on repousse le tampon de ouate dans le bouillon avec un fil

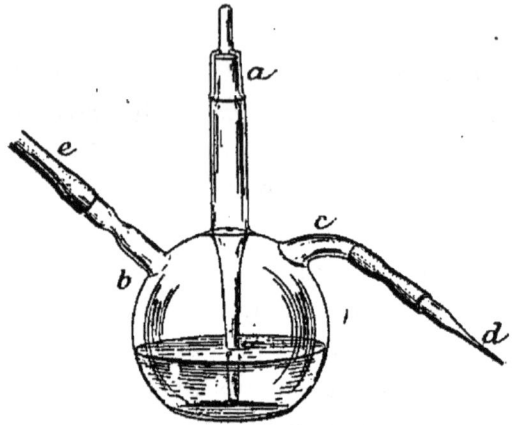

Fig. 191.
Aéroscope de Miquel.

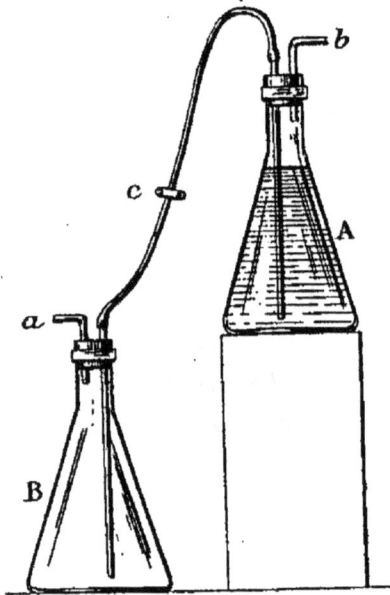

Fig. 192.
Dispositif pour l'aspiration de l'air.

de platine flambé. On agite le flacon et on répartit le bouillon en nombre de petits ballons assez grand pour qu'une bonne moitié ne se trouble pas. On porte les ballons à l'étuve, on compte les ballons troubles et on calcule d'après le nombre des litres d'air qui ont barboté.

[1] On fera l'aspiration à l'aide d'une trompe quelconque (p. 23) ou avec deux flacons aspirateurs comme ceux représentés figure 192. La rapidité de l'écoulement est réglée par une pince de Bohême (c). Le volume d'eau écoulée étant connu, on saura le volume d'air aspiré. Lorsque le premier flacon (A) s'est vidé dans le flacon (B) on peut changer les flacons de position et noter simplement le nombre de changements des flacons opéré pendant un temps donné.

Le premier *aéroscope* employé fut celui de Pouchet, en 1859.

2° Méthode du passage de l'air sur gélatine solide. —
Cette méthode s'emploie de deux façons différentes :

a. *Procédé de Koch.* — KOCH a appliqué sa méthode de cul-

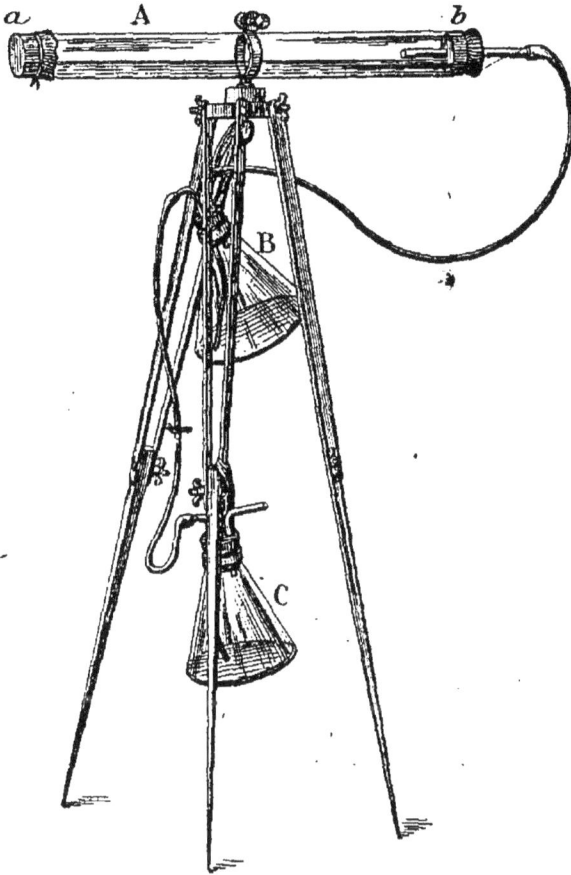

Fig. 193.
Appareil de Hesse pour cultiver les microbes de l'air.

ures sur plaques à l'analyse de l'air en faisant passer un courant d'air sur une plaque de gélatine.

b. *Procédé de Hesse.* — HESSE [1] a perfectionné cette méthode.
Son appareil (fig. 193) consiste en un grand tube de verre (A)

---

[1] HESSE. *Uber quantitative Bestimmung der in der Luft enthalte-
nem Mikrorganismen*, Mittheilungen aus dem Kaiserlichen Gesand-
heitsamte, II, p. 182.

ouvert aux deux bouts, long de 70 centimètres, large de $3^{cm},5$. Une extrémité (a) est fermée par un capuchon de caoutchouc bien tendu percé d'un trou rond de 1 centimètre de diamètre ; l'autre est fermée par un bouchon de caoutchouc (b) laissant passer un tube de verre muni de deux tampons de ouate. On introduit 50 centimètres cubes de gélatine fondue dans le tube et on bouche l'extrémité (a) avec un capuchon plein ; le tout est stérilisé à l'autoclave sous pression. Au refroidissement, on tourne le tube d'après la méthode d'Esmarch pour répartir la gélatine en couche mince sur tout le pourtour. On met alors le tube horizontalement sur un pied, on enlève le second capuchon de caoutchouc, et on adapte un aspirateur (B,C) au tube (b). Il ne faut pas faire passer plus d'un litre d'air par trois minutes. L'expérience finie, on met le tube à $+ 22°$, et on compte les colonies au bout de quelques jours.

Cet appareil est encombrant et la gélatine se dessèche vite.

3° Méthode de l'ensemencement en gélatine fondue. —
Plusieurs procédés peuvent être utilisés :

`a. *Procédé de Frankland.* — FRANKLAND[1] fait passer un volume d'air connu à travers un tube de verre (A, C) muni de deux bourres de soie de verre (B et B') (fig. 194). Puis, chaque bourre est introduite dans un flacon contenant de la gélatine fondue ; on agite et on étale d'après la méthode d'Esmarch. La dissociation de la soie de verre est très difficile.

b. *Procédé de Petri.* — PETRI[2] filtre sur du sable blanc très fin. Dans un tube de verre de 9 centimètres de long sur $1^{cm}5$ à $1^{cm}8$ de large, il dispose au moyen de culots en toile métallique (b^1, b^2, b^3, b^4) deux amas de sable fin de 3 centimètres de longueur chacun (c^1 c^2) (fig. 195). Les deux extrémités sont bouchées avec un tampon d'ouate et l'appareil est stérilisé. Pour

---

[1] FRANKLAND. *The distribution of microorganisms in air*, Proceedings of the royal Society. London, 1886.

[2] PETRI. *Eine neue Method Bacterien und Pilzsporen in der Luft nachzuweisen und zu Zählen*, Zeitsch fur Hygiene, 1887. Historique très complet de la question.

s'en servir, on enlève les deux tampons et on met en communication avec un aspirateur *puissant* (*d*, *f*, *g*, *h*). On mêle ensuite
le sable à la gélatine fondue et on enroule celle-ci en tubes
d'Esmarch. L'inconvénient de ce procédé réside surtout dans la
résistance du sable au passage de l'air.

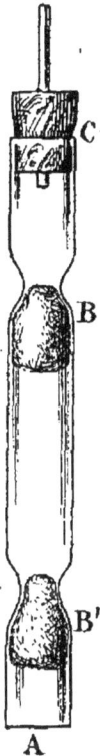

Fig. 194.

Appareil de Frankland pour la
captation des microbes de
l'air.

L'air suit le trajet A, B', B, C.

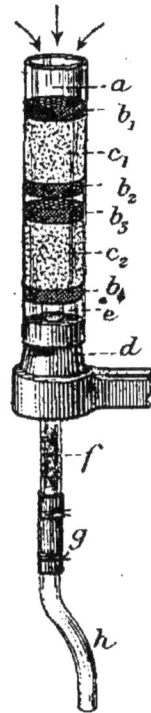

Fig. 195.

Appareil de Petri pour la
captation des microbes de
l'air.

L'air suit le trajet *a*, *b*, *c*, *e*, *d*, *f*, *g*, *h*.

c. *Procédés de Miquel et de Salomonsen.* — MIQUEL a remplacé le sable par des poudres *solubles* qui disparaissent dans
la gélatine : sucre de canne ou sulfate de soude anhydre (déjà
préconisé par A. GAUTIER). Il recommande le tube de verre
dessiné figure 196. SALOMONSEN emploie simplement un tube
effilé (fig. 197).

d. Procédé de Straus et Wurtz. — STRAUS (*Sur un procédé perfectionné d'analyse bactériologique de l'air.* Annales Pasteur, 1888) préfère faire barboter l'air *directement* dans la géla-

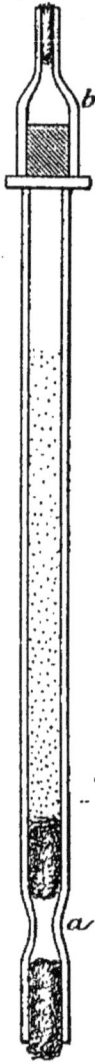

Fig. 196.
Tube de Miquel pour l'analyse bactériologique de l'air.

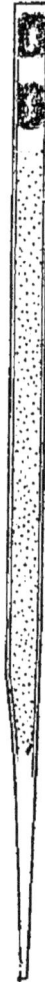

Fig. 197.
Tube de Salomonsen pour l'analyse bactériologique de l'air.

tine fondue, comme MIQUEL dans le bouillon. L'appareil (fig. 198) se compose d'un tube de verre (A), très renflé à sa

partie médiane, destiné à recevoir la gélatine. Un second tube
(B) de petit calibre et finement effilé plonge dans le premier.
Son renflement supérieur rodé (C) ferme hermétiquement le
tube (A). Celui-ci porte latéralement une
tubulure (D) munie d'un étranglement pour
retenir les bourres de coton. On met un
tampon d'ouate à l'extrémité supérieure du
tube (B), en (E).

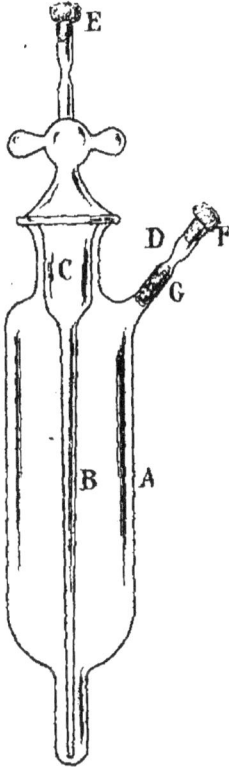

L'appareil stérilisé, on verse dans le
tube (A) 10 centimètres cubes de gélatine
et une goutte d'huile stérilisée (pour empêcher la gélatine de mousser pendant le
barbotage). Le tout est stérilisé à l'autoclave
à + 115° pendant quinze minutes.

On relie alors (D) à un aspirateur et on
enlève la bourre (F). On tient l'appareil à la
main pendant toute l'opération pour maintenir la gélatine liquide. On peut faire passer 50 litres en un quart d'heure. Le passage
terminé, on remet une bourre en (F), on
souffle par (D) pour faire monter plusieurs
fois la gélatine en (B). On enlève la bourre (F)
et on pousse avec un fil de platine stérilisé
la bourre (G) dans la gélatine. On replace la
bourre (F) et on agite. On enroule la gélatine sur les parois du tube (A) d'après le
procédé d'Esmarch.

Fig. 198.
Appareil de Straus
et Wurtz pour
l'isolement des
microbes de l'air.

**4° Méthode du papier à la gelée de
lichen.** — Le courant d'air de l'aéroscope est reçu sur une
feuille de papier recouverte d'une gelée de lichen (voir
p. 330). A l'aide de ce procédé, MIQUEL est parvenu à enregistrer, pour les différentes heures du jour, les colonies
microbiennes provenant d'un volume d'air déterminé. Le
papier porte une graduation horaire et tourne par un mouvement de pendule. La gelée est ensuite regonflée dans une
cloche pleine de vapeur d'eau, etc., comme il a été dit

page 331 à propos des procédés approximatifs d'analyse de l'eau.

§ 3. — ANALYSE QUALITATIVE

Nous pouvons répéter ici pour l'analyse qualitative de l'air tout ce que nous dit pour celle de l'eau. On se servira des mêmes moyens de diagnose pour différencier les colonies isolées par l'analyse quantitative. On préférera alors la *méthode de Frankland* qui permet la filtration de grandes quantités d'air ; l'aspiration peut fonctionner pendant plusieurs jours. On enlève alors les bourres et on les jette dans des tubes d'eau stérilisée qu'on agite en les maintenant à 0°. Cette eau et la bourre seront ensemencées dans de la gélatine fondue qu'on étalera en tubes d'Esmarch ou en boîtes de Petri.

Si on connaissait mieux les milieux nutritifs qui conviennent plus spécialement à chaque espèce microbienne, on obtiendrait d'emblée des cultures en faisant passer un courant d'air sur une série de milieux. Il faudrait rechercher ces milieux spéciaux. Quelques exemples sont encourageants. G. Roux, voulant isoler le *champignon du muguet* dans l'air des hôpitaux, réussit à obtenir des cultures pures en faisant passer de grandes quantités d'air soit dans la solution acide de touraillon, soit sur de la carotte, du citron[1]. CHATIN[2] a isolé directement le *streptocoque pyogène* en faisant barboter de l'air dans une décoction acide de touraillon à 5 p. 100, milieu proposé par G. Roux, en 1889.

[1] VELLAT. Thèse Lyon 1892.

[2] CHATIN. *Recherches des streptocoques dans l'air atmosphérique*, Th. Lyon 1893. On y trouve toute la bibliographie de la recherche des microbes de l'air.

CHAPITRE XV

ANALYSE BACTÉRIOLOGIQUE DE LA TERRE

L'analyse bactériologique de la terre n'a pas une grande importance pratique, au moins pour le pathologiste ; aussi serons-nous bref à ce sujet.

§ 1. — GÉNÉRALITÉS

L'intérêt de la question réside dans la connaissance de la distribution des microbes dans le sol et de leur rôle au point de vue agricole.

1° Nombre et distribution des microbes du sol. — La surface du sol est souillée d'un nombre considérable de microbes provenant des poussières, des matières fécales, des organismes en décomposition, etc. Ces microbes se développent en outre sur place trouvant là un excellent terrain de culture. Leur abondance est donc toute naturelle surtout dans l'*humus*. Citons quelques chiffres se rapportant à la couche superficielle.

NOMBRE DES MICROBES AÉROBIES PAR GRAMME DE TERRE

Colline sablonneuse, aride, près de Turin (MAGGIORA)	1 600
Sol voisin d'un égout à Paris (DUCLAUX)	64 000
Humus à Postdam (C. FRÆNCKEL)	100 000
Jardin de l'Institut agronomique de Leipzig, argile (ADAMETZ)	500 000
Terre irriguée à l'eau d'égout (MIQUEL)	870 000
Boue des rues de Turin (MAGGIORA)	78 000 000

Le nombre des bactéries diminue très rapidement à mesure qu'on s'enfonce dans le sol, ainsi que Koch l'avait soutenu dès 1881 ; à une certaine profondeur les microbes font totalement défaut. Nous savons déjà (p. 303) que la nappe d'eau souterraine est privée de germes. Il va sans dire que les microbes aérobies disparaissent les premiers tandis que les anaérobies peuvent se rencontrer à d'assez grandes profondeurs. L'épaisseur du sol nécessaire à la filtration parfaite est naturellement très variable suivant la nature du terrain, les fissures, etc. C. Frænkel[1], dans ses magistrales recherches sur les microbes du sol, a remarqué que cette diminution ne se faisait pas progresssivement, mais brusquement vers 1ᵐ,50 environ ; à 3 ou 4 mètres de profondeur les aérobies ont disparu. C. Frænkel a vu que le *B. anthracis* ne se développe plus à 3 mètres de profondeur, tandis que le *vibrion cholérique* vit à cette profondeur. Grancher et Deschamps ont constaté que le *B. d'Eberth* ne dépasse pas 40 à 50 centimètres. Voici une expérience de Reimers (1889) :

Terre de la surface d'un champ . .	2 564 800	par cent. cube.
— à 2 mètres de profondeur (argile).	23 100	—
— à 3 mètres et demi (gravier) .	6 170	—
— à 4 mètres et demi (sable) . .	1 580	—
— à 6 mètres (grès)	0	—

2° Espèces microbiennes trouvées dans la terre. —

Pasteur, le premier, a isolé du sol des espèces définies : le *vibrion septique* et le *B. anthracis*. Nicolaïer y a trouvé le *bacille du tétanos*. Macé et bien d'autres ont rencontré le *colibacille* et le *B. d'Eberth*. Yersin a isolé du sol le *bacille de la peste*. Nous dirons un mot dans un instant des *microbes de la fermentation* et *nitrificateurs*. Le *vibrion butyrique* (Mayenne), le *bacillus micoïdes*, un grand nombre de moisissures ont été isolés. D'ailleurs on peut trouver dans le sol tous les microbes de l'air ou de l'eau.

[1] C. Frænkel. *Untersuchungen uber das Vorkommen von Mikroorganismen in verschiedenen Bodenschichten*, Zeitsch. fur Hygiene, 1887.

3° Rôle des microbes du sol. — Les microbes pathogènes du sol sont les propagateurs d'un grand nombre de maladies infectieuses. Il suffit de rappeler l'existence des *champs maudits* de la Beauce où le *charbon* faisait, avant la vaccination, de si grands ravages dans les troupeaux qui y paissaient, grâce aux vers de terre qui apportaient à la surface les bacilles des cadavres charbonneux enfouis (Pasteur). On sait que presque tous les cas de *tétanos* humain compliquent des plaies souillées de terre. L'impaludisme, la dysenterie, la fièvre jaune déciment les armées qui sont obligées de faire des tranchées, des mouvements de terrain (expédition de Madagascar). Le desséchement des marais fait disparaître la malaria d'un pays. Pour Pettenkofer les oscillations de la nappe souterraine ont une grande influence sur les épidémies : spécialement de choléra. La récente épidémie espagnole suivit des mouvements de terrain, etc., etc.

A côté du rôle pathogène des microbes du sol, nous devons signaler en quelques mots leur rôle botanique. Certains microbes saprophytes du sol offrent le plus haut intérêt, ce sont les *agents nitrificateurs*.

Le sol métamorphose les substances organiques ; l'eau qui a filtré à travers leur couche de terre, a perdu la majeure partie de son azote organique, de son ammoniaque, pour se charger de nitrites et de nitrates. Ces nitrates fournissent l'azote à la plupart des végétaux qui l'assimilent ainsi. Dès 1887, Schlœsing et Müntz, s'appuyant surtout sur le fait que cette transformation ne se produit pas si la terre du filtre a été stérilisée, supposèrent l'existence d'un *ferment nitrificateur* vivant, oxydant l'ammoniaque dans le sol. Winogradsky [1] a isolé et cultivé ces ferments. Le processus est double. Un petit coccus transforme d'abord l'ammoniaque en acide nitreux. Celui-ci est à son tour transformé en acide nitrique par une petite bactérie. On voit le rôle immense joué par les microbes nitrificateurs dans la préparation du sol à la végétation des plantes. C'est déjà un microbe du sol, le *micrococcus ureæ* de Pasteur, qui avait au préalable

---

[1] Winogradsky. *Recherches sur les organismes de la nitrification*, Ann. Pasteur, 1890.

transformé l'urée en carbonate d'ammoniaque. Duclaux estime, en outre, que les microbes de la terre sont précieux à la germination des graines par les diastases qu'ils fabriquent.

Certaines plantes (petits pois, luzerne), au lieu d'emprunter l'azote aux nitrates, le prennent directement à l'atmosphère, mais grâce à des nodosités des racines (Hellriegel et Wilfarth) dues à certains microbes (Laurent et Schlœsing fils, Winogradsky).

Certains microbes peuvent nuire au contraire à l'agriculture. Le fumier laissé à l'air s'échauffe à + 80°, et se couvre de vapeurs d'eau et d'ammoniaque que le vent emporte. Cet échauffement est dû au *bacillus subtilis*. On augmenterait beaucoup la richesse des fumiers en azote en les stérilisant, par exemple en les arrosant avec un acide minéral.

La houille est le résultat de la transformation de forêts entières à l'aide de certains microbes.

§ 2. — Analyse quantitative

Elle se fera d'après tous les procédés que nous avons étudiés à propos de l'analyse de l'eau ou de l'air. Une masse donnée de terre sera distribuée dans du bouillon (fragmenté ensuite en petits ballons) ou de la gélatine liquide (étalée ensuite) ; on comptera les colonies qu'on reportera au volume de terre employé. Il va sans dire qu'il faudra opérer une *dilution* considérable et bien mélanger le tout pour pouvoir compter les germes de la couche superficielle du sol. La terre sera recueillie avec un instrument aseptique et débarrassée des pierres et autres corps étrangers. Pour avoir des échantillons de terre à différentes profondeurs on fera creuser des tranchées ou on fera des forages. C. Fraenkel recommande une sorte de sonde creusée à emporte-pièces. Cette sonde, en acier, porte à sa partie terminale un pas de vis qui aide à l'enfoncer ; elle est fixée à un long manche. Au moment voulu on peut faire ouvrir une ouverture latérale de la sonde dans laquelle une ailette latérale amène un peu de terre. Le mouvement inverse referme la cavité et l'appareil est retiré. La sonde a été stérilisée au préalable.

Il faut avoir soin de mettre la terre puisée immédiatement en culture ou de la conserver à 0°, absolument comme l'eau.

§ 3. — ANALYSE QUALITATIVE

Outre les procédés habituels de diagnose de toutes les espèces isolées du sol et sur lesquels nous n'avons pas à revenir puisqu'ils n'ont rien de particulier, signalons le moyen de mettre en relief certaines espèces spéciales. PASTEUR a isolé le *V. septique* et le *B. anthracis*, et NICOLAÏER le *B. tétanique* du sol par l'inoculation au cobaye. PASTEUR lévigeait la terre pour enlever les particules grossières ; l'eau de lavage était décantée et laissée au repos. Le dépôt était chauffé quelques minutes à + 90°, pour tuer les espèces non sporifères, et inoculé sous la peau de cobayes qui mouraient de charbon ou de gangrène gazeuse. C'est également par l'inoculation au cobaye qu'on isole le *bacille de* NICOLAÏER ; certains *humus* sont à tout coup tétanigènes.

WINOGRADSKY a suivi une technique tout à fait spéciale pour isoler ses ferments nitrificateurs. Ceux-ci ne poussent pas sur gélatine, mais croissent abondamment et exercent leur action nitrifiante dans des milieux absolument privés de matières organiques où les autres microbes végètent difficilement. L'isolement s'obtient donc au moyen de liquides dépourvus de substances organiques tels que le suivant :

Sulfate d'ammoniaque.	0,4
Sulfate de magnésie.	0,05
Sulfate de potasse.	0,1
Chlorure de calcium.	traces.
Carbonate de sodium	0,6 à 0,9
Eau distillée.	100,0

On se reportera au travail de WINOGRADSKY (*loc. cit.*, p. 362) pour les détails de fabrication de ce liquide qui se gélatinise en 5 ou 6 minutes, et s'emploie comme la gélatine ordinaire.

CHAPITRE XVI

DE LA CRÉATION ARTIFICIELLE DE L'IMMUNITÉ

VACCINATION, IMMUNISATION

Chaque espèce animale est *sensible* à certains tissus et *réfractaire* à d'autres ; on dit qu'elle est douée d'*immunité naturelle* vis-à-vis de ces derniers. Un individu appartenant à une espèce sensible à tel virus peut lui devenir réfractaire ; on dit qu'il a de l'*immunité acquise*. Celle-ci peut être acquise spontanément : par exemple à la suite d'une première atteinte infectieuse qui a guéri ; elle peut être créée artificiellement, et prend alors plus spécialement le nom de *vaccination* ou d'*immunisation*.

Si on excepte la vaccination jennérienne, la création artificielle de l'immunité chez l'homme vis-à-vis des infections auxquelles il est sensible n'a pas encore reçu de solution pratique ; mais l'immunisation de l'animal est le prélude obligé d'une foule d'expériences de laboratoire et de la préparation des sérums thérapeutiques (voir ch. xviii). Nous devons, en conséquence, consacrer un chapitre à l'indication rapide des différents moyens à employer pour créer chez l'animal l'immunité artificielle.

§ 1. — CRÉATION ARTIFICIELLE DE L'IMMUNITÉ VIS-A-VIS D'UN MICROBE PATHOGÈNE PAR INOCULATION PRÉALABLE D'UN AUTRE MICROBE.

On produit une maladie bénigne en inoculant un microbe inoffensif ; l'animal guéri est devenu réfractaire ou moins sen-

sible qu'auparavant à un autre microbe. La vaccine jennérienne
et la variole sont deux virus voisins mais distincts (CHAUVEAU);
l'inoculation de la vaccine rend l'homme réfractaire à la variole
et, réciproquement, une atteinte de variole donne l'immunité
contre la vaccine. PASTEUR a vu le microbe atténué du *choléra
aviaire* vacciner les poules contre le charbon ; TOUSSAINT a
constaté que le même microbe exempte le lapin de la septicémie de Davaine. Le lapin qui a reçu du *streptocoque* de
l'érysipèle, est devenu plus résistant au *bacillus anthracis*
(EMMERICH). L'infection pyocyanique crée une certaine immunité du lapin vis à vis du même *bacillus anthracis* (BOUCHARD,
CHARRIN, COURMONT, etc.). Il faut bien avouer que cette méthode
n'a pas encore donné de résultats satisfaisants. On n'a jamais
obtenu une véritable immunité vis-à-vis d'un microbe en inoculant préalablement l'animal avec une culture d'un autre
microbe inoffensif.

§ 2. — CRÉATION ARTIFICIELLE DE L'IMMUNITÉ VIS-A-VIS D'UN MICROBE PATHOGÈNE PAR INOCULATION PRÉA-LABLE DU MÊME MICROBE.

Certaines maladies ne récidivent pas (variole, fièvre typhoïde,
etc.). Il était donc indiqué de chercher un moyen de donner à
l'animal une première infection *sûrement bénigne*, pour créer
l'immunité. Cette bénignité de l'infection primitive s'obtient
de plusieurs façons.

1° Inoculation du microbe virulent. — Il existe deux méthodes destinées à empêcher le microbe virulent de produire
une infection mortelle.

a. *Inoculation d'un petit nombre de microbes virulents.* —
L'influence de la *dose* de virus inoculée a été découverte par
CHAUVEAU à propos du charbon des moutons algériens ; ceux-ci,
bien que réfractaires aux doses de culture charbonneuse
capables de tuer les moutons français, succombaient avec des
doses supérieures. L'influence du nombre des microbes ino-

culés ne rencontra au début qu'incrédulité ; elle est aujourd'hui passée à l'état de dogme. L'organisme ne reste pas passif devant l'infection, il se défend ; il succombera si les assaillants sont trop nombreux, mais il triomphera de ceux-ci introduits en faible quantité. Grâce à cet effort de défense, l'immunité s'établit.

CHAUVEAU a vacciné des moutons contre le charbon bactéridien avec des cultures diluées. ARLOING, CORNEVIN et THOMAS ont fait de même pour le charbon symptomatique. PEUCH a inoculé sans danger le virus claveleux dilué. ROUX et CHAMBERLAND ont constaté l'importance de la dose en inoculant des vaccins charbonneux. CHARRIN a vacciné contre le pyocyanique par la même méthode, etc., etc. Actuellement c'est un procédé courant, pour immuniser un animal, que de lui inoculer des doses infinitésimales de culture virulente, en les augmentant progressivement jusqu'à vaccination complète. On en verra un exemple à propos de la fabrication du sérum antistreptococcique (p. 462). On se reportera aussi aux pages 257 et 261 pour compléter les notions nécessaires sur l'influence des doses du virus inoculé.

b. *Inoculation par diverses portes d'entrée.* — La même dose de culture ou d'humeur virulente peut entraîner la mort ou simplement vacciner suivant le point de l'organisme où on l'introduit. ROCHE-LUBIN avait depuis longtemps observé que la clavelisation par ingestion est moins meurtrière que la clavelisation à la lancette. Depuis quarante ans on vaccine le bœuf contre la péripneumonie par le procédé de WILLEMS qui consiste à introduire de la sérosité des lésions pulmonaires dans l'extrémité de la queue. La tuméfaction locale est négligeable et la mort n'est pas à craindre comme dans les cas où l'inoculation se fait au tronc.

CHAUVEAU a immunisé le bœuf contre la même maladie, sans aucune localisation, en injectant dans le sang la sérosité pulmonaire. ARLOING, CORNEVIN et THOMAS ont fait de même pour le charbon symptomatique du bœuf. CHAUVEAU et ARLOING ont vu que l'injection intraveineuse du *V. septique* confère à l'âne et au chien l'immunité contre les inoculations sous-cutanées toujours mortelles. GALTIER a donné à la chèvre et au mouton l'immunité contre la rage en leur injectant dans le sang des doses mortelles de virus des centres nerveux. STRAUS a vacciné le chien contre la morve par injections intraveineuses.

L'inoculation en certains points de l'organisme, et spécialement dans le sang (CHAUVEAU et son école), peut donc conférer une immunité solide. Elle ne peut cependant entrer dans la pratique, car il suffit de la plus petite érosion vasculaire pour que le virus, sortant des vaisseaux, produise dans le tissu conjonctif des accidents mortels.

2° Inoculation du microbe atténué. — Les microbes pathogènes ont une activité très variable ; il existe pour chacun d'eux toute une gamme de virulence depuis l'innocuité absolue (ancien saprophytisme) jusqu'à l'effet foudroyant de doses extraordinairement minimes. Citons comme exemple le *streptocoque de Marmorek* dont la dose mortelle varie entre plusieurs centimètres cubes et $\frac{1}{1\,000\,000}$ de centimètre cube de culture. Nous avons vu (p. 284) comment on pouvait exalter la virulence. Ici nous devons énumérer les moyens mis à la disposition du bactériologiste pour *atténuer* cette virulence et préparer des *vaccins*, c'est-à-dire des microbes capables de procurer l'immunité en causant une infection bénigne, non mortelle. C'est à PASTEUR qu'est due la découverte de l'atténuation expérimentale des virus. TOUSSAINT la confirma quelques mois plus tard. Les vaccins peuvent consister en une culture directement atténuée ; ils peuvent être une *race* fixée de microbes antérieurement atténués ; ces races de vaccins ont été obtenues surtout pour le charbon, par PASTEUR, CHAUVEAU, etc.

a. *Atténuation par le vieillissement des cultures.* — C'est le premier mode d'atténuation observé (PASTEUR, *Choléra des poules*, 1880). Le fait est général. Une culture virulente abandonnée à elle-même s'atténue progressivement en virulence et en végétabilité ; elle finit même par périr plus ou moins rapidement (suivant que le microbe se reproduit ou non par spores). En général, l'atténuation ainsi obtenue se conserve dans les générations filles (transmission héréditaire de l'atténuation).

Cette création de l'atténuation par le simple vieillissement est un fait banal, contre lequel le bactériologiste doit journellement lutter dans les laboratoires pour conserver ses cultures virulentes ; les réensemencements fréquents sont le remède. Le *pneumocoque*, le *streptocoque pyogène*, le *staphylocoque pyogène*, etc., s'atténuent rapidement ; d'autres microbes résistent bien au vieillissement : *bacille tuberculeux* (COURMONT et NICO-LAS), *bacille tétanique*, etc., et, en général, tous les microbes à spores. Ce mode d'atténuation ne peut être réglé, il n'est pas pratique.

b. *Atténuation par la culture à une température dysgénésique*. — PASTEUR a attribué l'atténuation des cultures qui vieillissent à l'air libre aux effets de l'oxygène agissant sur des microbes peu vivaces. Parti de cette idée, il a fabriqué des vaccins charbonneux en laissant à l'air libre des cultures de *bacillus anthracis* placées dans des conditions dysgénésiques, pour affaiblir la vitalité des microbes. Cette condition dysgénésique consistait en une température ambiante de + 42°5 qui ne permet pas la formation de spores. Chaque variété ainsi atténuée devenait une race dont les cultures filles conservaient la même atténuation (transmission héréditaire de l'atténuation). Tel est le mode de *fabrication des vaccins charbonneux pastoriens* (PASTEUR, ROUX et CHAMBERLAND, 1881). On cultive du *bacillus anthracis* à + 42°5 ; vers le douzième jour l'atténuation est suffisante pour que l'inoculation de la culture immunise, sans danger, le mouton et le lapin, mais elle peut tuer le jeune cobaye ; vers le trentième jour la culture ne peut plus tuer que les jeunes souris ; elle périt au bout d'un mois et demi. Les cultures filles conservent pendant longtemps le même degré de virulence. On utilise en général deux vaccins (dixième jour et vingtième jour environ) dans la pratique vétérinaire des inoculations préventives. Il est inutile d'insister sur le grand rôle économique des vaccins charbonneux.

La théorie pastorienne, qui attribuait au seul oxygène de l'air l'atténuation du *B. anthracis*, demande à être revisée.

c. *Atténuation par le chauffage*. — TOUSSAINT est l'inventeur de la préparation des vaccins par le chauffage des microbes virulents. Il vaccinait contre le charbon en inoculant du sang charbonneux défibriné, chauffé pendant dix minutes à + 55° (1880). Chauveau conseilla de préparer deux vaccins en chauffant à + 50° soit pendant dix minutes, soit pendant quinze minutes. Les deux vaccins sont employés dans la pratique à quelques jours d'intervalle.

En 1883, Chauveau a préconisé le procédé suivant : culture du *bacillus anthracis* à + 42°5 pendant vingt-quatre heures, puis trois heures de chauffage à + 47°.

Le chauffage d'une culture virulente pour obtenir des microbes atténués est entré dans la pratique courante des laboratoires. Le temps et la température du chauffage varient naturellement suivant les microbes ; en général une exposition de quelques minutes à + 50° suffit pour atténuer les microbes sans spores.

On peut aussi atténuer par le chauffage les cultures ou humeurs contenant des spores. Arloing, Cornevin et Thomas préparent leur vaccin contre le charbon symptomatique en chauffant les spores du *B. Chauvœi*. Ce microbe est déjà sporifère dans la sérosité des malades ; on fait dessécher cette sérosité à + 30° + 35°. Les spores ainsi desséchées sont plus résistantes que les spores à l'état frais. Cette sérosité desséchée, broyée et humectée est chauffée pendant quelques heures entre + 60 et + 110°. On a une grande marge entre les limites de température du chauffage, avantage précieux. Le premier vaccin de ces auteurs est chauffé pendant six heures à + 100°, le second à + 85°. On vaccine en injectant sous la peau de la région caudale du bœuf 1 centigramme de poudre délayée dans 1 centimètre cube d'eau.

Ces différents procédés ne créent pas des races de vaccins comme la méthode de Pasteur. Chauveau est arrivé à créer des races de microbes à atténuation transmissible en opérant de la façon suivante : 1° cultiver une goutte de sang charbonneux dans du bouillon léger à + 42°5 pendant vingt-quatre heures (pas de spores); 2° chauffer trois heures à + 47°; 3° ensemencer en bouillon neuf et mettre à + 35°, 37° (spores au bout de sept jours); 4° chauffer cette culture sporogène de sept jours à

+ 80° pendant une heure à une heure et demie. Les cultures filles conservent l'atténuation de la culture chauffée. On obtient deux vaccins en chauffant (4e temps) pendant une heure à + 84° et à + 82° [1].

Pour CHAUVEAU l'influence de l'oxygène dans son procédé est absolument nulle.

d. *Atténuation par la dessiccation.* — Sur l'atténuation par la dessiccation repose le principe des inoculations antirabiques de PASTEUR. Les centres nerveux d'un rabique perdent graduellement leur virulence si on les dessèche en évitant la décomposition cadavérique. L'atténuation commence vers le troisième jour ; une moelle desséchée depuis plus de sept jours est incapable de donner la rage. Les moelles sont prises aseptiquement sur des lapins succombant en sept jours à l'inoculation virulente : elles sont divisées en fragments de 2 centimètres et suspendues dans des poudriers dont le fond est garni de potasse caustique, placés eux-mêmes à une température fixe de + 20° ; à + 21°, l'atténuation est beaucoup plus rapide. C'est par l'inoculation successive de moelles d'abord inoffensives, puis de plus en plus virulentes que s'obtient l'immunisation antirabique.

e. *Atténuation par l'oxygène comprimé.* — CHAUVEAU (1884) a fabriqué d'excellents vaccins charbonneux en atténuant le *B. anthracis* au moyen de l'oxygène comprimé. Voici sa technique : 1° ensemencer un petit ballon de bouillon avec du *B. anthracis* sporulé ou non ; 2° enfermer le ballon dans un récipient en acier, solide et bien clos, où l'air est remplacé par de l'oxygène à la pression de deux atmosphères et demi ; 3° déposer ce récipient toujours sous pression pendant quinze à trente jours dans une étuve à + 35-36° ; 4° emprunter de la semence à partir du quinzième jour et ensemencer du bouillon à l'air libre. La culture obtenue est vaccinale à très petites doses. L'atténuation s'est transmise héréditairement. CHAUVEAU

---

[1] Pour les détails sur la fabrication en grand des vaccins charbonneux de CHAUVEAU, et sur l'atténuation des virus en général, voir : ARLOING, *les Virus ;* Bibliothèque Alglave, 1891. VIe partie. Voyez aussi RODET, *Revue générale sur l'atténuation des virus et inoculations vaccinales.* Revue de médecine, 1888 et 1889.

(1889) a produit des vaccins absolument inoffensifs en soumettant à l'oxygène comprimé des bactéridies déjà atténuées.

On rapprochera de ces expériences celles de d'ARSONVAL qui stérilise les extraits organiques en les soumettant, sans filtration, à une pression de 50 atmosphères dans l'acide carbonique (autoclave à acide carbonique). SABRAZES et BAZIN n'ont pu stériliser des bouillons par ce procédé. D'ARSONVAL a répondu que la stérilisation était certaine si le liquide contenait de la glycérine au point de marquer 15°. Cette question est donc complexe. Pour CHARRIN et d'ARSONVAL la pression, sans le secours d'un gaz antiseptique, n'a pas d'influence.

f. *Atténuation par les rayons solaires.* — ARLOING a vu que des cultures du *B. anthracis* ensoleillées pendant vingt-quatre heures (maintenues à 0° dans les intervalles des séances) sont encore vivantes et peuvent vacciner le cobaye.

g. *Atténuation par les antiseptiques.* — En 1880, TOUSSAINT ajoute 1 à 1,5 p. 100 d'acide phénique au sang charbonneux et obtient un liquide vaccinal pour le lapin et la brebis. En 1883, ROUX et CHAMBERLAND ont repris la question. L'acide phénique ajouté au bouillon de culture dans la proportion de 1/800° laisse pulluler le *B. anthracis*, mais empêche la formation de spores ; au bout d'un mois, une semblable culture est inoffensive et peut conférer l'immunité. Le bichromate de potasse est préférable ; à la dose de 1/2 000 à 1/5 000, il atténue en trois jours. Les cultures bichromatées se propagent avec leur atténuation. ROUX et CHAMBERLAND ont vu que l'acide phénique pouvait, par un contact prolongé, atténuer les cultures déjà formées; il en est de même de l'acide sulfurique à 2 p. 100 pour les spores. Ces microbes donnent des générations de vaccins.

ARLOING, CORNEVIN et THOMAS ont transformé en liquide vaccinal la sérosité du charbon symptomatique à l'aide de la glycérine phéniquée, du sublimé à 1/5000, de l'eucalyptol, du thymol, de la galactose alcalinisée. La coumarine atténue le *vibrion septique* (CORNEVIN), etc.

h. *Atténuation par l'électricité.* — D'ARSONVAL et CHARRIN spécialement ont atténué le *B. pyocyanique* par l'emploi des courants de haute fréquence en dehors de tout mécanisme thermique ou chimique.

i. *Atténuation par les rayons Rœntgen.* — La plupart des expérimentateurs ont échoué en voulant atténuer les microbes au moyen des rayons de Rœntgen. Courmont et Doyon ont obtenu une très légère atténuation du *B. de Löffler* en exposant des cultures sur gélose pendant six à sept heures au foyer d'un puissant tube de Crookes. Les toxines ont également paru diminuer d'activité. Lortet aurait retardé l'infection tuberculeuse chez des cobayes exposés longtemps aux rayons de Rœntgen.

j. *Atténuation au moyen de passages par l'animal.* — Des passages successifs d'un virus à travers un organisme animal exaltent en général sa virulence (p. 285); ils peuvent au contraire l'atténuer ou l'adapter à une espèce animale. La vaccine n'est peut-être qu'une variole ayant passé par le cheval et le bœuf. Le virus rabique du mouton est peu dangereux pour le lapin (Galtier). Pasteur en isolant le *pneumocoque* de la salive d'un enfant vit que ce microbe est inoffensif pour le cobaye et tue rapidement le lapin. Étant arrivé à tuer de jeunes cobayes il parvint à rendre ses cultures virulentes pour le cobaye ; *elles ne tuaient plus le lapin, elles le vaccinaient.* Ce fait conduisit Pasteur à ses expériences sur le rouget du porc. Lorsque le *microbe du rouget* a été exalté pour le lapin par passages successifs à travers cet animal, *il ne donne plus au porc qu'une maladie bénigne* dont il sort vacciné. La rage s'atténue par le passage à travers le mouton (Galtier), le singe (Pasteur). Il est donc bien démontré qu'en exaltant la virulence d'un microbe pour une espèce animale, on ne possède pas fatalement des cultures très virulentes pour toutes les espèces sensibles ; on peut même, au contraire, avoir atténué le microbe pour l'animal ayant donné la semence primitive. *Ces faits ont été trop oubliés.* C'est ainsi que j'explique les différences qui séparent la tuberculose aviaire de celle des mammifères bien qu'elles soient le résultat d'un seul et même microbe : le *bacille de Koch.* Ce dernier est peu virulent pour le mammifère lorsqu'il provient d'un oiseau et réciproquement. Il y a un acclimatement comme pour cultures sur différents milieux. Il n'est pas non plus démontré qu'on ait raison, dans la fabrication des sérums thérapeutiques, d'exalter d'abord le microbe pour une espèce animale (*vibrion cholérique* pour le cobaye, *streptocoque* pour le lapin), puisque le sérum doit être curateur pour l'homme.

§ 3. — CRÉATION ARTIFICIELLE DE L'IMMUNITÉ PAR L'INJECTION DE PRODUITS SOLUBLES MICROBIENS

Nous avons consacré à l'étude des produits solubles microbiens le chapitre XII auquel on se reportera pour tous les détails.

Ainsi que TOUSSAINT et CHAUVEAU l'avaient soutenu dès 1880; ainsi que CHARRIN l'a définitivement démontré, en 1887, avec les cultures filtrées du *B. pyocyanique*; ainsi que SALMON, et SMITH, ARLOING, ROUX et CHAMBERLAND, BOUCHARD, CHANTEMESSE et WIDAL, COURMONT, etc., l'ont vu avec différents microbes, les microbes vaccinent en imprégnant l'organisme de produits solubles fabriqués par eux. La création artificielle de l'immunité par injection de ces produits solubles, secrétés dans les bouillons de culture et complètement séparés des germes vivants, a reçu le nom de *vaccination chimique*. Elle est théoriquement bien supérieure à la vaccination par inoculation de microbes atténués, ceux-ci pouvant toujours occasionner quelques cas mortels; par contre, ses effets paraissent moins durables, si on ne répète pas fréquemment les injections. En raison de cette faible durée de l'immunité acquise, en raison aussi des accidents toxiques possibles, la vaccination chimique n'a pas été directement appliquée à l'homme; elle sert à immuniser des animaux, tout spécialement pour la production des sérums thérapeutiques.

Pour immuniser un animal à l'aide des produits solubles microbiens, on se rappellera quelques principes généraux.

Une immunisation solide ne peut s'obtenir qu'à la longue, après une *série d'injections*. Les substances vaccinantes étant *toxiques ou mélangées à des substances toxiques* devront être introduites d'abord à très faibles doses, le plus souvent dans le tissu conjonctif sous-cutané. Il se produira habituellement des accidents inflammatoires locaux (œdème, empâtement, congestion) et des symptômes généraux (fièvre, abattement, anorexie). On attendra que tout soit rentré dans l'ordre pour tenter l'injection suivante. On augmentera progressivement les doses. La réaction organique sera de moins en moins intense à mesure que l'immunité s'accentuera ; on arrivera ainsi à pouvoir injecter des doses 3 et 400 fois plus fortes qu'au début, sans danger pour l'animal et même sans troubles passagers. L'animal est immunisé. Il est réfractaire au microbe producteur de la toxine et à la toxine elle-même. On peut diminuer le danger des premières injections en *additionnant la toxine de certaines substances*, telles que l'iode. On trouvera plus loin, au chapitre : *Sérothérapie*, la technique exacte de l'immunisation du cheval contre la diphtérie, le *streptocoque*. On ferait de même pour le tétanos, le *pneumocoque*, le *bacille d'Eberth*, le *bacille pesteux*, etc. Des accidents arrivent assez fréquemment pendant l'immunisation ; certains animaux supportent mal les injections et meurent intoxiqués.

Les produits solubles employés peuvent être obtenus par *un quelconque des procédés* indiqués au chapitre xii ; la filtration est la plus répandue.

On se souviendra que tous les liquides provenant de cultures microbiennes ne sont pas vaccinants, qu'ils sont même quelquefois *prédisposants* (COURMONT, BOUCHARD, ROGER). En injectant ces derniers on affaiblirait l'immunité au lieu de la renforcer (*bacille tuberculeux* de COURMONT, *staphylocoque pyogène*, *streptocoque pyogène*, etc.).

Il ne faut pas renoncer à vacciner avec les produits solubles d'un microbe parce qu'ils sont doués de propriétés prédisposantes. Il peut y avoir dans le liquide filtré un *mélange de substances vaccinantes et prédisposantes* (*staphylocoque pyogène*, COURMONT et RODET ; *streptocoque pyogène*, ROGER) ; on cherchera à les *dissocier*. COURMONT et RODET ont vu que la culture filtrée de *staphylocoque pyogène* qui est habituellement prédisposante, exceptionnellement vaccinante, doit ces propriétés à des substances prédisposantes, solubles dans l'alcool, mélangées à des produits vaccinants, précipitables par l'alcool. Un simple chauffage à + 55° suffit à faire apparaître le pouvoir vaccinant des cultures filtrées prédisposantes du *staphylocoque pyogène* (RODET et COURMONT) ; il faut chauffer à + 110° les cultures filtrées du *streptocoque pyogène* pour les rendre vaccinantes (ROGER).

§ 4. — CRÉATION ARTIFICIELLE DE L'IMMUNITÉ PAR L'INJECTION DU SÉRUM D'UN ANIMAL IMMUNISÉ

Sous l'influence des produits solubles vaccinants microbiens l'organisme fabrique, pour s'immuniser, des substances nouvelles (BOUCHARD) bactéricides et antitoxiques qui se retrouvent en abondance dans le sérum sanguin. Ce sérum d'immunisé injecté à un animal neuf est *préventif*, et parfois *curateur* pour l'animal déjà infecté (BEHRING et KITASATO). C'est le principe de la sérothérapie. Cette vaccination par les injections de sérum d'immunisés est *passagère* (quelques jours) et paraît tenir à la présence dans le sang des substances injectées, avant leur élimination. La brièveté de cette immunisation restreint son utilisation. Les injections préventives de sérum antidiphthérique dans une famille infectée, celles de sérum antitétanique chez les blessés souillés de terre sont utiles par cette production temporaire de l'immunité.

CHAPITRE XVII

DIAGNOSTIC ET PRONOSTIC DES MALADIES INFECTIEUSES

PAR LES MÉTHODES BACTÉRIOLOGIQUES

La bactériologie a pour but suprême de mettre à la disposition du médecin des méthodes nouvelles de diagnostic, de pronostic et de traitement des maladies infectieuses.

Résultant de la connaissance même des causes pathogènes, ces méthodes auront sur les procédés cliniques, c'est-à-dire d'observation pure, d'incomparables avantages ; elles seront d'une rigueur presque absolue. A peine âgée d'un quart de siècle, la bactériologie nous enseigne déjà à faire le diagnostic et parfois même le pronostic de quelques infections.

Plusieurs méthodes de *diagnostic* sont à la disposition du bactériologiste :

1° La plus simple consiste à *constater* la présence d'un microbe déterminé dans les produits pathologiques. Exemple : la recherche du *bacille de la tuberculose* dans les crachats, le pus, les fongosités, etc. Elle n'est applicable qu'à des cas spéciaux. Il faut que le microbe puisse être suffisamment caractérisé dans une simple préparation microscopique.

2° On cherche à *cultiver* le microbe, lorsqu'il était trop peu abondant pour être vu directement, ou mélangé à d'autres bactéries, ou trop peu caractéristique pour être reconnu avec certitude autrement qu'en cultures. Exemple : la culture sur sérum des fausses membranes supposées diphtériques.

3° On *inocule* à un animal récepteur les produits pathologiques contenant des microbes en trop petit nombre ou difficiles à voir ou à cultiver. Exemple : on inocule au cobaye les produits supposés tuberculeux, morveux, etc. L'organisme animal sert de réactif.

Les méthodes précédentes peuvent être infidèles lorsqu'elles donnent des résultats négatifs ; des microbes peuvent échapper à l'observatoin, à la culture et même à l'inoculation. Les suivantes s'adressent non plus à la recherche du microbe, mais bien à celle d'une *réaction de la maladie elle-même ;* elles sont plus sûres et peuvent en outre faire des diagnostics rétrospectifs, c'est-à-dire après la disparition du microbe ; elles n'exigent pas la possession de produits pathologiques directs.

4° On injecte à l'organisme malade des *substances solubles fabriquées par le microbe* de l'infection supposée et on observe les effets obtenus. L'organisme animal réagit s'il est réellement envahi par ce microbe. Exemple : le tuberculeux réagit à l'injection de tuberculine, le morveux à l'injection de malléine.

5° On fait agir les *humeurs du malade sur le microbe* de l'infection supposée ; celui-ci présente des modifications spéciales si le diagnostic était exact. Exemple : le sérum des typhiques *agglutine* les cultures liquides de *bacilles d'Eberth.*

On se servira de l'une quelconque de ces méthodes, suivant les cas.

Le *pronostic*, dépendant d'une foule de facteurs, ne peut être exigé du bactériologiste. Cependant certaines associations microbiennes, la virulence du microbe examiné donneront quelquefois des indications précieuses.

Avant de donner les indications nécessaires pour faire le diagnostic spécial de chaque infection, lorsque ce diagnostic bactériologique est possible et utile en pratique, insistons sur quelques *principes généraux.*

En pathologie infectieuse, le diagnostic étiologique est indispensable, le diagnostic symptomatique n'en est que la préface. Ces deux diagnostics se confondent pour certaines affections spécifiques : tuberculose, fièvre typhoïde, morve, charbon, etc. ; ils sont absolument distincts dans beaucoup de cas. Dire qu'un malade a une pleurésie, un abcès, une angine pseudo-membraneuse, c'est indiquer seulement le point sur lequel doit

être tenté le diagnostic bactériologique, c'est-à-dire étiologique,
le diagnostic qui impose le pronostic, la prophylaxie et le traitement. Le diagnostic pleurésie est aussi vague que celui d'inflammation du pied ; il y aura autant de différences entre une
simple pleurésie à *pneumocoques*, métapneumonique et une
pleurésie tuberculeuse qu'entre une simple entorse et une
ostéite tuberculeuse des os du pied. Les angines à fausses
membranes comprennent l'angine pultacée bénigne et l'angine
diphtérique mortelle. L'abcès va du banal furoncle à *staphylocoques* à l'abcès morveux. L'inflammation, la suppuration sont
des phénomènes réactionnels de l'organisme qui n'ont de spécifique que leur cause.

Lorsqu'on soupçonnera la nature d'une infection, on se
reportera directement à la méthode de choix que nous indiquons plus loin pour la recherche de chaque microbe pathogène. Si on est en présence d'une maladie indéterminée, on
mettra simultanément en œuvre toutes les méthodes bactériologiques. On examinera directement au microscope les humeurs,
le sang, les sérosités, à l'aide des procédés connus de coloration. On cultivera, sur différents milieux, *à l'air et dans le vide*,
à des températures diverses. On inoculera à plusieurs espèces
animales, par différentes voies. On se reportera au chapitre XI
pour la cueillette des produits pathologiques et les causes
d'erreur à éviter. On aura en outre toujours à l'esprit les préceptes suivants : 1° *le sang destiné à être cultivé doit être puisé
dans une veine et ensemencé en grande abondance* (l'ensemencement d'une goutte de sang du bout du doigt doit être pros-
crit comme manquant d'asepsie, et ne donnant pas une quantité suffisante de sang), car les microbes sont en général très
rares dans le sang ; 2° *on doit multiplier les ensemencements du
sang et les faire à une période aussi rapprochée que possible du
début d'une maladie aiguë*, car certains microbes ne font que
passer dans le torrent circulatoire ; 3° les ensemencements
de *sérosités* (liquides de pleurésies, d'ascite) doivent également
être faits abondamment. Quant aux inoculations, *spécialement
pour rechercher la tuberculose*, elles ne doivent jamais être
faites avec moins de 25 à 50 centimètres cubes par animal (on

peut réduire à froid ou centrifuger), sous peine d'être presque fatalement négatives.

Passons à la discussion de chaque diagnostic en particulier. Nous ne donnerons pas, naturellement, tous les caractères de chaque microbe, de chaque infection ; nous indiquerons simplement les traits saillants les plus pathognomoniques, ceux qui sont la base du diagnostic expérimental. Ce chapitre est essentiellement pratique.

§ 1. — DIAGNOSTIC ET PRONOSTIC DE LA TUBERCULOSE

1° Diagnostic. — Le *bacille tuberculeux* ayant une réaction histo-chimique caractéristique, une simple préparation colorée pourra suffire à établir le diagnostic. Par contre, la culture, longue et difficile à obtenir (voyez fig. 137), ne sera pas recherchée dans la pratique. La tuberculose est inoculable à des animaux qu'il est facile de se procurer ; l'inoculation sera donc tentée lorsque le microscope n'aura pas décelé de bacilles. Enfin, le *bacille tuberculeux* fabrique des substances solubles qui, injectées à un tuberculeux, entraînent une réaction spéciale ; on pourra donc employer la *tuberculine* pour dépister une tuberculose latente.

a. *Examen des bacilles colorés.* — C'est le procédé classique du diagnostic toutes les fois qu'on peut se procurer des produits pathologiques : *crachats, pus, fongosités*, etc. Il est usité surtout pour les crachats.

Les bacilles sont contenus dans les parties solides, jaunâtres, qui flottent dans le crachat, et peuvent manquer dans la partie liquide [1]. On verse le crachat dans une soucoupe, ou mieux dans un petit cristallisoir de verre que l'on place sur un fond noir, et on saisit une des particules solides avec une aiguille de platine. Cette particule est portée sur une *lamelle* et étendue en couche aussi mince que possible ; on fera bien d'écraser

---

[1] On peut colorer des bacilles de la tuberculose dans des crachats même putréfiés et datant de plusieurs mois.

le grumeau entre deux lamelles pour bien étaler, et posséder une seconde lamelle prête à être colorée.

On a cherché des moyens de répartir uniformément les bacilles dans la masse du crachat, d'obtenir l'*homogénisation des crachats*. Il suffit d'ajouter un volume égal d'une solution saturée de borax et d'acide borique et de bien agiter le mélange dans un flacon (Kühne, Wendriner) ; les crachats ainsi préparés peuvent être conservés longtemps sans se putréfier.

Si les crachats contiennent peu de bacilles, ceux-ci peuvent échapper à l'observation. La *sédimentation* obvie à cet inconvénient. Biedert a proposé de diluer les crachats avec de la lessive faible de soude, de les faire bouillir en agitant avec une baguette de verre, et d'ajouter de l'eau jusqu'à ce que le mélange devienne homogène et fluide. On laisse reposer pendant deux jours dans un verre conique, on décante et on prélève un peu du dépôt avec l'aiguille de platine. Ce procédé a l'inconvénient de nuire à la coloration des bacilles. Il vaut mieux homogéniser les crachats, comme il a été dit plus haut, ajouter deux volumes d'eau, et laisser déposer pendant vingt-quatre heures dans un verre à pied (Stroschein). Le dépôt contiendra les bacilles, si peu nombreux soient-ils.

On pourra traiter de même les pus ou liquides pathologiques quelconques. Il sera indispensable de « sédimenter » les liquides pleurétiques, ascitiques, etc. On fera des *frottis* (voir p. 223) avec les fongosités ou autres parties solides.

La coloration de la lamelle se fera comme il a été dit page 238, en donnant la préférence à la méthode de Ziehl avec recoloration du fond au bleu de méthylène. La méthode de Gabbett est plus rapide et plus commode à l'hôpital ; elle peut suffire dans la plupart des cas.

On examinera la préparation avec un objectif à immersion homogène et l'éclairage Abbé (voir p. 213). Les *bacilles tuberculeux* sont colorés en rouge, isolés ou quelquefois réunis par petits groupes étroitement accolés, légèrement recourbés, avec des espaces clairs dans leur protoplasma (fig. 199 et 200). Tous les autres microbes, les éléments anatomiques sont colorés en bleu. Les débutants feront bien d'examiner la préparation en

faisant varier le point à plusieurs reprises, avant de déclarer
qu'elle ne contient pas de bacilles tuberculeux.

La constatation des *bacilles tuberculeux* dans un produit
pathologique [1] impose le diagnostic de tuberculose. Leur
absence ne doit pas le faire rejeter. Il n'y a pas de bacilles

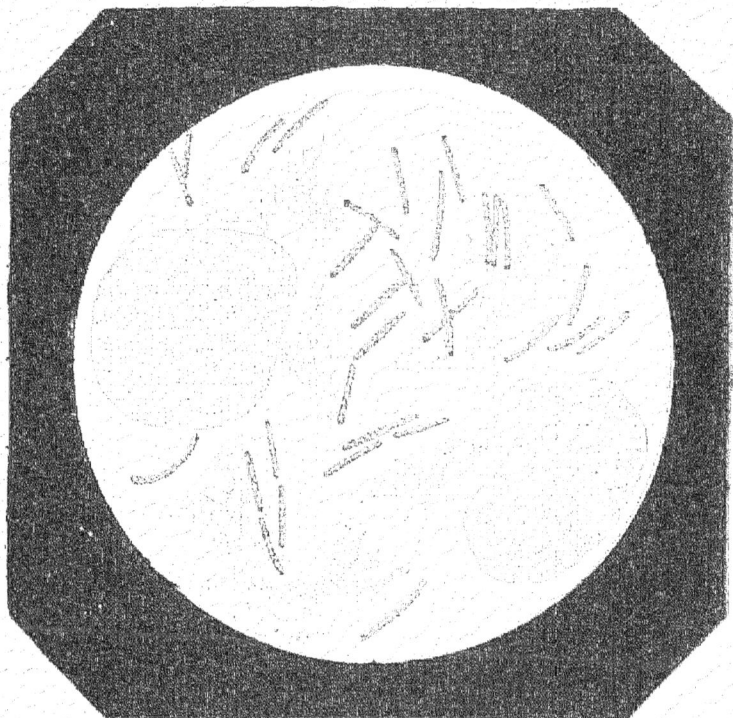

Fig. 199.
Préparation de crachats tuberculeux.
Coloration par la méthode de Ziehl.
Les *bacilles tuberculeux* sont rouges. Gr. = 1 200 D.

dans les crachats à la période de germination des tubercules,
chez les granuliques ; enfin, même à la période ulcéreuse de la
phtisie, les bacilles peuvent manquer momentanément. En cas

[1] On peut quelquefois découvrir des *bacilles tuberculeux* dans des
exsudats de surface (exemple : sur les amygdales, dans la sérosité
nasale), sans qu'il y ait de tuberculose.

de résultat négatif, on fera plusieurs préparations à quelques jours d'intervalle. Les bacilles sont très rares dans les fongosités, liquides de pleurésie, etc.

b. *Inoculation des produits pathologiques.* — Lorsque l'examen microscopique a été négatif, on doit tenter l'inoculation des produits pathologiques. Celle-ci pourra déceler une tuberculose dont les bacilles trop rares étaient restés jusque là introuvables.

L'inoculation devra se faire *au cobaye.* Cet animal est le plus sensible de tous à la tuberculose expérimentale ; il constitue un réactif précieux de ce virus et doit être *exclusivement employé.* Le *lapin est beaucoup plus résistant*, et peut supporter sans réagir l'inoculation de produits qui tuberculiseraient le cobaye.

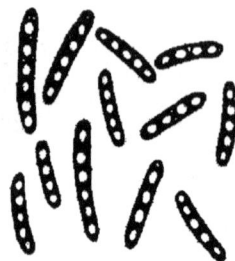

Fig. 200.

Bacilles tuberculeux de Koch (vus à un très fort grossissement).

Ce dernier présente en outre, dans l'évolution de la tuberculose, des particularités constantes et très utiles pour l'établissement rapide du diagnostic.

Quelle que soit la région du corps ou cobaye inoculée, l'animal meurt tuberculeux ; le péritoine est même le point de beaucoup le plus sensible de son économie au virus tuberculeux. Il vaut mieux cependant *pratiquer l'inoculation sous la peau de la face interne de la cuisse.*

Arloing [1] a étudié avec le plus grand soin la marche de la tuberculose chez le cobaye inoculé sous la peau. L'envahissement des lésions est *progressif* et se fait *par la voie lymphatique* avec une telle *régularité* qu'on peut, à l'autopsie de l'animal, savoir où s'est faite l'inoculation, et à quelle date elle remonte. Bien plus, la tuberculisation *unilatérale* des ganglions lymphatiques permet d'affirmer le diagnostic de tuberculose avant la mort du cobaye et sans sacrifier celui-ci.

[1] Arloing, Ac. des Sciences 1885 et Revue de médecine 1887, p. 97 ; *Leçons sur la tuberculose*, rédigées par Courmont, 1892, p. 113 Courmont, Province médicale 1894, p. 163.

Si l'inoculation a été pratiquée sous la peau de la face interne

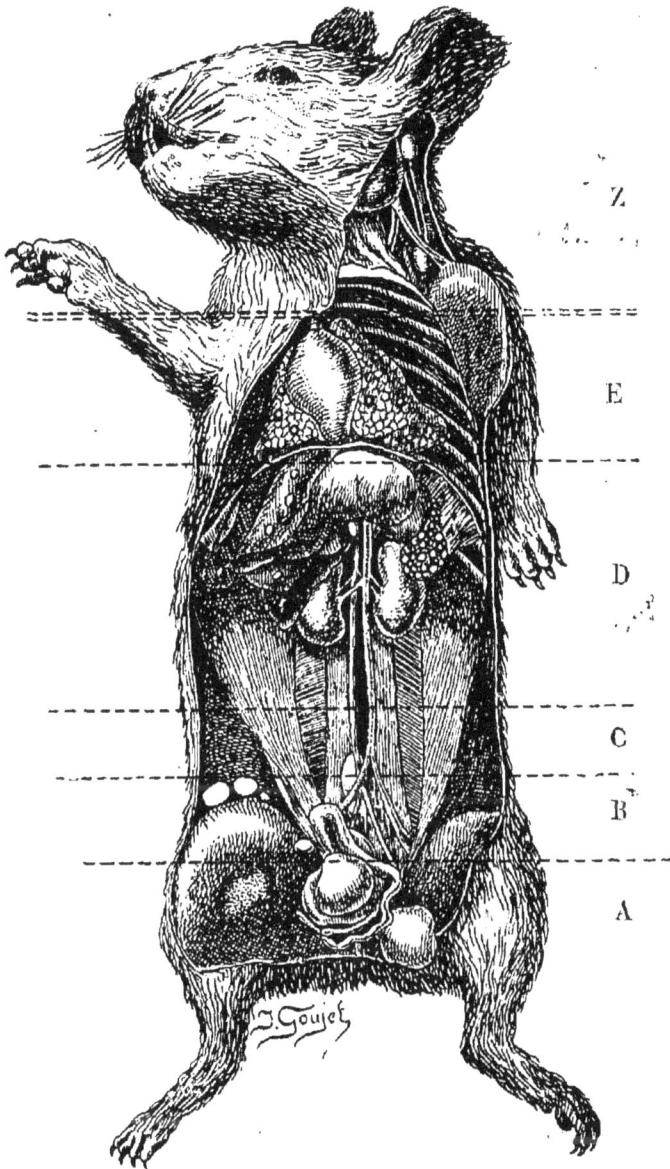

Fig. 201.

Marche des lésions chez le cobaye tuberculeux.

de la cuisse, il se produit localement un peu d'empâtement ;
plus tard, l'abcès s'ouvrira et donnera naissance à un ulcère à

granulations tuberculeuses, qui ne se fermera plus. Du douzième au quinzième jour, les ganglions inguinaux et cruraux *du côté inoculé* s'empâtent, durcissent et roulent sous le doigt, ayant le volume d'un gros pois. Vers le vingtième jour, le ganglion lombaire, *du même côté*, se prend à son tour. Vers le vingt-cinquième jour, le ganglion retro-hépatique s'indure, et les tubercules commencent à apparaître dans la rate, puis dans le foie. A partir du début du deuxième mois, le virus traverse le diaphragme et sa dissémination ne conserve plus son caractère unilatéral ; les deux poumons et les ganglions bronchiques se prennent indistinctement. A la fin du deuxième mois la tuberculose est généralisée et les ganglions inguinaux et lombaire du côté opposé peuvent même finir par s'indurer. La mort survient au bout de deux mois en général, rarement plus tard.

Si l'inoculation a été faite à la base de l'oreille, les ganglions auriculaires, puis ceux du cou, du même côté, se prennent successivement, ensuite les deux poumons se tuberculisent avant les organes abdominaux ; la marche est descendante.

La figure 201 schématise ces étapes de l'infection tuberculeuse chez le cobaye. Si l'animal a été inoculé à la cuisse droite, la tuberculose suivra la marche A (15 premiers jours), B (15e au 20e), C (20e au 25e), D (25e au 30e), E (30e au 60e). Si l'animal a été inoculé à la base de l'oreille gauche, la tuberculose envahira Z, puis E, D, etc.

On voit qu'il est facile, en présence d'un cobaye autopsié, de savoir où et quand s'est faite l'inoculation. Mais, détail plus important, on peut faire le diagnostic, en douze à quinze jours, par la simple palpation des ganglions inguinaux. *Tout cobaye, inoculé sous la peau de la cuisse, qui présentera douze à quinze jours plus tard une induration marquée et unilatérale des ganglions inguinaux correspondants, est tuberculeux.*

L'inoculation dans le péritoine, tout en occasionnant une tuberculose plus rapide, ne permet pas de faire un diagnostic aussi précoce, les ganglions étant uniformément atteints des deux côtés. Elle sera réservée au diagnostic des produits peu virulents : fongosités, lupus, etc., ou à l'inoculation de grandes quantités de liquides suspects (sérosités pleurales, péritonéales, etc.)

Tout cobaye qui succombera rapidement (cinq à quinze jours) avec de la tuberculose généralisée et sans lésions ganglionnaires, ne sera pas atteint de tuberculose de Koch, mais bien d'une autre forme de tuberculose (tuberculoses de Courmont, Charrin et Roger, Dor, Preisz, etc.)[1].

Chez le lapin, la tuberculose ne suit pas le trajet lymphatique, et les poumons se prennent en premier lieu, quelle que soit la région inoculée.

Nous avons vu (p. 262) comment devait se faire l'inoculation.

c. *Injection de tuberculine brute.* — La tuberculine brute est un extrait glycériné de cultures pures du bacille de la tuberculose (voir p. 289). Koch a proposé, en 1890, de faire à l'homme tuberculeux des injections de ce liquide pour déceler la présence de la tuberculose. En injectant sous la peau $0^{cc},001$ de tuberculine on n'obtient aucun effet chez l'homme sain, tandis qu'on observe une violente réaction chez le tuberculeux. Quatre ou cinq heures après l'injection surviennent des frissons, de l'abattement, des vomissements et une *élévation de la température rectale* à 39°, 40° et même 41°. Cet état dure douze à quinze heures. Si la lésion tuberculeuse est externe (lupus, arthrites), on la voit rougir, se gonfler, prendre un aspect nécrotique ; les plus petits tubercules deviennent saillants. A la chute de la température se forment des croûtes qui tombent au bout de deux à trois semaines.

Dans les mémoires de Koch, la tuberculine était présentée comme ayant aussi des propriétés *curatives* et *vaccinantes* vis-à-vis de la tuberculose. Il n'y avait donc aucun inconvénient à rechercher la réaction de la tuberculine qui était le début d'une action curative.

Tout le monde est d'accord aujourd'hui pour reconnaître que la tuberculine ne jouit d'aucune propriété bienfaisante

---

[1] Pour les détails sur ces tuberculoses atypiques, appelées à tort pseudo-tuberculoses, et qui peuvent se rencontrer chez l'homme, voir Courmont : in *Etudes sur la tuberculose*, 1890; *Leçons* d'Arloing *sur la tuberculose; loc. cit.*, p. 204 ; Courmont, *Sur deux cas de tuberculose humaine atypique.* Congrès de la tuberculose, 1893, p. 469.

sur le tuberculeux [1]. ARLOING, RODET et COURMONT [2] ont fait une étude expérimentale très complète de la tuberculine et ont montré que ce liquide prédisposait au contraire à la tuberculose et tuait rapidement le tuberculeux. Les résultats ont d'ailleurs été déplorables sur l'homme. Les bacilles mobilisés (VIRCHOW) engendrent une granulie mortelle. On peut dire, qu'*il n'y a pas de plus sûr moyen de tuer un tuberculeux que de lui injecter de la tuberculine.* La tuberculine doit donc être complètement délaissée dans la pratique humaine ; le médecin *n'a pas le droit* d'injecter de la tuberculine à l'homme pour faire un diagnostic. *Cette méthode doit être absolument proscrite.*

Expulsée de la médecine humaine, la tuberculine a trouvé un refuge en médecine vétérinaire. NOCARD a vivement recommandé les injections de tuberculine (30 à 40 centigrammes en arrière de l'épaule) pour faire le diagnostic de la tuberculose des bovidés. Les mesures sanitaires pour l'inspection des étables, pour la surveillance des bovidés à la frontière, se basent, à son instigation, sur l'épreuve par la tuberculine. Tout animal ayant présenté, de la 9e à la 18e heure après l'injection, une élévation thermique de 1° 4 (durant plusieurs heures) est considéré comme tuberculeux.

Il s'en faut de beaucoup que la tuberculine ait une pareille valeur diagnostique. ARLOING, RODET et COURMONT ont vu des vaches farcies de tuberculose ne pas réagir à la tuberculine, tandis que quatre génisses qui avaient présenté l'élévation thermique (jusqu'à 2°4) furent trouvées indemnes de tuberculose. NOCARD lui-même avoue que des bovidés très tuberculeux peuvent ne pas réagir du tout, que des bovidés non fiévreux peuvent présenter une élévation de température qui ne dépasse pas 1°, élévation qui peut très bien se produire chez des bovidés

[1] Voir p. 290 et 435, la récente communication de KOCH sur une nouvelle tuberculine.

[2] ARLOING, RODET et COURMONT, *Etude expérimentale sur les propriétés attribuées à la tuberculine de M. Koch*, in Annales de l'Université de Lyon. 1893. Voir aussi: *Leçons* d'ARLOING, *loc. cit.* : leçons 22, 23, 24, 25 et 26 ; ARLOING, Congrès de la tuberculose, 1891. COURMONT : Province médicale, 1891, p. 181.

sains. ARLOING, RODET et COURMONT ont constaté en outre que le
lapin tuberculeux ne réagit pas, tandis que le cobaye tuberculeux présente de la fièvre, mais au même titre que le cobaye
sain. Les bovidés atteints d'echninocoques des poumons réagis-
sent à la tuberculine. Il n'en est pas moins vrai que les bovidés
tuberculeux *sont tout particulièrement sensibles à la tuberculine*.

En résumé, on ne considérera pas la tuberculine comme un
moyen *certain* de faire le diagnostic de la tuberculose des
bovidés, mais on emploiera cette méthode pour avoir de précé-
cieuses indications.

2º Pronostic. — Le pronostic d'une affection tuberculeuse
dépend de facteurs multiples ; les uns ont rapport au sujet :
hérédité, prédisposition, âge, maladies antérieures, etc. ; les
autres dérivent du microbe : virulence, nombre, associations.
La bactériologie ne peut s'occuper que de ces derniers, c'est-à-
dire ne peut faire un pronostic complet ; elle donnera cependant d'utiles renseignements.

Nous ne savons rien de certain sur la valeur pronostique de
l'association de tel microbe au bacille tuberculeux.

KOCH ayant montré que les lésions tuberculeuses scrofuleuses
contiennent un *petit nombre de bacilles*, on a voulu faire jouer
un rôle à la plus ou moins grande abondance de ceux-ci dans
les lésions. En réalité, on ne peut tirer aucune indication pronostique du nombre des bacilles contenus dans les crachats,
dans les fongosités, etc. Nulle lésion tuberculeuse ne contient
moins de bacilles que celles de la granulie la plus foudroyante.

ARLOING[1] a montré que les bacilles des différentes lésions
tuberculeuses ne possèdent pas *la même virulence*. Tandis que
ceux des lésions viscérales, médicales, sont très actifs, ceux
des affections périphériques, chirurgicales (tumeurs blanches,
ostéites, ganglions scrofuleux, lupus, etc.,) sont en général
assez *atténués*. La tuberculose localisée, périphérique, serait

---

[1] ARLOING. *Essai de différenciation expérimentale de la scrofule et
de la tuberculose humaine*, Revue de médecine, 1887. *Leçons sur la
tuberculose*, Leçons XIII, ARLOING et COURMONT, Congrès pour l'étude
de la tuberculose, 1893, p. 480.

une tuberculose à bacilles atténués, ce qui cadre bien avec sa faible tendance à la généralisation. Il est cependant des cas (il y a toute une gamme de virulence des bacilles contenus dans les lésions humaines), où les tuberculoses locales contiennent des bacilles virulents ; toute opération sur de pareilles lésions se termine alors par la granulie. Le chirurgien a le plus grand intérêt à savoir s'il se trouve en présence d'une tuberculose torpide, atténuée, opérable, ou d'une lésion virulente, prête à se généraliser, qu'il ne faut pas toucher. COURMONT a poursuivi les recherches d'ARLOING, les a confirmées en ce qui concerne les tuberculoses périphériques, et a étudié avec DENIS[1] la virulence des bacilles expectorés par les phtisiques. De même que les lésions périphériques sont le plus souvent dues à des bacilles atténués, mais peuvent exceptionnellement contenir des bacilles très virulents (ils ont pu s'exalter localement) ; de même les lésions pulmonaires peuvent exceptionnellement présenter des bacilles atténués. Dans les observations de COURMONT et DENIS, les bacilles atténués appartenaient à des formes remarquablement bénignes, à marche lente.

Pour faire la recherche de la virulence des bacilles tuberculeux, on suivra la *technique d'Arloing*. Nous avons dit que le lapin est beaucoup plus résistant à la tuberculose que le cobaye ; il servira à faire le pronostic. On inoculera donc sous la peau de la cuisse à deux cobayes et deux lapins (afin d'avoir encore un animal si l'autre mourait de septicémie) le produit tuberculeux. Le cobaye fera le diagnostic, comme nous l'avons indiqué plus haut. *Au bout de deux mois*, on sacrifiera les lapins. Chez cet animal la tuberculose envahit d'abord les poumons. Si ces derniers sont intacts ou ne contiennent que des lésions très discrètes, on considérera les bacilles inoculés comme atténués ; si les poumons sont farcis de tubercules, comme cela doit arriver normalement deux mois après l'inoculation, on conclura que les bacilles inoculés avaient une virulence ordinaire.

[1] DENIS. *Tuberculose pulmonaire à bacilles atténués. Méthode de pronostic expérimental*, Thèse de Lyon, 1894.

25.

La techniqne d'ARLOING n'a pas été critiquée au point de vue de ses indications pronostiques ; mais on a voulu voir dans la résistance du lapin un effet du petit nombre des bacilles inoculés et non de leur peu de virulence. Il est facile de réfuter cette opinion en montrant comme l'ont fait ARLOING et COUR-MONT : 1° que les lésions inoculées sans résultat au lapin contiennent souvent beaucoup de bacilles ; 2° que les lésions produites chez le cobaye fourmillent de bacilles et cependant ne tuberculisent pas plus en général le lapin à ce second passage qu'au premier ; 3° qu'en diluant une culture de bacilles et en l'inoculant comparativement au lapin et au cobaye, on obtient au hasard des lapins et des cobayes qui échappent à l'infection, tandis qu'en atténuant une culture par la chaleur on tuberculise tous les cobayes sans pouvoir infecter les lapins ; 4° enfin, COURMONT et DOR[1] ont montré par une série d'expériences qu'on peut reproduire, chez le lapin, des tumeurs blanches multiples, sans aucune lésion viscérale, sept mois après l'injection dans le sang de cet animal de bacilles aviaires atténués. En exaltant la virulence de ces bacilles, on obtenait la granulie et la mort en treize jours avec la même dose inoculée par la même voie.

§ 2. — DIAGNOSTIC DE LA LÈPRE

Le bacille de HANSEN existe en quantité considérable dans les lésions lépreuses quel que soit leur siège : peau, muqueuses, vaisseaux lymphatiques, rate, etc. On le recherchera par *l'examen microscopique* des coupes ou des frottis des produits pathologiques. Il ressemble à s'y méprendre au *bacille tuberculeux de Koch* et reste coloré par la méthode d'Ehrlich (voir p. 238). On l'en distinguera par les caractères suivants :

1° Le bacille de HANSEN existe en abondance, en touffes ser-

---

[1] COURMONT et DOR. *De la production chez le lapin de tumeurs blanches expérimentales par inoculation intraveineuse de culture de bacilles tuberculeux atténués*, Soc. de Biologie, 8 novembre 1890 et 21 février 1891 ; Ac. des sciences, 10 novembre 1890 ; Etudes sur la tuberculose, 1891.

rées, *dans l'intérieur des cellules (cellules lépreuses)* dermiques, nerveuses, etc. (fig. 202).

2° Il se colore plus vite et se décolore plus lentement par la méthode d'Ehrlich.

3° Il reste coloré par un simple bain dans une solution hydro-

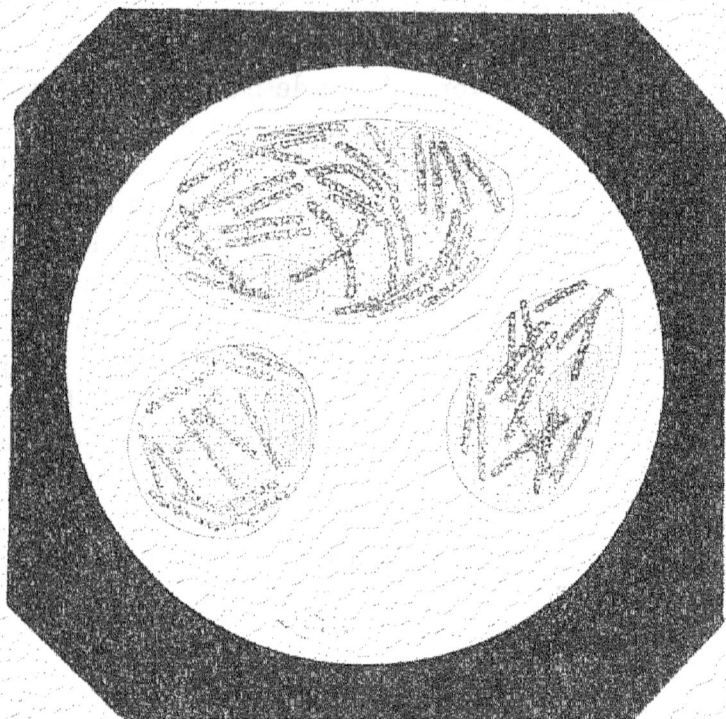

Fig. 202.
Bacille de la lèpre.
Coupe de lésion lépreuse. Coloration par la méthode de Ziehl.
Les bacilles sont rouges et intracellulaires. Gr. = 1200 D.

alcoolique d'une couleur basique d'aniline, suivi d'exposition au liquide de Gram et décoloration par l'alcool.

4° Il se colore plus facilement que celui de la tuberculose dans la solution alcaline aqueuse de bleu de méthyle de Löffler (Neisser, Kühne, Bordoni-Uffreduzzi).

5° Il se colore facilement, même à froid, par les simples solutions aqueuses de couleurs basiques d'aniline.

25.

6° Coloré par le procédé d'Ehrlich, il résiste mieux que le bacille de la tuberculose à l'action décolorante d'une solution à 1 p. 100 d'hypochlorite de soude (LUSTGARTEN).

§ 3. — DIAGNOSTIC ET PRONOSTIC DE LA DIPHTÉRIE ET DES AFFECTIONS A FAUSSES MEMBRANES

1° Diagnostic. — Les méthodes cliniques sont impuissantes à faire le diagnostic certain de la diphtérie. Il existe des angines et des laryngites à fausses membranes qui simulent la diphtérie au point de ne pouvoir en être distinguées, et qui n'ont aucun rapport avec cette affection. Par contre, certaines diphtéries bénignes, mais pouvant devenir subitement graves, et capables en tout cas d'être l'origine d'une épidémie meurtrière, n'ont pas les allures classiques de la diphtérie ; il peut même exister des angines diphtériques sans fausses membranes. Enfin, la clinique est totalement incapable de nous donner le moindre renseignement sur l'époque à laquelle le *bacille de Löffler* disparaît de la gorge des diphtériques, c'est-à-dire sur l'époque à laquelle un diphtérique n'est plus contagieux et ne doit plus être isolé. TEZENAS DU MONTCEL[1] a attiré l'attention sur le coryza qui persiste souvent (11 cas sur 60) après la guérison de la diphtérie et contient du *bacille de Löffler* virulent pendant deux mois et plus. La clinique ne peut indiquer le moment de cette disparition.

Le diagnostic de la diphtérie ne peut donc se faire que bactériologiquement, par la constatation du bacille de Löffler. Cette constatation est relativement facile ; elle est à la portée de tous.

Le *bacille de Löffler* se trouve dans les fausses membranes, dans une couche sous-jacente à la surface libre. On le verrait très bien dans des coupes de fausses membranes durcies. Lorsqu'il n'y a pas ou qu'il n'y a plus de fausses membranes, dans l'écoulement nasal par exemple, il existe en abondance

[1] TEZENAS DU MONTCEL. *Contribution à l'étude de la diphtérie*, thèse de Lyon, 1894.

dans le mucus, à la surface des muqueuses. Pour prélever la
fausse membrane ou le mucus, on procède, comme il a été dit
(p. 271), avec un écouvillon ou une spatule de platine. Les fausses
membranes sont séchées sur du papier buvard pour être débar-
rassées du mucus. Si on reçoit des fausses membranes desséchées, on les fait ramollir dans un peu d'eau pure et on opère
comme ci-dessus. Ces préliminaires terminés, on doit faire deux
sortes d'épreuves.

    a. Examen microscopique direct. — On frotte la fausse mem-
brane ou l'aiguille de platine chargée d'enduit sur une ou plusieurs lamelles. On fixe en passant sur la flamme (voir p. 225).
On met sur une lame une goutte de bleu ainsi composé (Roux)

> Solution aq. à 1 p. 100 de violet dahlia. 1
> Solution aq. à 1 p. 100 de vert de méthyle. . . 3
> Eau . . . . jusqu'au bleu clair.

et on appplique dessus la lamelle préparée. On examine directement avec un objectif à immersion homogène et l'éclairage
Abbé (voir p. 243). Le *bleu de Roux* se conserve limpide pendant longtemps, et ne forme pas de précipité. Les *bacilles de
Löffler* se colorent, par ce procédé, plus vite et d'une façon
plus intense que les autres.

    A l'examen, on voit, le plus souvent mélangés à une grande
quantité de microbes, d'autres fois presque à l'état de pureté,
les *bacilles diphtériques* bien colorés et se présentant sous différentes formes. MARTIN distingue trois formes de bacilles diphtériques. On peut dire que ceux-ci ont deux aspects principaux.
Certaines fausses membranes contiennent des bacilles longs et
granuleux, enchevêtrés (fig. 203) ; d'autres n'offrent que des
bacilles courts et à contenu homogène (fig. 204) [1]. Tous les inter-

---

[1] Des doutes se sont fait jour, ces derniers temps, sur l'identité
des deux *bacilles diphtériques* : le long, granuleux, enchevêtré et le
court et homogène. Personne ne conteste le rôle pathogénique du
premier; sa présence constitue, à coup sûr, la signature de la diphtérie. Il semble, au contraire, que le bacille court et homogène même
pathogène pour le cobaye ne serait pas du *bacille de Löffler*, on
pourrait parfois se confondre avec une espèce voisine. SPRONCK (1896)

médiaires peuvent se rencontrer. Cependant ces deux formes
sont bien distinctes ; nous les retrouverons à propos des cultures et du pronostic. Dans les deux cas, mais surtout dans le

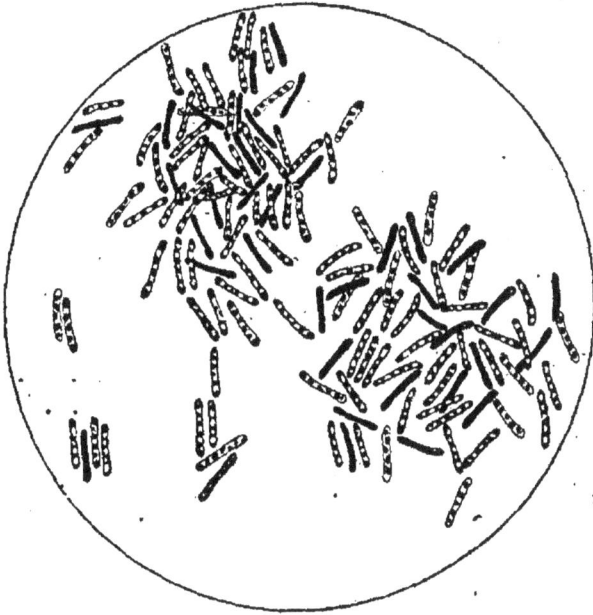

Fig. 203.
Préparation d'une culture de 24 heures sur sérum de *bacilles
de Löffler* longs, granuleux, enchevêtrés.
Gr. = 1 200 D.

premier, les bacilles sont souvent recourbés, renflés aux deux
extrémités en forme de double massue ; ils sont groupés en
amas de trois ou quatre éléments serrés parallèlement les uns
contre les autres. Il sera bon de faire une autre préparation

prétend n'avoir pu immuniser des cobayes contre un de ces bacilles
courts avec le sérum antidiphtérique très efficace contre les bacilles
longs. Il est probable qu'il existe un bacille non diphtérique qui
peut simuler le bacille diphtérique court. Il faudra donc garder une
certaine réserve pour le diagnostic, en présence d'une diphtérie
à bacilles courts, mais *se comporter comme si la diphtérie était certaine*. Ces faits expliqueraient peut-être la bénignité fréquente des
diphtéries à bacilles courts. — Voir la discussion du 4 décembre 1896
à la *Société médicale des hôpitaux de Paris*.

par la méthode de. Gram-Nicolle (p. 230), le *bacille de Löffler* prenant bien le Gram.

L'examen direct est très rapide, il ne demande que quel-

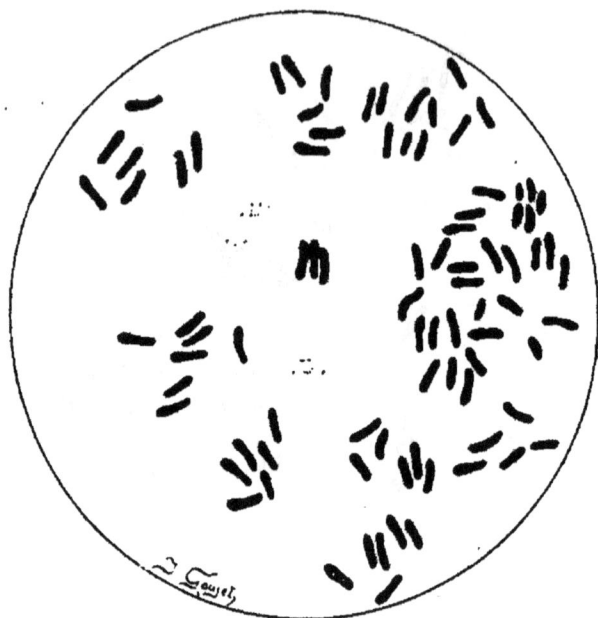

Fig. 204.

Préparation d'une culture de 24 heures sur sérum de *bacilles de Löffler* courts, homogènes, non enchevêtrés.

Gr. = 1 200 D.

ques minutes. On peut trouver des cas où le *bacille de Löffler* existe presque à l'état de pureté et en grande abondance ; d'autres fois on ne trouvera que quelques petits amas encore caractéristiques. Mais il peut arriver qu'on observe seulement quelques bacilles isolés ou qu'on n'en rencontre pas, même avec des fausses membranes diphtériques, puisqu'ils ne sont pas régulièrement disséminés dans toute la fausse membrane. On pourra donc *affirmer la diphtérie par l'examen direct*, on ne *devra jamais la nier* lorsqu'on ne trouvera pas de bacilles. Il faudra alors passer à la seconde méthode, la plus sûre.

b. *Culture par le procédé de Löffler.* — LÖFFLER a montré que le sérum coagulé est le milieu favorable par excellence à la culture du bacille de la diphtérie. Celui-ci y forme des colonies très apparentes en moins de vingt-quatre heures, alors que l'immense majorité des microbes de la bouche ont à peine commencé à végéter. On opérera donc de la façon suivante. On gratte légèrement avec la spatule de platine la surface de la fausse membrane essuyée ; on en fait de même sur la muqueuse malade. Avec cette spatule, et sans la recharger, on trace trois ou quatre stries longitudinales par tube sur trois tubes de sérum coagulé (fig. 57), et on met ceux-ci à l'étuve à + 35°. On les examine au bout de vingt heures, vingt-quatre heures au plus. S'il n'y a aucune colonie apparente, la diphtérie doit être éliminée. Dans les cas positifs on observe le long des stries un grand nombre de colonies se présentant sous forme de taches arrondies, blanc grisâtre, dont le centre est plus opaque que la périphérie. Elles sont petites sur les premiers tubes semés, parce qu'elles sont très nombreuses ; elles s'étalent et grossissent sur les tubes ensemencés les derniers, surtout après quarante-huit heures. On ne doit pas se contenter de constater ces colonies ; il existe quelques microbes, un coccus spécialement, qui peuvent vers la vingtième heure[1] en imposer pour le *bacille de Löffler*. Une préparation microscopique faite, comme il a été dit plus haut (p. 393), lèvera tous les doutes. On retrouvera avec leurs mêmes caractères et leur même disposition un amas de colonies à longs bacilles granuleux et enchevêtrés (fig. 203) ou des colonies à courts bacilles homogènes (fig. 204). Les membranes desséchées peuvent aussi donner des cultures, car les bacilles secs résistent très longtemps aux causes de destruction.

Ce procédé de diagnostic, dû à Löffler, préconisé par Roux et Yersin, est d'une certitude absolue.

Löffler a signalé lui-même dans la bouche de personnes bien portantes un bacille absolument semblable à celui de la diphtérie et n'en différant que par l'absence de toute virulence : *bacille pseudo-diphtérique*. Tout examen de la muqueuse buccale pourrait donc donner des préparations et des cultures positives par

---

[1] Au bout de quarante-huit heures ces colonies sont moins volumineuses et plus jaunes que celles de la diphtérie.

les procédés préconisés ci-dessus ; le diagnostic bactériologique de la diphtérie serait impossible ou exigerait l'inoculation de la culture à l'animal, c'est-à-dire du temps et un outillage plus compliqué. Enfin, dans les angines diphtériques bénignes, le bacille est peu ou pas virulent et ne pourrait donc pas toujours se distinguer du bacille pseudo-diphtérique. En réalité la présence, bien qu'assez fréquente ($\frac{15}{45}$, Roux et Yersin) du bacille pseudo-diphtérique dans la bouche saine ne constitue pas une difficulté pour le diagnostic bactériologique. Ce microbe est toujours *très clairsemé*. A l'examen direct il ne constitue jamais des amas suffisants pour fausser le diagnostic. En culture il ne donne qu'*une ou deux colonies* sur les trois tubes de sérum, tandis que dans les cas de diphtérie on se trouve en présence d'un *grand nombre de colonies*. Il suffira de savoir qu'*on ne doit pas affirmer la diphtérie parce qu'une ou deux colonies sont composés de bacilles ressemblant à ceux de Löffler*. Pour un œil exercé le tube de sérum diphtérique ne peut se confondre avec celui qui offre une ou deux colonies de bacille pseudo-diphtérique.

Les fausses membranes *qui ne contiennent pas de bacille de Löffler* sont dues à différents microbes : *streptocoque pyogène*, *staphylocoque pyogène*, *pneumocoque*. Sauf pour les streptocoques, l'examen direct ne donnera pas beaucoup de renseignements. La culture fera le diagnostic. Il faudra surveiller les tubes de sérum et examiner les colonies à mesure qu'elles apparaissent. Une seule colonie d'un microbe ne suffit pas à faire considérer celui-ci comme l'auteur de la fausse membrane ; il faut une prédominance marquée d'une espèce microbienne sur les autres. Si on attend trop longtemps pour examiner les colonies, la conclusion n'a aucune valeur, certaines espèces envahissant le tube au détriment des autres. On cultivera isolément chaque colonie pour mieux définir l'espèce. On se servira des caractères que nous indiquons ailleurs (voir p. 427 et 429 pour le *staphylocoque* et le *streptocoque*, et p. 423 pour le *pneumocoque* [1]).

---

[1] On a décrit certains microbes spéciaux d'angine pseudo-membraneuse. Voir Nicolas *in* Vernet, thèse de Lyon, 1895.

Toute faussé membrane diphtérique contient, à côté du *bacille de Löffler*, une foule de microbes, hôtes habituels de la bouche ; mais il est des cas où une de ces espèces est tellement abondante qu'elle paraît bien avoir joué un rôle dans la maladie : on dit alors qu'il y a *association microbienne*, que la fausse membrane est *mixte*. Souvent l'association se décèle dès l'examen microscopique direct, par exemple dans le cas d'association du *bacille de Löffler* avec le *streptocoque ;* en général c'est l'examen des tubes de sérum, pendant la seconde journée qui suit l'ensemencement, qui imposera le diagnostic.

2° Pronostic. — La bactériologie peut-elle faire le pronostic des affections pseudo-membraneuses ? Oui certainement. La diphtérie a le pronostic grave que tout le monde connaît. Au contraire les angines (ou croups) à fausses membranes dues à des *streptocoques, staphylocoques, pneumocoques* sont remarquablement bénignes, et n'entraînent pour ainsi dire jamais la mort par elles-mêmes.

Un point plus discuté est celui de savoir si on peut établir le pronostic bactériologique d'un cas reconnu diphtérique. On a dit que la diminution du nombre des colonies, la faible virulence du bacille, indiquent une diphtérie marchant vers la guérison.

Nous croyons, avec MARTIN, que les diphtéries à longs bacilles granuleux et enchevêtrés sont plus graves que les diphtéries à bacilles courts et homogènes. Cependant rien ne peut être érigé en loi à ce point de vue.

Nous avons déjà parlé (p. 393 et 394) des polémiques récentes qui se sont élevées à propos du *bacille de Löffler* court et homogène. Tandis que le bacille long, enchevêtré, granuleux n'est pas discuté, la variété courte serait une espèce différente de la précédente et ne serait pas l'agent de la véritable diphtérie. Pour d'autres, la variété courte, véritablement diphtérique, se confondrait souvent avec un microbe banal. Dans les deux hypothèses la fausse membrane à bacilles courts à un pronostic relativement favorable.

On a signalé comme particulièrement graves certaines associations ; la fausse membrane à *bacilles de Löffler et strepto-coques* impliquerait un pronostic très sombre. Il semble que l'association du *staphylocoque pyogène* n'est pas plus favorable. Disons donc que les diphtéries associées paraissent plus graves que les pures, mais on a beaucoup exagéré l'influence nocive de ces associations.

§ 4. — DIAGNOSTIC ET PRONOSTIC DE LA FIÈVRE TYPHOÏDE

1° Diagnostic. — Est-il besoin de rappeler que le diagnostic clinique de la fièvre typhoïde est parfois très difficile, souvent même impossible ? Nombre d'affections prennent le masque typhique : endocardites, pyohémies, granulies, etc., et peuvent être confondues avec la dothiénentérie. En outre, nous ignorons complètement la nature des *embarras gastriques, fièvres muqueuses* et autres états mal définis qu'il importerait de classer en pathologie. S'il est possible, le diagnostic bactériologique rendra donc les plus grands services.

La fièvre typhoïde est la maladie qui traduit l'infection de l'organisme par le bacille d'Eberth-Gaffky. On la caractérisera bactériologiquement, soit par la constatation du bacille dans les régions où il existe (rate, selles), soit par la présence d'une propriété spéciale du sérum des typhiques. La seconde méthode recherchant une réaction de la maladie elle-même, sera encore plus sûre que la première.

Le *microbe d'Eberth* est un bacille, habituellement court, mais très polymorphe, *ne prenant pas le Gram, très mobile,* végétant encore à + 44°,5, ne liquéfiant pas la gélatine (fig. 205), ne faisant pas tourner au rouge le bouillon lactosé et tournesolé, ne faisant pas coaguler le lait. Nous renvoyons aux différents chapitres (p. 143, 154, 193, 206, 239, etc.), où nous avons indiqué la technique à suivre pour constater ces propriétés du *bacille d'Eberth* et le distinguer du *colibacille*. La culture en bouillon lactosé et tournesolé sera toujours le procédé de choix.

a. *Ponction de la rate.* — Le *bacille d'Eberth* étant toujours toujours abondant dans la rate des typhiques, et celle-ci étant très hypertrophiée, la ponction (voir la technique, p. 271) sera facile, et la goutte de suc retirée donnera à coup sûr, en quelques heures, en bouillon, une culture, le plus souvent pure, du *bacille d'Eberth*. Cette méthode rapide et sûre serait la méthode de choix si elle n'offrait aucun danger. Elle expose, entre les mains d'une personne peu exercée, n'ayant pas une seringue parfaitement stérile, à des accidents tels que : rupture de la rate, hémorragies, péritonite. Elle devra être réservée à

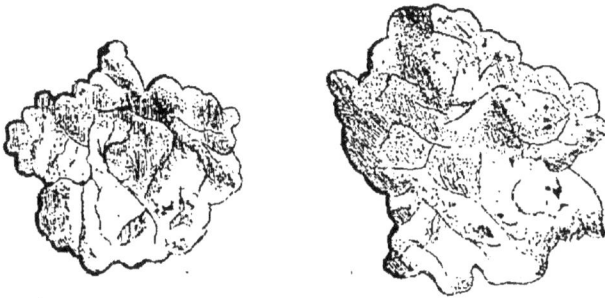

Fig. 205.

Colonie de *bacilles d'Eberth* sur plaque de gélatine, vue à la loupe. (Aspect de la montagne de glace).

certains cas spéciaux étudiés par des médecins expérimentés. *Elle doit être sévèrement proscrite de la pratique courante.* La ponction de la rate est d'ailleurs devenue inutile depuis la découverte du séro-diagnostic.

b. *Recherche du bacille dans les selles.* — Nous pouvons répéter ici ce que nous avons dit à propos de la recherche du bacille typhique dans les eaux (p. 335). L'isolement du *bacille d'Eberth* est presque impossible, avec les moyens dont nous disposons, dans les milieux qui contiennent du *colibacille*. On avait bien essayé d'appliquer à l'étude des selles typhiques le procédé de la gélatine phéniquée de CHANTEMESSE et WIDAL (p. 340), mais on y avait rapidement renoncé, et RODET et ROUX avaient pu dire qu'ils ne trouvaient dans les selles typhiques que du *colibacille* à l'état de pureté.

En 1895, ELSNER annonça la découverte d'un milieu qui permettait de déceler, *en quarante-huit heures, par un simple examen macroscopique, avec certitude,* le *bacille d'Eberth* dans les selles de *tout typhique.* Nous avons déjà indiqué le mode de préparation de la *gélatine d'Elsner* (p. 89). On ensemence une parcelle de matière fécale dans un large tube chargé d'un centimètre cube de cette gélatine, on ensemence un second tube semblable avec une goutte du premier, un troisième avec une goutte du second, et on enroule les trois tubes suivant la méthode d'Esmarch (voir p. 153). Ils sont placés dans l'étuve à + 22° et examinés au bout de quarante-huit heures. Pour ELSNER, seuls le *colibacille* et le *B. d'Eberth* donneraient des colonies sur son milieu ; ces colonies se distingueraient facilement entre elles par le simple examen à l'œil ou à la loupe. Les colonies du *colibacille* seraient *volumineuses, brunes, crémeuses, saillantes au centre,* tandis que celles du *bacille d'Eberth* seraient presque invisibles, constituées par de *petits points brillants.* La présence de ces derniers suffirait à faire admettre le diagnostic de fièvre typhoïde, leur absence à le faire rejeter.

Après une courte période d'enthousiasme la méthode d'Elsner a été réduite à sa juste valeur, spécialement par P. COUR-MONT [1]. Cet expérimentateur a montré que les colonies de *colibacille* qui poussent dans la profondeur de la gélatine ressemblent à s'y méprendre à des colonies du *B. d'Eberth;* il faut pour les distinguer de ces dernières, les reprendre et faire toute la série des réactions différentielles des deux bacilles. Des microbes divers peuvent en outre végéter sur le milieu d'Elsner, contrairement à l'affirmation de l'auteur. Enfin, P. COURMONT n'a trouvé le *bacille d'Eberth,* dûment caractérisé, que deux fois sur 9 typhiques, et GRIMBERT 4 fois sur 6. Toute fièvre typhoïde ne peut donc être sûrement diagnostiqué par le procédé d'Elsner, et la possibilité de colonies eberthiformes du *colibacille* dans beaucoup de cas, impose, lorsque le résultat est positif, une série de recherches de laboratoire assez délicates, demandant du temps et un outillage spécial.

---

[1] PAUL COURMONT. *Recherche du bacille typhique dans les selles par le procédé d'Elsner,* Société de Biologie, 27 juin 1896.

Le procédé d'Elsner n'a aucune valeur *pratique*.

c. *Séro-diagnostic de Widal*. — En 1889, Charrin et Roger constatent que le *B. pyocyanique* végète *en amas* dans le sérum des animaux immunisés contre ce microorganisme. Metchnikoff, Issaeff, Ivanoff voient des faits analogues pour d'autres microbes (*pneumocoque, vibrio Metchnikowi*). En 1894, Pfeiffer fait connaître le phénomène qui porte son nom (immobilisation, déformation des *bacilles cholériques* inoculés dans le péritoine du cobaye immunisé ou mélangés à du sérum anti-cholérique dans le péritoine du cobaye sain) et l'applique au diagnostic du choléra (voir p. 416). En 1896, Pfeiffer et Koll injectent dans le péritoine du cobaye une émulsion de *B. typhique* et de sérum d'homme convalescent de fièvre typhoïde ; leurs résultats sont inconstants. Bordet montre, dès 1895, que le phénomène de Pfeiffer peut se produire *in vitro*, sans l'aide du cobaye. Gruber et Durham, Pfeiffer et Koll, en 1896, constatent l'*agglutination* des bacilles typhiques cultivés en bouillon additionné de sérum d'animaux immunisés, et proposent d'étudier à ce point de vue le sérum de l'homme *convalescent* de fièvre typhoïde.

F. Widal[1], en 1896, a eu le grand mérite de montrer que l'agglutination des bacilles typhiques par le sérum des typhiques n'est pas une *réaction d'immunité* comme l'avaient dit tous les expérimentateurs précédents ; que ce phénomène existe *pendant la période d'infection*, qu'il peut servir à faire le diagnostic, pendant la maladie. Le séro-diagnostic était créé. La méthode de Widal, quoique encore toute récente, a été employée par une foule d'expérimentateurs dans un très grand nombre de cas et est sortie victorieuse de ces essais. P. Courmont[2] a publié une statistique de plus de deux cents cas examinés à Lyon pendant l'épidémie de 1896-1897 ; le séro-diagnostic ne s'est jamais trouvé en défaut.

On peut affirmer, à l'heure actuelle, que la séro-réaction,

---

[1] Widal. *Séro-diagnostic de la fièvre typhoïde*, Soc. médicale des hôpitaux, 26 juin 1896 ; Presse médicale, *passim*, 1896-97.

[2] P. Courmont. 240 *cas de séro-diagnostic chez les typhiques*, Presse médicale, 30 janvier 1897, Société de Biologie ; Province médicale, *passim*, 1896-1897, Thèse de Lyon, juillet 1897.

recherchée au moyen de la technique que nous allons exposer, existe chez tous les typhiques et manque chez tous les malades non typhiques. Quelques cas contradictoires, sûrement en petit nombre et n'infirmant en rien la généralité de la méthode, pourront se présenter ; aucun n'a encore été publié avec des caractères absolus d'authenticité.

La séro-réaction *apparaît en général vers le sixième jour,* souvent plus tôt, rarement plus tard ; elle *disparaît ordinairement dans les premiers mois* qui suivent la guérison, mais elle peut persister *pendant des années.* Il faut en conséquence formuler les deux préceptes suivants : 1° si le séro-diagnostic est positif, l'hésitation n'est pas possible ; s'il est négatif, on doit, avant de se prononcer, recommencer pendant plusieurs jours la recherche de la réaction, celle-ci pouvant apparaître tardivement ; 2° on devra toujours, lorsque la séro-réaction existe, s'enquérir des antécédents du malade, pour savoir s'il n'a pas été *atteint antérieurement de fièvre typhoïde;* la séro-réaction aurait alors une valeur diagnostique à discuter.

La *technique* est très simple et à la portée de tout le monde. Une culture de *bacille d'Eberth,* une étuve, un microscope sont les seuls éléments indispensables. Plusieurs procédés ont été indiqués par Widal[1]. Nous ne décrivons que le plus simple, celui qu'on doit couramment employer.

On possédera un échantillon du *bacille d'Eberth typique;* on aura avantage à toujours employer des *cultures de la même source* pour avoir des observations comparables. On se servira de cultures en bouillon, *jeunes,* âgées de vingt-quatre heures par exemple, pour éviter la présence de grumeaux, d'amas qui existent naturellement dans les vieilles cultures, et pourraient en imposer pour une réaction positive. On peut cependant employer une vieille culture, à condition de *faire, avant le mélange du sérum, une première préparation microscopique, qui servira de témoin.*

---

[1] Voir P. Courmont. *Technique et valeur du séro-diagnostic de la fièvre typhoïde,* Province médicale, 12 décembre 1896. Voir aussi le travail de Dimoux-Dime (thèse de Lyon, 1896, *Séro-diagnostic de la typhoïde*) où une *trousse* pour séro-diagnostic est figurée.

On peut aussi ne puiser avec la pipette que les parties supérieures d'une culture de quinze ou vingt jours ; on a ainsi une
culture assez riche et sans amas. P. Courmont a recommandé
de se servir de cultures faites dans le milieu artificiel suivant :

Peptone.	2 grammes.
Glycose ou glycérine	1 —
Eau.	100 —

alcalinisé avec une solution de carbonate de soude. Le *bacille
d'Eberth* pousse très activement dans ce milieu et n'y *donne pas
de grumeaux ;* on peut alors utiliser des cultures âgées sans
préparation microscopique préalable. Il serait bon, en résumé,
de cultiver le *bacille d'Eberth* dans le milieu de P. Courmont, en
ne le réensemençant que tous les quinze jours seulement, à
condition de le conserver à la température du laboratoire après
vingt-quatre heures d'étuve ; on aurait continuellement sous la
main des cultures prêtes à être expérimentées.

Au moment de faire un séro-diagnostic, on puise la culture de
bacille d'Eberth avec une pipette et on en laisse tomber dix
gouttes dans un petit tube en verre (5 centimètres de haut sur
3/4 de centimètre de large) préalablement stérilisé et bouché
avec un tampon de ouate ou mieux avec un simple bouchon
de liège. On pique alors largement le doigt du malade avec une
lancette, après désinfection de la peau (voir p. 270), et on fait
tomber une goutte de sang dans le tube qui contient les dix
gouttes de culture[1]. On agite le tube pour bien mélanger et
on laisse reposer.

Il ne se produit pas de notables modifications physiques du
mélange qui reste uniformément trouble si le sérum n'appartient pas à un typhique, en un mot si le séro-diagnostic est
négatif. Dans le cas contraire, la réaction devient appréciable au bout d'une demi-heure environ ; rarement plus tôt,

---

[1] Cette proportion de $\frac{1}{10}$ est celle qui a été reconnue, par Widal,
après tâtonnements, comme celle qui convient à l'agglutination du
bacille d'Eberth par le sérum typhique et ne permet pas aux autres
sérums de l'agglutiner. La dose est donc très importante.

quelquefois plus tard, après quelques heures seulement. Il se forme de *petits grumeaux*, comme dans un précipité chimique; ceux-ci sont en général plus nombreux le long des parois du tube. Ces grumeaux *tombent* successivement au fond du tube pour former un *dépôt* plus ou moins abondant, mais très net; le liquide s'est *clarifié*, est devenu absolument limpide. Le contraste entre un tube à réaction positive et un tube où l'agglutination ne s'est pas produite est alors frappant. *Il faut cependant se garder de porter un diagnostic sur le seul examen macroscopique du tube;* dans certains cas, le liquide n'est pas complètement clarifié, bien que la réaction soit franchement positive; d'autres fois, une certaine clarification est compatible avec la non-agglutination des bacilles. *On doit toujours faire l'examen microscopique.*

Pour faire l'examen microscopique, on *agite légèrement le tube* (afin de remettre les grumeaux en suspension sans toutefois trop remuer le dépôt sanguin du fond), on prélève une goutte avec la pipette ou l'aiguille de platine, on la porte directement sur une lame et on la recouvre d'une lamelle. On fait donc un *examen direct* de la culture liquide, *sans dessiccation, sans coloration.* On pourrait cependant colorer à l'état frais, comme il a été dit page 222, mais cela est plus nuisible qu'utile. Un microscope ordinaire avec un objectif 8 sec est suffisant : on se servira d'un objectif à immersion avec éclairage Abbé (p. 213) si on le possède. Pour mettre au point, on se basera sur les *globules rouges* qui apparaissent les premiers épars dans la préparation. Dès qu'on les aperçoit on fait lentement varier la vis du microscope. Si la réaction est négative (ou dans la préparation témoin qu'on pourra faire avant l'addition du sang, voir p. 403), on est immédiatement frappé par l'extrême mobilité et la grande abondance de bacilles; on se trouve en présence d'une véritable fourmilière de bacilles qui traversent rapidement le champ du microscope, complètement isolés les uns des autres (fig. 206). Si la réaction est positive, l'aspect de la préparation est bien différent. On cherche en vain les bacilles en faisant lentement varier le point dès qu'on aperçoit les globules rouges; le champ microscopique paraît désert ou ne contient que quelques très rares bacilles peu ou pas mobiles. Pour un observateur exercé cette première impression suffit : l'agglutination a eu lieu. La préparation contient des *amas caractéristiques* (fig. 207) qu'on trouvera bientôt. Ceux-ci sont plus ou moins volumineux, plus ou moins abondants ;

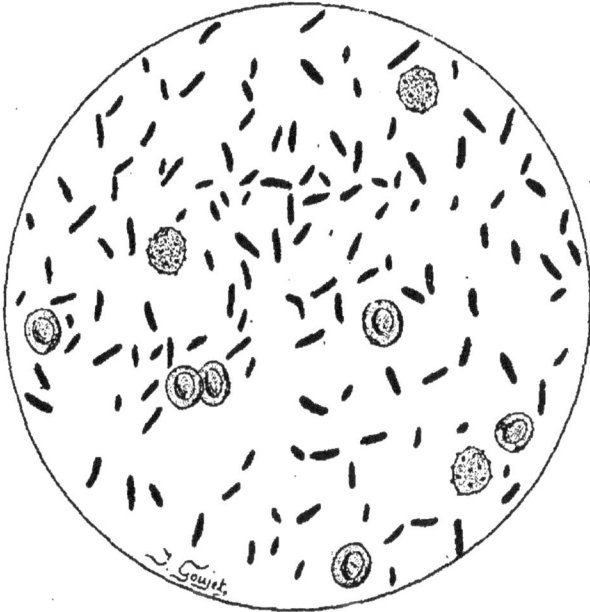

Fig. 206.

Préparation d'une culture de 24 heures de *bacilles d'Eberth* additionnée de 1/10 de sang non typhique (*séro-réaction négative*).

Gr. = 800 D.

tous les intermédiaires existent depuis les petits amas composés de trois ou quatre microbes enchevêtrés et très nombreux sous le champ du microscope, et les gros amas formés d'une grande quantité de microbes informes ; ces derniers sont naturellement rares dans la préparation et demandent à être cherchés. Les petits amas appartiennent en général aux réactions des premiers jours ou à celles de la convalescence qui sont sur le point de disparaître. La déformation des bacilles portée au *summum* dans les gros amas est très nette même pour les bacilles encore distincts qui sont granuleux, raccourcis, à contours peu nets.

Une séro-réaction positive se base donc sur ces trois modifications des bacilles d'une culture : *immobilisation, déformation, agglutinement en amas.*

S'il existe quelques petits amas noyés au milieu de bacilles

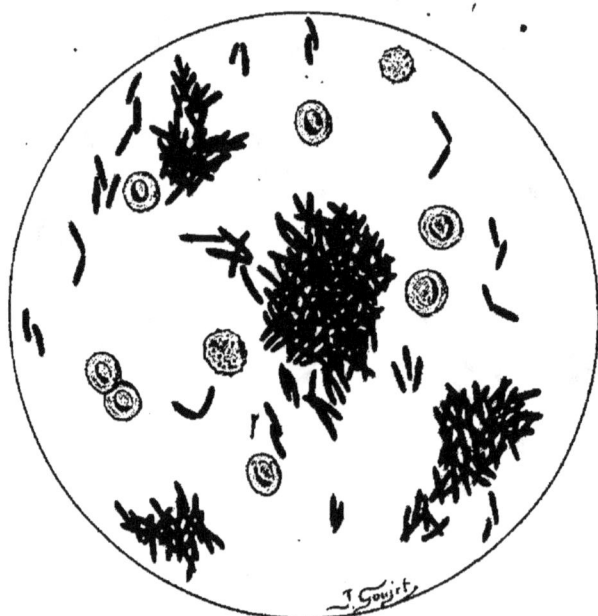

Fig. 207.

Préparation d'une culture de 24 heures de *bacilles d'Eberth* agglutinée par 1/10 de sang typhique (*séro-réaction positive*).

Gr. = 800 D.

restés mobiles, il sera prudent de réserver le diagnostic et de faire un nouvel examen au bout de vingt-quatre heures ; il s'agissait probablement d'une réaction au début. *On ne doit jamais être affirmatif, tant que la réaction n'est pas nette.* On la considérera comme certaine, même avec des amas petits, s'il ne reste pas de bacilles mobiles en quantité notable.

Le *sang desséché* conserve pendant quatre mois au moins ses propriétés agglutinantes (Widal et Sicard, Johnston, Taggart). Un praticien de campagne peut donc envoyer une goutte de

sang desséchée au médecin mieux outillé pour. faire le séro-
diagnostic. La médecine légale peut aussi demander au bactériologiste si telle tache de sang provient d'un typhique. Le
meilleur procédé consiste à imbiber de sang de petits morceaux
d'éponge qu'on met ensuite tremper dans deux ou trois gouttes
d'eau ou de bouillon versées dans un verre de montre. On
pourrait aussi faire tomber des gouttes de sang sur du papier
et découper des rondelles à conserver. Pour obtenir l'agglutination on mettra une goutte du liquide sanguinolent dans
5 gouttes de culture ($\frac{1}{5}$ au lieu de $\frac{1}{10}$).

Widal et Sicard ont montré que le sang des typhiques *agglu-
tinait mêmes des bacilles morts.* Une culture tuée par un chauffage d'une demi-heure entre + 57° et + 60° a conservé la
propriété de se laisser agglutiner. En pratique il vaut mieux se
servir d'antiseptiques qui modifient moins que la chaleur le
protoplasma microbien. Widal et Sicard ont préconisé le
formol. Une goutte de formol pour 150 gouttes d'une culture
de un à deux jours, tue les bacilles en les fixant dans l'état où
l'antiseptique les a surpris, sans les agglutiner. Une telle culture peut être conservée pendant des semaines ou même des
mois avec toute sa sensibilité au sérum des typhiques. Au
point de vue pratique, on peut donc posséder dans un service,
chez soi, etc., une série de tubes contenant une quantité
connue de culture formolée, prête à être employée de suite.

Ajoutons que le sérum des typhiques agglutine les bacilles
même pendant les jours qui précèdent une rechute (Widal,
Thiercelin et Lenoble). Le lait d'une nourrice typhique (Achard
et Bensaude) peut servir à obtenir la réaction. Il en est de
même des larmes (Widal et Sicard), de la sérosité des vésica-
toires, etc.

Le sang du typhique conserve après la mort son pouvoir
agglutinant. Les organes qui contiennent du *B. d'Eberth* (ganglions mésentériques, rate, foie) ont un suc peu agglutinant
(P. Courmont) [1]. D'ailleurs le *B. d'Eberth* détruit *in vitro* le pouvoir agglutinant des humeurs (P. Courmont). Les liquides des

---

[1] P. Courmont. Société de Biologie, 20 février, 20 mars, 27 mars 1897.

pleurésies, péritonites, etc., à *bacilles d'Eberth* ne présenteront pas la réaction agglutinante.

2° Pronostic. — P. Courmont (*Thèse citée*, p. 402) estime qu'on peut, en dosant journellement le pouvoir agglutinant du sérum des typhiques, obtenir une *courbe graphique*, dont la forme a une grande valeur pronostique. Il existe une courbe normale et des courbes anormales, absolument comme pour la température. Ce séro-pronostic n'est évidemment qu'un des éléments du pronostic général.

§ 5. — DIAGNOSTIC DE LA COLI-BACILLOSE [1]

Depuis que les recherches de RODET et ROUX ont mis à l'ordre du jour la question du rôle pathogène du *colibacille*, on a reconnu que ce microbe est l'auteur d'une foule d'affections (abcès, péritonite, étranglement herniaire, angiocholites, infection urinaire, fausses membranes, etc.). Pour le diagnostiquer, on le cultivera en recherchant les caractères différentiels qui le séparent du *bacille d'Eberth* et sur lesquels nous avons déjà insisté aux pages 143, 154, 193, 206, 339. Ses principales particularités sont : la mobilité, la non-liquéfaction de la gélatine, la végétabilité à + 44°5, le virage au rouge du bouillon lactosé et tournesolé, la coagulation du lait. Le *colibacille* ne prend pas le Gram.

§ 6. — DIAGNOSTIC DE LA MORVE

La morve, déjà souvent méconnue chez l'animal, est encore plus difficilement diagnostiquée chez l'homme en raison de sa rareté relative. Le médecin qui la soupçonnera devra immédiatement s'adresser au bactériologiste pour établir le diagnostic, par une des méthodes courantes dans l'art vétérinaire. On peut

[1] Voir GILBERT. *Coli-bacillose,* Traité de médecine, de BROUARDEL, t. 1, p. 623.

affirmer la morve par trois procédés : 1° la culture du bacille,
2° l'inoculation à l'animal ; 3° l'injection de la malléine.

a. *Culture du bacille de la morve.* — Elle sera employée toutes
les fois que le produit recueilli sera pur ou à peu près pur (pus
d'un abcès, suc ganglionnaire). On ensemencera sur *pomme de*
terre mise à + 35° à + 38°. Dès le deuxième jour, les colonies
apparaîtront sous forme d'un enduit épais, visqueux, humide et
luisant, d'abord ambre jaune, puis se fonçant jusqu'à la teinte
chocolat et devenant opaque comme de la colle. La pomme de
terre devient verdâtre autour des colonies. Ces colonies sont
caractéristiques ; elles ne se rapprochent que de celles du
B. pyocyanique, qu'il est facile de distinguer avec la réaction
de la pyocyanine (voir p. 199).

Une préparation montrera qu'il s'agit d'un bacille long et
grêle, ayant à peu près les dimensions du bacille tuberculeux,
avec condensations protoplasmiques aux deux extrémités, et
ne restant pas coloré par la méthode de Gram (fig. 208).

b. *Inoculation à l'animal.* — L'animal le plus sensible à la
morve est l'*âne*. L'inoculation sous-cutanée engendre en trois ou
quatre jours un vaste ulcère, fourmillant de bacilles, s'accom-
pagnant d'une température de 40°. La mort survient en cinq à
vingt jours avec les lésions de la morve suraiguë. Ce moyen est
trop coûteux et ne peut entrer dans la pratique.

GALTIER a le premier fait le diagnostic expérimental de la morve
en inoculant le *chien*. On rase la peau sur le crâne, on scarifie
et on frotte avec la matière supposée morveuse. Au bout de
trois ou quatre jours, les plaies cicatrisées se rouvrent et laissent
échapper un pus liquide, grisâtre. La région s'empâte, les
ulcérations se rejoignent et forment un vaste ulcère caractéristique. L'ulcère est quelquefois formé en quarante-huit heures.
Toutes les inoculations cutanées ont l'inconvénient de pouvoir
ne donner aucun résultat si la matière expérimentée était peu
riche en bacilles.

L'inoculation au *cobaye* est la méthode de choix. Faite par
scarifications de la peau, elle donne en quatre à huit jours des
plaies ulcéreuses avec suppuration des ganglions voisins. L'animal sacrifié au bout de vingt-cinq à trente jours offre à la sur-

face de la rate, et quelquefois des poumons et du foie, une foule de petits abcès miliaires. Ce procédé est long et aussi infidèle que les précédents.

STRAUS a recommandé l'*inoculation intra-péritonéale du*

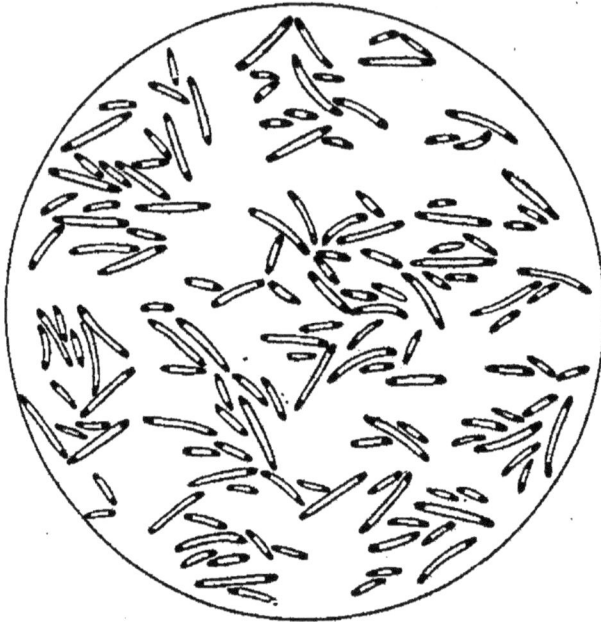

Fig. 208.
Bacille de la morve.
Préparation d'une culture sur pomme de terre, âgée de 3 jours.

Gr. = 1 200 D.

cobaye mâle. Au bout de deux ou trois jours, les testicules de l'animal commencent à faire saillie (*orchite morveuse*), la peau du scrotum devient rouge, adhérente ; le maximum de la lésion est atteint vers le dixième jour. Le cobaye meurt vers le quinzième jour. On constate sur la vaginale la présence de granulations grosses comme une tête d'épingle, les deux feuillets de la séreuse sont étroitement soudés par un exsudat purulent, épais, riche en bacilles. Le testicule n'est pas altéré.

Dans l'esprit de STRAUS, l'orchite morveuse était caractéristique et son apparition au deuxième ou troisième jour suffisait à faire le diagnostic ; le bacille morveux était le seul microbe, qui, inoculé dans le péritoine du cobaye mâle, donnait une orchite. Le diagnostic était ainsi facile et à la portée de tout le monde, n'exigeant ni microscope, ni technique spéciale. Ces prétentions étaient malheureusement bien exagérées. KUTSCHER a produit chez le cobaye une orchite semblable à l'orchite morveuse avec un microbe sans rapports avec celui de la morve. HALLOPEAU et BUREAU ont fait la même lésion en inoculant du pus de mycosis fongoïde. Enfin, NOCARD, ayant inoculé soixante-sept chevaux suspects de morve, a obtenu cinquante-neuf fois le « *signe de Straus* », alors que seize d'entre ces derniers animaux n'étaient pas atteints de morve, mais d'une lymphangite spéciale, simulant le farcin due à un microbe bien différent du bacille de la morve, poussant mal sur pomme de terre, et se colorant par le Gram. Seize fois sur cinquante-neuf le *signe de Straus* faisait commettre une erreur du diagnostic. Il faudra donc toujours *compléter la constatation de l'orchite du cobaye par la culture ou l'examen microscopique du pus de la vaginale.* Dès que l'orchite est bien nette (vers le quatrième jour) on ponctionnera la vaginale et on ensemencera sur pomme de terre ; un examen microscopique montrera immédiatement une grande abondance de bacilles caractéristiques, ne prenant pas le Gram.

En résumé : si le produit à examiner est pur : cultiver sur pomme de terre et inoculer dans le péritoine du cobaye mâle comme moyen de contrôle ; dès l'établissement de l'orchite, ponctionner la vaginale, examiner le pus retiré et le cultiver comme contrôle ; si le produit est impur ; ne pas tenter la culture mais inoculer plusieurs cobayes (de crainte de mort rapide par septicémie), et même inoculer au chien par scarification de la peau, (pour avoir un animal inoculé, en cas de mort de tous les cobayes).

c. *Injection de malléine.* — On appelle *malléine* l'extrait stérile des cultures du bacille de la morve[1]. Elle a été décou-

---

[1] On fabrique le plus souvent la malléine de la façon suivante : on cultive en bouillon glycériné un bacille à virulence exaltée par le passage chez le lapin (inoc. intraveineuses). Après un mois d'étuve,

verte par Helman, en 1888. Kalning (1891), Nocard (1894) se sont surtout préoccupés d'étudier ses effets sur les animaux morveux au point de vue du diagnostic de cette affection.

La malléine brute est un liquide brun foncé, sirupeux. On l'emploie après dilution au 1/10⁰ dans l'eau phéniquée à 5 p. 1000; ce mélange, conservé à l'abri de l'air et de la lumière, conserve ses propriétés pendant plusieurs mois.

On injecte un demi-centimètre cube de malléine brute ou 5 centimètres cubes de malléine diluée sous la peau de l'animal[1]. Si celui-ci est morveux on observe la réaction organique et la réaction thermique. La *réaction organique* est constituée par les symptômes suivants : une tuméfaction inflammatoire, parfois énorme, chaude, très douloureuse, se forme en quelques heures au niveau de l'infection. Du contour de la tumeur partent des traînées lymphatiques sinueuses se dirigeant vers les ganglions. Cette tumeur, qui ne doit pas suppurer, s'accroît pendant trente-six heures et dure plusieurs jours, ne disparaissant que vers le dixième. L'animal est indifférent, le regard anxieux, le poil hérissé, complètement abattu. La réaction organique peut être très faible. La *réaction thermique* est toujours accusée. En quelques heures, la température centrale monte de 1°5 à 2°5 ou même plus. Cette fièvre, appréciable dès la huitième heure, atteint son maximum vers la douzième ou quinzième, et dure pendant trente-six et quarante-huit heures.

Tout animal morveux réagit ainsi à la malléine. Une pareille réaction est-elle toujours due à la morve? Chez l'animal sain l'injection de malléine, même à dose plus considérable, reste sans effets. Exceptionnellement certaines affections (gourme, emphysème pulmonaire, mélanose) peuvent entraîner la réaction[2]. *Il faudra donc associer l'injection de la malléine et l'ino-*

on chauffe à + 100° pendant trente minutes, on concentre au bain-marie jusqu'au 10ᵉ du volume primitif, et on filtre sur papier Chardin. On a ainsi la *malléine brute*.

[1] On injectera autant que possible de huit à dix heures du soir pour que la réaction se produise pendant la journée du lendemain.

[2] Si l'animal est déjà fébricitant, les indications thermométriques sont faussées et sans signification. Il faut laisser au repos les che-

culation au cobaye, suivie d'examen microscopique, pour avoir un diagnostic absolument certain. Un seul de ces deux signes restant négatif suffit à éliminer la morve : il faut les associer en cas de résultat positif de l'un d'eux.

Nous ne savons pas qu'on ait jamais injecté la malléine à l'homme.

§ 7. — DIAGNOSTIC DU CHOLÉRA

Le diagnostic bactériologique du choléra est très utile au clinicien et à l'hygiéniste, surtout au début des épidémies. Les premiers cas ne sont pas toujours typiques ; les médecins n'ont pas l'expérience d'une maladie qu'ils n'ont en général jamais vue ; cependant l'hygiéniste, les pouvoirs publics exigent un prompt diagnostic. Il s'est produit, en outre, en Europe, pendant ces dernières années, des épidémies locales, des cas isolés qu'on hésite à classer dans le choléra asiatique.

Le seul moyen [1] de faire le diagnostic bactériologique du choléra est la *constatation du vibrion cholérique dans les selles.* KOCH, à qui est due la découverte de ce microbe, a tracé les règles à suivre pour le distinguer de ses congénères. Nous renvoyons au chapitre XIII (p. 344) pour les détails relatifs à la différenciation du *vibrion cholérique.* Les méthodes sont exactement les mêmes pour le rechercher dans les eaux ou dans les selles. *Aucune d'elles ne peut donner une certitude absolue* (DUNBAR, etc.) ; il existe plusieurs races de véritables *vibrions cholériques :* il existe toute une série de vibrions non cholériques, très voisins du microbe pathogène. Il paraît y avoir souvent plus de différences entre deux races de *V. cholérique* qu'entre

vaux pendant les deux jours qui suivent l'injection. Il ne faut pas les exposer aux variations atmosphériques après l'injection.

[1] ACHARD et BENSAUDE (*Soc. méd. des hôpitaux*, 23 avril 1897) viennent de montrer que le sang des cholériques, dès le premier jour de la maladie, agglutine, en moins d'une heure, une émulsion de culture sur gélose du *vibrion cholérique.* On peut donc faire le *séro-diagnostic* du choléra comme celui de la fièvre typhoïde (voir p. 401).

une de celles-ci et un vibrion paracholérique. La question est
donc encore très obscure, mais surtout pour les analyses d'eau.
La constatation dans les selles d'un vibrion ayant tous les
caractères du *vibrion de Koch* impose le diagnostic, malgré
quelques cas où des selles non cholériques ont donné des cultures de vibrions paracholériques (IVANOFF, etc.). Nous ne

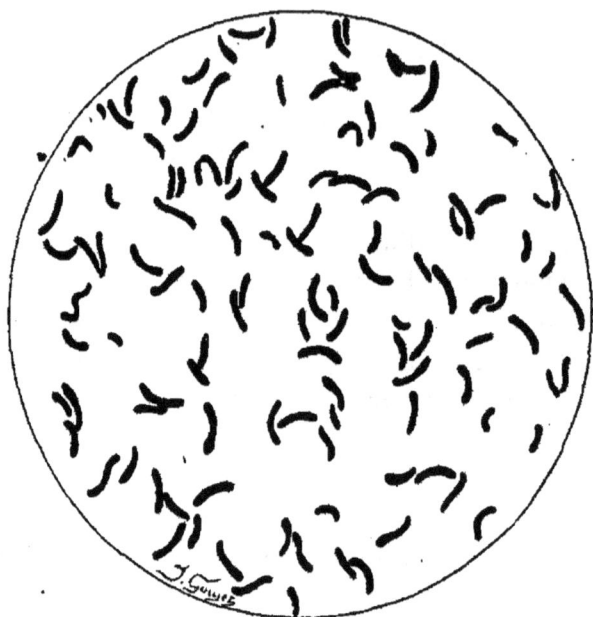

Fig. 209.
Vibrion cholérique.
Préparation d'une culture de 24 heures, en eau peptonée.
Gr. = 1 000 D.

donnons ici qu'un aperçu des principaux caractères différentiels du *V. cholérique;* on se reportera pour la technique aux
pages 272 et 344. On commencera toujours par ensemencer une
parcelle de matière fécale dans de l'eau peptonée et on tâchera
de caractériser la culture obtenue.

a. *Cultures.* — En eau peptonée : apparition à la surface d'un
voile en douze heures ; ce voile est composé de courts vibrions
(fig. 209), mobiles, se décolorant par le Gram. Réaction du rouge
choléra (p. 207 et 346). Sur plaques de gélatine à 10 p. 100 :

les colonies de vingt-quatre heures présentent des contours irréguliers; leur surface est recouverte de granulations grossières (Grüber); la liquéfaction se fait ensuite (fig. 211); sur tube de gélatine, la liquéfaction se fait en entonnoir (fig. 210).

- b. *Inoculation*. — Une culture jeune et récente tue le *cobaye*, avec *péritonite*, si on injecte 1 à 3 centimètres cubes dans le péritoine. Elle est sans action sur le cobaye vacciné. Le sérum

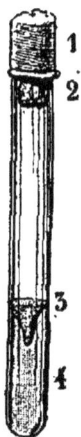

Fig. 210.

Vibrion cholérique.
Culture en tube de
gélatine.

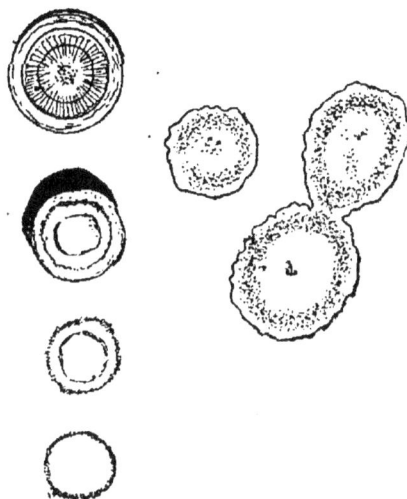

Fig. 211.

Vibrion cholérique.
Colonies sur plaque de gélatine à différents
stades de développement.

d'un cobaye vacciné depuis trois mois doit préserver le cobaye neuf inoculé comme ci-dessus (Pfeiffer et Issaeff, 1894).

c. *Agglutination par le sérum des vaccinés*. — Pfeiffer (1894) montre qu'en introduisant 1 centimètre cube de culture dans le péritoine d'un cobaye hypervacciné, ou en ajoutant à la même dose quelques gouttes de sérum de vacciné et en introduisant le mélange dans le péritoine du cobaye neuf, les vibrions deviennent en dix à vingt minutes *immobiles, arrondis*, ressemblant à des granules (*phénomène de Pfeiffer*). Bordet (1895), Grüber et Durham (1896) montrent que la réaction peut se faire *in vitro* avec du sérum de vacciné. Tous les auteurs sont d'accord pour dire que ces réactions, en présence du sérum des vaccinés, ne peuvent servir à différencier sûrement le *V. cholérique* des vibrions paracholériques.

§ 8. — DIAGNOSTIC DE LA GANGRÈNE GAZEUSE

La gangrène gazeuse est une affection, constamment mortelle, due au *vibrion septique* de PASTEUR (CHAUVEAU et ARLOING). Chez l'homme, il existe quelques septicémies également gazeuses, mais bénignes et causées par d'autres microbes. Chez

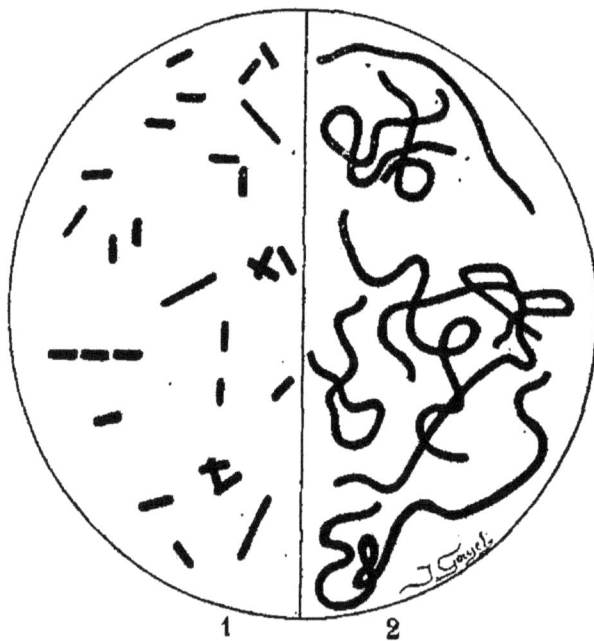

Fig. 212.

Vibrion septique.

1° Préparation d'une culture de 48 heures. — 2° Préparation d'une vieille culture.

Gr. = 1 000 D.

l'animal le charbon bactéridien, le charbon symptomatique du bœuf, la septicémie de COZE et FELTZ, de DAVAINE, etc., peuvent être confondus avec la gangrène gazeuse à *vibrion septique*. Le diagnostic sera donc très important à établir, surtout chez l'homme où il imposera le pronostic.

a. *Examen direct.* — La sérosité roussâtre des phlyctènes, la sérosité qui infiltre le tissu conjonctif, les lambeaux mortifiés, les séreuses, et parfois le sang contiennent le *vibrion septique*. Celui-ci se présente sous deux formes principales. Dans les phlyctènes, dans le tissu conjonctif on voit des bacilles courts, très mobiles, dont quelques-uns sont renflés à une extrémité

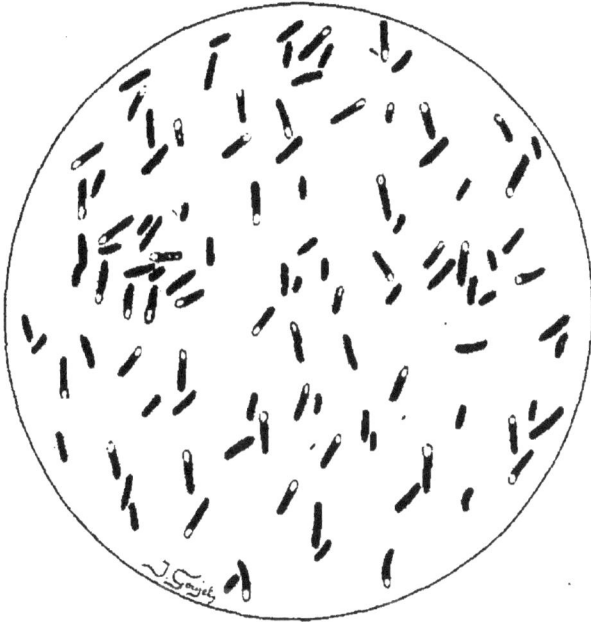

Fig. 213.
Vibrion septique.
Préparation de l'œdème local du cobaye.
Gr. = 1 000 D.

pour loger une spore (fig. 213). Dans la sérosité péritonéale, les individus sont grêles, longs, polyarticulés, non sporulés (fig. 214). Ils sont très rares dans le sang. Le *vibrion septique* reste décoloré par la méthode de Gram.

b. *Cultures.* — La sérosité ensemencée en bouillon à la température de + 35° environ donne à l'abri de l'oxygène (le *vibrion septique* est strictement anaérobie) des cultures abondantes et virulentes. Les bacilles des cultures sont courts, grêles pendant un certain temps ; dans les vieilles cultures on voit des formes involutives, longues, enchevêtrées (fig. 212).

c. Inoculation. — Seule l'inoculation donnera la certitude du diagnostic. Il est inutile de faire des cultures, on inoculera la sérosité. Les animaux de laboratoire se rangent dans l'ordre suivant par rang de susceptibilité : *chien, cobaye, rat blanc, lapin.* Les solipèdes, le mouton sont encore plus sensibles. L'inoculation sera sous-cutanée, car elle échoue faite dans le

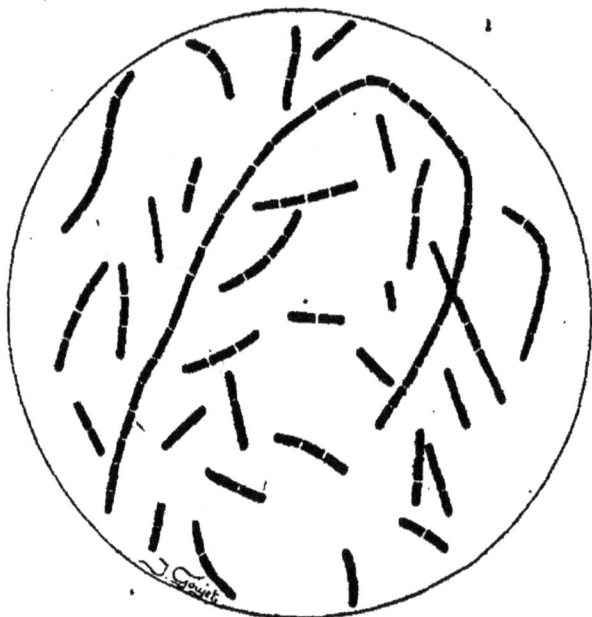

Fig. 214.
Vibrion septique.
Préparation de la sérosité péritonéale du cobaye.
Gr. = 1 000 D.

sang (CHAUVEAU et ARLOING). On choisit habituellement le cobaye. La mort survient en vingt-quatre à trente-six heures avec un œdème roussâtre, sanglant, *crépitant* (gazeux) de la cuisse inoculée. Cet œdème s'étend quelquefois très loin sous la peau du ventre. En examinant la sérosité de l'œdème local et du péritoine, on constate les mêmes formes bacillaires que chez l'homme, c'est-à-dire des individus courts et souvent sporulés dans la première (fig. 213), des individus longs articulés, et non sporulés dans la seconde (fig. 214). Le sang contient rarement des bacilles. Chez le lapin les accidents locaux sont moins accentués.

27

Ces symptômes et surtout l'absence (ou la rareté) de bacilles dans le sang feront le diagnostic différentiel avec le *charbon bactéridien* (voir p. 422).

Pour la *septicémie de Davaine*, le lapin et la souris sont les réactifs de choix tandis que le cobaye est à peine sensible.

Le *charbon symptomatique du bœuf* est dû à un bacille anaérobie (*bacterium Chauvœi* d'ARLOING, CORNEVIN et THOMAS) qui ressemble beaucoup au *vibrion septique* et donne les mêmes lésions sur le cobaye. On le distinguera par l'inoculation au lapin qui est à peu près réfractaire au charbon symptomatique. Le *B. Chauvœi* n'est pathogène ni pour l'homme, ni pour les solipèdes si sensibles au *V. septique*. Le bœuf est réfractaire au *V. septique*.

Nous avons déjà parlé de l'isolement du *V. septique* dans les vases, dans la terre (p. 143, et 181).

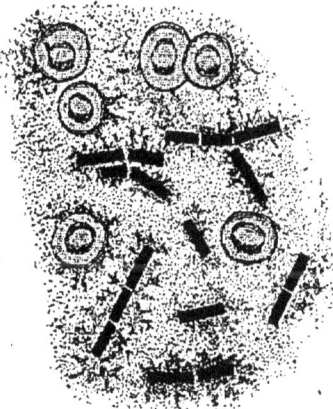

Fig. 215

Bacillus anthracis.
Préparation du sang d'une
souris charbonneuse.
Gr. = 1 400 D.

§ 9. — DIAGNOSTIC DU CHARBON

Chez l'homme, le charbon se manifeste à l'extérieur par un accident local, la *pustule maligne*, sauf dans les cas de charbon pulmonaire ou intestinal. Le bacille ne se répand dans le sang qu'à la dernière période de la maladie. On aura donc à faire le diagnostic avec la sérosité des vésicules de la pustule maligne, ou avec un fragment de celle-ci après excision. La constatation du *bacillus anthracis* sera le but cherché.

On peut examiner directement la sérosité au microscope, on peut ensemencer celle-ci lorsqu'elle a été recueillie avec pureté. Bien que les caractères de la culture soient assez particuliers il faudra toujours en arriver à l'inoculer; il vaut donc bien mieux inoculer de suite le produit suspect.

L'*inoculation* peut se faire au *mouton*, au *cobaye*, au *lapin*. Le mouton serait l'animal de choix, en raison de son peu de sensibilité aux septicémies, mais l'expérience revient à un prix élevé, exige une écurie, etc. On préférera le cobaye

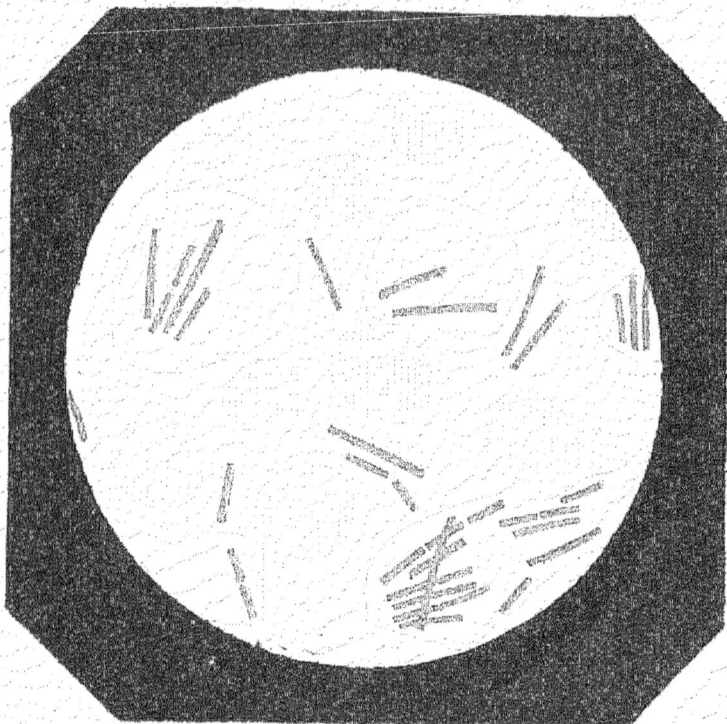

Fig. 216.
Bacillus anthracis.
Coupe du foie d'un cobaye charbonneux.
Gr. = 1 400 D.

inoculé sous la peau ou le lapin inoculé dans le sang (le *vibrion septique* étant inoffensif par cette dernière voie). On inoculera du suc de sérosité, un fragment de pustule, 1 centimètre cube du sang du cœur d'un animal, ou du suc de rate, de ganglion obtenu par raclage. La mort survient en trente à soixante heures. Il se produit au point inoculé un œdème gélatineux, *blanc* (celui produit par le *V. septique* est sanguinolent, rouge), qui infiltre toute la région. A l'autopsie la rate est très hypertrophiée, molle ; on constate des hémorragies capillaires ; la

27.

vessie est pleine d'une urine marc de café. Une goutte de sang du cœur, ou du suc de rate (*sang de rate*) montre au microscope une foule de bacilles, coupés à angle droit, ayant à peu près la longueur du diamètre d'un globule rouge (fig. 215). Tous les organes fourmillent de ces bacilles (fig. 216).

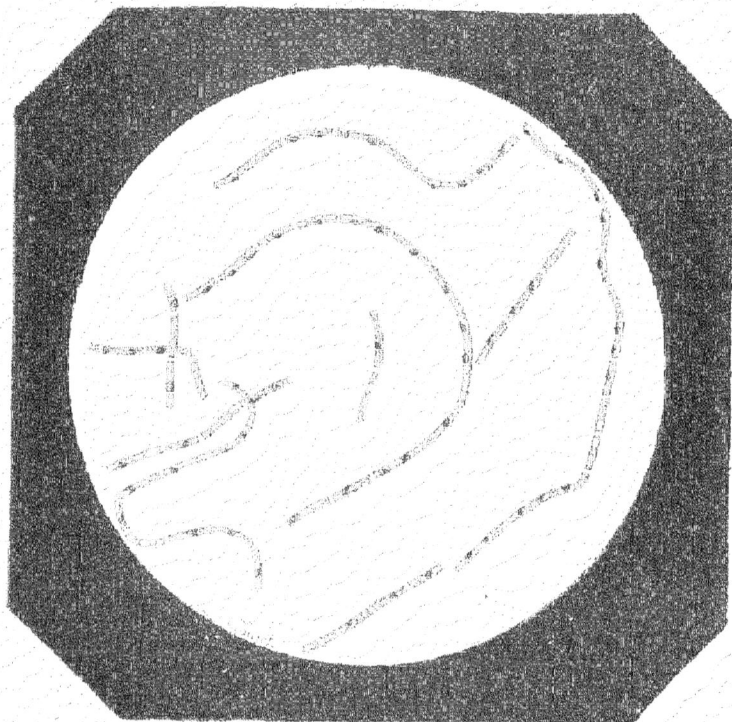

Fig. 217.
Bacillus anthracis.
Préparation d'une vieille culture en bouillon avec spores.
Gr. = 1 000 b.

Le sang donne naturellement des cultures de *bacillus anthracis*. Sur gélatine, ce microbe liquéfie lentement. Il forme des spores dans les vieilles cultures (fig. 217) ou dans les humeurs des cadavres charbonneux.

En été, les cadavres des herbivores sont envahis en quelques heures par le *vibrion septique* qui tue rapidement les animaux inoculés; le *vibrion septique* est rare dans le sang ; l'examen microscopique de celui-ci suffira à faire le diagnostic différentiel.

§ 10. — DIAGNOSTIC DU TÉTANOS

Le diagnostic bactériologique du tétanos est rarement utile. Il serait d'ailleurs incertain en cas de résultat négatif, les bacilles tétaniques pouvant disparaître assez rapidement de la plaie, ou ne pas exister dans la goutte de pus inoculée. Le *bacille de Nicolaier* (anaérobie, en forme de clou) reste cantonné dans la plaie.

On *inoculerait* une goutte de pus ou de sérosité sous la peau de la cuisse d'un *cobaye*. Celui-ci présenterait en vingt-quatre à quarante huit-heures les contractures caractéristiques.

§ 11. — DIAGNOSTIC DES AFFECTIONS A PNEUMOCOQUES (PNEUMOCOCCIE[1])

La pneumonie franche n'est pas la seule affection causée par le *pneumonocoque de Talamon-Frænkel*. Ce microbe engendre des broncho-pneumonies, des bronchites, des pseudo-membranes, des parotidites, des méningites, des endocardites, des pleurésies, des péritonites, des arthrites, etc. C'est surtout dans ces dernières affections que la recherche du *pneumocoque* est indiquée. La pneumonie n'a pas besoin, en général, de l'aide du laboratoire pour être diagnostiquée; il existe d'ailleurs des pneumonies causées par d'autres microbes que le pneumocoque.

a. *Examen microscopique direct.* — Dans les crachats, dans le suc pulmonaire (voir la technique de la prise, page 271) du pneumonique, dans le pus, la sérosité à pneumocoques, le microbe se présente sous la forme de cocci elliptiques (en grains de blé, en flamme de bougie), le plus souvent réunis deux par deux, quelquefois isolés ou en courtes chaînettes. Ces éléments sont

[1] Voir LANDOUZY. *Pneumococcie,* Traité de médecine de BROUARDEL, t. I.

27...

encapsulés, entourés d'une zone claire (fig. 218). Nous renvoyons au chapitre IX (page 243) pour la technique de la coloration des capsules. Le pneumocoque reste coloré par la méthode de Gram.

Il faut savoir que le *pneumocoque* existe normalement dans

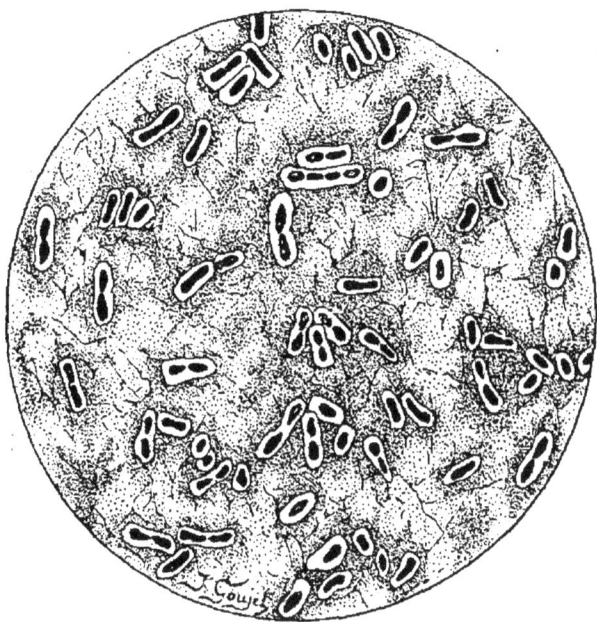

Fig. 218.
Préparation d'un crachat de pneumonique.
Les *pneumocoques*, très nombreux, sont encapsulés.
Gr. = 1 200 D.

la bouche (Pasteur l'a cultivé le premier en ensemençant la salive d'un enfant rabique); on peut donc en rencontrer quelques éléments dans tous les crachats; dans ceux de la pneumonie il est excessivement abondant (fig. 218). Sa présence dans les pus, les exsudats, est plus caractéristique.

Le *pneumocoque* n'étant pas le seul coccus encapsulé, l'examen microscopique direct ne peut suffire pour affirmer un diagnostic.

b. *Cultures.* — Le *pneumocoque* pousse rapidement en bouillon à une température optima de + 35°; il ne végète pas au-dessous de + 24°; il ne donnera donc aucune colonie sur gélatine. Les cultures en bouillon sont composées de courtes chaînettes *non encapsulées*. Elles perdent rapidement leur végétabilité. Les cultures ne sont pas absolument caractéristiques.

c. *Inoculation.* — Il faut toujours arriver à l'inoculation soit du produit pathologique, soit de la culture pour différencier le *pneumocoque*. Le cobaye est très résistant. La *souris* est le réactif de choix ; le *lapin* est aussi très sensible. On injecte sous la peau du lapin ou on frotte la peau scarifiée de la souris (à la naissance de la queue). La mort survient en vingt à quarante-huit heures avec un peu d'œdème local. Le sang et tous les viscères, la moelle des os spécialement, fourmillent de pneumocoques encapsulés semblables à ceux des crachats.

Le *pneumobacille de Friedländer*, confondu originairement par FRIEDLANDER avec le *pneumocoque de Talamon-Fraenkel*, puis complètement séparé de lui et considéré comme dénué de tout pouvoir pathogène, tend à reconquérir aujourd'hui une certaine place en pathologie infectieuse [1]. Il est encapsulé comme le *pneumocoque*, mais s'en distinguera facilement. Il est de forme bacillaire, ne *prend pas le Gram, végète sur gélatine,* conserve sa végétabilité pendant des mois dans les cultures (au lieu de périr en quelques jours), *ne tue pas le lapin.*

§ 12. — DIAGNOSTIC DE LA BLENNORRAGIE

La blennorragie est caractérisée par la présence dans le pus uréthral du *gonocoque* de NEISSER. Ce microbe se cultivant très difficilement, et étant inoffensif pour les animaux, on est réduit à faire le diagnostic par *l'examen microscopique direct,* qui donne heureusement des résultats suffisamment probants.

Les *gonocoques* ne sont pas, comme leur nom semble l'indiquer, de véritables cocci, ils ne sont pas régulièrement arrondis. Ils ont la forme d'un rein, d'un haricot et sont le plus souvent accolés 2 par 2, se regardant par leur forme concave

---

[1] GRIMBERT, WOLF, BRUMER, etc. (1896).

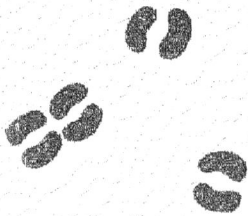

Fig. 219.
Gonocoques
(figure schématique).

(fig. 219). Ils se présentent quelquefois isolés ou par groupes en dehors des éléments cellulaires de la préparation ; ils sont le plus souvent *inclus* en amas de 10 ou 20 éléments *dans l'intérieur d'un globule de pus ou d'une cellule épithéliale.* La forme de chaque élément, leur groupement, leur situation intracellulaire sont presque caractéristiques. Il faut cependant ajouter un dernier caractère qui a été bien mis en lumière par G. Roux : le *gonocoque ne se colore*

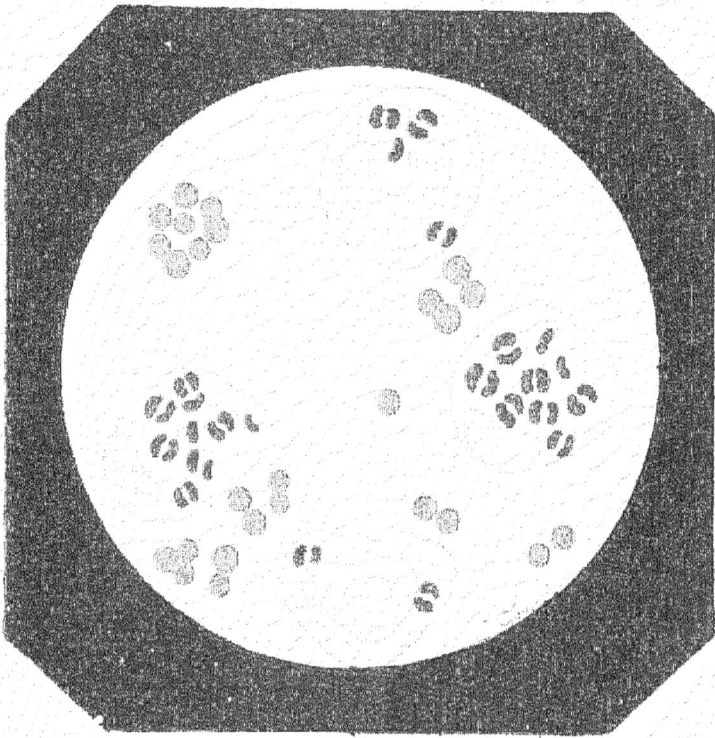

Fig. 220.
Gonocoques.
Préparation de pus blennorragique colorée par la méthode de Gram-Nicolle.

Les *gonocoques* sont rouges et intracellulaires. Les *staphylocoques pyogènes* sont violets et extracellulaires. Gr. = 1400 D.

pas par la méthode de Gram, alors que les *cocci* pyogènes

qui lui sont souvent mélangés prennent le Gram. Pour faire
le diagnostic de la blennorragie on colorera donc le pus par la
méthode de Gram-Nicolle (page 230) et on recolorera le fond
avec une solution aqueuse de fuchsine. Les cellules avec leurs
noyaux, les *gonocoques* seront colorés en rouge, tandis que
les *cocci* pyogènes garderont leur couleur violette (fig. 220).

§ 13. — DIAGNOSTIC DE LA STAPHYLOCOCCIE

Le *staphylocoque pyogène* est l'auteur d'une foule d'accidents
infectieux : abcès, ostéomyélite, furoncle, fausses membranes,
infection générale, etc., etc. [1].

Les cocci sont très répandus dans la nature : la disposition
en amas (staphylocoques, page 8, fig. 2, C) est
la plus fréquente. On ne sera donc pas
autorisé à dire qu'une affection est due
au *staphylocoque pyogène* parce qu'on aura
fait un examen microscopique montrant
des staphylocoques *colorés par le Gram*
(voir fig. 220). On devra *cultiver* le sang, le
pus, la sérosité à examiner. Les caractères
de la culture donneront déjà des probabilités : *coccus* végétant bien sur tous les
milieux, à des températures allant jusqu'à + 42°, liquéfiant lentement la gélatine (fig. 221), donnant des colonies do-
rées (fig. 222), blanches ou citrines (fig. 223)
(le *staphylocoque pyogène* est une espèce
unique avec trois variétés : *aureus*, *albus*,
citreus, COURMONT et RODET).

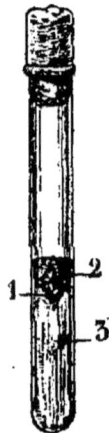

Fig. 221.
*Staphylocoque pyo-
gène.*
Culture de 12 jours en
tube de gélatine.

1, colonie. — 2, géla-
tine liquéfiée et trouble.
— 3, gélatine non encore
liquéfiée, claire.

Seule l'*inoculation au lapin* permettra
d'affirmer le diagnostic. En injectant deux
à dix gouttes d'une culture de vingt-quatre
ou quarante-huit heures dans la veine

---

[1] Voir COURMONT. *Staphylococcie*, Traité de médecine de BROUARDEL,
t.I, page 579.

auriculaire d'un lapin, on obtient la mort en huit jours environ. L'autopsie montre une pyohémie généralisée. Les deux
reins sont toujours farcis d'abcès faisant saillie à la surface
et s'enfonçant jusqu'au bassinet suivant la direction des pyra-

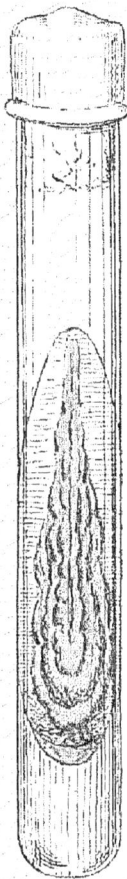

Fig. 222.

Staphylocoque pyogène doré.
Culture de 8 jours sur gélose.

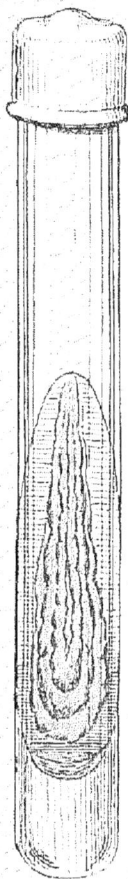

Fig. 223.

Staphylocoque pyogène citrin.
Culture de 8 jours sur gélose.

mides ; c'est la lésion type. On constate, en outre, des abcès
disséminés dans les muscles, dans le myocarde, etc. Si le lapin
est jeune (deux ou trois mois), il présente en outre les lésions
de l'ostéomyélite juxta-épiphysaire aiguë (RODET). Si l'animal
meurt en moins de trois jours, il ne présente que de la con-

gestion des organes ; la dose injectée était trop forte par rapport à la virulence du microbe. Le sang du cœur ensemencé
donne des cultures pures.

§ 14. — DIAGNOSTIC DE LA STREPTOCOCCIE

Le *streptocoque pyogène* engendre les affections les plus diverses : érysipèle, fièvre puerpérale, abcès, ostéomyélite, fausses
membranes, pleurésies séreuses ou purulentes, etc., etc. [1].

On se contente le plus souvent de l'*examen microscopique*

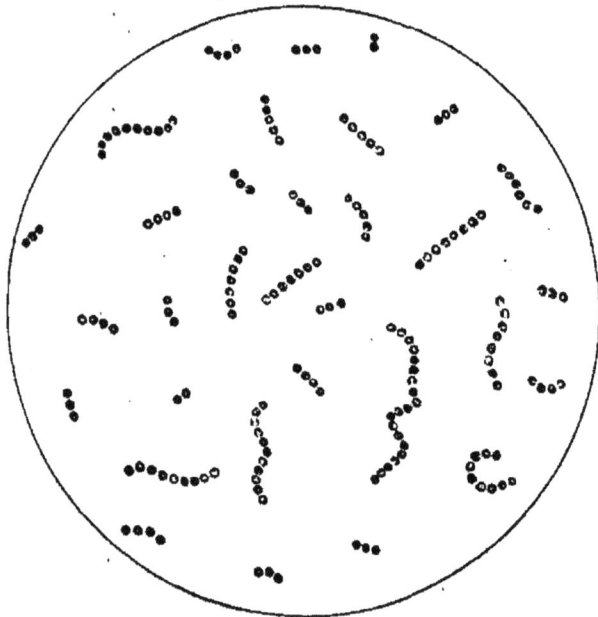

Fig. 224.
Streptocoque de l'érysipèle.
Préparation d'une culture en bouillon âgée de 24 heures.
Gr. = 800 D.

direct qui montre les chaînettes caractéristiques restant *colorées
par la méthode de Gram.*

Pour affirmer qu'il s'agit du *streptocoque pyogène*, il faut
cultiver en bouillon (fig. 224) et inoculer la culture ou *inoculer*

[1] Voir Widal. *Streptococcie*, Traité de médecine de Brouardel, t. I.

directement le produit pathologique. Le *lapin* est l'animal de choix. L'inoculation sous la peau de l'oreille donne en quarante-huit heures un *érysipèle*, typique qui dure pendant quatre ou six jours, et peut même entraîner la mort du sujet. L'inoculation intra-veineuse entraîne plus ou moins rapidement la mort avec une congestion généralisée des organes. Si la mort ne survient qu'en six ou huit jours, on peut voir exceptionnellement des abcès des reins (Courmont et Jaboulay). Si l'animal est jeune (deux ou trois mois), on observera de l'ostéomyélite juxta-épiphysaire aiguë (Courmont et Jaboulay, Lannelongue et Achard). Le sang du cœur donne une culture pure.

Il faut savoir que beaucoup d'échantillons de streptocoques pris sur l'homme sont peu virulents pour le lapin. *La question de la pluralité des streptocoques pyogènes est d'ailleurs encore à l'étude.* J'ai montré [1] les différences qui séparent le streptocoque de Marmorek du microbe de l'érysipèle.

§ 15. — DIAGNOSTIC DES AFFECTIONS A MICROCOQUES TÉTRAGÈNES

Le *micrococcus tetragenes* de Gaffky se rencontre normalement dans les liquides des cavités naturelles. Il peut occasionner des abcès surtout au voisinage de la bouche, ou même une véritable septicémie (Netter). Il est très fréquent dans les crachats tuberculeux.

C'est un gros coccus disposé par quatre éléments (voyez fig. 2, D) lorsqu'on examine directement le sang ou le pus ou les premières cultures en milieux liquides. Sur les cultures anciennes, surtout sur milieux solides, cette disposition disparaît. L'examen direct du sang montre une capsule qui n'existe plus dans les cultures.

Il se développe bien sur tous les milieux, à partir de + 22° ; il faut donc mettre la gélatine dans une étuve. La gélatine n'est pas liquéfiée. La culture la plus caractéristique s'obtient sur gélose : enduit d'abord opalescent, puis blanc grisâtre, vernissé,

---

[1] J. Courmont. Soc. de Biologie, 1897.

luisant, crémeux. Cet enduit adhère peu, mais est très visqueux et s'étire en filaments. Il se recouvre vers le 4ᵉ jour d'un piqueté de points blancs.

La température eugénésique varie de $+ 22°$ à $+ 39°$.

Il est aérobie facultatif.

Sa virulence persiste longtemps dans les cultures.

La souris blanche et le cobaye sont spécialement sensibles au *microcoque tétragène*. Il se produit, suivant la virulence de la culture injectée, de l'hypérémie locale, une escarre sèche, du caséum ou du pus séreux au point inoculé. Les souris meurent en vingt-quatre heures. L'accident local et le sang renferment des *cocci* en tétrades et encapsulés. Le lapin est peu sensible; il présente quelquefois un accident local, mais survit.

Beaucoup d'échantillons sont peu ou pas virulents; il y a des races saprophytes[1].

§ 16. — DIAGNOSTIC DU PUS A BACILLES PYOCYANIQUES

On fait une culture en bouillon qui devient bleu-vert foncé (fig. 225). Cette culture présente la réaction caractéristique de la pyocyanine (voir p. 199). Le résultat est positif, même si la culture est impure.

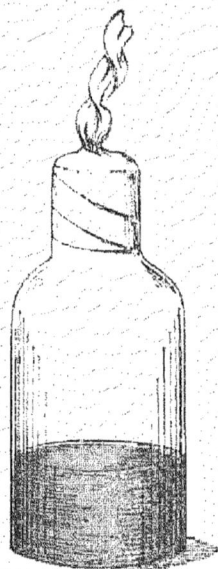

§ 17. — DIAGNOSTIC DE LA PESTE

La peste se diagnostique par la constatation du microbe découvert par YERSIN, en 1896[2]. Il existe dans les bubons, les ganglions, le foie, la rate et même dans le sang aux dernières heures de la vie.

Fig. 225.
Bacille pyocyanique. Culture de 48 heures, en bouillon.

[1] Voir pour plus de détails le travail de P. TEISSIER : *Contribution à l'étude du tétragène*, Arch. de médecine expérimentale, 1896, p. 14.

[2] Voir : ABEL, Centralblatt. für Bakteriologie, 1897, p. 497.

a. *Examen direct.* — On étale la pulpe d'un bubon de pestiféré sur une lamelle qu'on imprègne avec une solution d'une couleur basique d'aniline. Le microscope montre une grande quantité de bâtonnets très courts, à bouts arrondis, plus colorés aux deux extrémités.

b. *Culture.* — Le *bacille de Yersin* pousse bien sur tous les milieux. Une préparation de culture sur milieux solides montre des bacilles semblables à ceux des bubons. Dans une culture en bouillon le microbe se présente *sous forme de strepto-bacille.*

c. *Inoculation.* — Le *rat* qui meurt de contagion spontanée pendant les épidémies de peste, ou qui est même la première victime de l'épidémie, est le réactif du *bacille de Yersin.* L'inoculation de la culture ou du suc bubonique donne au rat, à la souris, une véritable peste bubonique. La mort survient en quarante ou soixante heures avec hypertrophie des ganglions de la région inoculée, de la rate, du foie. Ces organes (et le sang, dans les dernières heures) fourmillent de cocco-bacilles.

§ 18. — DIAGNOSTIC DE LA FIÈVRE RÉCURRENTE

L'examen microscopique du sang montre la présence, *pendant l'accès,* de longs spirilles : *spirilles d'Obermeïer.*

§ 19. — DIAGNOSTIC DE LA RAGE

Le diagnostic de la rage, surtout chez l'animal, présente les plus sérieuses difficultés. On pourra être consulté sur la nature de l'affection du chien qui a mordu une ou plusieurs personnes. Le diagnostic expérimental n'a qu'un procédé : *l'inoculation au chien ou au lapin.*

Ce procédé est basé sur la virulence constante et persistante de certains organes des animaux rabiques (centres nerveux) et sur l'infaillibilité du résultat de l'inoculation de ces organes au lapin ou au chien, si elle est pratiquée dans les méninges craniennes ou dans la chambre antérieure de l'œil. Pour faire un diagnostic rapide, on inoculera le *lapin* dans les méninges craniennes sous la dure-mère après trépanation (PASTEUR et ROUX, 1881). Il vaut mieux employer le *chien* et l'*inoculation dans la chambre antérieure de l'œil* parce que la rage du lapin est plus difficile à reconnaître par les personnes peu exercées, et que le phlegmon de l'œil compliqué de méningite rapidement mortelle est moins à craindre chez le chien que chez le lapin.

Voici la technique : on prélève sur le cadavre du rabique un fragment de bulbe de 1 centimètre cube environ, et on le dépose dans un mortier stérilisé. On triture en versant goutte à goutte de l'eau bouillie. L'émulsion est passée à travers un linge fin et recueillie dans une seringue stérilisée. Le chien à inoculer est fixé ; on insensibilise la cornée avec quelques gouttes d'une solution à 1/20 de cocaïne ; on injecte par la périphérie de la cornée trois ou quatre gouttes de l'émulsion. On inoculera deux ou trois animaux pour parer aux cas possibles de mort rapide par suppuration de l'œil et méningite. Les symptômes rabiques surviennent du 9e au 40e jour. On voit que ce procédé du diagnostic est très lent et ne peut être le prélude du choix du traitement.

On se rappellera qu'on peut donner la rage en inoculant la salive, mais les nombreuses impuretés de celle-ci rendent illusoire l'inoculation. C'est en inoculant la salive d'un enfant rabique que PASTEUR découvrit le *pneumocoque*. Le sang n'est jamais virulent.

CHAPITRE XVIII

SÉROTHÉRAPIE

Nous ne dirons de la sérothérapie en général que les quelques mots nécessaires pour comprendre la technique de la préparation des sérums thérapeutiques, sur laquelle nous nous é tendrons d'avantage.

§ 1. — GÉNÉRALITÉS

1° Définition de la sérothérapie, méthodes bactériologiques curatives. — Dès son aurore, la bactériologie, non contente de découvrir les agents pathogènes, a porté ses efforts vers la recherche du traitement des maladies virulentes.

Nous avons traité la question de la vaccination, de l'immunisation artificielle au chapitre XVI ; nous avons vu que les méthodes préventives n'avaient pas acquis droit de cité dans la médecine humaine, en raison des dangers immédiats ou éloignés qu'elles peuvent faire courir et aussi du peu de durée de leurs effets.

La vaccine jennérienne était découverte avant l'avènement de la bactériologie. Le traitement antirabique, qui est une véritable vaccination préventive, est presque le seul exemple à citer comme conquête de la bactériologie dans le domaine humain, à l'aide des inoculations vaccinales. Les injections *préventives* de sérum contre la diphtérie, le tétanos, reposent déjà sur un autre principe qui est précisément celui de la sérothérapie.

Les méthodes bactériologiques curatives, celles qui s'adres-

sent à la maladie déclarée peuvent se grouper sous trois dénominations : *bactériothérapie, toxithérapie, sérothérapie.*

La *bactériothérapie* utilise l'antagonisme de certains microbes
entre eux. On cherche à guérir la maladie existante par l'inoculation du microbe antagoniste qui produira une seconde
maladie, bénigne par elle-même et curatrice de la première.
Elle a pris naissance en Italie. CANTANI pulvérisait des cultures
de *bacterium termo* dans les voies respiratoires des phtisiques
cavitaires. Cliniquement et expérimentalement les résultats
ont été négatifs. On a cherché à utiliser l'antagonisme du
B. anthracis et du *B. pyocyanique* (CHARRIN), etc.). FOCHIER a
recherché la guérison de la septicémie puerpérale au moyen
d'*abcès de fixation* à staphylocoques. On a cherché à modifier
des tumeurs malignes par des inoculations de *streptocoque de
l'érysipèle* (KOCH et PETRUCHSKY, etc.). La bactériothérapie n'a
pas encore fait ses preuves.

La *toxithérapie* n'utilise que les toxines microbiennes. Le
traitement de la tuberculose par la tuberculine de Koch (voir
p. 387) fut la tentative la plus retentissante et la plus mal-
heureuse de la toxithérapie.

Tout récemment, KOCH [1] a annoncé la découverte d'une nouvelle tuberculine (voir p. 290), bactéricide pour le bacille
de la tuberculose, immunisant les cobayes tuberculeux. On
l'emploierait chez l'homme en commençant par des doses très
minimes ($\frac{1}{500}$ de milligramme de substance solide) injectées
sous la peau; on augmente jusqu'à $\frac{2}{100}$ de milligramme. Il ne
se produit pas de réaction fébrile. KOCH recommande de ne
traiter que les malades non fébriles, à tuberculoses non associées, n'ayant pas de lésions trop avancées. L'expérience dira
si les *améliorations* annoncées par KOCH ont été confirmées.

BOUCHARD s'est servi des toxines vaso-constrictives du *B. pyocyanique* pour arrêter des hémoptysies; LANNOIS a traité la
chorée, l'épilepsie par des injections de toxines du *staphylocoque pyogène.* COLEY, FRIEDRICH, etc., ont tenté la guérison
des tumeurs malignes au moyen de toxines diverses. Tous ces

[1] KOCH. Deutsche medicinische Wochenschrift, 1er avril 1897.

essais ont donné des résultats nuls ou peu importants en pratique.

La *sérothérapie* a une portée bien plus grande; elle est une
des plus importantes conquêtes de la bactériologie. Elle est née
de la théorie qui expliquait en grande partie l'immunité par
les propriétés bactéricides des humeurs. Si les humeurs de
l'animal ayant acquis l'immunité contiennent des substances
qui sont antiseptiques pour le microbe originel, l'injection de
ces liquides dans un organisme infecté doit apporter un appui
sérieux à l'effort curateur de celui-ci. Telle est l'origine de la
sérothérapie. On peut la définir : *une méthode de traitement qui
consiste à injecter à un individu sain (action préventive) ou déjà
malade (action curative) une dose appropriée de sérum provenant
d'un animal hypervacciné contre la même infection.* Ce sérum a
des propriétés *bactéricides,* mais surtout *antitoxiques ;* il empêche la pullulation du microbe et neutralise les effets de ses
toxines : tel est le mécanisme de son action.

2° Histoire de la découverte de la sérothérapie. — La

découverte de la sérothérapie appartient sans contestation
possible à BEHRING et KITASATO qui montrent, en 1890, les propriétés préventives et curatives du sérum des animaux immunisés contre le tétanos et la diphtérie. Il n'en est pas moins
juste de reconnaître que les travaux antérieurs des partisans
de la théorie bactéricide des humeurs (école allemande, BOU-
CHARD et ses élèves, etc.), ceux de RICHET et HÉRICOURT, de
BOUCHARD, CHARRIN, etc., sur les propriétés curatives du sang,
du sérum, avaient préparé la voie suivie par BEHRING et KITA-
SATO.

Peu de temps après la découverte expérimentale, BEHRING et
EHRLICH essaient sur des enfants atteints de diphtérie les effets
des injections de sérum antidiphtérique. Ces tentatives n'eurent pas tout le retentissement qu'elles auraient mérité, en
raison surtout de l'échec du traitement antitétanique. Nous
savons aujourd'hui que le sérum antitétanique peut prévenir
mais ne peut guérir le tétanos, contrairement aux premières
affirmations de BEHRING et KITASATO. Il faut arriver au Congrès

de Budapesth, en 1894, pour trouver, dans le travail reten-
tissant de Roux, une technique précise pour la fabrication du
sérum anti-diphtérique, une statistique importante de cas de
diphtérie traités par le sérum, des indications d'une netteté
absolue sur la façon d'employer celui-ci. Dès ce jour, le sérum
antidiphtérique entra dans la pratique courante.

Depuis la communication de Roux, on a fabriqué une foule
de sérums thérapeutiques; la plupart n'ont pas encore fait
leurs preuves. Nous citerons en première ligne le sérum anti-
streptococcique (CHARRIN et ROGER, MARMOREK) sur lequel nous
reviendrons plus loin. Enumérons simplement le sérum contre
la pneumo-entérite des porcs, contre la septicémie aviaire (SA-
NARELLI, BEHRING ET NISSEN), contre le charbon symptomatique
(DUNSCHMANN), contre la tuberculose (BABES, RICHET et HÉRI-
COURT, MARAGLIANO), contre la fièvre typhoïde (SANARELLI, CHAN-
TEMESSE et WIDAL), contre la pneumonie (FOA et CARBONE, EMME-
RICH, KLEMPERER, MOSNY, etc.), contre le *staphylocoque pyogène*
(COURMONT, MOSNY), contre le choléra (PFEIFFER, ISSAEFF), contre
la peste bubonique (YERSIN), etc.

3° Exposé des idées directrices à suivre dans la fabri-cation et l'emploi des sérums thérapeutiques. — La fabri-cation et l'emploi des sérums thérapeutiques sont basés sur un
certain nombre de principes, les uns bien établis, les autres
encore sujets à discussion. Formulons ces principes sans entrer
dans aucun débat théorique.

Quel mode d'immunisation adoptera-t-on ? Nous les avons
tous étudiés au chapitre XVI. On préférera les injections de produits solubles, obtenus par filtration ou par chauffage (ces derniers contiennent les toxines intra-protoplasmiques) aux inoculations de microbes vivants, toutes les fois que les produits
solubles seront suffisamment actifs (diphtérie, tétanos, etc.).
Ce mode d'immunisation a des avantages multiples. On connaît
d'avance, on peut graduer les effets de l'intoxication chez
l'animal; on craint moins de perdre un sujet déjà aux trois
quarts immunisé; enfin, le sérum de l'animal vacciné par des
inoculations de microbes vivants peut toujours contenir quel-

qu'un de ces derniers et le transporter sur l'homme traité.
Dans les cas où l'emploi des cultures complètes est obligatoire
(sérum antistreptococcique, les cultures stérilisées de *streptocoque* étant très peu actives), on aura soin d'attendre assez
longtemps entre la dernière inoculation et la saignée de l'animal.

Quelle que soit la méthode employée, les microbes devront
toujours posséder une *virulence maxima*. Le degré d'activité du
sérum est proportionnel à celui de l'immunisation, qui est elle-
même d'autant plus forte que les toxines injectées sont plus
actives. Peut-être ce principe demandera-t-il à être revisé ulté-
rieurement! Il est fort possible que l'exaltation d'un virus,
par rapport à un animal, éloigne le microbe de sa virulence
humaine, et que le sérum obtenu avec le microbe exalté soit
très actif contre lui chez l'animal et reste sans effets chez
l'homme.

Un des avantages des toxines actives est de pouvoir être
introduites en grandes quantités sous un petit volume, ce qui
n'est pas négligeable en pratique.

Quelle espèce animale immunisera-t-on ? On laissera de côté
les petits animaux tels que : chien, chèvre, mouton et à plus
forte raison : lapin, cobaye, etc. Ils ne fourniraient pas assez de
sérum. En outre, le sérum de mouton, de chien est assez
toxique pour l'homme ; son injection est douloureuse et donne
lieu à des éruptions. Le bœuf, la vache répondraient assez bien
aux indications, si la fréquence de la tuberculose chez ces animaux et leur prix de revient élevé ne les faisaient rejeter. On
préférera l'*âne* et surtout le *cheval*. On peut trouver des sujets
jeunes, robustes, résistants, capables de fournir une longue
carrière, et cependant sans valeur en raison d'une tare quelconque des membres. Les équidés sont en général très dociles,
peu sensibles à la douleur, faciles à manier ; la disposition de
leurs veines jugulaires rend les saignées commodes à pratiquer ;
celles-ci peuvent être copieuses et répétées. Le cheval réagit
peu à la plupart des toxines, son immunisation peut être
menée rapidement. Son sérum est inoffensif, et facilement
résorbé par les tissus. Toutes ces raisons ont dicté à ARONSON,

Roux et tous leurs successeurs le choix du cheval comme animal producteur de sérum. La seule crainte réside dans l'existence de la morve, maladie mortelle transmissible à l'homme, et souvent difficile à diagnostiquer chez le cheval. *On éprouvera toujours l'animal à la malléine* (voir p. 412) avant de commencer l'immunisation.

Comment obtiendra-t-on l'immunisation ? Les premières injections de toxines ou inoculations de cultures vivantes devront être faites à *doses extrêmement faibles*, sous peine de perdre l'animal. L'*addition de substances* antiseptiques ou antitoxiques (trichlorure d'iode, solution de Lugol), l'*atténuation* par la chaleur ou tout autre moyen permettront de diminuer encore les effets nocifs des premières injections. *On attendra toujours que les manifestations locales ou générales d'une injection aient disparu pour pratiquer la suivante. Les doses seront progressivement croissantes*, jusqu'à ce que l'animal, étant immunisé, puisse recevoir sans réagir une quantité énorme de toxine ou de culture très active. On aboutira ainsi *lentement* mais *sûrement*.

L'*asepsie* la plus rigoureuse devra présider aux injections pour éviter non seulement la suppuration des régions piquées, mais surtout le tétanos, la gangrène gazeuse, affections si redoutables pour le cheval et toujours à craindre dans une écurie.

L'*immunisation n'est que passagère*. Il ne faudra donc pas abandonner un animal immunisé et se contenter de le saigner. Il faut toujours *continuer les injections* pour entretenir l'état d'immunité qui disparaîtrait rapidement ; avec lui les propriétés du sérum disparaîtraient aussi. En général on se contente d'*injections rares et abondantes ;* des injections répétées seraient préférables pour exciter continuellement les cellules à sécréter les substances bactéricides et antitoxiques.

Quand faut-il pratiquer la saignée ? On pourra pratiquer, quand on voudra, une saignée peu abondante à une petite veine pour essayer expérimentalement la puissance du sérum de l'animal. Mais la saignée destinée à fournir le sérum définitif ne devra être faite que longtemps (dix à vingt jours) après la dernière injection, pour laisser aux toxines le temps de s'éliminer complètement.

Le *manuel opératoire de la saignée* et de la *récolte du sérum* sera exposé plus loin (p. 448). Une asepsie absolue est naturellement de rigueur. On pourra même additionner les flacons de sérum d'une petite dose de *certains antiseptiques* inoffensifs.

Le *sérum sera conservé* dans un endroit frais à l'abri de l'air et de la lumière. Au bout d'un nombre de mois très variable son activité diminue ; les provisions non employées doivent être renouvelées.

On ne livrera qu'un sérum dont l'*activité mesurée expérimentalement a été reconnue suffisante*. Cette mensuration doit être faite à chaque saignée, les propriétés du sérum d'un même animal pouvant varier beaucoup d'une saignée à l'autre. Nous indiquerons plus loin les différentes méthodes de mensuration employées par BEHRING, ROUX, etc. Elles sont basées en général sur la quantité de sérum nécessaire pour immuniser ou guérir un poids donné d'animal vis-à-vis d'une inoculation mortelle.

Le sérum d'immunisé est donc *préventif* et *curateur* (le sérum antitétanique n'est pas curateur, voir p. 467) ; il vaccine et il guérit. *Par quel mécanisme ?* On est encore loin de s'entendre. Certains auteurs sont partisans d'une théorie exclusive. METCHNIKOFF et ses élèves ne voient que la phagocytose ; le sérum d'immunisé excite les phagocytes pour la défense de l'organisme. BEHRING et KITASATO attribuent toute l'importance à la propriété antitoxique du sérum. Ce dernier, mélangé *in vitro* aux toxines (sans microbes vivants), ou injecté en même temps qu'elles, les neutralise, s'oppose à leurs effets nocifs. Les toxines ne sont cependant pas détruites, mais l'organisme devient ainsi capable de leur résister. Enfin le pouvoir bactéricide du sérum d'immunisé a été mis hors de doute par l'école allemande (BUCHNER, etc.), par BOUCHARD, CHARRIN, ROGER, J. COURMONT. NICOLAS vient de montrer que le sérum antidiphtérique est bactéricide vis-à-vis du *bacille de Löffler* comme il est antitoxique vis-à-vis de ses toxines. Il faut être éclectique : *pouvoir bactéricide, pouvoir antitoxique, excitation de la phagocytose* sont trois facteurs qui entrent simultanément en jeu.

Nous ne sommes pas fixés sur l'origine de ces substances

solubles du sérum ; elles sont cependant vraisemblablement
secrétées par les cellules de l'organisme, et particulièrement
les leucocytes. Sont-ce des protéides, des globulines, des
alexines (HANKIN, BÜCHNER), des diastases (OGATA et JOSUHARA)?
Nous l'ignorons.

§ 2. — TECHNIQUE DE LA FABRICATION, DE LA CONSERVATION ET DE L'EMPLOI DES SÉRUMS THÉRAPEUTIQUES

Nous avons énuméré précédemment les principaux sérums
employés et nous avons exposé les grandes lignes théoriques
de la sérothérapie. Nous allons maintenant en faire l'application pratique aux trois sérums les plus employés, le *sérum
antidiphtérique*, le *sérum antistreptococcique* et le *sérum antitétanique*. Nous montrerons pour chacun d'eux la série des
opérations et des manipulations auxquelles doit se livrer l'expérimentateur désireux d'aboutir à la fabrication de chacun de
ces sérums avec les plus grandes chances de succès.

A) SÉRUM ANTIDIPHTÉRIQUE

1° Fabrication du sérum antidiphtérique. — L'immunisation du cheval s'obtient à l'aide d'injections de *toxines*.

a. *Isolement d'un bacille de Löffler typique.* — La première
opération consiste à isoler d'une fausse membrane diphtérique
un *bacille de Löffler* typique. Nous ne reviendrons pas sur les
procédés d'isolement exposés à propos du diagnostic de la
diphtérie (p. 395). On empruntera la semence à un tube de
sérum aussitôt que la colonie sera apparente. Il sera bon de
faire plusieurs générations successives, afin de s'assurer de la
pureté parfaite de l'agent isolé, avant de l'employer.

b. *Virulence du bacille.* — Lorsqu'on est en possession d'une
culture pure de *bacilles de Löffler*, il faut s'assurer de son
degré de virulence. D'après Roux, pour qu'un échantillon de
cet agent pathogène soit apte à être utilisé pour la fabrication des toxines, sa virulence doit être telle qu'un cobaye du
poids de 500 grammes meure en moins de trente heures, lors-

qu'ón lui injecte sous la peau un demi-centimètre cube de
culture en bouillon âgée de vingt-quatre heures. On rencontre
parfois des bacilles doués d'une virulence bien supérieure.
Nous possédons notamment, dans le Laboratoire de Lyon, un
échantillon de bacille qui tue le cobaye dans les délais précédents à la dose de 1/20 de centimètre cube. La virulence du
bacille persiste fort bien si l'on a soin de réensemencer les
cultures en bouillon tous les quatre ou cinq jours ; elle se conserve également assez longtemps sur les milieux solides. La
richesse en principes toxiques des cultures n'est pas exactement
fonction de la virulence propre du bacille, il sera donc utile
de chercher non pas un bacille très virulent, mais un bacille
fabriquant beaucoup de substances toxiques, ce dont on s'assurera par des essais appropriés.

c. *Culture en grand du bacille.* — La toxine est préparée
en filtrant sur porcelaine une culture en bouillon de bacille

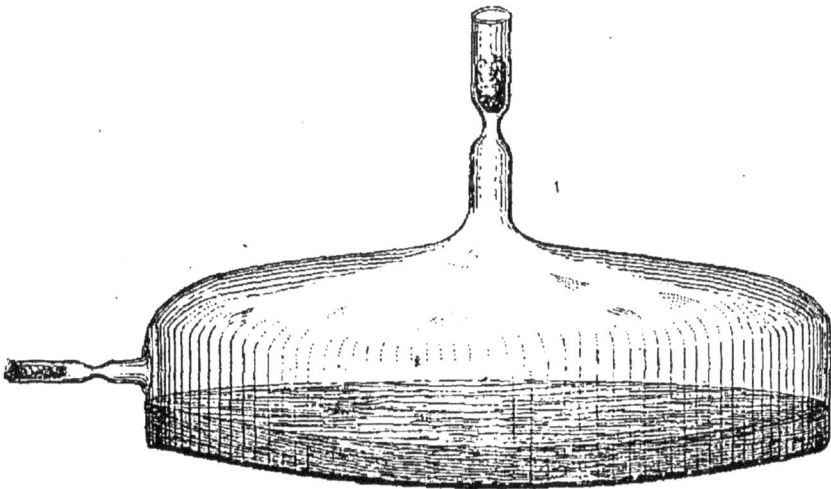

Fig. 226.
Ballon de Fernbach.

virulent faite dans des conditions déterminées. Le meilleur
milieu est le bouillon de bœuf, peptoné à 20 p. 1000, salé et
neutralisé. Ce bouillon est reparti par litres ou demi-litres
dans des ballons de Fernbach à tubulure latérale (fig. 226) ou

mieux encore, selon le dispositif que nous employons dans le laboratoire d'ARLOING, dans des flacons de Mariotte couchés sur un support en bois spécial (fig. 227). Ce dispositif est peu coûteux et *très solide*.

Les récipients garnis de bouillon sont stérilisés à l'autoclave,

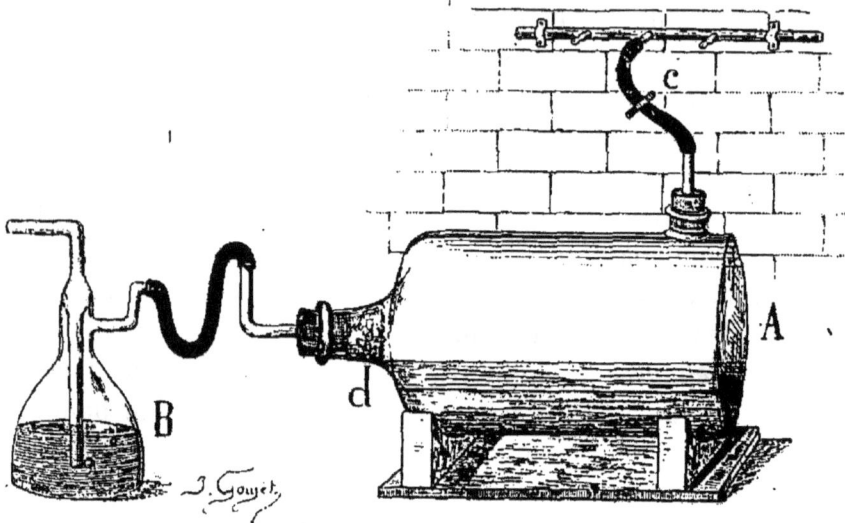

Fig. 227.

Dispositif pour l'aération continuelle des cultures en grand de *bacilles de Löffler*, dans une chambre étuve munie d'un système d'aspiration.

ensemencés avec le bacille, et portés à l'étuve à + 37°. On a ainsi un milieu de culture disposé sous une faible épaisseur et présentant une large surface au contact de l'air ; une aération très large étant nécessaire pour la production d'une toxine très active. On augmente encore l'apport d'oxygène en faisant passer un courant d'air lent mais constant à la surface de la culture (ROUX et YERSIN). Pour cela, la tubulure supérieure du ballon de Fernbach ou du flacon de Mariotte (A, fig. 227) est mise en communication avec une trompe aspirante par l'intermédiaire d'une rampe munie d'embouts, et fixée dans l'étuve. L'air pénètre par l'autre tubulure. Une pince à pression graduée (*c*) placée sur le tube d'union en caoutchouc permet de régler l'arrivée de l'air extérieur. Pour éviter cependant une évaporation trop grande du bouillon sous l'influence de cette

aération persistant plusieurs semaines, l'air extérieur se lave
et se charge d'humidité avant d'arriver à la surface du bouillon, par barbotage dans un flacon laveur (B) en communication avec la tubulure latérale. L'asepsie de l'air ainsi apporté
est d'ailleurs assurée par sa filtration sur un tampon de coton
stérilisé (d).

Avec un semblable dispositif, et la température de l'étuve où
sont agencées les cultures étant maintenue à + 37°, la végétation
du *bacille de Löffler* est extrêmement luxuriante. Déjà, après
vingt-quatre heures de séjour à l'étuve, le bouillon est très
troublé. Les jours suivants, on voit se former un voile épais,
mais facilement dissociable, de bacilles jeunes, à la surface,
pendant que les bacilles vieux ou morts vont former un dépôt
abondant, une véritable purée jaunâtre à la partie déclive du
flacon. Presque dès le début la culture est très riche, et cependant ce n'est qu'à la longue que le milieu acquiert son
maximum de toxicité. Pendant le développement du bacille, le
bouillon de culture subit des modifications notables ; d'abord
alcalin, il devient acide au bout de quelques jours, puis redevient
alcalin au bout de trois semaines à un mois environ ; la toxicité de
la culture est à son maximum, le moment est venu de la filtrer.

d. *Filtration de la culture.* — Cette filtration se fait d'après les
procédés indiqués au chapitre de la *Stérilisation par filtration, sur
bougie Chamberland* (p. 52). La bougie marquée B est celle qui
convient le mieux à cette opéra-

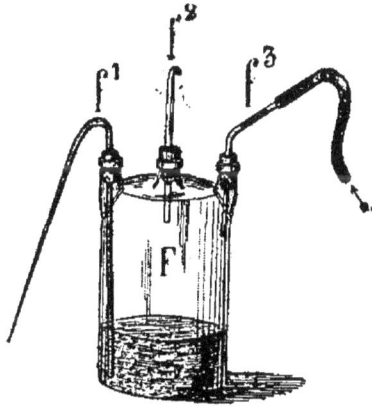

Fig. 228.

Flacon conserve de toxine
après filtration de la culture.

tion. Le liquide filtré est reçu dans des flacons de 500 grammes
à trois tubulures (fig. 228) stérilisés. On ferme à la lampe la
tubulure centrale (f^2), qui a servi au remplissage du flacon. La
tubulure (f^3) sert à souffler pour chasser la toxine par le tube (f^1)
lorsqu'on veut en prélever une certaine quantité.

La toxine ainsi obtenue doit avoir une activité suffisante.
Roux et Martin admettent qu'une toxine bien préparée tue
un cobaye de 500 grammes en moins de quarante-huit heures,
injectée dans le tissu cellulaire à la dose de 1 dixième de centimètre cube. C'est là une toxicité qu'on obtient facilement en
se conformant aux prescriptions énoncées.

e. *Conservation de la toxine.* — Cette toxine, ainsi recueillie
dans des flacons stérilisés, peut être conservée assez longtemps sans s'atténuer, pourvu qu'on la maintienne à l'abri de
la lumière et de la chaleur; il vaudrait mieux le mettre aussi à
l'abri de l'air. Nous avons vu des toxines conservées dans ces
conditions garder encore après six mois toute leur activité. Ce
point est important en pratique, car il permet de préparer en
une seule opération d'assez grandes quantités de liquide, qui
pourront suffire pendant plusieurs mois aux besoins du laboratoire. Il sera bon toutefois d'essayer la valeur de chaque flacon
avant de s'en servir, car bien que d'une origine commune,
ils peuvent ne pas tous avoir le même degré de toxicité.

Au début de l'immunisation ou si l'on n'a qu'un seul animal
en traitement, on n'épuisera jamais un flacon de toxine en
une seule séance. On ne prendra donc dans le flacon que la
quantité de liquide nécessaire, d'après les procédés déjà exposés pour l'extraction de petites quantités de bouillon ou de
toxines des flacons où on les conserve (voir p. 71).

f. *Choix du cheval.* — Pendant la préparation de la toxine,
on a fait choix de l'animal à immuniser. On a pris un cheval
pas trop vieux, car il est bon qu'une fois immunisé il puisse
rendre des services pendant longtemps, sans compter qu'un
cheval jeune, vigoureux, réagissant mieux aux injections (et
avec moins de danger pour lui) sera plus apte à fournir un
sérum curateur énergique. Il sera bon que l'animal soit doux,
tranquille, point méchant, car au moment de l'extraction du
sang, des mouvements de défense intempestifs de sa part pourraient devenir cause de la contamination et, par suite, de la perte
du sérum. Le cheval choisi ne devra être porteur d'aucune
affection contagieuse. La tuberculose spontanée est rare chez
les équidés, en conséquence l'épreuve de la tuberculine ne

sera pas nécessaire ou aura peu d'importance. Mais il n'en sera
pas de même de l'épreuve par la malléine, la morve pouvant
souvent exister à l'état latent chez un animal dont on ne connaît en général pas les antécédents. Pour s'assurer que l'animal est indemne, après avoir pris sa température rectale pendant quelques jours, on fera dans le tissu cellulaire une injection de 2 à 3 centimètres cubes de malléine, puis on fera
prendre la température toutes les deux heures, pendant
vingt-quatre heures au moins (voir p. 412). Si l'animal ne
présente aucune réaction locale ou générale, si la température ne s'élève que de quelques dixièmes de degré, si l'on ne
constate ni tuméfaction notable au point d'injection, ni gon-
flements articulaires, ni jetage, on pourra le considérer
comme indemne et entreprendre son immunisation.

ᐧg. *Immunisation du cheval.* — Avant de commencer les injections de toxines, on aura la courbe de la température normale du cheval prise matin et soir pendant quelques jours.
Cette pratique sera d'ailleurs continuée régulièrement deux
fois par jour pendant toute la durée de la préparation.

L'immunisation du cheval est alors commencée. Plusieurs
procédés peuvent être employés. Laissant de côté bien entendu
les essais d'immunisation tentés par BRIEGER et WASSERMANN, au
moyen de cultures entières de bacilles dans du bouillon de
thymus, chauffées à + 65-70° pendant un quart d'heure, nous ne
nous occuperons que des injections de toxines. Nous ne nous
arrêterons pas à l'emploi des toxines chauffées + à 70° (CARL
FRÆNKEL), additionnées de trichlorure d'iode (BEHRING) ou injectées pures à très petites doses (BEHRING) ; nous suivrons la
méthode indiquée par ROUX; c'est elle que nous avons employée pour immuniser les chevaux dans notre laboratoire de
Lyon.

On se sert pour injecter la toxine, soit de la seringue de
ROUX de 20 centimètres cubes, soit d'une seringue analogue plus
ou moins volumineuse, soit d'un appareil à pression d'air,
rappelant celui de BURLUREAUX pour les injections d'huile créo-
sotée chez les tuberculeux. Ces appareils sont soigneusement
stérilisés.

Les premières injections sont faites dans le tissu cellulaire avec des toxines additionnées de la moitié ou du tiers de leur volume de solution de Lugol (eau iodo-iodurée, p. 230). On peut commencer, par exemple, par faire pénétrer sous la peau 1 centimètre cube de mélange; puis on augmente peu à peu les doses du mélange, ou on diminue progressivement la proportion d'eau iodo-iodurée pour arriver à donner de la toxine pure. Les injections sont faites tous les deux, trois, quatre jours, ou plus; en surveillant constamment l'état général, la température, l'appétit des animaux, etc. Au début, chaque injection s'accompagne d'une élévation plus ou moins marquée de la température, d'anorexie, et d'une tuméfaction locale dure, douloureuse à la pression, à bords saillants, envahissant quelquefois une étendue de plusieurs décimètres de superficie. En même temps, survient de l'œdème à la partie déclive de la région inoculée, œdème qui peut gagner les membres voisins, gêner considérablement les promenades du sujet en expérience ou même les empêcher tout à fait, ce qui peut être fort préjudiciable à son état général. De là l'intérêt qu'il y a à faire les injections aussi loin que possible des membres, au cou ou sur les flancs. Cette tuméfaction persiste d'ailleurs en général peu de temps, elle disparaît complètement en quelques jours sans laisser de traces. Souvent il se produit également un gonflement douloureux au niveau des articulations, révélant d'anciennes tares de l'animal qui ont subi une poussée congestive sous l'influence de traitement. Ces signes traduisent une réaction intense de l'organisme vis-à-vis de la toxine, aussi devra-t-on toujours attendre pour faire une nouvelle injection que l'animal soit revenu à peu près à son état normal. Si des phénomènes anormaux surviennent, il ne faut pas hésiter à interrompre l'immunisation, pour attendre un retour complet à la santé, et ne recommencer qu'avec des doses inférieures aux dernières employées. Ces règles de conduite doivent toujours être présentes à l'esprit non seulement au début, mais pendant toute la durée de l'immunisation.

Dès qu'on est arrivé à donner sans réaction trop intense des toxines pures, on augmente progressivement la dose injectée, tout en se conformant toujours strictement aux règles précédentes. Le sujet supporte très bien successivement 2, 4, 5, 10, 20, 30, 50, 100 centimètres cubes, etc... Il maigrit quelquefois un peu, mais en général reprend vite son embonpoint antérieur.

L'animal qui reçoit, sans réagir, 100 ou 150 centimètres cubes de toxine pure est arrivé à un degré assez élevé d'immunité ; c'est le moment de pratiquer une saignée d'épreuve de quelques centimètres cubes, à la veine de l'arse, ou à une veine des membres antérieurs ; cette saignée renseignera sur la valeur du sérum. Si le pouvoir préventif, recherché par la méthode exposée plus loin, est d'au moins 1/50000e, le sérum a une activité suffisante pour son emploi thérapeutique, et on pourra, si l'on est pressé, faire une première saignée abondante, après avoir toutefois laissé reposer le sujet pendant une dizaine de jours.

Il ne faut cependant pas se contenter de ce résultat, et l'on doit continuer à renforcer l'immunité de l'animal jusqu'à ce que son sérum atteigne un pouvoir préventif de 1/80000e à 1/100000e.

Un pareil degré d'immunisation n'est obtenu qu'assez lentement et alors que l'animal a reçu de fortes doses de toxines. Un cheval que Roux cite comme exemple, avait reçu en deux mois et vingt jours 800 centimètres cubes de toxines, la dernière injection ayant été de 250 centimètres cubes. Saigné sept jours plus tard, il fournit un sérum de pouvoir préventif égal à 1/50000e.

Les injections doivent être faites en prenant, comme nous l'avons déjà dit, les précautions d'asepsie les plus rigoureuses, pour éviter les abcès, le tétanos, la gangrène gazeuse, etc.

h. *Saignée et récolte du sérum.* — Le cheval ayant été laissé au repos pendant une dizaine de jours, on procède à l'extraction du sang. Il sera bon de garder l'animal à jeun jusqu'à la saignée, le jour où l'on devra la pratiquer, pour éviter la présence possible dans son sang de microbes, entraînés par le chyle (Nocard), qui pourraient contaminer le sérum.

La saignée est faite en plongeant dans la veine jugulaire de l'animal un trocart que l'on raccorde par un tube de caoutchouc à un flacon incliné où le sang va s'accumuler pour la coagulation. Les instruments nécessaires sont donc : un trocart bien aiguisé, un flacon destiné à recevoir le sang et un tube de caoutchouc. Nous allons décrire successivement ces trois appareils, puis nous ferons assister le lecteur à la pratique d'une saignée.

Le trocart (fig. 229), analogue à un trocart ordinaire de paracentèse, se compose de trois pièces, la canule (B) longue de 10 à 12 centimètres environ avec un pavillon légèrement évasé. La trocart proprement dit (A) s'adapte exactement dans la canule. Il est muni d'un manche piriforme pour en faciliter le maniement. Enfin la troisième pièce (C) est un embout percé dans son grand axe d'un canal de diamètre au moins égal à celui de la canule ; il comprend deux parties : l'une conique s'adapte exactement dans le pavillon de la canule, l'autre olivaire permet d'adapter cette pièce à l'extrémité d'un tube de caoutchouc (D), et de relier par conséquent le flacon à la canule. Le pavillon de la canule et l'embout sont munis tous deux d'œillères qui permettent de les fixer intimement l'un à l'autre, et d'empêcher ainsi toute séparation dans le cours de la saignée. Cet appareil est préalablement stérilisé en deux parties :

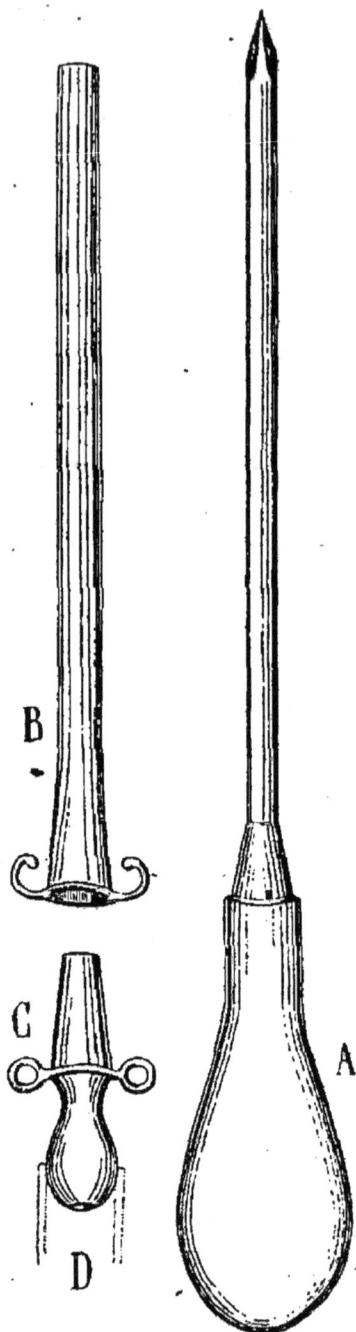

Fig. 229.
Trocart pour la saignée du cheval dans la jugulaire.

d'une part le trocart introduit dans la canule disposé tout prêt pour la ponction veineuse et entouré d'un manchon d'ouate ; d'autre part l'embout fixé et ligaturé à l'extrémité d'un tube de caoutchouc ayant une longueur de 1 mètre à 1^m,50. L'orifice de l'embout et l'extrémité libre du tube de caoutchouc sont obturés avec un petit tampon d'ouate. Trocart et tube sont alors placés dans un poudrier large fermé lui aussi par un gros tampon d'ouate, et sont stérilisés soigneusement à l'autoclave à + 115 degrés.

Pour recevoir le sang on dispose de vastes flacons à deux tubulures de la contenance de 4 ou 6 litres, que nous agençons de la façon suivante (fig. 230). La tubulure latérale est obturée par un bouchon de liège traversé à frottement par la branche verticale, plongeant jusqu'au fond du flacon, d'un tube en U dont l'autre branche effilée, fermée à la lampe, est libre à l'extérieur (3). La deuxième tubulure médiane est fermée par un bouchon en liège également traversé par deux tubes en verres, l'un (1) contourné en S, servira au passage du sang, l'autre (2), coudé à angle droit, laissera échapper l'air pendant le remplissage du flacon par le sang, puis servira ensuite à refouler l'air dans le flacon pour chasser le sérum par le tube qui traverse la première tubulure. Ces deux derniers tubes sont fermés à leur extrémité libre par un tampon d'ouate. Les flacons ainsi disposés au nombre de 3 ou 4 pour une saignée, sont stérilisés d'abord au four Pasteur, puis à l'autoclave à + 115 degrés.

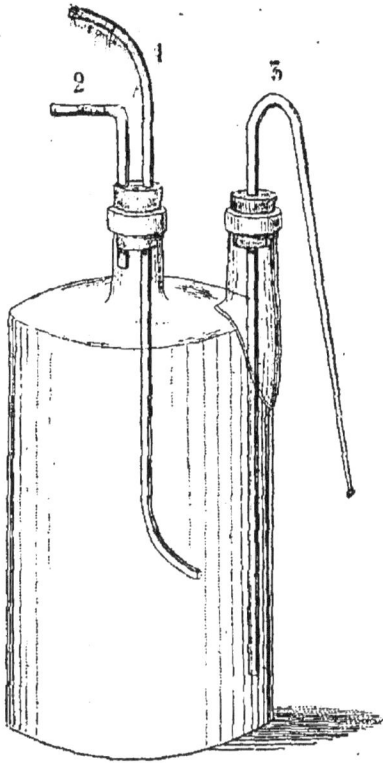

Fig. 230.

Grand flacon de 6 litres préparé pour recevoir aseptiquement le sang du cheval, à sa sortie de la jugulaire.

s

Immédiatement au sortir de l'autoclave les bouchons et les tubulures sont soigneusement paraffinés de façon à présenter à ce niveau une obturation hermétique.

Tout est prêt pour la saignée. Les flacons destinés à recueillir le sang sont disposés inclinés sur des supports en bois spéciaux (fig. 232) munis d'arrêts permettant de les incliner plus ou moins. La tubulure latérale est tournée en haut, et le tube plongeant est notablement retiré de façon à ne pas toucher la surface du sang pendant le remplissage. Les flacons sont placés côte à côte sur une table, afin que l'opérateur puisse passer rapidement de l'un à l'autre à mesure que les premiers sont pleins. On doit avoir en même temps sous la main le poudrier contenant le trocart et le tube de caoutchouc, un bistouri, des ciseaux, des pinces de Bohème, une lampe à alcool allumée, enfin du fil ciré et des épingles ordinaires pour obturer la plaie après la saignée.

Le cheval dont on a préalablement rasé la région moyenne du cou, au niveau du trajet de la jugulaire, est alors amené auprès de la table où tous les appareils sont disposés. On fait un lavage soigneux de la région rasée, au savon, à la brosse, au sublimé et à l'éther, de façon à faire une asepsie absolue. L'asepsie des mains de l'opérateur doit être aussi rigoureuse. Pendant ce temps, un aide adapte l'extrémité libre du tube de caoutchouc au tube de verre courtourné en S du flacon destiné à recevoir le sang, après avoir enlevé préalablement les tampons d'ouate et flambé les deux extrémités à la lampe.

L'opérateur prenant de la main droite le bistouri flambé se place du côté de la jugulaire à ponctionner et fait sur le trajet du vaisseau une petite incision transversale de 1 à 2 centimètres, perpendiculaire à la direction de la veine, comprenant la peau et les tissus sous-cutanés.

Le cheval doit être maintenu parfaitement droit et aussi immobile que possible par les aides. L'opérateur retire alors le trocart de son enveloppe de coton, et le passe rapidement dans la flamme de la lampe à alcool. Puis faisant saillir la veine jugulaire en la comprimant avec le pouce de la main gauche dans l'interstice qui sépare le sterno-mastoïdien de la trachée à la base du cou, il plonge le trocart qu'il tient de la main droite à travers l'incision déjà faite, de bas en haut, dans la saillie que forme le vaisseau, parallèlement à sa direction [1]. La mobi-

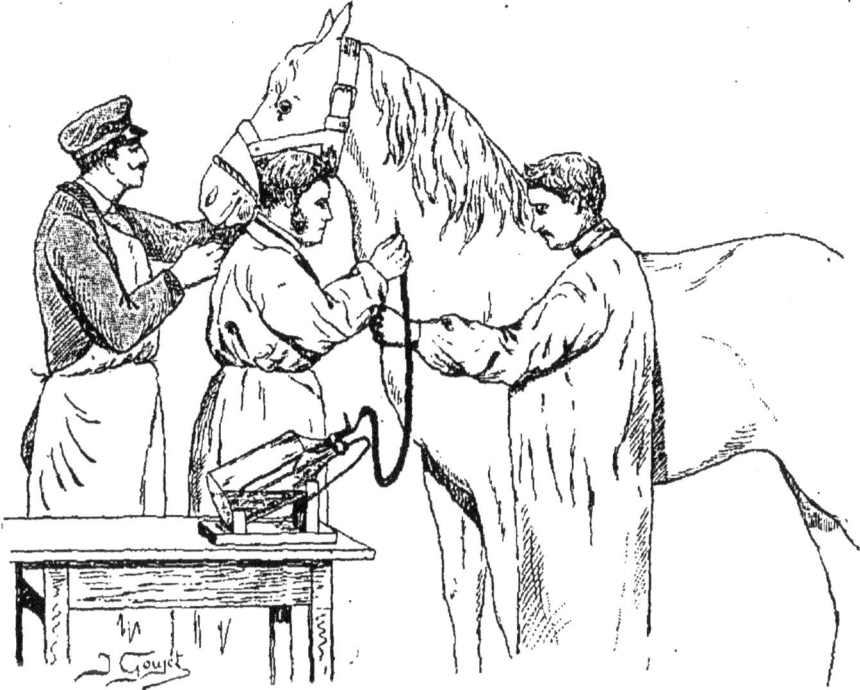

Fig. 231.
Ensemble du dispositif pour la saignée du cheval.

On maintient la canule du trocart dans la veine jugulaire du cheval pendant qu'un aide comprime celle-ci et qu'un palefrenier surveille et fait mastiquer l'animal.

lité de la pointe de l'instrument indique qu'il est bien dans la jugulaire. Pour s'en assurer on retire légèrement le trocart de la canule et l'on voit s'écouler avec une certaine force un jet de sang rouge vineux. On retire alors définitivement le trocart ; l'aide adapte immédiatement l'embout fixé à l'extrémité du tube de caoutchouc dans le pavillon de la canule et les fixe soli-

[1] On peut directement ponctionner la veine à travers la peau sans incision préalable, mais on risque davantage les ponctions blanches, et on peut facilement entraîner dans la profondeur, avec le trocart, des germes de la surface cutanée.

dement l'un à l'autre au moyen d'un fil passé dans les œillères. Le sang s'écoule alors avec une assez grande rapidité dans le flacon récepteur (fig. 231). S'il ne s'écoule rien au moment où l'on retire le trocart de la canule, c'est que l'on est en dehors du vaisseau (saignée blanche) ; il faut faire une nouvelle tentative. Pendant toutes ces opérations et les suivantes, on doit avoir grand soin de ne pas cesser de comprimer la jugulaire à la racine du cou. Outre l'avantage d'un écoulement plus abondant et plus rapide de sang produit par cet obstacle à la circulation de retour, cette compression rendra impossible toute aspiration et pénétration de l'air dans les veines et le cœur, accident qui pourrait facilement se produire sans cette précaution.

Si le sang s'écoule peu abondamment, on augmentera le débit soit en comprimant légèrement la jugulaire du côté opposé, soit mieux en faisant exécuter à l'animal des mouvements de mastication par ingestion d'avoine, ou encore au moyen d'un tampon imbibé d'eau acidulée légèrement avec de l'acide acétique que l'on promène sur le dos de sa langue autour d'un bâton.

On laisse le sang s'écouler, jusqu'à la moitié du flacon environ, en évitant qu'il n'atteigne toutefois les tubes, ce qui pourrait occasionner un caillot irrégulier. On place alors rapidement, près l'une de l'autre deux pinces de Mohr ou de Bohême sur le tube de caoutchouc au voisinage du flacon ; on coupe celui-ci entre les deux pinces avec des ciseaux flambés, on adapte rapidement sa nouvelle extrémité libre au tube de verre en S du deuxième flacon, après en avoir retiré le tampon et flambé l'extrémité. On enlève aussitôt la pince, et le sang continue à s'écouler comme précédemment. Toutes ces opérations doivent être faites avec une grande rapidité pour éviter que le sang ne se coagule dans son trajet à travers le tube de caoutchouc.

Pendant ce temps, un aide retire légèrement à travers le bouchon de liège le tube de verre en S qui a servi au passage du sang dans le premier flacon, il le retourne pour qu'il ne plonge pas dans le sang et le ferme à la lampe (fig. 232).

Ces manipulations diverses se répètent successivement pour chacun des flacons.

Lorsqu'on a retiré environ 5 à 6 litres de sang à un cheval assez vigoureux, on arrête la saignée. Pour cela, tandis qu'un aide ferme le tube de caoutchouc au moyen de pinces comme précédemment, l'opérateur, prenant entre le pouce et l'index de la main gauche (qui cesse la compression) les lèvres de la plaie, retire vivement le trocart de la main droite. Un aide lui tend une ou deux épingles flambées qu'il passe à travers les tissus sectionnés ; il fait une suture en passant en croix un fil ciré sur les épingles. L'occlusion ainsi obtenue est par-

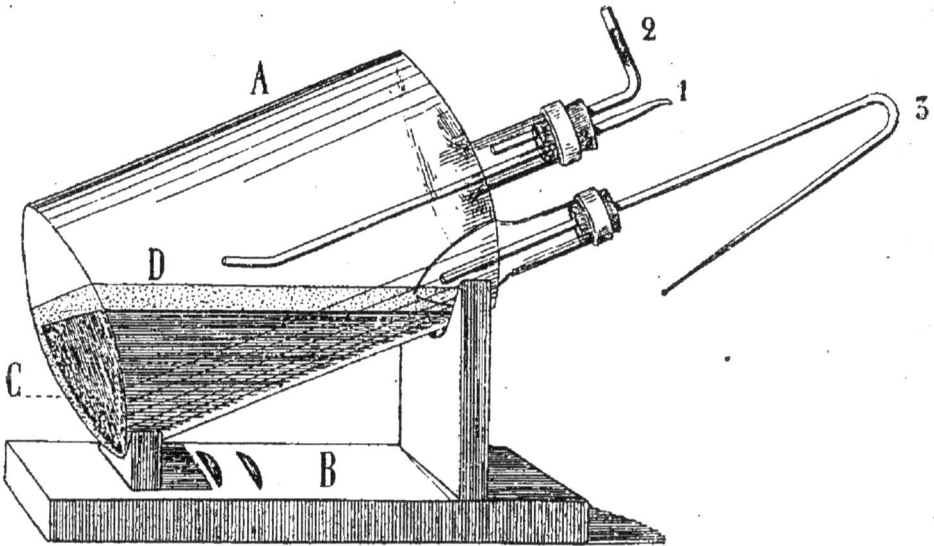

Fig. 232.
Flacon contenant le sang du cheval depuis 24 heures.

A, flacon. — B, support. — C, caillot baignant dans le sérum. — D, sérum.
1, tube d'arrivée du sang. — 2, tube pour le refoulement de l'air. — 3, tube pour la prise du sérum.

faite et nous n'avons jamais observé ni écoulement sanguin ni infection locale. On lave superficiellement la plaie au sublimé.

Le cheval aussitôt reconduit à son boxe est laissé quelques instants au repos, après quoi, surtout s'il paraît affaibli, s'il a des frissons, ce qui est très rare, on peut lui faire absorber un barbotage de son et d'eau tiède.

i. *Décantation du sérum.* — Les flacons contenant le sang sont laissés au repos absolu dans un endroit frais pour permettre à la coagulation de s'effectuer dans les meilleures conditions. Au bout de vingt-quatre à quarante-huit heures, la rétraction du caillot est à peu près complète et on le voit recouvert

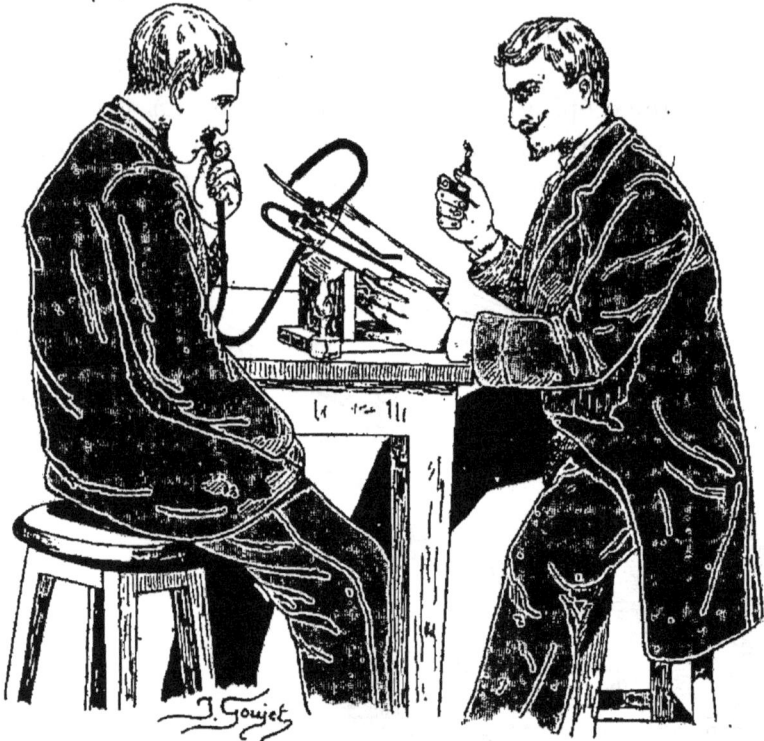

Fig. 233.

Prise du sérum dans le flacon de la figure 232 (par refoulement).

et entouré d'une notable quantité d'un sérum limpide d'une belle teinte ambrée (fig. 232). Pour séparer du caillot ce sérum qui ne tarderait pas à se teinter en rose en dissolvant un peu d'hémoglobine, on renfonce le tube en U, aussi loin que possible, dans le sérum, sans atteindre le caillot ; on tourne légèrement le flacon sur le côté en même temps qu'on le soulève ; il suffit alors, après ouverture de l'extrémité du tube effilé, de souffler avec la bouche ou au moyen d'une soufflerie dans le petit tube coudé à angle droit, et le sérum montant dans le tube en U viendra s'écouler à l'extérieur à l'extrémité de sa branche effilée (fig. 233). Le tampon d'ouate filtrant l'air refoulé dans le flacon empêche toute contamination du liquide.

Le sérum est reçu, à sa sortie de la tubulure latérale, dans des flacons à trois tubulures de 500 grammes environ, où il sera conservé jusqu'à sa répartition dans les petits flacons de distribution. Ces flacons à trois tubulures sont fermés avec des bouchons de liège dont les deux latéraux sont traversés par des tubes de verre, l'un coudé à angle droit et muni d'un tampon de coton servira à souffler de l'air dans le flacon pour en chasser le sérum au moment voulu, l'autre coudé en angle

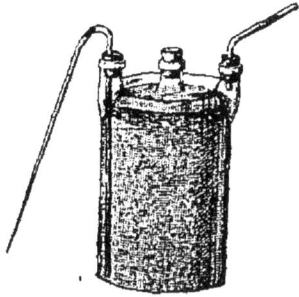

Fig. 234.
Flacon-conserve du sérum.

aigu, à branche interne plongeant jusqu'au fond du flacon et à branche externe fermée à la lampe, servira à évacuer le sérum. La tubulure centrale munie d'un bouchon simple n'aura d'utilité que pour le remplissage du flacon (fig. 234).

Ces vases à conserver le sérum ont été, bien entendu, préalablement stérilisés, et leurs bouchons soigneusement lutés à la paraffine après le remplissage.

On ajoute au sérum, avant la fermeture des flacons, 4 p. 1000, de la solution pharmaceutique d'eucalyptol, qui en assurera la parfaite conservation. Le sérum est ensuite placé dans un endroit frais, à l'abri de l'air et de la lumière ; il est prêt à être distribué en petits flacons dosés pour l'usage thérapeutique.

L'extraction de 5 à 6 litres de sang ne produit guère, après coagulation, que 2 litres et demi à 3 litres de sérum.

j. *Continuation de l'immunisation du cheval.* — Lorsque le cheval a été saigné, il faut entretenir son immunité et même chercher à l'augmenter, si possible, par de nouvelles injections de toxine. Nous avons dit précédemment, en exposant la raison qui militait en faveur de cette manière d'agir, qu'on devait recourir, de préférence, pour atteindre ce but, aux injections répétées de petites doses de toxines. Nous ajouterons simplement qu'on devra, en conséquence, continuer à inoculer sous la peau du sujet 100 à 150 centimètres cubes de toxine tous les trois ou quatre jours pendant quinze jours, après quoi on le laissera reposer de nouveau une dizaine de jours avant la nouvelle prise de sang, et ainsi de suite.

Nous avons actuellement au laboratoire des chevaux qui servent depuis trois ans à fournir du sérum antidiphtérique à la région lyonnaise ; ils ont déjà reçu des quantités énormes de toxines et ont subi plus de vingt saignées de 5 à 6 litres, tout en continuant à présenter un état général parfait.

k. *Essai de la puissance du sérum.* — Le sérum, provenant de chaque saignée, est essayé avant d'être livré à la consommation, pour savoir s'il possède bien l'activité nécessaire. Nous avons vu qu'un sérum antidiphtérique, pour être considéré comme bon, devait avoir un pouvoir immunisant d'au moins 1/50000e, c'est-à-dire devait immuniser 50 000 fois son poids de cobaye contre une dose de culture de *bacille de Löffler* mortelle en moins de trente heures pour les cobayes témoins [1]. Voici la technique à suivre : supposons que l'on vienne de saigner un cheval immunisé dans de bonnes conditions, c'est-à-dire à qui on a pu injecter 100 à 150 centimètres cubes de toxine sous la peau sans réaction bien intense. On peut estimer que le pouvoir préventif de son sérum doit être voisin de 1/50000e. On prend alors quatre lots de cobayes. Un premier lot A servira de témoin ; dans un deuxième lot B, chaque animal recevra la 40 000e partie de son poids du sérum à essayer ; dans un troisième lot C, chaque cobaye recevra la 50 000e partie de son poids, et, enfin, dans un quatrième lot D, chaque cobaye recevra la 60 000e partie de son poids de ce sérum, ce qui sera facile en préparant des dilutions titrées du sérum. Douze ou vingt-quatre heures après, tous les cobayes sont inoculés sous la peau de la cuisse avec une dose, mortelle en moins de trente heures, d'une culture de *bacille de Löffler* :

[1] Roux considère comme suffisamment actif le sérum qui à la dose de un centième de centimètre cube protège un cobaye de 500 grammes contre les effets de l'inoculation de un demi-centimètre cube de culture virulente pratiquée vingt-quatre heures après.

1 demi-centimètre cube d'une culture âgée de vingt-quatre heures de virulence moyenne (Roux) : 1 vingtième de centimètre cube seulement avec l'échantillon de bacille très virulent que nous possédons. Supposons que les cobayes témoins (A) meurent de vingt à trente heures après l'inoculation virulente ; que ceux du lot D meurent deux ou trois jours après, et que ceux des lots C et B survivent. Dans ces conditions, on voit que le sérum a un pouvoir préventif égal à 1/50000ᵉ. Si le lot D avait survécu, le pouvoir serait de 1/60000ᵉ ; si, au contraire, tous les animaux étaient morts, le pouvoir aurait été inférieur à 1/40000ᵉ et, par conséquent, insuffisant. Nous venons d'esquisser une expérience schématique. Souvent, la précision n'est point aussi grande dans la pratique. D'abord, les cobayes immunisés n'ont pas une survie indéfinie ; ils meurent ordinairement au bout de quinze jours, un mois, etc., Roux en a rarement trouvé de survivants six mois après l'expérience.

En résumé : *pour être utilisé en thérapeutique humaine, un sérum antidiphtérique doit avoir un pouvoir préventif au minimum de 1/50000ᵉ et mieux de 1/80000 à 1/100000ᵉ.*

2° Conservation et distribution du sérum antidiphtérique. — Le sérum, grâce aux précautions énoncées précédemment, a été recueilli dans des conditions d'asepsie absolue. On peut le reporter immédiatement en petits flacons prêts à être livrés aux médecins. Nous croyons préférable de le garder dans les conserves où il a été décanté et de ne le distribuer par doses qu'au moment de s'en servir ou de l'expédier. Qu'il soit en petits flacons ou en conserves, le sérum doit être tenu dans un lieu frais à l'abri de l'air et de la lumière ; c'est dans ces conditions qu'il gardera le plus longtemps son activité. Toutes les opérations faites aseptiquement, le sérum pourrait être conservé tel quel. Cependant, habituellement, et pour plus de sécurité, on *l'additionne de substances antiseptiques inoffensives* qui garantissent sa conservation. Behring recourait à l'acide phénique ; à l'Institut Pasteur, le sérum est additionné de camphre fondu ; le mieux est d'y ajouter, comme nous l'avons dit précédemment, une solution d'encalyptol pharmaceutique dans la proportion de 4 p. 1000 ; celle-ci assure une asepsie parfaite du sérum tout en étant parmi les divers antiseptiques essayés, celui qui altère le moins les propriétés physiques et biologiques du sérum (ARLOING et NICOLAS). L'eucalyptol a bien l'inconvénient de déterminer une légère cuisson au moment de l'injection, mais celle-ci disparaît complètement en quelques minutes.

La pratique de conserver le sérum dans des récipients d'un certain volume avant de les répartir dans les petits flacons a l'avantage de permettre aux précipités qui se forment souvent spontanément dans le sérum les premiers jours après sa séparation du caillot, et à ceux qui se forment presque toujours par l'addition d'antiseptiques (graisses et albumines insolubles) de se déposer ; on peut ainsi distribuer dans les flacons définitifs un sérum qui restera d'une limpidité parfaite même après plusieurs mois.

Au moment de son utilisation, le sérum est réparti dans des flacons de 15 à 20 centimètres cubes de capacité, qui ont été stérilisés à l'autoclave avec bouchon de caoutchouc, si l'on emploie ce mode de fermeture, et qui représentent la dose d'une injection ordinaire. Nous préférons un autre mode de bouchage. Les flacons munis d'un tampon de ouate sont stérilisés au four Pasteur. Lorsqu'ils sont remplis, un aide trempe un bouchon de liège fin dans de la paraffine bouillante qui le stérilise parfaitement et en obture toutes les inégalités, puis il bouche le flacon. On trempe enfin le goulot dans la paraffine, pour produire une obturation hermétique parfaite du flacon.

Chaque flacon est ensuite muni d'une étiquette portant le lieu d'origine, la nature et la date de fabrication du sérum. Cette dernière précaution est prise pour assurer l'emploi de sérum toujours récent ; on sait, en effet, que les sérums sont considérés comme perdant une partie de leur activité au bout de trois ou quatre mois. Toutefois, c'est là un minimum tout à fait exagéré, et nous avons vu des échantillons de sérum conserver encore, après cinq ou six mois, toute leur valeur préventive.

Les flacons sont alors munis de capuchons de caoutchouc ou

de papier, puis enfermés dans des étuis en bois ou en carton, qui permettent de les expédier à toutes distances.

Actuellement, lorsque le sérum doit être envoyé au loin, notamment dans l'Amérique du Sud, dans le but d'en faciliter le transport et de diminuer les droits à acquitter, on l'expédie

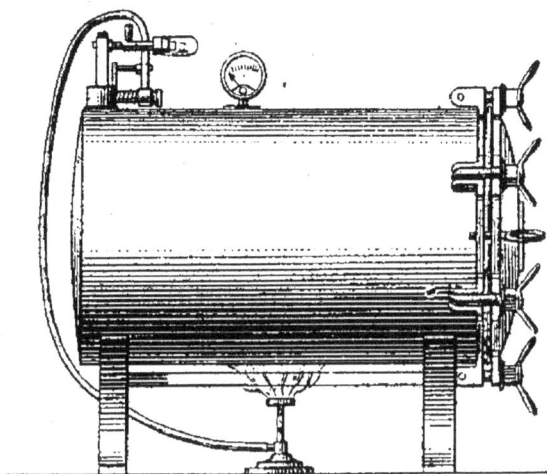

Fig. 235.

Appareil pour dessécher le sérum dans le vide à une température constante (avec régulateur métallique de Roux).

sous forme desséchée. Cette dessiccation s'obtient en évaporant le sérum à une température assez élevée, et sous une pression très faible. On peut employer, à cet effet, un appareil à vide, construit par la maison WIESNEGG (fig. 235). Cet appareil consiste en une espèce d'autoclave couché sur le côté, muni d'un manomètre, d'un robinet pour le vide et d'un régulateur métallique de Roux pour assurer une température uniforme et constante. L'intérieur contient plusieurs rayons superposés.

3° Emploi du sérum antidiphtérique. — Le sérum antidiphtérique peut être utilisé en thérapeutique humaine, soit comme préventif, soit comme curateur de la diphtérie.

Son emploi *préventif* (injections aux enfants d'un appartement contenant un cas de diphtérie) ne paraît pas devoir se généraliser. *Le sérum bien préparé est cependant absolument inoffensif*. Les rares cas en apparence malheureux sont dus à des coïncidences.

Son emploi *curateur* est universellement adopté aujourd'hui. *Il sera d'autant plus efficace qu'il sera injecté d'une façon plus précoce*. Il ne faut donc *pas attendre les résultats du diagnostic bactériologique* (p. 392) pour pratiquer la première injection; attendre serait criminel, puisque cette intervention n'offre aucun danger. On injectera le sérum *à tous les cas de diphtérie;* le plus bénin en apparence pouvant devenir mortel. Le sérum aura naturellement le maximum des chances de succès lorsqu'il s'adressera aux diphtéries pures, sans microbes associés (p. 398).

Les injections sous-cutanées[1] seront faites au moyen d'une seringue quelconque ou de la seringue de Roux, à la dose de 15 ou 20 centimètres cubes pour les enfants au-dessus de cinq à six ans, à la dose seulement de 10 centimètres cubes pour ceux qui n'ont pas atteint cet âge. Cinq centimètres cubes suffiront si l'enfant n'a pas un an. Chez l'adulte, la dose initiale ne doit pas être inférieure à 30 centimètres cubes. Le sérum est poussé le plus souvent, après avoir pris toutes les précautions antiseptiques les plus minutieuses, sous la peau du flanc des malades. L'injection détermine un peu de douleur locale due en partie aux antiseptiques et une légère tuméfaction; ces symptômes disparaissent rapidement sans laisser de traces. Souvent on peut observer, à la suite de l'injection, une élévation passagère du thermomètre qui atteint 39°5 à 40°; on a aussi signalé, vers le dixième ou quinzième jour, des éruptions polymorphes, des vomissements, de la diarrhée, des arthropathies, etc. Ces phénomènes sont de peu de durée et de peu de gravité. Les accidents infectieux : abcès, phlegmons, septicémie, ne doivent pas exister si le sérum a été bien préparé, et les injections faites avec toutes les précautions voulues.

En revanche, le bienfait du traitement ne tarde pas à se faire sentir, l'état général se relève, les fausses membranes se désagrègent, les surfaces se détergent assez rapidement, en deux,

---

[1] CHANTEMESSE a utilisé, et avec succès, semble-t-il, la voie rectale.

trois ou quatre jours. L'engorgement ganglionnaire disparaît ; la chute thermique est la règle après l'élévation passagère signalée plus haut. En ce qui concerne les rapports de la sérothérapie et de l'albuminurie les avis sont encore partagés.

Si l'amélioration se fait attendre, on recourt à de nouvelles injections que l'on peut répéter trois, quatre jours de suite, à vingt-quatre heures d'intervalle. Un enfant a pu recevoir jusqu'à 140 centimètres cubes de sérum antidiphtérique sans inconvénients.

La sérothérapie est indiquée dans tous les cas de diphtérie, quelle que soit la localisation du *bacille de Loffler* : angine et croup au premier rang.

Les résultats des statistiques sont extrèmement probants, quant au succès du sérum antidiphtérique. Roux, Martin et Chaillou ont vu, sur 400 cas traités, en 1894, à l'Hôpital des Enfants Malades, la mortalité s'abaisser de 51, 71 p. 100 à 24,5 p. 100. 146 cas traités, à Lyon, dans le service de la Charité, n'ont fourni que trois décès (Tezenas du Montcel). Toutes les statistiques ne sont pas aussi brillantes, tout en étant très suggestives. En moyenne, la mortalité a été abaissée de 50 à 60 p. 100 à 11 ou 15 p. 100 dans les hôpitaux d'enfants.

B) Sérum antistreptococcique

Différents auteurs (Charrin et Roger, Mironoff, etc.) ont immunisé des animaux (mulet, lapin, etc.) par des méthodes diverses. Le sérum mis en vente actuellement est celui de Marmorek [1]. La méthode de cet auteur consiste à inoculer au cheval des doses de plus en plus considérables de *cultures complètes* d'un streptocoque rendu extraordinairement virulent *pour le lapin*.

Le sujet à immuniser sera choisi avec le même soin que pour la préparation du sérum antidiphtérique (p. 445).

[1] Marmorek. *Streptocoque et sérum antistreptococcique.* Annales Pasteur 1895, p. 593.

Le *streptocoque de Marmorek* provenait d'une angine pseudo-
membraneuse ; de nombreux passages successifs par le lapin
(en injectant directement le sang du cœur du lapin mort
dans la veine marginale de l'oreille d'un lapin neutre) lui
avaient donné une virulence extraordinaire pour cet animal.
$\frac{1}{100.000.000.000}$ de centimètre cube de culture peut tuer le lapin ;
l'inoculation d'un seul article microbien suffit à entraîner la
mort. Pour entretenir cette virulence du streptocoque, MAR-
MOREK le cultive dans un des milieux mentionnés page 75. Il
faut, de temps à autre, faire repasser le microbe par le lapin.

On commence de suite par *injecter au cheval des cultures
complètes*, très virulentes, mais à dose très faible. On augmente
les quantités, dès que l'animal est remis de sa précédente
injection.

Nous avons obtenu d'excellents résultats par un autre procédé qui consiste à *imprégner d'abord l'organisme du cheval
avec les produits solubles* du streptocoque et à ne lui inoculer
que plus tard des cultures virulentes. On commence donc par
soumettre le cheval à des injections sous-cutanées de produits
solubles de streptocoques obtenus par filtration sur bougie
Chamberland d'une culture en bouillon-sérum âgée de quinze
jours à trois semaines. Ces produits étant très peu toxiques,
les premières injections peuvent être assez abondantes, 5 à
10 centimètres cubes. L'animal présente une petite élévation
thermique, un peu de gonflement local, mais se rétablit promp-
tement et on peut rapidement augmenter les doses en injectant successivement 15, 20, 30, 50, jusqu'à 100 centimètres
cubes. Dès qu'on a atteint ces chiffres, on peut commencer
l'immunisation avec les cultures entières très virulentes mais
en n'employant au début que de faibles doses, un quart, un
demi, puis 1 centimètre cube, etc... Il faut se conformer là
encore strictement aux règles que nous avons posées pour
l'immunisation du cheval contre la diphtérie, se guider, constamment sur la courbe de la température, sur l'état général du
sujet, la réaction locale, sa nutrition, etc., attendant toujours
pour une nouvelle injection, que les effets de l'injection précédente aient disparu, et pour augmenter les doses que la

dernière dose injectée n'ait produit qu'une faible réaction. On peut arriver ainsi assez rapidement, en deux mois et demi à trois mois, à faire supporter 150, 200, 300 centimètres cubes, et plus, de cultures entières très virulentes.

Les injections sont soumises aux mêmes règles, et se font par les mêmes procédés que celles de la toxine diphtérique. Nous n'y reviendrons pas.

Notre méthode d'imprégnation préalable par les produits solubles nous semble avoir un notable avantage. Sans vouloir affirmer qu'il y a eu une relation de cause à effet, nous ferons remarquer que nous n'avons pas eu de suppuration pendant le cours de l'immunisation de deux chevaux, alors que les sujets de Marmorek ont présenté de volumineux et interminables abcès.

La *saignée d'épreuve*, la *saignée définitive*, la *récolte*, la *conservation* et la *distribution* du sérum antistreptococcique se font exactement de même que pour le sérum antidiphtérique..

Toutefois il sera bon d'attendre plus longtemps après la dernière injection virulente avant d'extraire le sang : trois à quatre semaines au moins ; Marmorek ayant vu le sérum doué de propriétés toxiques pendant ce laps de temps. Il pourrait aussi contenir des streptocoques vivants.

Le *dosage de l'activité du sérum* se fait par un procédé un peu différent de celui employé pour le sérum antidiphtérique. Nous suivons une méthode qui nous a été indiquée par Nocard, et qui consiste à déterminer quelle quantité de sérum guérit un animal inoculé avec un nombre de doses mortelles de streptocoque. Pour cela, on détermine d'abord la dose minima mortelle en moins de trente heures d'une culture de streptocoque. Il est bon d'ailleurs d'avoir un streptocoque pas trop virulent. Des lapins témoins sont inoculés dans la veine avec cette dose minima, d'autres lapins recevant des doses dix fois, cent fois, mille fois mortelles, sont soumis un quart d'heure après l'inoculation à une injection sous-cutanée de un quart et un demi-centimètre cube de sérum à essayer. Les lapins témoins meurent en moins de trente heures, et, suivant la survie des autres, on peut dire que le sérum guérit d'une inoculation dix fois, cent fois, mille fois mortelles. Prenons un exemple : soit un streptocoque tuant en moins de trente heures à la dose de 1/30000 de centimètre cube. Deux lapins témoins recevront l'un (*a*) 1/30000 de centimètre cube de culture, dose minima mortelle ; l'autre (*b*) 1/6000 de centimètre cube, dose cinq fois mortelle. D'autres animaux seront inoculés par exemple avec une dose vingt fois (*c*), cent fois (*d*) et mille fois (*e*) mortelle de streptocoque. Ces derniers recevront dans le tissu cellulaire un quart de centimètre cube de sérum à essayer, un quart d'heure après l'injection virulente. Or, voici les résultats obtenus : le lapin (*a*) meurt en vingt-huit heures, le lapin (*b*) meurt en vingt-quatre heures, le lapin (*c*) survit indéfiniment, ainsi que le lapin (*d*) ; seul le lapin (*e*) meurt en trois jours. Schématisons en un tableau les résultats.

Témoins.	*a*. 1/30000 de cc. de cult.	meurt en 30 heures.
	b. 1/ 6000 de cc. de cult.	meurt en 24 heures.
Traités, un quart d'heure après, avec un quart de cc. de sérum dans le tissu cellulaire.	*c*. 1/ 1500 de cc. de cult.	survit.
	d. 1/ 300 de cc. —	survit.
	e. 1/ 30 de cc. —	meurt en 3 jours.

On en conclut que le sérum essayé a un pouvoir curatif contre une inoculation cent fois mortelle de streptocoque, et qu'il a encore une action manifeste retardatrice contre une inoculation mille fois mortelle. Un sérum antistreptococcique doit avoir cette activité-là pour être utilisé en thérapeutique.

On peut également doser le pouvoir préventif du sérum par les procédés indiqués pour le sérum antidiphtérique en employant les mêmes notations. On dira par exemple qu'un sérum antistreptococcique a un pouvoir immunisant de 1/10000e ou 1/5000e, ce dernier étant à la limite minima d'activité d'un sérum destiné aux malades.

Le sérum antistreptococcique de MARMOREK a été *employé en injections sous-cutanées de 10 à 20 centimètres cubes*, dans le traitement de l'érysipèle, de la septicémie puerpérale, etc. On l'a essayé également dans le traitement de la scarlatine.

Les résultats n'ont pas été brillants en médecine humaine.

Faut-il donc penser que les résultats du laboratoire sont en désaccord avec ceux de la clinique ? La question était grave. Plusieurs auteurs ont cherché à l'élucider. Résumons leurs travaux en quelques mots.

Koch et Petruchsky n'ont pu donner l'érysipèle à l'homme (cancéreux) en lui inoculant de fortes doses des cultures si actives du *streptocoque de Marmorek* : ils n'ont pu, à l'aide de son sérum, empêcher la production sur l'homme d'érysipèles engendrés par des streptocoques non exaltés, mais provenant d'érysipèles. Petruchsky a même affirmé n'avoir pu préserver le lapin contre le *streptocoque de Marmorek* avec le sérum de cet auteur, mettant ainsi en doute les expériences mêmes sur lesquelles repose la méthode. Mery et Lorrain ont vu que le sérum de Marmorek, injecté préventivement à des lapins, les rendait plus sensibles et non pas réfractaires à 6 échantillons sur 7 de streptocoques provenant de scarlatineux.

Je crois avoir donné la clef de ces divergences [1]. J'ai commencé par montrer que, contrairement aux résultats de Petruchsky, le sérum de Marmorek, injecté au lapin à la dose de 1cc,5 immédiatement avant l'injection d'une forte dose de *streptocoque de Marmorek*, immunise parfaitement l'animal et permet sa survie à l'infection. Mais, ayant opéré exactement de même, avec des doses semblables de sérum provenant des mêmes flacons, je n'ai pu préserver le lapin contre l'inoculation d'une dose relativement faible d'un streptocoque peu virulent, *provenant directement d'un érysipèle de l'homme*. Les lapins immunisés sont même morts *avant les témoins*. Voici mes conclusions : « Le sérum de Marmorek *échoue* donc, non seulement sur l'homme, mais aussi sur le lapin, *contre le streptocoque de l'érysipèle;* bien qu'il puisse immuniser le lapin contre le *streptocoque de Marmorek*. Ces deux microbes sont deux espèces distinctes [2]. Il est indiqué de reprendre la question du sérum antistreptococcique en partant d'un streptocoque

---

[1] J. Courmont. *Le sérum de Marmorek n'immunise pas de lapin contre le streptocoque de l'érysipèle*, Soc. de Biologie, 13 mars 1897.

[2] J. Courmont. Soc. de Biologie, 1897.

de l'érysipèle, et peut-être sans chercher à l'exalter outre mesure pour le lapin. »

C) Sérum antitétanique

Un mot seulement sur la préparation du sérum antitétanique; elle est soumise aux mêmes règles générales que celle des sérums précédents.

L'immunisation est faite au moyen des *toxines* obtenues par filtration sur porcelaine de cultures en bouillon âgées de vingt jours environ.

Les premières injections doivent être faites à très faibles doses : 1/10e, 1/20e de centimètre cube de toxines *additionnées de solution de Lugol* (voir p. 230). Les solipèdes, l'âne spécialement, sont très sensibles à la toxine tétanique et périraient avec des contractures sans cette précaution. On espacera les injections de cinq à six jours ; il faut attendre l'écoulement de la période d'incubation des contractures, pour éviter l'accumulation de la toxine. On augmentera progressivement, et ainsi de suite. On recueillera, on dosera le sérum comme il a été dit pour le sérum antidiphtérique.

Soit expérimentalement, soit dans la pratique médicale ou vétérinaire, le sérum antitétanique *a toujours échoué dans le traitement du tétanos confirmé*, après l'apparition des contractures. Par contre, il est doué de *propriétés préventives* incontestables. On préserve les animaux injectés avec de la toxine en leur introduisant sous la peau, en même temps ou peu de temps après, une dose suffisante de sérum antitétanique. Nocard (1895) a montré que l'injection préventive du sérum dans tous les cas d'opération sur le cheval (spécialement la castration) donnait des statistiques parfaites ; aucun cas de tétanos (assez fréquent dans ces opérations) ne s'est produit chez les chevaux injectés. Le chirurgien devra toujours injecter préventivement du sérum antitétanique aux blessés dont les plaies sont souillées de terre (grands écrasements, etc.). On injectera une ou plusieurs doses successives de 20 centimètres cubes.

Cet insuccès du sérum antitétanique dans le tétanos confirmé s'explique avec la théorie de Courmont et Doyon sur le mécanisme d'action de la toxine tétanique (voir p. 279). Le sérum n'est pas antitoxique, il ne peut neutraliser la toxine une fois formée (période des contractures); mais, injecté préventivement, il empêche la production de la toxine strychnisante par l'organisme qui a reçu les produits solubles microbiens.

TABLE DES MATIÈRES

Pages.

PRÉFACE. I

CHAPITRE I. — INTRODUCTION A L'ÉTUDE DE LA BAC-
TÉRIOLOGIE 1

§ 1. Le laboratoire de bactériologie 3
§ 2. L'espèce microbienne. 4
§ 3. Des causes d'erreur dans l'attribution d'un rôle pathogène à un microbe isolé d'un organisme infecté. . . 10

CHAPITRE II. — PRINCIPAUX APPAREILS DE VERRERIE. 12

CHAPITRE III. — STÉRILISATION 27

§ 1. Stérilisation par la chaleur 27
A). Chauffage continu à + 100° ou au-dessus. 28
1° Stérilisation par la chaleur sèche 28
2° Stérilisation par la chaleur humide 33
B). Chauffage discontinu à + 100° ou au-dessous . . . 39
C). Pasteurisation. 40

§ 2. Stérilisation par les substances antiseptiques 41

§ 3. Stérilisation par la filtration 42
1° Filtration des gaz. 42
2° Filtration des liquides 43
a. Substances filtrantes 43
b. Rétention et modification des substances solubles
par les filtres 43

    c. Filtration de l'eau des robinets   45
    d. Filtres en plâtre.   45
    e. Filtres en porcelaine. . . . . :   46
    f. Méthodes de filtration   48
    g. Filtres d'amiante.   57
    h. Décantation et filtration sur coton   59

CHAPITRE IV. — **MILIEUX DE CULTURE**   60

 § 1. Milieux liquides   63
   A). Liquides naturels   63
    1° Sérum sanguin   63
    2° Sang.   65
    3ᵈ Lait   65
    4° Urine.   65
    5° Sérosités naturelles.   65
    6° Sérosités pathologiques.   66
   B). Liquides artificiels.   66
    1° Liqueurs chimiquement définies   66
    2° Infusions végétales.   68
    3° Bouillons.   69

 § 2. Milieux solides   75
   A). Milieux naturels.   76
    1° Sérum sanguin.   76
    2° Liquides pathologiques   81
    3° Blanc d'œuf.   81
    4° Pomme de terre   81
    5° Fruits, racines   84
    6° Milieu de Soyka   84
   B). Milieux artificiels   85
    1° Gélatine   85
    2° Gélose   92
    3° Mie de pain   96
    4° Substances inertes imbibées de liquides nutritifs .   96

CHAPITRE V. — **ÉTUVES ET RÉGULATEURS**.   98

 § 1. Étuves   98
   A). Chambre étuve   99
   B). Grandes étuves   100
    1° Etuve Pasteur   100
    2° Etuve Schribaux-Roux   102
    3° Etuve Chauveau   103
    4° Etuve Babès   104
    5° Etuve Arloing   104

C). Petites étuves. 105
  1° Etuve Salomonsen 105
  2° Etuve Gay-Lussac. 105
  3° Etuve d'Arsonval. 106
  4° Chambres chaudes 111

§ 2. Régulateurs. 112
  A). Régulateurs de pression. 112
  B). Thermo-régulateurs 112
  1° Régulateurs à liquides 112
  2° Régulateurs à gaz. 118
  3° Régulateurs métalliques. 122
  4° Brûleurs à fermeture automatique 123
  5° Régulateurs électriques 124

CHAPITRE VI. — CULTURE ET ISOLEMENT DES AÉROBIES. 125

§ 1. Culture des aérobies . . . . : 125
  1° Cultures en milieux liquides 126
  2° Cultures sur milieux solides 131
  3° Cultures sous le microscope 133

§ 2. Isolement des aérobies 140
  1° Isolement par la température ambiante. 141
  2° Isolement par inoculation. 143
  3° Isolement par cultures liquides. 144
  4° Isolement sur milieux solides. 146
    a. Cultures sur plaques de Koch. 147
    b. Cultures en boîtes de Pétri 151
    c. Cultures en tubes de Roux 152
    d. Cultures en tubes d'Esmarch 153
    e. Cultures par stries sur gélose 154
  5° Isolement sur milieux spéciaux. 155

CHAPITRE VII. — CULTURE ET ISOLEMENT DES ANAÉ-
ROBIES 157

§ 1° Cultures des anaérobies. 159
  1° Cultures dans les couches profondes des milieux
    exposés à l'air. 159
  2° Cultures en milieux aérés isolés de l'atmosphère . 160
  3° Cultures en récipients scellés après ébullition . . . 160
  4° Cultures en milieux additionnés de substance oxy-
    dables. 162
  5° Cultures en atmosphère confinée dont l'oxygène a
    été absorbé 163

6° Cultures en milieux dont l'oxygène a été absorbé par des aérobies. 163
7° Cultures en atmosphère comblée par un gaz inerte. 165
8° Cultures dans le vide 167
9° Cultures dans le vide comblé par un gaz inerte . . 175
10° Cultures sous le microscope. 179

§ 2. Isolement des anaérobies 180
1° Isolement par la chaleur 180
2° Isolement par inoculation 180
3° Isolement par cultures liquides 181
4° Isolement par cultures sur milieux solides. 181

CHAPITRE VIII. — **EXAMEN MACROSCOPIQUE DES CULTURES** 187
1° Aérobiose. 187
2° Rapidité de la végétation 187
3° Limite des températures eugénésiques. 188
4° Limite des températures mortelles. 189
5° Aspect des cultures liquides. 191
6° Aspect des colonies sur milieux solides 193
7° Pouvoir chromogène 195
8° Phosphorescence 201
9° Odeur 202
10° Production de gaz 203
11° Réactions spéciales. 205
12° Action particulière sur certains milieux de culture. 208
13° Sporulation. 210

CHAPITRE IX. — **EXAMEN MICROSCOPIQUE DES MICROBES.** 211
§ 1. Le microscope 211
1° Objectif à immersion homogène 212
2° Condensateur Abbé. 213
3° Diaphragme iris. 214
4° Micromètre 215
§ 2. Examen des microbes sans coloration 215
§ 3. Examen des microbes avec coloration 216
A). Généralités 216
B). Coloration des microbes vivants 222
C). Coloration des microbes fixés morts hors des coupes. 223
1° Méthode générale 224
2° Colorations spéciales. 229
a. Méthode de Gram-Nicolle 229
b. Coloration des spores 231

    c. Coloration des cils. 233
    d. Coloration du b. tuberculeux et du b. de la lèpre. 238
    e. Coloration des microbes encapsulés 243
  D). Coloration des microbes dans les coupes 244
  E). Résumé pratique 251
  F). Étiquettage, conservation des préparations 253
§ 4. Dessin et photographie des préparations microsco-
piques 253

CHAPITRE X. — **INOCULATION**. 256

CHAPITRE XI. — **RÉCOLTE DES PRODUITS VIRULENTS** . . 267

§ 1. Principes généraux. Outillage 267

§ 2. Récolte chez l'homme. 269

§ 3. Récolte chez l'animal 272

CHAPITRE XII. — **PRODUITS SOLUBLES MICROBIENS**. . . 274

§ 1. Notions générales 274

§ 2. Préparation des produits solubles 284
  1° Virulence de la semence. 284
  2° Culture définitive 286
  3° Séparation physique des substances solubles. . . . 287
  4° Isolement chimique des substances solubles. . . . 292

§ 3. Conservation des produits solubles 295

CHAPITRE XIII. — **ANALYSE BACTÉRIOLOGIQUE DE L'EAU**. 298

§ 1. Généralités 298
  1° Utilité de l'analyse bactériologique de l'eau. 298
  2° Eau bactériologiquement potable 301
  3° Puisage et transport des eaux. 305

§ 2. Analyse quantitative. 317
  A). Examen microscopique. 317
  B). Analyses par cultures en milieux liquides 318
  1° Procédé de Chauveau et Arloing. 320
  2° Procédé de Miquel 324
  3° Procédé de H. Fol. 326
  C). Analyses par cultures sur milieux solides. 326

§ 3. Analyse qualitative 331
  A). Analyse qualitative générale 332

B). Analyse qualitative spéciale 333
    1° Recherche du B. d'Eberth et du coli-bacille 334
    2° Recherche du vibrion cholérique 344

CHAPITRE XIV. — ANALYSE BACTÉRIOLOGIQUE DE L'AIR. 349

CHAPITRE XV. — ANALYSE BACTÉRIOLOGIQUE DE LA
TERRE 360

CHAPITRE XVI. — DE LA CRÉATION ARTIFICIELLE DE
L'IMMUNITÉ (vaccination, immunisation). 365

§ 1. Par inoculation préalable d'un autre microbe. 365

§ 2. Par inoculation préalable du même microbe. 366
    1° Inoculation du microbe virulent. 366
    2° Inoculation du microbe atténué 368
        a. Atténuation par vieillissement. 368
        b. Atténuation par culture à température dysgéné-
        sique 369
        c. Atténuation par le chauffage. 369
        d. Atténuation par la dessiccation. 371
        e. Atténuation par l'oxygène comprimé. 371
        f. Atténuation par les rayons solaires. 372
        g. Atténuation par les antiseptiques 372
        h. Atténuation par l'électricité 372
        i. Atténuation par les rayons de Rœntgen. 373
        j. Atténuation par le passage par l'animal 373

§ 3. Par injection de produits solubles 374

§ 4. Par injection de sérum d'immunisé. 376

CHAPITRE XVII. — DIAGNOSTIC ET PRONOSTIC DES MALA-
DIES INFECTIEUSES PAR LES MÉTHODES BACTÉRIOLO-
GIQUES. 377

§ 1. Diagnostic et pronostic de la tuberculose. 380
    1° Diagnostic 380
        a.) Examen des bacilles colorés 380
        b.) Inoculation des produits pathologiques 383
        c.) Injection de tuberculine brute 386
    2° Pronostic. 388

§ 2. Diagnostic de la lèpre 390

§ 3. Diagnostic et pronostic de la diphtérie et des affections pseudo-membraneuses. . . . . » 392
    1° Diagnostic 392
        a. Examen microscopique direct 393
        b. Culture par le procédé de Löffler. 395
    2° Pronostic. 398

§ 4. Diagnostic et pronostic de la fièvre typhoïde 399
    1° Diagnostic 399
        a. Ponction de la rate 399
        b. Recherche du bacille dans les selles 400
        c. Séro-diagnostic de Widal 401
    2° Pronostic. 409

§ 5. Diagnostic de la coli-bacillose 409

§ 6. Diagnostic de la morve 409
        a. Culture. 410
        b. Inoculation 410
        c. Injection de malléine 412

§ 7. Diagnostic du choléra 414
        a. Culture 415
        b. Inoculation 416
        c. Agglutination par le sérum des vaccinés 416

§ 8. Diagnostic de la gangrène gazeuse 417

§ 9. Diagnostic du charbon. 420

§ 10. Diagnostic du tétanos. 423

§ 11. Diagnostic de la pneumococcie 423

§ 12. Diagnostic de la blennorragie. 425

§ 13. Diagnostic de la staphylococcie 427

§ 14. Diagnostic de la streptococcie. 429

§ 15. Diagnostic des affections à microbes tétragènes 430

§ 16. Diagnostic du pus à bacilles pyocyaniques 431

§ 17. Diagnostic de la peste. 431

§ 18. Diagnostic de la fièvre récurrente 432

§ 19. Diagnostic de la rage 432

CHAPITRE XVIII. — SÉROTHÉRAPIE. 434
    § 1. Généralités 434
    § 2. Technique de la fabrication, de la conservation et de l'emploi des sérums thérapeutiques 441

A). Sérum antidiphtérique. . . . . : 441

　1º Fabrication. 441

　2º Conservation 458

　3º Emploi . ., ... 460

B). Sérum antistreptococcique. 462

C). Sérum antitétanique 467

ÉVREUX, IMPRIMERIE DE CHARLES HÉRISSEY

ERRATUM

Page 94. — La figure 65 est fausse; elle devrait être la reproduction de la figure 57, page 80.

www.ingramcontent.com/pod-product-compliance
Lightning Source LLC
Chambersburg PA
CBHW031616210326
41599CB00021B/3209